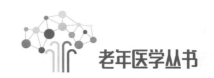

老年医学丛书

老年生物学

（第二版）

主　编	郝　翠	王　伟	张丽娟	王少增
副主编	孙建安	徐　嫩	李　旭	徐颖婕
	叶学敏			
编　委	金丽英	刘天蔚	田清武	李　慧
	胡明慧	曾鹏娇	韩敏敏	张　睿
	翟　丽	窦怀乾	杨丹丹	单　鸣
	张　朦	李秀莲	何燕利	张国庆
	李宏国	郭云良	顾增忠	赵　鹏

U0333035

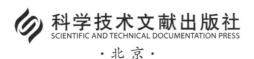

科学技术文献出版社
SCIENTIFIC AND TECHNICAL DOCUMENTATION PRESS

·北京·

图书在版编目（CIP）数据

老年生物学 / 郝翠等主编. —2版. —北京：科学技术文献出版社，2017. 11（2023.8重印）
ISBN 978–7–5189–3579–6

Ⅰ. ①老…　Ⅱ. ①郝…　Ⅲ. ①老年—人体生理学　Ⅳ. ① R339.34

中国版本图书馆 CIP 数据核字（2017）第 275697 号

老年生物学（第二版）

策划编辑：孙江莉　　　责任编辑：宋红梅　　　责任校对：张吲哚　　　责任出版：张志平

出　版　者	科学技术文献出版社
地　　　址	北京市复兴路15号　　邮编 100038
编　务　部	（010）58882938，58882087（传真）
发　行　部	（010）58882868，58882870（传真）
邮　购　部	（010）58882873
官 方 网 址	www.stdp.com.cn
发　行　者	科学技术文献出版社发行　　全国各地新华书店经销
印　刷　者	北京虎彩文化传播有限公司
版　　　次	2017 年 11 月第 2 版　2023 年 8 月第 5 次印刷
开　　　本	787×1092　1/16
字　　　数	451千
印　　　张	22
书　　　号	ISBN 978–7–5189–3579–6
定　　　价	98.00元

再版前言

　　21世纪，全球老龄化问题日趋严峻，而人类衰老和老年性疾病等问题亟待解决。老年生物学是研究生物衰老机制的一门科学，其一方面研究生物衰老的原因；另一方面探求预防早衰及延长寿命的方法。随着人类基因组计划的完成及蛋白组计划的实施，老年生物学研究将出现质的飞跃，寻找控制人类衰老及与长寿有关的基因，揭示细胞衰老凋亡及老年性疾病的发病机制，利用衰老与长寿基因的研究成果进行基因治疗等。在此基础上，研究开发新一代延缓衰老的制剂或技术性手段也必将成为很有价值的研究热门。同时，充分发掘祖国医学在这方面的潜力和优势，将是抗衰老研究方面极为重要的组成部分，有望最终实现人类"积极、健康的老龄化"目标，使人们寿终正寝、安度晚年。

　　《老年生物学》出版十年来，受到了读者较高的评价。由于近年来生物医学技术进展较快，为了进一步推动老年生物学研究的发展，我们在第一版的基础上作了修订，对部分章节作了较大的修改。将原来的"寿命"与"衰老"融合成一个章节的内容。将"结缔组织衰老"修订为"组织衰老"，扩大了组织内容，增添了一些研究。精简了"中医养生""寿命和体能检测"及"学习与记忆研究"等，把相关内容融进了其他章节；针对目前研究的进展，加入了"衰老相关信号通路"一章；将"抗衰老实验研究设计"一章与"抗衰老常用实验模型"融合成了"抗衰老实验研究"一章，增强了本书的实用性。

　　修订后全书共十四章，首先从老年生物学的基本概念、衰老与寿命、细胞、组织、器官与衰老特征等方面系统论述。然后从衰老的生物化学特征、衰老机制、与衰老相关的信号通路、抗衰老的策略等方面作了论述，最后从动物实验、生物学、生物化学、免疫学、分子生物学等方面，对抗衰老研究作详细的论述。修订后，全书内容更加系统、完整，覆盖面更广，更加侧重于阐释衰老的本质及老年生物学的最新研究进展，更适用于老年医学专业的医务工作者和研究生了解该领域的最新进展，同时也可作为临床医学专业本科生的试用教材，拓展其对于老年学领域的认识。

　　本书在编写修订过程中，得到了第一版作者的大力支持和帮助，同时吸收了许多多年来一直使用本书的读者反馈的意见，在此表示感谢。

　　在编写过程中，青岛大学医学部和附属医院领导给予了支持，在此表示感谢。

　　由于编者水平有限，书中难免存在不足之处，衷心希望读者给予指正。

编　者

2017 年 10 月

目 录

第一章　概　论

　　随着社会经济的快速发展、物质生活的不断改善、科学文化事业的进步和现代医疗保健技术水平的提高，人们的平均寿命不断延长。中国已经进入未富先老的阶段。截至 2015 年，我国 60 岁以上老年人口达到 2.22 亿。预计到 21 世纪中叶，我国老年人口总数将达到 4.8 亿，占到人口总数的 30%。老年人在社会总人口中所占的比例越来越大，人口老龄化已成为世界各国普遍关注的问题，老年学已发展成为一门独立的跨学科的综合学科。老年学（gerontology）是一门伴随着人口老龄化发展而逐渐形成的新兴学科。尽管人类社会很早就开始关注老年人问题，但是，现代意义上的老年学直到 20 世纪才开始被关注。形成于 20 世纪 60 年代的老年社会学标志着老年学学科的最终完成。老年学是研究人类衰老的特征、衰老的起因、衰老的变化及与衰老有关的人文社会科学问题的综合性学科，老年学研究实际上涉及了人文社会科学和自然科学的所有领域，如政治、经济、文化、科技、教育、医疗、卫生、健康保健等诸多领域，已成为一门独立而重要的科学体系。老年学研究的内容非常广泛，主要包括老年生物学、老年社会学和老年医学等内容。

第一节　老年生物学

一、老年生物学

　　老年生物学（biology of aging）又称衰老生物学，主要研究人类和其他生物在生命发育后期的特征，并从胚胎学、组织学、解剖学、生理学、生物化学、病理学、分子生物学及分子遗传学等方面，探索生物的寿命和衰老的普遍规律和特殊规律，寻找衰老起因和机制及延年益寿措施的一门科学。由于生物机体的复杂性，目前，虽然已经发现了生物衰老的一些规律，但生物衰老机制的研究尚处于初级阶段，要真正弄清衰老的起因和发生机制还需做大量的研究工作。

　　老年生物学是一门新兴的古老学科。说古老，因为自古以来人们就在追求长生不老的梦想中探索延缓衰老的灵丹妙药；说新兴，因为只是到了最近二十九年，特别是随着分子生物学和基因组学研究平台的日趋成熟，在衰老机制研究方面才取得了许多重大的突破，使得衰老生物学进入了一个兴盛的发展阶段，成为与脑（神经）科学、基因组学等并驾齐驱的少数几个新世纪主流生物学科领域。

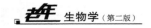

二、老年生物学与相关学科的关系

老年生物学是研究生物衰老机制的一门科学，虽然也研究人体衰老机制，但是主要用动、植物作为研究对象。通过对各种生物衰老过程的实验，寻找衰老的一般规律和特殊规律，最后解开衰老之谜。衰老是生物的普遍规律，研究生物（尤其是哺乳动物）的衰老机制，有助于阐明人体衰老的起因。

老年生物学一方面研究生物衰老的起因；另一方面探索预防早衰及延长寿命的方法。那么到底什么是衰老？当前，老年生物学研究的主要方面有：基因与细胞衰老、细胞与系统衰老、衰老的免疫学变化、衰老的生物化学、营养与衰老、抗衰老策略等。生物学通过实验探索物种的寿限及寿命的遗传和演化规律、机体衰老的形态和理化特征、衰老的起因和机制等，以达到提高人的生命质量和推迟衰老的目的。

老年生物学从生命的起源探索衰老的规律，寻找衰老的起因和发展机制，研究疾病的病因和病理生理机制，探索疾病的预防和治疗措施，以及延年益寿的策略。因此，老年生物学是老年医学的基础。

三、老年生物学的研究意义

随着人口的逐渐老龄化，衰老已成为社会公众普遍关注的问题，自古以来，"长生不老"一直是很多人的终极梦想。皱纹增多、体能减退、抵抗力随年龄下降等都是一个人衰老的表现，但实际上，至今也没有公认的科学标准来衡量衰老程度。老年生物学家提出了超过300多种理论来解释衰老。然而这么多年过去了，仍然没有一种能够完全解释清楚衰老是怎样的过程及衰老为什么会发生，每种理论只能解释衰老过程的某个方面，因而探索衰老的生物学基础及其相关的分子机制已成为现代科学研究的一个重要课题。生老病死，是人类最早感知到的自然规律。我们随时都能观察衰老对别人的影响，同时体验它对自己的影响。但是，为什么生物体会存在衰老？它是如何发生的？在生物医学上，大多数有关衰老的理论都在试图回答这个问题。

衰老会引起多器官功能衰减，导致各种衰老相关代谢、神经系统、心血管重大疾病发生和发展，如糖尿病、骨质疏松症、心力衰竭、冠心病、阿尔茨海默病。另外衰老与肿瘤的发生发展也密切相关。

老年生物学作为老年学的分支，主要研究生物（包括人类在内）的寿命和衰老现象。老年生物学通过实验探索物种的寿命及寿命的遗传和演化规律、机体衰老的形态和理化特征、衰老的原因和机制等，以达到提高人的生命质量和推迟衰老的目的。

第二节　年龄的划分

古代把形体衰退和年事过高称为老，我国民间有"人年五十以上为老"和"年过半百为进入老年"的说法。《太平御览》谓：六十曰老，即把六十岁称为中年与老年的界限。传统习惯常以十年为一个界限，称三十而立，四十不惑，五十知天命，六十花甲，七十曰耄，八十曰耋，九十曰鲐背或黄耈，百年曰期颐等。现代老年学中，通常采用时序年龄、生物学年龄和心理年龄表示法。

一、时序年龄

时序年龄（chronological age，CA）是生物（包括人）出生后按日历计算的年龄，也称日历年龄、历法年龄或实足年龄，它取决于生物个体生存时期的长短，是一个人的实际年龄，是最常用的计算年龄的方法，也是不以人们的意志为转移的客观记载。我们日常生活中所说的年龄一般是指时序年龄。

我国民间还有一种时序年龄俗称虚龄，即从出生的当年就算一岁，过一个阴历年就算长一岁，因此，比实际年龄要大 1～2 岁。

二、生物学年龄

生物学年龄（biological age，BA）是以生物个体的生物学能力或生命力等内容来表示老化的程度，可用来预计某一生物个体未来的健康状况，估计其寿命。一般认为，生物学年龄是组成生物个体的诸器官生理功能的函数，也称生理学年龄，它取决于机体组织器官结构和生理功能老化的程度。由于先天性遗传因素和后天性环境因素的差异，有些人时序年龄较大，但其组织器官的结构和生理功能老化较慢，即生物学年龄较小，因而看上去较为年轻，俗称"少相"；相反，有些人时序年龄较小，但其组织器官的结构和生理功能老化较快，即生物学年龄较大，看起来比实际年龄要大，俗称"老成"。所以，生物学年龄与时序年龄不一定完全平行。

三、心理年龄

心理年龄（mental age，MA）是心理学"智力测验"中的术语，指根据标准化智力测验量表的常模（norm）来衡量人的智力水平，用来表示人的心理发展的绝对水平，是年龄量表上度量的智力单位。把心理学年龄与时序年龄相对照，就能看出智力绝对水平的高低。心理年龄反映了一个人的心理健康状态，个体差异较大，所以与时序年龄和生物学年龄不一定完全一致。许多心理状态较好的老年人，尽管年事已高、身体健康状况不佳，但智力水平可能依然较好。相反，某些实际年龄不大、身体健康（或不健康）的人，由于心理状态不佳，可能表现为心理年龄较大。

四、年龄的划分

目前，国际上对老年人的年龄界限尚无统一标准，一般在发达国家和地区规定为 65 岁（挪威等北欧国家 67 岁）以上，在发展中国家和地区规定为 60 岁以上为老年人。我国国务院规定退休年龄为男 60 岁、女 55 岁，高级脑力劳动者可延长到 65～70 岁。1980 年亚太地区老年学会议期间，在世界卫生组织（WHO）召开的工作会议上正式提出，亚太地区以 60 岁以上为老年。1982 年 4 月中华医学会老年医学学会通过，60 岁（包括 60 岁）以上作为我国划分老年人的标准。

现阶段我国对年龄分期按以下标准划分：

0～24 岁：生长发育期（growth period）；

25～44 岁：成熟期或成年期（mature period）；

45～59 岁：老年前期或初老期（pre-aged period）；

60～89 岁：老年期（elderly period）；

90 岁以上：长寿期（longevity period）；

100 岁以上：百岁老人（centenarian）。

在老年医学研究工作中，有时把老年期又分为 10 岁一个年龄组：

60～69 岁：六旬老人（in the sixties）；

70～79 岁：七旬老人（septuagenarian）；

80～89 岁：八旬老人（octogenarian）；

90～99 岁：九旬老人（nonagenarian）。

欧美等国家有时把 80 岁以上的老年人称为老老人（old old man）。

以上年龄划分的标准是依据大量临床实际工作和科学研究结果而总结制定的，基本符合当前人体生命科学的客观规律。目前，我国老年学的著作和文献要求，主体观察和研究的对象必须是 60 岁以上的老年人，一般以 45～59 岁老年前期作为对照组，也有的以 59 岁以下的中青年人为对照组。

随着时代的发展，人类的寿命不断延长。因此，世界卫生组织最近又提出了新的年龄划分方法：

18～44 岁为青年人；

45～59 岁为中年人；

60～74 岁为年轻老年人或准老年人（young older）；

75～89 岁为老年人；

90 岁以上为长寿老人。

这一标准与目前我国现行的年龄划分标准基本一致，所不同的是把 60～74 岁划为年轻老年人，75 岁以上才视为老年人。这一标准目前尚未被各国普遍接受，但随着人口的老龄化可能会有一定的实用价值。

五、健康老年人的标准

老年医学研究的目标是维护老年人的健康，因此，在临床和研究工作中首先必须了解老年人机体健康老化（successful aging）的状况，而健康老化则必须具备整体健康的前提。为了阐明在疾病状态下，老年机体内各种生理功能和病理生理的改变，必须设置健康老年人为对照组。WHO 提出"健康不仅是没有躯体性疾病，而且还要有健全的精神心理状态和良好的社会适应能力"，所制定的健康标准是：身体没有疾病，并且符合以下条件：

（1）有充沛的精力，能从容不迫地应付日常生活和工作的压力，而不感到过分紧张；

（2）处事乐观，态度积极，乐于承担责任，事无巨细、不挑剔；

（3）善于休息，睡眠良好；

（4）应变能力强，能适应外界环境的各种变化；

（5）能够抵抗一般性感冒和传染病；

（6）体重适当，身体匀称，站立时头、肩、臀位置协调；

（7）眼睛明亮，反应敏锐，眼睑不易发炎；

（8）牙齿清洁，无空洞，无痛感，齿龈颜色正常，无出血现象；

（9）头发有光泽，无头屑；

（10）肌肉、皮肤有弹性，走路轻快有力。

1982 年，中华医学会老年医学分会曾制定过我国健康老年人的标准，但随着人们卫生观念的改变，对健康的标准也有了提高。1994 年中华医学会老年医学分会流行病学学组成立，根据生物医学模式向社会—心理—生物医学模式转变的要求，对原有标准进行了补充和修订，确定了我国健康老年人的标准，并在 1996 年《中华老年医学杂志》第 1 期正式发表。随着时代发展和老年人健康状况的不断改善，该健康标准需要重新修订。2012 年，在中华医学会老年医学分会主任委员李小鹰教授的倡导下，中华医学会老年医学分会和中华老年医学杂志编辑部对 WHO、美国、加拿大、日本等国家和组织制定的健康老年人标准进行了充分调研，拟定出了我国健康老年人标准的初步修订稿，并历经 4 次讨论会，最终由中华医学会老年医学分会和中华老年医学杂志编辑部联合在《中华老年医学杂志》2013 年第 8 期发布了《中国健康老年人标准 2013 版》：

（1）重要脏器的增龄性改变未导致功能异常；无重大疾病；相关高危因素控制在与其年龄相适应的达标范围内；具有一定的抗病能力；

（2）认知功能基本正常；能适应环境；处事乐观积极；自我满意或自我评

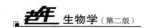

价好；

　　（3）能恰当处理家庭和社会人际关系；积极参与家庭和社会活动；

　　（4）日常生活活动正常，生活自理或基本自理；

　　（5）营养状况良好，体重适中，保持良好生活方式。

第三节　老年生物学研究回顾

　　自古以来，人类对衰老和抗衰老的问题就十分重视。在我国，2000 多年前的医学古籍《黄帝内经》中，对抗衰老和延年益寿问题就有许多有价值的论述，西方一些医学家也提出了许多关于衰老起因的假说和防治衰老的措施，为近代和现代医学的研究奠定了坚实的基础。

　　1. 温热学说　温热学说（warm theory）是衰老起因较为古老的学说，由被誉为"医学之父"的古希腊名医 Hippocrates 等人提出，其中心思想是：生命的基本原理就是"温热"在体内的循环，当"温热"减少时，衰老也就开始了。Aristoteles 提出，"温热"的中心是心脏，它通过脉管而分布于全身。Galenos 则认为，当体内"温热"减少时，"湿"也减少，"冷和干"则增加，从而导致机体不断衰老。

　　2. 消耗学说　消耗学说（wear and tear theory）也称磨损学说，认为人体就像普通物质一样，在长期的生活过程中也会逐渐受到磨损，机体的形态和功能也受到消耗。至今尚有人支持这种设想，如随着年龄的增长，机体的器官萎缩、弹性下降、水分减少和代谢废物增多等现象，均支持这一学说。然而，生物机体毕竟和普通器物不同，具有自我修复和再生能力，故不能单纯地与机械普通物品相提并论。

　　3. 生活率学说　生活率学说（rate of living theory）也称作代谢速率学说（rate of metabolism theory），由 Rubner 首先提出，认为生物具有一定量的生命物质（vital substance），有人过早地大量消费或逐渐地小量消费，因而造成寿命缩短。1908 年，Rubner 调查了多种哺乳动物的代谢率与寿命的关系后得出结论：代谢速度快的动物寿命短；相反，代谢慢者则寿命长。如蝙蝠，因冬眠期长，其平均代谢率较低，寿命长达 10 年，而体形大小与之相近的野鼠，由于活动量大，代谢速度快，其寿命则不到 3 年。有些实验证明，当环境温度升高时，变温动物体温也随之上升，代谢加快，寿命缩短。代谢速率对恒温动物的寿命也有影响，例如，在 9 ℃下生活的大鼠，平均寿命 450 d，在 25 ℃下则为 700 d，并且食耗量和氧耗量均较在 9 ℃下少。这是由于在较低温度下，代谢率加快，以促进机体产生更多的热量来维持体温，结果过多地消耗了有限的生命物质，导致寿命缩短。然而，也有许多相反的证据，如重体力劳动者并不一定比轻体力劳动者的寿命短，说明生活率学说存在很大的局限性。

　　4. 自体中毒学说　自体中毒学说（auto-intoxication theory）包括大肠中毒学说、

代谢中毒学说和慢病毒感染理论（slow virus infection theory）。20 世纪初，著名学者 Metchnikpoff 提出，人体肠道中所寄居的细菌，尤其是大肠杆菌，时刻都在产生并积累大量的毒素（accumulation of substance），如吲哚、吲哚乙酸等。毒素被吸收后，会导致机体慢性中毒，从而促成衰老。他建议饮用酸牛奶等发酵制品，以便引入大量的乳酸杆菌（lactobacillus），取代肠道内原有菌群，抑制大肠杆菌产生毒素，从而减缓自体中毒。尽管这一学说尚未获得有力的实验证据，但长期以来一直倍受人们的关注。现代研究证明，细胞膜上钙质的沉着、细胞内脂褐素的沉积等都是细胞老化的重要原因和标志。

5. 性腺功能减退学说 1869 年，法国医生 Brown-sequard 报告，自身注射年轻狗的睾丸提取液以后，取得了满意的"复壮"效果，从而提出全身衰老与性腺功能减退有关。此后，注射动物睾丸提取液及移植年幼灵长类动物睾丸的实验，在一些国家风行起来。后来证实，这些措施所产生的"复壮"，维持时间很短，而且存在排异等技术问题难以解决，因而不再有人采用了。

6. 近代研究概况 1940 年，美国国立心脏研究所成立老年学研究室，在老年生物学、细胞生理学、人体生理学、人类行为学、心理学和老年病等方面进行研究。1945 年，英国在牛津大学动物系成立了老年学研究组，苏联、罗马尼亚、法国等均较早地成立了老年学研究所。1946 年，美国开始发行第一份刊物《老年学杂志》，标志着老年学学科的确立。1950 年 12 月，国际老年学学会在比利时召开成立大会，这次会议成为老年学研究从生物学和医学研究，发展到结合社会经济等方面进行综合性研究的里程碑，推动了国际性老年科学的学术研究。之后，国际老年学会和美国老年学会将老年学划分为四大领域：生物学，医学，行为，社会科学及社会研究、计划与实践等。从此，老年学的研究领域从自然科学扩展到社会科学领域。

1958 年，中国科学院动物研究所成立老年学研究室，开始了老年生物学方面的研究，并去新疆地区对百岁老人做了调查。1958 年，武汉医学院着手进行某些药物抗衰老作用的研究，同时对湖北及广西壮族自治区的长寿老人进行了长期的调查研究。1959 年，天津医学院做了 H_3 物质抗衰老和一些老年人生理正常值的研究。此后，全国各地的老年医学工作者在基础医学、临床医学和流行病学等领域进行了大量研究工作。

在老年生物学研究领域，20 世纪 40 年代侧重于病理形态学的研究，50 年代以生理和生化为主要研究内容，60 年代以后已发展到细胞水平和分子水平的研究。到 20 世纪末，随着现代分子生物学技术的兴起，老年生物学研究已深入到"长寿基因"和"衰老基因"等遗传程序控制领域。尽管如此，要彻底揭开生物衰老之谜，还有待于更深入的研究。

第四节　老年生物学研究展望

21 世纪是全球人口老龄化的世纪，老年学作为新兴学科方兴未艾。老年学的发展已成为全球医学发展的战略性问题。随着现代科学技术向医学领域的渗透，可以预见分子生物学将成为医学生物学领域的前沿学科，生物医学和生物工程将成为医学领域的主导技术，并不断向高层次发展。老年生物学的研究成果将最终揭示生命和衰老的奥妙，从而实现抗衰老和延年益寿的目的。

1. 长寿基因问题　美国波士顿儿童医院分子遗传学家 Kunkel 和哈佛大学老年学家 Perls 等发现，第 4 号染色体 D4S1565 位点上一条狭长的区域可能包括几个长寿基因，且纳入研究的 90 岁以上老人普遍没有 ApoE-4 基因。英国老年医学家 Kirkwood 持不同意见，认为该结论缺乏统计学显著性。美国 Hayflick 等著名老年学家认为，动物和人体不存在可直接控制衰老的长寿基因，其影响应是间接的。

2. 延缓衰老问题　美国发育生物学家 Rose 认为，人类应当能够延缓衰老，称抗衰老是对人体众多生化进程的调控。Hayflick 认为社会和生物医学的进步可以使人们更健康长寿。延缓衰老或抗衰老的科学内涵应着眼于提高人们的生命质量/生活质量，即提高人们的活力。各类传统或现代的延缓衰老的方法或药物，都应有科学的、实事求是的论据。

3. 激素替代疗法　美国医学会杂志报告，接受激素替代疗法（HRT）治疗的妇女与安慰剂组对比，服药组卒中增加 41%，心脏病发作增加 29%，静脉血栓形成率加倍，总的心血管病增加 22%，乳腺癌增加 26%，但髋关节骨折减少 1/3，总的骨折减少 24%，大肠癌发生率减少 37%，总病死率无差异。因此 NIH 宣布建议停用此疗法。英国医学界对此持不同看法，认为其数据 95% 可信限范围太大，做出结论为时过早。美国 NIH 宣布停止此项为期 3 年的研究之后，近期又决定继续跟踪。关于老年男性激素的替代治疗，医学界也有不同意见，有待进一步观察研究。

4. 基因工程　人类基因组学和蛋白质组学的进步将推进老年学科学的进步。破译人类基因密码及不同种族的差异，寻找控制人类衰老及与衰老有关的基因，将从根本上弄清人类衰老的发生机制。在此基础上，实现后基因组计划的目标，通过基因工程和分子生物学技术研制开发防治人类衰老的有关技术和药物。

阐明衰老的特征，既有助于建立未来研究衰老分子机制的框架，也有助于设计改善人类健康寿命的干预手段。然而，就衰老这一复杂的生物学过程来讲，老年生物学研究仍面临着大量的棘手问题。下一代测序技术的快速发展，可望对衰老研究产生特殊影响，这项技术已应用于测定极度长寿（exceptional longevity）个体的全基因组序列，比较长寿和短寿动物种系和品系之间的基因组差异，以及在最高解析度下分析增龄性表观遗传学改变。平行开展功能获得或功能缺失动物模型研究，同样是必不可少的；这将跨越比较分析的层次，为理解衰老过程中上述特征提供因果证据。未来还需要采用系统生物学方法，其不仅可对衰老各项特征进行典型化描述，还可解释导致衰老的过程与伴随衰老的过程之间的机械性联系。

另外，在分子水平分析基因组与环境之间的交互对衰老的调节作用，将有助于确定延长寿命的药物靶点。可预计的是，未来将有更为复杂的手段来最终解决众多难题。相信这些手段的联合应用，将会更详细地理解衰老特征的潜在机制，从而有利于在未来研发出改善人类健康寿命和延年益寿的干预手段。

（郝 翠 郭云良）

第二章　寿命与衰老

第一节　生物的寿命

所谓寿命（life-span），是指从出生经过发育、成长、成熟、老化以至死亡前机体生存的时间，人类通常以年龄作为衡量寿命长短的尺度。由于人与人之间的寿命有一定的差别，所以，在比较某个时期，某个地区或某个社会的人类寿命时，通常采用平均寿命（average life），平均寿命常用来反映一个国家或一个社会的医学发展水平，它也可以表明社会的经济、文化的发达状况。

一、植物的寿命

不同种类植物的寿命相差很大，例如，一年生草本植物寿命是一年以内，两年生草本植物是两年，还有一些长寿的木本植物如松柏、银杏等可以有几千年的，一般木本植物更长寿一些。

二、无脊椎动物的寿命

大型底栖无脊椎动物有的种类只生活在海洋中，如刺参、海星、毛蚶、牡蛎、沙蚕、对虾等；有的种类只生活在淡水水域里，如环棱螺、蜻蜓稚虫、石蝇稚虫、水蚯蚓、河蚌等。大型底栖无脊椎动物行动能力差，寿命比较长。

昆虫是极具代表性的一类无脊椎动物，它们的寿命很特别。例如，蝗虫的寿命一般为 2~3 个月，最多不会超过 6 个月。蝴蝶成虫的寿命，因种而异，长的有半年以上，热带地区的大多数蝴蝶寿命较短，一般为 10~15 d，雌蝶产完卵或还有少量卵未产就会死亡，雄蝶未经交配可活 20~30 d，完成交配任务后的雄蝶寿命较短，有的只有2~3 d。冬季工蜂的寿命为 3 个月左右，夏季一个半月左右，采蜜期最短为 28 d。雄峰为 3 个月左右，蜂王为 4~5 年。普通的苍蝇的成虫寿命是15~25 d，如果连它的幼虫期和蛹期都包括在内，其寿命则是 25~70 d。蜻蜓的幼虫，在水里起码要经过一年，时间长些的要苦熬 7~8 年才能羽化成虫。蜻蜓成虫的寿命，只有其幼虫寿命的 1/10，仅仅能活 1~8 个月。尽管如此，它在昆虫中还算是长寿的了。

无脊椎动物草履虫和变形虫的寿命是以小时或昼夜来计算的。

三、鱼的寿命

大多鱼类的寿命都是比较长的，通常冷水性鱼类寿命较长，而热带鱼类寿命很短，鲟鱼类活 50~60 年是很常见的，人工饲养的金鱼有活 17 年的记录。据报道，生活在里海和黑海里的欧鳇，体重可达 1500 kg，寿命高于 100 年；而我国长江里的白鲟，寿命也接近 100 年。在我国的淡水鱼中，银飘鱼、鳘鲦鱼、铜鱼、银鲴的寿命在 2~4 年；青鱼、草鱼、鲢鱼、鳙鱼、鲫鱼、鲂鱼、翘嘴红鱼白、鳜鱼的寿命多在 7~8 年，个别可活到 10 年以上。海水鱼的寿命较短些，如银花鲈鱼，估计寿命为 30 年。

四、两栖动物的寿命

娃娃鱼学名大鲵，是我国特产的一种珍贵野生动物，在两栖动物中，大鲵的生活环境较为独特，由于新陈代谢缓慢，食物缺少时其耐饥能力很强，有时甚至 2~3 年不进食都不会饿死。大鲵的寿命较长，可达 50~60 年，在人工饲养下能活 130 年之久。

五、爬行动物的寿命

众所周知，龟类是所有爬行动物里寿命最长的，在龟类王国里，不同龟种寿命长短不一，有的龟能活 100 年以上，另一些龟只能活上 15 年左右。有些动物学家和养龟专家认为，以植物为食吃素的龟的寿命，一般要比吃肉和杂食的龟类的寿命长。例如，生活在太平洋和印度洋热带岛屿上的象龟，以青草、野果和仙人掌为食，寿命特别长，可活 300 年。但是，另一些龟类研究人员却认为不一定，如以蛇、鱼、蠕虫等动物为食的大头龟和一些杂食性的龟类，寿命也有超过 100 年的。

鳄鱼虽然个体庞大，却是卵生，其寿命一般可长达 70~80 年，甚至可达 100 多年。

六、鸟的寿命

鸟的寿命依品种不同而各异。麻雀的寿命通常只有 2~3 年，小型鸟类中，鹦鹉寿命最长，阿苏儿这样的小鹦鹉为 8~12 年；鸡尾鹦鹉为 15~20 年；亚马孙等中型鹦鹉是 20~50 年；金刚和巴丹这样的大型鹦鹉是 30~60 年。

家禽的寿命也不同，鸡平均可活 7~8 年，最长达 20 多年；一般鸭子能活6~8 年，种类不同，有的鸭子的平均寿命有 25 年；鹅的平均寿命为 28~50 年（表 2-1）。

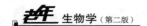

表 2 - 1　鸟、鱼、爬行动物的寿命

动物名称	寿命（年）	动物名称	寿命（年）
白鹦鹉	69	鸵鸟	60
渡鸦	69	鹈鹕	52
巨角鸟	68	鹰	46
秃鹫	65	鹤	43
鲇鱼	60	鲤鱼	50
狗鱼	50	鳕鱼	25
鳄鱼	200	大蟒	34
短吻鳄	62	南美蟒蛇	32
蛇蜥	54	小花蛇	10～15

七、哺乳动物的寿命

哺乳动物的寿命相差明显，在哺乳动物中，较长寿的动物是大象，据说它能活 60～70 岁。当然野生场合和人工饲养是不同的，前者的寿命短些。野兔 8 年左右，猫平均 10 年，犬平均 10 年，大熊猫 20 年，牛 25 年，斑马 28 年，白鳍豚 30 年，长颈鹿 30 年，马 55 年左右，抹香鲸长达 70 年（表 2 - 2）。

表 2 - 2　哺乳动物的寿命

动物名称	寿命（年）	动物名称	寿命（年）
蓝鲸	90～100	印度犀	40
抹香鲸	70	苏门犀	32
虎鲸	20～30	倭河马	40
白鳍豚	30	河马	54
象	75	狒狒	33
野骆驼	35～40	海象	40
野马	33～34	海狮	30
马	55	海豹	20
斑马	25～30	雪豹	31
牛	20～30	麝牛	18～20
猪	30～40	大熊猫	20
长颈鹿	30	梅花鹿	30
南美貘	30	天山赤鹿	20
针鼹	30～50	猫	10～15

续表

动物名称	寿命（年）	动物名称	寿命（年）
熊	47	犬	9～11
黑猩猩	51	野兔	7～8
猩猩	50	大猩猩	40

八、人类的寿命

（一）人类的最高寿命

人类的最高寿命（maximum life-span of human）是指在不受外界因素影响的条件下，从遗传学上，人可能生存的最高年限。据历史记载，我国人的正常寿命"大率以百年为期"，《老子》认为，"人生大期，以百二十为度"，说明我国人的最高寿命应在百岁以上。

虽然人的正常寿命可以超过百岁，但也不是可以无限延长的。法国生理学家Flourens认为，人的最高寿命为110～120岁；原联邦德国老年病学家Franke通过对百岁以上老年人的仔细调查，认为人的最高寿命为110～113岁。因此，多数学者认为，人的最高寿命为110～115岁，也有个别人可以突破这个界限，但极为少见。

（二）平均期望寿命

平均期望寿命（average life expectance）是指某一地区或国家总人口的平均生存年限，也就是从0岁算起的总人口的平均期望寿命，简称平均寿命。平均寿命可以概括地反映某个地区或国家人群寿命的长短。2010年我国男性人口平均预期寿命为72.38岁，比2000年提高2.75岁；女性为77.37岁，提高4.04岁。男女平均预期寿命之差与十年前相比，由3.70岁扩大到4.99岁。在我国人口平均预期寿命不断提高的过程中，女性提高速度快于男性，并且两者之差也进一步扩大。这与世界其他国家平均预期寿命的变化规律是一致的。

国家统计局提供的数据显示，2010年世界人口的平均预期寿命为69.6岁，其中高收入国家及地区为79.8岁，中等收入国家及地区为69.1岁。根据2014年度中国卫生改革与发展绿皮书的内容，我国人均期望寿命60年增长了39.5岁。十二届全国人大常委会第十八次会议上，国家卫计委主任李斌报告时透露，人民群众健康水平显著提高，我国居民人均预期寿命2015年预计比2010年提高1岁，预计将达到75.8岁。

（三）健康期望寿命

健康期望寿命（active life expectancy）是卫生领域评价居民健康状况的指标之

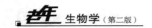

一，在老年医学研究工作中，当去除引起人类残疾、残障等外界影响因素后会得到另一条生存曲线，即去残疾残障的生存曲线。这时人的生存概率降低，但存活的质量却提高了，这就是所谓的健康期望寿命。截至 2013 年，造成全球人口"寿命损失"的前五大影响因素分别是：缺血性心脏疾病、下呼吸道感染、脑血管疾病、腰部和颈部疼痛、交通事故。

2013 年，在全球范围内，日本国民的健康期望寿命最长，男性和女性分别达到71.11 岁和 75.56 岁。同一时期，中国男性和女性的健康期望寿命分别为 65.89 岁和70.28 岁。与 23 年前相比，分别增加 5.3 岁和 8.4 岁。中国台湾地区的这一数据稍高，分别为 68.11 岁和 71.66 岁。研究显示，健康期望寿命"女低男高"，世界各国的研究也都是如此。比如 18 岁组人群男性健康期望寿命为 40.17 剩余年，女性为38.06 剩余年。2010 年联合国开发署公布的中国人类发展指数中，中国位列世界第89 位，健康期望寿命为 66 年，比 G20 国家的一些主要成员国少了 10 年。2014 年北京市疾病预防控制中心研究的测算结果显示，北京户籍居民 18 岁组人群健康期望寿命为 40.17 剩余年，也就是说 18 岁的人预期可以在完全健康的状态下生活 40 年。而北京居民期望寿命超过 80 岁，这意味着随后 20 年将处于疾病或残疾状态。对健康期望寿命影响因素分析发现，参加体育锻炼的人健康状况不良发生概率较低，会延长健康期望寿命。而慢性疾病是缩短健康期望寿命的主要因素，恶性肿瘤、高血压、糖尿病等慢性疾病关系最为直接，其中恶性肿瘤对健康危害最大，关节炎次之，随后是慢性胃炎、脑血管疾病、冠心病、糖尿病、高血压等。

第二节　影响寿命的因素

有专家说，人体的自然性命有 3 种计算方法：一是按性成熟期的 8～10 倍计算，人体的性成熟期是 14～15 岁，寿命该是 112～150 岁；二是按生长期的 5～7 倍计算，人的生长期一般是 20～25 年，寿命该是 100～175 岁；三是按细胞分裂乘50～55次来计算，细胞每2.4年分裂一次，寿命该是120～132岁。按上述计算，人人都应活过百岁，但百岁老人仍是很稀少的，归纳起来，主要有以下原因。

一、环境因素

1. 外环境　自然环境优美不仅有益于身体健康，而且可以美化人的生活和心灵，它为家庭个人提供舒适、安静、优美的居住环境，是健康、幸福、长寿的摇篮。例如，世界著名的五大长寿地区——苏联高加索、巴基斯坦罕萨、厄瓜多尔卡理、中国新疆的南疆和广西的巴马，那里是环境优美、温度适宜、青山绿水、空气清新、水源洁净的地区，从城乡分布来看，农村老年人多于城区，山区高于平原地区。这都与自然环境有关。一般来说，农村无污染，空气新鲜，而城市特别是工矿区工业废水、废气和废渣，使环境变得污染，恶化了自然环境，导致疾病的发生。

2. 内环境　人类寿命除与外部环境有关外，还与人体内环境有密切的关系。内环境通过损伤、负荷、疾病等方式影响寿命。如细胞内氧负荷对细胞衰老直接的影响，氧分子具有两重性，既为生存所必需，又具有潜在的毒性，给细胞的长期存活带来不利影响。氧自由基可引起 DNA 损伤，是影响衰老过程的重要因素。细胞内的线粒体中有 $1\% \sim 4\%$ 的氧分子能变为氧自由基，氧自由基可引起生物大分子广泛地氧化损伤，导致蛋白质分子的失活和降解，以及 DNA 中碱基交换和单链断裂。同时，蛋白质和 DNA 等生物大分子可与葡萄糖缓慢进行非酯促糖基化，这些糖基可逐渐氧化，进而使蛋白质、酯类的核酸（如 DNA）广泛交联，形成脂褐质（老年斑）、胶原与弹力蛋白等发生交换，使结缔组织与心肌僵破，含水量下降，皮脂皱缩、肌腱与血管失去弹性，从而导致衰老。

二、遗传因素

遗传对寿命的影响，在长寿者身上体现得比较突出。一般来说，父母寿命长的，其子女寿命也长。德国科学家的一份调查报告表明，他用 15 年时间调查了 576 名百岁老人，发现其父母死亡的平均年龄比一般人长 $9 \sim 10$ 岁。广东省对百岁老人的调查结果发现，有家庭长寿史者占 84.6%。一些资料表明，在年龄越高的人群中，其家族的长寿率越高，如在 $80 \sim 84$ 岁的老年人群中，其家族长寿率为 52%；而在 105 岁的人群中，其家族长寿率为 71%。

1992 年，世界卫生组织宣布，影响每个人的健康与寿命的诸多因素中，15% 取决于遗传因素。从理论上说，遗传是生物的特性，没有遗传，就没有生物的繁衍。生物的特性是由遗传特性所决定的。所谓"种瓜得瓜，种豆得豆""龙生龙，凤生凤"，是遗传特性的普遍现象。遗传又具有特异性，遗传的特异性决定了形形色色的生物种类。生物的物种（包括种间和种内）的不同是由遗传特异性所决定的。

对于人类来说，每个人（无论是男是女）不仅外貌，而且性格都不一样，这是一种遗传特异性现象，在自然界不仅存在着种群的特异现象，也存在种群特异寿命。每一种群的寿命几乎是固定的，也就是说，寿命是由遗传物质即所谓基因所决定的。每个种群间遗传基因的不同，决定了每个种群寿命的不同。这就有力地说明为什么有的人寿命长，有的人寿命短，其中一个原因就是由于父母基因遗传的结果。这一事实有力地证明，种群特异内部，这一个体与那一个体之间的差异（包括寿命的差异），无疑是由个体中的遗传变异和环境因素的衰老过程的影响造成的。

三、饮食、营养因素

饮食、营养与长寿密切相关。我国内地长寿地区百岁老人的饮食结构大都为低

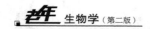

热量、低脂肪、低动物蛋白、多蔬菜类型。新疆长寿老人的饮食虽然以奶类、奶制品及羊、牛肉蛋白质为主要来源，但他们常吃粗粮，没有其他不良嗜好。四川百岁寿星超过千人，多数老人吃素，常吃蔬菜、豆制品。苏联有个长寿村，村民平均年龄120岁，村民长寿与饮用一种桑树的果汁有关。我国广西巴马瑶族自治县百岁老人多喜饮一种米酒。希腊人长寿，一个重要因素是食物结构以淀粉、鱼、橄榄油和水果为主。

从个人健康长寿而言，如作家冰心的养生秘诀中有一条是饮食极其普通，一日三餐粗茶淡饭，喜食粗粮和蔬菜。英国女王的饮食习惯简单得令人吃惊，据说一根芹菜、几片莴苣叶就算午餐。随着社会的进步，人的寿命不断得到延长，如美国的波士顿和纽约人寿命平均值很接近，1810—1820年间平均寿命分别为27.85岁和26.15岁，1840—1845年分别为21.43岁和19.69岁，而到了20世纪90年代均达到74.6岁，在这150年间，人均寿命增加了48.4岁。这种人均寿命增长的幅度，除了医疗条件的改善，使一些疾病得到有效的防治外，也与营养科学与技术提供了多方面的贡献是分不开的，即与食品营养、食品安全与质量及平衡饮食有很大的关系。

近年来，随着经济的发展，我国居民饮食结构发生了很大的变化，90年代初与80年代相比，肉类消费量增加了80%以上，肉、蛋、脂肪消费量较高的地区，癌症、心脑血管病和糖尿病等病死率明显偏高，这从另一侧面说明饮食结构的变化给寿命带来的影响。近年来，有人研究用节食可减少氧负荷，即减少氧自由基的生成，降低葡萄糖水平，减少非酶糖基化的产生；提高细胞凋亡，清除癌前细胞，降低癌发生率等。除了适度限食外，还要养成健康的饮食方式，多食一些消除自由基的食物，即含维生素E、维生素C高的食物，如茄子、韭菜、胡萝卜等。

四、心理（或精神）因素

人的心理、情绪与健康长寿有着密切的关系。经常处于心理紧张状态下的人，往往容易罹患疾病。相反，乐观、豁达和坚毅无畏的精神，则能增强人体的抗病能力。因为过度紧张会使心跳加速、血压升高、呼吸急促、胃肠等脏器供血不足等，时间一长，就容易引起身体功能发生脑血管破裂或造成致命性的心肌梗死，有的可出现消化道痉挛、疼痛等。过于忧愁，也会罹患疾病，导致短命。

五、生活方式因素

由不健康的生活方式导致的疾病是世界上最大的人类死亡原因。在发达国家，70%～80%的人死于心脏病、脑卒中、高血压和肿瘤，这些所谓"生活方式疾病"，至今已占其死亡率50%以上。不健康的生活方式，主要是吃得太油、太咸、太甜，以及饮烈性酒、大量抽烟、贪图享受、长期过夜生活和较少运动，甚至赌博、纵欲、吸毒等。

疾病是影响寿命诸因素中最重要的因素。疾病作为死因的顺位，随着时代的进步、科学技术的发展而不断地变化着。例如，20 世纪初，危害生命的主要疾病是传染病、肺炎、结核病等；现在，对人类生命威胁最大的是心脑血管疾病、肿瘤、意外伤害等；而且有一些疾病，如免疫缺陷性疾病、阿尔茨海默病、艾滋病等，对人类的健康和生命，的确构成了很大的威胁。

六、家庭因素

一个人一生中大部分时间在家庭中度过，家庭环境的优劣，特别是夫妻感情的好坏，直接关系到人体的心理和生理健康，进而影响寿命。从医学上来说，夫妻双方争吵、怄气，会引起体内激素升高而导致疾病，而且紧张的家庭成员关系，不良的心理状态都很容易导致众多身心疾病而有损于寿命。因此，保持一个和谐、友好、愉快的家庭群体关系，以乐观、开朗、笑口常开、宽宏大度的心境对待一切，这对人们的身心健康和家庭的幸福美满十分重要。

七、性别因素

寿命与性别有明显的关系。女性寿命比男性长，已被世界各国所公认。这主要是由不同性别的生物学特性所决定的，也可能与女性的代谢率低于男性，以及与男女之间的内分泌差异有关。

近年来，一项研究表明：人类体细胞端区（端区是指遗传物质染色体末端的特殊结构）长度的变化是人类特异性的生物学年龄标志之一。从人的外周白细胞端区长度研究中发现，在同龄组中，男性端区长度的丢失速率却比女性快。根据端区假说的观点，端区长度随增龄而缩短，即端区长度越短，年龄越高，端区长度丢失越快，衰老越快；反之，端区长度越长，年龄越小，端区长度丢失越慢，衰老越慢。男性端区长度丢失速率比女性快，所以衰老也快，即寿命比女性短。从这个理论说明，可以解释为何女性寿命往往比男性长这一人类社会现象。

八、职业因素

寿命与从事的职业也有关。从事危险性职业的人死亡率高，寿命短，如飞机驾驶员死亡率高；从事放射线研究工作人员寿命短等。

综合上述影响寿命的诸多因素，哪些因素是主要的？

世界卫生组织 1992 年宣布：每个人的健康与寿命，60% 取决于自己，15% 取决于遗传因素，10% 取决于社会因素，8% 取决于医疗条件，7% 取决于气候（如酷暑或严寒）。

第三节　延长寿命的探索

　　尽管引起细胞死亡的因素和机制太多，但并非多得无穷无尽。理论上讲，只要克服了遗传机制以下 3 个方面的不良反应，人类就可以做到让细胞长生不老。一是要想办法让端粒延长，二是降低活跃状态氧的摄入量，三是每个活细胞里都能保证有一种蛋白质，当别的蛋白质出现异常构象时出来进行修复。

一、防止细胞衰老的关键

　　细胞的再生能力同生物的寿命息息相关。体外细胞培养证实，各种细胞在一段时间内分裂，过了这段时间后分裂停止，一旦停止分裂，便衰老和死亡。细胞衰老过程同端粒的缩短有关。有人设想，人们总会找到帮手来修补细胞遭到损坏的地方，刺激端粒延长和对 DNA 进行控制，才是延长寿命的最佳手段。老细胞将变成活力旺盛的新细胞，就其分裂潜力它们绝不比新细胞差。也有人认为，对端粒的进一步研究势必能把细胞"时钟"的指针向后倒拨。2004 年，韩国李俊昊和郑圭相研究发现，调长染色体端粒长度的线虫比其他线虫延长寿命约 20%，老化也缓慢。

　　另一种理论认为，既然细胞死亡是必然的趋势，也就只好听其自然。俄罗斯医学科学院通信院士谢尔盖·谢维林认为：如果能找到某种端粒酶的活化剂，那我们就能延长细胞的寿命。但在注入某种能延长所有细胞生命的因素的同时，有可能将正常细胞转变成癌细胞。细胞本来是生活一段时间后就该死去的，如果不是这样，那体内就会积攒各种各样会使细胞变性的因素。衰老是一种不宜干预的生理过程，对这个过程加以调节，不仅会有积极效果，也会带来负面影响。

二、微型核糖核酸影响细胞成长

　　长期以来，人类对遗传基因的研究都聚焦在脱氧核糖核酸（DNA）领域，而将核糖核酸（RNA）看作"信使"和蛋白质合成的"模板"。20 世纪 90 年代以来，核糖核酸尤其是短链的小核糖核酸（microRNA）开始展现自身的价值。1986 年，美国学者吉尔博特提出"RNA 世界"的假说，认为在生命起源时，最早出现的是核糖核酸。2001 年科学家发现，一小段核糖核酸就可以关闭线虫体内的基因。随后，又在老鼠和人的体细胞中发现了类似的干扰现象。可见，这种核糖核酸的干扰现象对研究基因功能可能有非常重要的价值。

　　2006 年，耶鲁大学弗兰克·斯莱克等研究发现，在试验对象自身成长阶段中，有一种核糖核酸同时控制着器官的发育、衰老和死亡，在器官衰老过程中存在"生物时钟"机制。他们选取生物结构简单、基因研究较全面的线虫作为研究对象，发现了直接决定线虫寿命的基因，而且人类也具有同样作用的基因。这种核糖核酸与受其控制的基因 lin-4、lin-14，能够影响细胞在特定阶段的成长变化形式。这两种基因的变异可以改变线虫的生长发育时间及寿命。通过对两种基因分别做变异试验，最终发现，lin-4 基因功能缺失的动物的寿命明显低于正常动物，表明 lin-4 有防止生物体夭亡的作用。一旦它的功能被增强后，生物寿命便会延长。研究还发现，变异后功能缺失的 lin-14 基因的作用与 lin-4 缺失时正好相反，缺失的 lin-14 可以将生物寿命延长 31%。斯莱克认为，在正常器官的发育和衰老中生命自身携带着"生物钟"，而基因对生物体成长变化的调节是通过胰岛素信号完成，这也让新陈代谢和衰老建立了联系。斯莱克还说，认识到微型核糖核酸有这种作用后，可以根据人们需要，对衰竭过程（包括病情的变化）做出有利的调控。因此，寻找其他微型核糖核酸与受其控制的基因，弄清楚它们在小鼠体内的作用器官和方式，就可以进一步研究改变人类疾病的机制。

三、控制生物寿命的基因

1. daf-2 基因　1993 年，美国 Kenyon 发现，在线虫孵化期敲除衰老基因 daf-2 基因，可以使线虫正常情况下两周的生命期延长一倍，但寿命延长的线虫繁殖能力却丧失了。2002 年证明，在线虫成年后再去破坏它的衰老基因（出生后 4 日关闭 daf-2 基因），就能够在不影响其生育的前提下延长它们的寿命。说明 daf-2 衰老基因在线虫发育阶段控制着它的生育能力，当进入成年期后，才变成控制寿命的衰老基因。目前，在果蝇和老鼠的体内也发现了 daf-2 衰老基因。Kenyon 认为，人类的体内可能也存在这种基因，如果用类似的方法对这种基因进行干预，也许能安全地延长人类的寿命。但是，英国 Tom Kirkwood 警告说，基因被人们干预的线虫现在无明显生育问题"并不意味着它们的寿命可以随意延长，真正的工作要比这一点细微得多。我们在寻求可有效延长生物寿命的证据时，生育只是其中的一个问题，但并不是唯一的问题。"

2. p66shc 基因　1999 年，欧洲肿瘤研究所的研究人员发现，消除实验鼠体内一种名为 p66shc 的基因的作用后，实验鼠的寿命延长了 35%。以前科学家曾发现，在衰老过程中，细胞会因氧化反应而受损，而 p66shc 基因能修复受损细胞。由此推断，抑制这种基因的作用后，受损细胞会增加，生物将衰老得更快。然而事实恰恰相反，在试验中，体内该基因的作用受到抑制后，实验鼠对疾病的抵抗力反而增强，寿命大大延长。这一结果表明，该基因虽然能修复受损细胞，但也可能增加细胞受氧化反应伤害的危险。抑制该基因的作用后，细胞受氧化反应的伤害减少了，寿命也得以延长。

3. Sir2 和 SCH9 基因　研究发现，限制生物摄取热量可以调整生物新陈代谢和

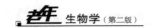

氧消耗，并能通过一系列反应激活生物体内一种与延长生物寿命直接相关的 Sir2
酶。美国科学家最近发现，两种由植物中产生的物质能延长酵母菌的寿命，都属于
由植物新陈代谢产生的一类被称为多酚的化合物。这些物质能够直接激活 Sir2 酶，
促使生物寿命延长，其中一种名为白藜芦醇的化合物能使酵母菌寿命延长 70%。研
究发现，少量的白藜芦醇等物质能激活 Sir2 酶，但数量太多就会起到反作用。此
外，虽然这种物质能延长酵母菌的寿命，但不等于它能够延长高级动物的生命。

使细胞饥饿不一定要通过控制饮食，还可以通过控制基因来欺骗细胞，即把酵
母细胞中的两个基因 Sir2 和 SCH9 去掉。Sir2 被称为沉默信息调节基因（silent infor-
mation regulator），它在酵母细胞中通过抑制即关掉整段整段的基因组来控制寿命长
短。SCH9 基因主要控制细胞将营养物质转化为能量，专门向细胞通告现在食物是
否充足。缺少上述两种基因后，衰老过程因减慢，结果原本只能活一个星期的酵母
可活六个星期。

4. FoxM1B 基因　美国 Costa 等发现，通过增加 FoxM1B 基因的活性或表达可恢
复衰老实验小鼠肝细胞再生功能至年幼小鼠水平。在人类，FoxM1B 基因不仅限于
肝脏表达，也可在其他组织中表达。这一发现终将用于衰老的基因治疗，帮助细胞
恢复再生能力，衰老器官将会重新焕发青春活力。细胞在接受 FoxM1B 刺激后可发
生正常分裂，这一特点使 FoxM1B 可能成为基因干预治疗的理想候选药物之一。

早期的研究提示，人体结缔组织细胞年龄相关性增殖缺陷与 FoxM1B 的表达降
低有关。细胞增殖缺陷可导致染色体异常和突变，进而在老年人中引起一系列健康
障碍，如感染、器官衰竭、阿尔茨海默病、痴呆及肿瘤。老年小鼠可用增强剂增加
FoxM1B 基因的表达。肝部分切除术后，该小鼠与普通衰老小鼠不同，可快速生成
新的肝组织。新生肝细胞 DNA 复制正常，细胞分裂与年幼小鼠在遭遇创伤时的肝细
胞分裂相似。老年小鼠 FoxM1B 基因表达的增加，可同时恢复细胞分裂中许多其他
基因的活性。有研究显示，FoxM1B 基因也同时控制着细胞有丝分裂的终止，这也
是整个细胞分裂的终止点。如果该位点缺乏有效调控，细胞将会产生分裂障碍，保
留过多的 DNA 拷贝，这一病理过程在肿瘤细胞中是很常见的。

四、延长人类寿命的设想

1. 人工冬眠　冬眠状态中的个体对于氧气的需求量也会有所下降，这种冬眠的
功能也许是哺乳动物的一种潜在本能，甚至人类也可能拥有，问题是如何打开这个
潜在的开关，按照需求进行冬眠状态的转换。美国科学家通过人类和动物体内自主
生产的一种化学物质，研制出一种人工冬眠技术，将帮助人们实现延长寿命的愿望。
这项实验已让老鼠冬眠 6 h 并自行选择将其唤醒，说明人类和动物体内蕴含了按照
需求冬眠的潜在功能。此项研究在医药方面意义重大，身患绝症的患者可以通过人
工冬眠技术来延长寿命，以此来等待器官的移植。

2. 增强人体压力反应系统 哺乳动物的寿命长短和其体重有着一定的比例关系：身体越大，寿命越长，反之亦然。大象的寿命比马长，马的寿命比狗长，狗的寿命又比兔长，兔的寿命又比鼠长。虽然这个规则不是对所有哺乳动物有效，但确实是有一定科学道理的。澳大利亚科学家表示，通过将线虫饲养于相同环境并让它们接受特定的压力，可以预测线虫的寿命极限，如能把对线虫的研究推广到对人的研究，就有望找出人类寿命极限的关键所在：通过改变人体的压力反应系统来延长最大寿命极限。

3. 变歧杆菌的新发现 1985年，中国的科学家们通过对广西巴马县长寿老人的菌群调查和研究发现，人体内的变歧杆菌含量的多少与人体的生长、机体新陈代谢乃至生老病死息息相关，百岁健康老人体内变歧杆菌数量要比普通老人约高100倍。巴马长寿老人体内变歧杆菌含量高达10^8，在人体必需的数以万亿计的有益菌群中，变歧杆菌的数量高达95%，被认为是巴马长寿老人长寿的主要原因。根据这一研究结果，现在国际医学界提出一个设想：如果人体内的变歧杆菌通过补充，能始终保持在一个较高的水平，人类的平均寿命就可能达到140岁以上。

4. 干预热量摄入 英国林达等通过对7000多只果蝇进行实验证明，无论果蝇之前吃过什么，改善它们的食物结构能延长它们的生命。没有限制热量摄入的果蝇一旦受到限制，它们的死亡率将降低到和一直都限制热量摄入的果蝇的相同水平。相反，如果从出生开始一直都控制热量摄入的果蝇突然加大热量的摄入，它们的死亡率将和那些从来都"大吃大喝"的果蝇一样高。这项研究显示，果蝇的死亡率只和它们的存活期及它们的营养现状有关，与从前摄入的食物没有太大关系。目前还不清楚这个发现对人类是否也适用，还需要在哺乳动物特别是啮齿动物身上进行一些重要的实验。但是，这个发现对素食者是一种鼓励。

5. 服用甲状腺激素 英国约翰·斯比克曼说，人们有望服用甲状腺激素延长寿命，因为这种激素能够促进人的新陈代谢，推动生命的进程。他在对试验小鼠的观察中发现，只要服用的激素剂量准确，增寿是很正常的。英国斯比克曼表示，希望能够找到这种有增长寿命作用药物的正确用量。因为该激素在体内的水平过高，对健康不利。

6. 探索长生不老药 英国科学家曾声明：完全可以有效地中止生物时钟，让细胞长生不老。建议用据称永远不会衰老的癌细胞内所含物质来延年益寿，同时还认为通过一种特别的注射可以阻止全身的衰老，不过目前尚未进入临床试验阶段。

俄罗斯阿德列尔的医生认为，影响寿命的因素之一是人体内脱氧异雄酮荷尔蒙，或称"青春荷尔蒙"的含量在逐步降低。这一结论是用各种荷尔蒙药物在灵长目身上进行早衰试验后得出的。是否适合于人类，还需要进行大量的实验。

第四节　衰老的特征与生物学基础

一、衰老的特征

衰老的特征又称老征，是衰老征象的简称。

（一）衰老的基本概念

生长、发育、衰老、死亡，是自然界包括人类在内的所用生物生命过程的自然规律，凡是具有生命的生物都会老化。衰老分为正常的生理性老化和不正常的病理性老化。正常生理性老化叫作变老（aging，senescence），不正常的病理性老化称为早衰（senilism）。但一般情况下，生理性老化和病理性老化很难严格区分，往往同时存在，相互影响。所以，单纯的生理性老化是比较罕见的。

1. 老化　老化与衰老是既有密切联系又不尽相同的两个概念。老化是生物机体从发育到成熟期以后，随着增龄而必然发生的、渐进性的、不可逆的、全身复杂的形态结构与生理功能的退行性变化，以及对机体内、外环境适应能力逐渐减退的过程。老化代表机体随增龄发生的变化，但并非所有的老化现象都对生命和健康构成威胁。

人类从 30 岁开始出现老化现象，50 岁以后老化进程加速。同一种属内个体发生老化的时间差异很大，如有人 40 多岁就像 60 岁的老人，而有的虽已 60 多岁，但仍然精力充沛、身体健康。同一个体不同的器官开始老化的时间和老化的速度也不相同，与维持生命没有直接关系的组织（如运动系统）老化发生较早，而心、脑、肝、肾、肺等负担重要生理功能的器官老化较晚。人类 35 岁左右肺开始老化，心脏老化则在 45 岁左右。

2. 衰老　衰老是生物机体从性成熟期后才开始或加速的一种持续的、不可逆的退行性变化和对环境适应能力逐渐减退的发展过程。随着这一过程的进展，机体越来越容易丧失功能，并产生危及心身素质的变化，有的甚至衍化成疾病而最终死亡。

衰老的定义一般包括 3 层含义：一是生物自身退行性变化的逐渐增加及对环境的适应能力减弱，二是死亡概率的进行性增加，三是衰老过程是所有生物的共性，并且是不可避免的。

3. 老年　衰老也不等于老年。衰老是一个动态的过程，而老年是指整个机体的一个年龄阶段，进入这个阶段的机体就属于老年机体。关于老年开始的年龄界限古今中外说法不一，1982 年联合国老龄问题世界大会提出 60 岁（发达国家为 65 岁）作为老年期的开始年龄。这是因为统计学分析表明，55 ~ 60 岁患病率最高，慢性疾病增加，而且大多数 60 岁以上的人群表现出比较明显的衰老特征。

（二）衰老的基本特征

人的老化或衰老是一个漫长的过程，其开始可以追溯到卵子未受精以前。可以说从生命的开始就同时意味着老化或衰老的开始。因此，人体从出生、发育到成熟、衰老这一系列的变化过程都是向老化发展的过程。1962 年，美国老年学家 Strehler 就提出了衰老过程的 4 个标准，即普遍性、内因性、进行性和有害性。经过几十年的研究，人们逐渐总结了衰老的几个基本特征。

1. 普遍性　指某种衰老现象必须能在一个种的所有个体中看到。现已证明，衰老过程在多细胞生物中是普遍存在的。

2. 内因性　衰老变化是由自身的内部因素引起的，是生物机体必然的内在性退变过程。衰老变化一旦发生，常常是不可逆转的。

3. 累积性　衰老是随着时间的推移而不断深化与发展的过程，即衰老在生物体内是逐步积累加重的。

4. 危害性　衰老导致体内出现有害的改变，使机体适应能力和抵抗能力减退、功能下降直至丧失，最终死亡。

5. 可预计性　生物的衰老过程是可以预测的。一般超过 65 岁的老人，约有 30% 出现各种生理功能减退。这种生理功能减退情况在平时可以处于平衡状态，一旦遇到感染、外伤，以及各种内外环境改变的影响，可因适应性不全而危及生命安全。老年人进入 80 岁以后，各方面生理功能减退更明显（表 2-3）。

表 2-3　老年人生理功能的改变

生理功能	80 岁时减少的百分率（%，与 30 岁时相比）
神经传导速度（感觉）	15
心脏输出功率（静息时）	30
肺活量	50
肾血流量	50
最大呼吸效能	60
最大氧气摄取量	70
最大工作效率	70

（三）体外培养细胞的衰老

自 1907 年 Harrison 进行组织培养以来，用细胞研究寿命与衰老问题，已有近百年的历史。用体外培养细胞进行衰老的研究，已是当今最常用的方法之一。正常细胞体外培养时表现为有限性生长特性，经一定的细胞倍增后便失去对分裂因子刺激的反应，不可逆地失去增殖能力而停止分裂的过程，称为细胞衰老。1912 年，

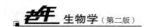

Carrel从鸡的心脏取下纤维细胞进行体外培养，不断更换培养液，不断传代，一直培养了34年。由此得出结论，如果细胞在体外保持继续分裂，细胞就不会死亡。

1. 二倍体细胞株的生命期限与供者年龄成反比　在多细胞有机体中，有机体作为一个整体，能够活得比它的单个细胞长久。对仍然处于生长期幼年有机体来说，新细胞的产生必定超过老细胞的死亡。然而，有机体到达成熟时，各种组织中的细胞新生和死亡达到平衡。

1965 年，Hayflick 报告了 13 株人胚肺成纤维细胞群体达到衰老（Ⅲ期）时分裂代数为 35～65 代，平均48 代。而成年人的成纤维细胞株分裂代数为 14～29 代，平均 26 代（表 2 – 4）。显然，胚胎期成纤维细胞分裂代数明显高于成年期。

1970 年，Marlin 用取自胎儿到 90 岁老人的上臂皮肤活组织 100 份，进行体外传代培养，结果表明，细胞的分裂代数随着年龄的增长而逐渐减少，年龄每增长 1 岁，细胞分裂平均减少 0.2 代。进一步证明了 Hayflick 的理论，即体外培养人二倍体细胞分裂代数与年龄成反比。

1979 年，Schneider 用体外培养的人成纤维细胞实验证明，与年轻供体比较，年老供体体外培养的细胞活力下降，进入衰老期的时间提前，细胞寿命和增殖能力降低。鼠体内骨髓细胞的实验也同样证明，年老动物细胞的传代能力下降。

表 2 – 4　人类胚胎与成人二倍体细胞株进入Ⅲ期分裂代数比较

胚胎肺 进入Ⅱ期分裂代数		成人肺 进入Ⅲ期分裂代数		
细胞株名	群体分裂代数	细胞株名	群体分裂代数	供者年龄
WI-1	51	WI-1000	29	87
WI-3	35	WI-1001	18	80
WI-11	57	WI-1002	21	69
WI-16	44	WI-1003	24	67
WI-18	53	WI-1004	22	61
WI-19	50	WI-1005	16	58
WI-23	55	WI-1006	14	58
WI-24	39	WI-1007	20	26
WI-25	41			
WI-26	50			
WI-27	41			
WI-38	48			
WI-44	63			
平均	48	平均	20	
范围	35～63	范围	14～29	

2. 早老症患者的体外培养细胞分裂代数减少　用早老症和 Werner 综合征人群的皮肤成纤维细胞进行体外培养，一般只能分裂 2～10 代，而正常人分裂 20～40 代（表 2-5）。由此看来，在活体中生存的细胞是有寿命期限的，早老的个体细胞分裂的代数相应减少。此外，糖尿病患者体外培养细胞分裂的代数也减少。

3. 二倍体细胞株体外培养的生命期与种属平均最长寿命相关　各种属的生物寿命不同，其体外培养细胞分裂代数也不同。例如，小鼠、鸡、人和加拉帕戈斯龟的平均最长寿命分别为 3.5 年、30 年、110 年和 175 年，其体外培养成纤维细胞分裂代数分别为 14～28 代、15～35 代、40～60 代和 90～125 代。

表 2-5　早老症和 Werner 综合征患者皮肤成纤维细胞分裂代数

患者	分组	年龄（岁）	体外分裂代数
早老症	1	9	2
	2	5	30
Werner 综合征	1	43	2
	2	48	8
	3	37	10
	4	43	4.5

（四）单细胞动物的衰老

单细胞动物属于原生动物，系单细胞真核生物，所有生命活动均由一个细胞来完成。单细胞动物具有同高等动物相同的基本功能和细胞器。有些细胞内只有一个细胞核，有些有一大一小两个核，大细胞核的功能主要与细胞营养有关，而小细胞核与该动物的生殖功能有关。

单细胞动物种类繁多，如变形虫、纤毛虫和鞭毛虫等，各具有与其生活方式相关的特征。与多细胞动物不同，这些动物的一个细胞必须完成整个有机体生存和繁殖所需的一切功能。因此，虽然单细胞动物常被认为处于进化阶梯的最低级，但它包括了已知的最复杂和多样化的细胞。由于单细胞动物容易培养，实验条件不像哺乳动物细胞培养那样复杂，因此，曾作为研究衰老的模型被广泛应用。

大多数单细胞动物借饮或吞噬作用摄食。一般单细胞动物是不会死亡的，与真核生物一样，通过有丝分裂进行复制，同时也可参与减数分裂。在有性生殖中（原生动物是结合生殖），两个个体通过临时的细胞质桥进行小核的交换，同时每个细胞的大核退化，以后由小核的更迭和生长所代替。这种小核的转变需要合成很多的 DNA。已知某些单细胞动物无小核的品系是无性的，只有一个大核就能维持其生存和生理活动。

变形虫是单细胞动物的典型代表之一，没有雌雄之分，靠原来的身体一分为二

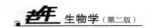

的方式进行繁殖，分裂的速度取决于生长条件。如大变形虫（*ameba proteus*）在23℃每隔 36 ~ 40 h 分裂 1 次；如温度降至 17℃，分裂速度减慢至 48 ~ 55 h 分裂1 次。变形虫虽然是单细胞，但它具备了能独立生活的一切动物所具备的生命特征，如对刺激的反应、运动、摄食、生长繁殖等。

Weisman 指出，某些单细胞动物没有本体的死亡。单细胞动物能够达到某种形式的长久生存。在实验室中，最适宜的条件下——具有大量的营养物质供应和适应细胞群落生长的空间，细胞能够不断地生长和分裂。在自然条件下，对于严格特殊的单细胞动物有机体来说，限制因素很多，因而并非所有的单细胞动物都能永远活下去。有机体要想生存，必须随环境而改变。

Sanneborn 观察了几株草履虫的老化过程，发现细胞株的老化依赖于核物质分成一个含有二倍体的小核与一个多倍体的大核。衰老的细胞株中会突然出现有害性突变。Muggleton 等指出，变形虫在正常情况下是不会死的，但在暂时的营养限制下可使其成为老化的细胞株。核移植实验表明，这是细胞核与质两者的作用。

（五）生物群体的衰老

衰老是一切生物都具有的生命特征。衰老大致可分为三类。

1. 内源性衰老　指一个特定的种群内，生物在衰老过程中表现出来的特点和过程。

2. 外源性衰老　是由影响生物衰老的诸多外来因素构成，如环境、社会等。

3. 正常衰老　即内源性和外源性衰老之和。

衰老原是生物个体出现的现象，但是，对个体老化现象的研究，在许多情况下不是针对某一个体进行纵向的追踪研究，而是对某一群体进行统计学处理，依此推测该群体个体的老化动态，用以说明老化的问题。

自从地球上生命诞生以来，曾有大量的生物在大肆繁盛之后，最终从地球上销声匿迹。从形式上看，非常类似细胞的繁殖曲线的推移，按增殖—正常—衰退—灭亡的过程演变，生动地表现了生物群体（种系）也有老化现象。种系的老化是以非常长的时间为单位而出现的现象。环境的变化，与其他种系的竞争，遗传及其他的内在因素为其主要原因，此点也与个体老化相同。

Christian 根据野外和研究室观察发现，群体密度越高，雄性动物之间争斗越激烈，对来自外部的刺激抵抗力降低、免疫能力减弱、生殖能力减退，其后果是群体内死亡率增高（尤其是雄性动物和幼小动物）和繁殖率下降。此时，动物的肾上腺重量增加，生殖腺和胸腺受到抑制，而且此种变化在社会上等级越低、易受到其他个体攻击的个性越明显。群体密度上升使个体间的应激反应（不良刺激）增加，一方面刺激脑垂体－肾上腺皮质系统；另一方面抑制脑垂体－生殖腺系统，通过此种内分泌机制促进了群体的内环境稳定的崩溃——群体的老化。

一个生物群体的进化演变过程，常可在该群体的生物个体身上折射出来。绝大多数生物体在经历生长发育期后，到达其个体的生命鼎盛时期，然后逐渐衰老，最终走向死亡。对特定的群体进行衰老观察和研究，可以了解该群体的成员衰老的动态和进程。就人类而言，应尽可能采取一切必要的手段，延缓衰老，努力缩短实际寿命与最高寿命的距离。

二、衰老的生物学特征

现代医学研究表明，细胞内基因是决定细胞衰老的内在关键因素，外界环境因素是促进细胞衰老的外在决定性因素。生物的衰老是内因和外因两方面共同作用的结果，细胞死亡机制是导致衰老的主因。

（一）端粒缩短控制衰老

20 世纪 70 年代研究发现，染色体末端存在大量重复片段——端粒（telomere）。正常条件下，随着细胞的分裂和复制能力的下降，染色体末端的碱基对会缓慢丢失而长度变短，染色体的缩短导致了细胞的衰老。俄罗斯奥洛夫尼科夫发现，机体中不存在衰老基因，但存在着一种衰老程序，端粒在机体衰老机制中起着重要作用，1973 年首先提出了端粒丢失同衰老关系的理论，认为特殊的 DNA 分子——大脑中不再分裂的细胞中的染色体末端控制着细胞的衰老过程，染色体的缩短只是衰老的见证。

染色体端粒的长度受端粒酶（telomerase）活力的调节，端粒酶以端粒 RNA 为模板合成端粒序列而使端粒延长。端粒 DNA 是非常短的 DNA 片段。它由 1 万~1.5 万对核苷酸组成，与蛋白质结合在一起，像"巢穴"一样分布在染色体螺旋结构的最深处。端粒的周期性分布破坏了大脑中激素的释放。激素的释放每次大约持续 10 min，生长激素或胰岛素也参与了这一过程。停顿过程取决于机体的特点。成年人的激素大约每 2 周或 1 个月释放 1 次。在此期间，RNA 聚合酶沿染色体终端快速传递，同时在 DNA 分子上形成巨大的压力，导致端粒断裂。在端粒修复断裂和重新分布的过程中，细胞中其他的酶又开始吞噬它。于是，染色体末端开始缩短，不断失去基因。端粒的缩短导致了机体内所有系统、组织和器官逐渐衰竭。

对各种脊椎动物和无脊椎动物的研究表明，大脑是控制机体衰老过程的最为重要的器官。奥洛夫尼科夫进一步认为，机体衰老是程序化的，在这一过程中不存在衰老基因，而存在着一种染色体末端缩短的机制，每一次缩短是表现机体寿命和衰老的生物钟的一次震动。因此，理论上讲可以用基因工程的方法保护染色体末端或进行修补，但这将是一项艰难的而巨大的探索工程。

（二）"基因开关"控制衰老

德国科学家发现，焦虑症能开启人体内促使细胞衰老的基因，进而引发多种疾病。让 19 位焦虑症患者做最害怕的事情：在公众面前自由演讲并解答数学问题，然后检查其身体，结果发现，这些患者血液中一种名为核因子-kappa B（nuclear factor-kappa B, NF-B）的蛋白质分子含量急剧增加。这是一种所谓的"转录因子"，它能开启细胞核中负责衰老和慢性病的"基因开关"，与动脉硬化、糖尿病等疾病有关。科学家认为，焦虑症是一种心理疾病，但正常人经常处于焦虑等不正常的心理状态下也可能引发早衰、动脉硬化或糖尿病。这一研究的意义在于，用分子过程阐释了持续的心理重压，最终会引起生理上的疾病。

意大利和芬兰的研究人员对 185 名芬兰百岁老人的研究发现，他们体内的载脂蛋白 Eε2（ApoEε2）基因是促使其长寿的基因，而 ApoEε4 基因则与长寿无缘。研究人员还发现，一种变异老鼠比正常老鼠寿命长 1/3，原因在于这种老鼠体内有一种变异的基因 p66shc，它能抵抗体内细胞和组织的氧化反应，因而能促使老鼠也同样包括人的长寿。

对衰老细胞和年轻细胞的融合实验发现，年轻细胞也会受到影响而停止 DNA 的复制合成。一旦 DNA 复制停止，细胞也就失去了生命，人的衰老也就开始了。另一些研究人员发现，1q 基因是仓鼠的衰老基因。其他一些衰老基因还有 6q 基因、P21 基因、WP53 基因、P16 基因和 Rb 蛋白等，它们是在同一代谢途径上抑制和调控细胞的增殖。相反，Werner 基因和 bcl2 基因是抗衰老基因。所以，衰老和长寿同样都是多基因、多层面和多途径的复合原因。

（三）衰老基因和长寿基因

研究证明，物种的平均寿命和最高寿命是相当恒定的。所以，物种的寿命显然是在一定程度上受遗传基因控制的，因而自然涉及所谓的"衰老基因"和"长寿基因"的概念。根据现有资料，衰老基因和长寿基因都应是一个广义概念，绝不是指某个基因而言，是泛指那些具有引起或延缓衰老作用的基因。

1. 衰老基因 20 世纪 90 年代，有关衰老基因研究有较大的突破，人类第 1、第 4、第 6、第 7、第 9、第 11、第 18 号染色体与 X 染色体各自存在与衰老有关的基因，称为衰老基因（gerontogenes）。现已明确，人 4 号染色体可使永生化的 Hela 细胞发生衰老。童坦君等研究发现，人 9 号染色体短臂的 p16 基因与衰老有着密切的关系，该基因染色体端粒的长度对衰老可能起关键作用，是细胞衰老的关键因子。

2001 年，Bandyopadhyay 等报道，抑癌基因 Rb 能抑制多种细胞 DNA 合成起始必需的基因转录，Rb 在许多衰老细胞系如纤维细胞中都低磷酸化，这主要是因为 Rb 的磷酸化由周期蛋白依赖性激酶/周期蛋白 D（CDK/CyclinD）复合物催化，而

p16 和 p21 的高表达抑制了 CDK/CyclinD 的激酶活性。低磷酸化的 Rb 在其活化状态下可结合多种转录因子（如 E2F），从而抑制多种基因的转录，抑制衰老细胞进入细胞周期，不能继续增殖而趋于衰亡。

在人类成纤维细胞、黑色素细胞、角质细胞和上皮细胞中，p16 mRNA 和蛋白的表达都显著增强，p16 蛋白在 T 淋巴细胞进入复制衰老时增多，并且和 CDK 的结合活性也增强。p16 表达的增加使 Rb 磷酸化水平降低，抑制了细胞的增殖。但 p16 增加的机制尚不确定。Naoko 等（2001）对人二倍体成纤维细胞分析认为，转录因子 Ets1 和 Ets2 可促进 p16 的转录，年幼细胞主要由 Ets2 激活 p16 启动子，而 Ets2 的作用被 Id1 所限制，衰老细胞中 Ets2 水平降低，Ets1 的表达上调促进了 p16 的表达。

老年人可有一系列老年常见病，既可看作老年性特点又可加重衰老过程，从这一角度来看，某些与老年性疾病有关的基因也可看作衰老基因，如 ApoEε4 基因表达活跃时易发冠脉硬化与阿尔茨海默病（Alzheimer Disease，AD），又如人 β 淀粉样蛋白（β-AP）基因可使转基因鼠的 1/2 子代出现老年性痴呆症状。

2. 抗衰老基因 美国得克萨斯大学 Kuroo 等通过老鼠实验证明，"克洛托（Klotho）"基因制造的蛋白质具有防止衰老和延长寿命的作用，叫抗衰老基因（anti-gerontogenes）。研究显示，Klotho 蛋白能提高细胞解毒有害活性氧（reactive oxygen species，ROS）的能力。Klotho 基因是根据传说中掌握人生命线的希腊女神命名的，它与哺乳动物的抗衰老作用相关。Klotho 基因的产物即 Klotho 蛋白隐藏在血液中，行使与抗衰老激素一样的功能。研究人员发现，在与人类一样具有衰老表现的老鼠体内，Klotho 基因中存在缺陷，而该基因超量表达则能延长老鼠的生命。

Kuroo 等同时进行了细胞培养和老鼠的转基因试验，发现 Klotho 能增强细胞对氧化胁迫的抗性，从而起到延长寿命的作用。Kuroo 等认为，长寿的重要前体条件是提高细胞对氧化胁迫的抗性，氧化胁迫能引起对一些重要生物学小分子如 DNA、脂质和蛋白质等的氧化伤害累积，导致细胞功能的退化，最终导致表现为衰老。Klotho 的主要功能是通过提高细胞解毒有害活性氧的能力，来提高生物体对氧化胁迫的抗性。Klotho 蛋白这一功能的实现，主要是通过打开存在于细胞线粒体中的锰超氧化物歧化酶（manganese superoxide dismutase，Mn-SOD），再将有害的过氧化物水解为危害程度较小的过氧化氢。抗衰老基因 Klotho 在细胞和动物体内具有抗氧化胁迫的作用，这意味着 Klotho 蛋白或其他一些小分子类似物可能对抗衰老药物有潜在的作用。美国老化研究所的麦克考密克说：这是一个重大的发现，它肯定会协助我们改善人体组织的分子结构，协助人类延年益寿。

进一步研究表明，过度表达 Klotho 基因能延长小鼠的寿命，有 Klotho 基因表达缺陷的小鼠，表现出类似早衰综合征的症状。他们提出 Klotho 蛋白有抗衰老激素的功能，Klotho 肽与一个细胞表面受体的结合，阻碍了一个控制寿命的、进化保守的机制，即胰岛素/胰岛素样生长因子-1（I/IGF-1）信号通道。现已知道，抑止胰岛素/胰岛素样生长因子1信号通道能延长线虫、果蝇和小鼠的寿命。过去的研究曾发现，人类 Klotho 基因的单核苷酸变异与寿命变化和患心血管病、骨质疏松症、中风等风险的变化有联系。

3. 长寿基因（longevity genes） 研究表明，在一些长寿老人 DNA 上发现了与长寿有关的特异基因。调查与研究也表明，长寿老人的双亲或祖父母、外祖父母大部分是长寿的，说明长寿与遗传因素有密切关系。

机体内存在一些与长寿或抗衰老有关的基因，可以统称为长寿基因。以蛋白质生物合成的延长因子-1α（EF-1α）基因转基因于果蝇生殖细胞，可使子代果蝇比其他果蝇寿命延长 40%，说明 EF-1α 可能具有长寿作用。

美国学者在实验室里培育出了一种长寿命的线虫，寿命比同类延长了 70%。研究发现，果蝇体内有数百个基因与寿命的长短有关系，但哪种基因发挥主要作用及各基因间的相互关系仍不甚清楚。从线虫和果蝇的研究结果来看，长寿物种常伴有丰富的超氧化物歧化酶（SOD）和过氧化氢酶（H_2O_2）。Sohal 等将 Cu-Zn-SOD 和 H_2O_2 基因共同导入果蝇，使果蝇的行动加快，代谢潜力增强 30%，平均寿命延长了 1/3，最高寿命也有所延长。人类的 SOD 基因定位于 21 号染色体 q22.1，某些先天愚型患者常有 3 条 21 号染色体，其 SOD 基因比正常人多一个拷贝，但却未见其寿命高于正常人。因此，关于 SOD 是否是长寿基因的问题尚有待于进一步研究。

大量实验研究表明，B 细胞淋巴瘤白血病-2（Bcl-2）基因是多细胞动物中普遍存在的"长寿基因"，如神经元寿命较长，Bcl-2 的表达高于其他类型的细胞。通过检测人体各种细胞中 Bcl-2 的表达情况发现，Bcl-2 的表达与细胞的寿命呈正相关。Bcl-2 基因的表达还可以挽救许多受到刺激而必然死亡的细胞，因而认为 Bcl-2 是死亡的闸门。Bcl-2 能阻止缺乏线粒体 DNA 的细胞凋亡，而 Bcl-2 抗细胞凋亡效应不依赖于呼吸链。Linnik 等（1995）用显微注射法将含有 Bcl-2 的重组体注入交感神经元中使 Bcl-2 过量表达，此种细胞在去除神经生长因子后，寿命仍较对照组明显延长。Martinou（1995）等发现，转基因小鼠过量表达 Bcl-2 可以保护神经元自然死亡和实验性脑缺血损伤引起的细胞凋亡。

4. 不老基因 重庆西南医院陈兵等利用酵母双杂交技术，以端粒酶催化亚单位作"诱饵"，成功"钓"出 6 种与增龄性疾病（癌症、高血压、冠心病、糖尿病等）有关的基因。进一步研究得出惊人结论：一种基因可能对癌细胞有抑制或"毁灭"作用，一种基因可能延长人体内有用细胞的寿命。下一步工作就是研究这 6 种基因各自发挥的具体作用。一旦研究成功，将为预防和治疗增龄性疾病这一世界性难题做出巨大贡献。

5. 长寿基因和衰老基因研究进展 衰老基因和长寿基因是一个矛盾的两个方

面。以线虫 *Caenorhabditis elegans*（*C. elegans*，平均寿命仅 20 天，适于寿限研究）所做研究表明，其 age-1 单基因突变可提高平均寿命 65%，提高寿限 110%。age-1 突变型 *C. elegans* 的抗氧化酶活力、应变能力都强，耐受 H_2O_2、农药、紫外线及高温的能力都强于野生型 *C. elegans*。研究还发现 *C. elegans* 的寿限与 clk 基因以及 daf 基因家族的 daf-2 基因相关。Daf 基因为 *C. elegans* 形成休眠状态幼虫所必需，是编码与蠕虫发育相关传递途径中某些蛋白质分子的基因。clk 基因为 1996 年发现的基因家族。此类基因可能影响染色体结构以至功能而起作用，它们似与生物钟有关，故又称生物钟基因。clk 突变株 *C. elegans* 发育晚于野生株，细胞周期及代谢率减慢，紫外线耐受能力增加。clk 基因可影响神经、肌肉等非增殖细胞的寿命。已经发现该基因家族至少 3~4 个成员。据报道，daf-2 与 clk-1 双突变的 *C. elegans* 的寿命为野生型的 5 倍多，在 25℃ 环境中寿命由 8.5 d 增至 49 d。以上资料至少说明 daf 与 clk 基因家族是与衰老相关即有促使衰老作用的基因。

（四）基因差错控制衰老

美国科学家研究指出，细胞衰老可能是基因的"品质控制"出错所致。勒纳等将 6000 个人类基因样本进行分析后，发现其中最少有 61 个样本，在 9~90 期间出现重大改变，包括基因和染色体转移均有发生错误，认为这些改变是导致人类头发变白、皮肤起皱、肌肉衰退和骨骼变脆的关键。勒纳猜测，细胞中有一种基因负责"关卡检查"功能，在复制时它会对新分裂的细胞进行"品质控制"，可是这种基因很多时候会失灵，令细胞复制出与原来细胞不同的新细胞，渐渐地这现象会不断重演，导致细胞衰老。这一发现可能有助于科学家了解衰老的真相，从而最终找出令人类长生不老的方法。但这一研究对象只是实验室内的细胞基因样本，在未从活人身上抽取基因进行比较之前，尚不能下此定论。

（五）自由基与衰老

2005 年，美国 Rabinovitch 等在《科学》杂志发表论文指出，线粒体（细胞的能量制造器官）内有较多过氧化氢酶的动物比一般动物的寿命长 20%。过氧化氢作为新陈代谢的废物会破坏氧自由基（oxygen free radical），而过氧化氢酶则能排除细胞内的过氧化氢。使试验鼠产生的过氧化氢酶数量多于正常标准，发现这不仅能延长鼠的寿命，而且其心脏组织也比普通鼠健康，线粒体 DNA 的突变也比较少。

自由基中的不配对电子攻击人体内其他物质的分子，从而进行配对，引起器官功能衰退。这样，用来抑制自由基活动的抗氧化剂，将会减缓细胞的衰老。若动物细胞的其他部分（如核子）能过度表达过氧化氢酶的话，其寿命也会相应较长。这项研究结果加强了线粒体作为自由基供应者的重要性，未来的药物开发可以集中于保护人体免受自由基的侵害方面。

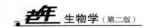

在人类细胞衰老基因研究方面，近年来也取得了较大进展。例如，以细胞融合技术将永生化细胞与正常细胞融合，发现永生化细胞之所以"永生"是由于其衰老相关基因的隐性缺陷所致。用这一技术研究表明，至少有4套基因通路属于衰老相关基因（senescence associated gene，SAG），如一种分子量为 21 000 的 DNA 合成抑制蛋白（senescent cell-derived inhibitor of DNA synthesis）的基因在人衰老成纤维细胞中的表达比在轻龄细胞中的表达高。Werner 早老综合征是一种隐性遗传性疾病，其细胞可传代数远低于正常人，据报道该病与一种称为 WRN 的基因突变有关（也说明 WRN 与长寿有关）。

第五节　早衰与早老综合征

生老病死被认为是自然规律，但人到底是如何变老的？最新研究发现，提供细胞能量的线粒体中的基因突变诱发细胞死亡或加速细胞衰老，从而导致有的老鼠早衰，寿命只有正常老鼠的一半。

由于线粒体还控制着我们体内细胞死亡的自然过程，因此，检查拼写错误的基因出现的失误将会导致细胞自杀。当线粒体突变增多时，它们就会加速许多物种包括人类的衰老。细胞的死亡在增加，导致了老化现象的出现。研究发现，在细胞的发育过程中总是在不断地发生基因突变，一部分原因是由于我们所吸入氧气中的有害物质所导致。但人体的修复机制一直不停地在修复那些 DNA 的损伤，所以，细胞能够得以维持它们的功能，但这种修复功能会随着细胞的老化而逐渐减弱。这就是为什么老年人体内线粒体中 DNA 的损伤不能得到自我修复的原因。

一、早衰

衰老是指机体各器官功能普遍的、逐渐的降低过程。正常生理性老化叫作变老，不正常的病理性老化称为早衰。所谓早衰，是指生命在生长、发育的过程中，由于各种原因引起疾病，从外部侵袭引起形态和功能发生变化，提前出现身体脏器的退行性改变，生命在其途中发生夭折。

（一）人类衰老速度的测定

主要是通过测定一些器官的功能，取得必要的数据。目前测定人类衰老速度的项目有数百种，但一般多为 10～20 个项目。美国巴尔的摩老年学中心测定人类衰老速度的项目共 24 个，主要项目有：一秒钟用力呼气量、收缩压、血红蛋白量、血清清蛋白量、血清球蛋白量、口服葡萄糖 2 h 后血浆葡萄糖量、听觉、视敏度、基础代谢、X 线测定手骨皮质的情况、肌酐排出量、最大工作效率、反应时间等。我国一些老年医学研究者也对衰老速度进行了测定,其主要项目有:反映肺功能的肺活量、反映视功能的视调节能力、反映听功能的电测听、反映肾功能的内生肌酐清除率、反映神经功能的神经传导速度、反映嗅功能的嗅觉、反映肌肉收缩功能的握力、反映血管功能的血压、反映神经运动功能的运动频率、反映心功能的心电图等。

(二) 人类早衰的原因

未老先衰的原因是由遗传和环境因素共同决定的,研究百名百岁芬兰老人的学者弗里索尼和卢西加认为,环境和生活习惯在长寿上所起的作用可能达到66%。

1. 含铅、腌制、霉变食品　铅会使脑内去钾肾上腺素、多巴胺和5-羟色胺的含量明显降低,造成神经质传导阻滞,引起记忆力衰退、痴呆症、智力发育障碍等症。人体摄铅过多,还会直接破坏神经细胞内遗传物质脱氧核糖核酸的功能,不仅易使人患痴呆症,而且还会使人脸色灰暗过早衰老。腌制鱼、肉、菜中的食盐转化成亚硝酸盐,在体内酶的催化作用下,易与体内的各类物质作用生成亚胺类的致癌物质,人吃多了易患癌症,并促使人体早衰。粮食、油类、花生、豆类、肉类、鱼类等发生霉变时,会产生大量的病菌和黄曲霉素,可致癌致畸,并促使人早衰。

2. 水垢　茶具或水具用久以后会产生水垢,如不及时清除干净,经常饮用会引起消化、神经、泌尿、造血、循环等系统的病变而引起衰老,这是由于水垢中含有较多的有害金属元素如镉、汞、砷、铝等造成的。科学家曾对使用过98 d的热水瓶中的水垢进行过化学分析,发现有害金属元素较多:镉为0.034 mg、汞为0.44 mg、砷为0.21 mg、铝为0.012 mg。这些有害金属元素对人体危害极大。

3. 过氧脂质　过氧脂质是一种不饱和脂肪酸的过氧化物。如炸过鱼、虾、肉等的食用油,放置久后即会生成过氧脂质;长期晒在阳光下的鱼干、腌肉等;长期存放的饼干、糕点、油茶面、油脂等,特别是容易产生哈喇味的油脂,油脂酸败后会产生过氧脂质。过氧脂质进入人体后,会对人体内的酸系统及维生素等产生极大破坏作用,并加速促人衰老。

4. 高温油烟　食用油在高温的催化下,会释放出含有丁二烯成分的烟雾,而长期大量吸入这种物质不仅会改变人的遗传免疫功能,而且易患肺癌。菜籽油比花生油的致癌危险性更大,因在高温下的菜籽油比花生油释放的丁二烯成分要高出22倍。

5. 烟雾　当炉火、煤烟、香烟、灰尘中的有害气体,经呼吸道吸入肺部,渗透到血液中后,就会给人带来极大的危害。尤其是吸烟者,将烟吸入肺部,尼古丁、焦油及一氧化碳等为胆固醇的沉积提供了条件,会造成动脉硬化,促人衰老。

6. 酒精饮料　大量或经常饮酒,会使肝脏发生酒精中毒而致使发炎肿大,导致男性精子畸形、性功能衰退、阳痿等;女子则会出现月经不调,停止排卵,性欲减退甚至性冷淡等早衰现象。

7. 疲劳 工作压力足以引起脱发、粉刺和便秘等疾病，亦会引发头屑过多、湿疹，令人面容憔悴。此外，压力会削弱人的免疫系统，使人体易受细菌的感染。

8. 情绪 当怒火在胸中燃烧之际，人会不自觉地紧皱眉头，久而久之，脸上皱纹便大量涌现。此外，大发雷霆时会引发肾上腺激素的上升，从而令心跳加速、血压提升，引起习惯性头痛。

二、早老综合征

某些病例在较早的年龄即出现衰老的形态和生理变化，各器官中衰老变化程度也与正常衰老相似，因而被笼统地称为早老综合征，其病因多属遗传缺陷。

（一）郝-吉综合征

郝-吉（Hutchinson-Gilford）综合征即狭义的早老症（progeria），由 Hutchinson 首先发现，Gilford 进行尸解。早老症就是过早地衰老，而结束了生命的过程。

1. 郝-吉综合征的表现 早老症是一种比较罕见的疾病，特征是生长发育障碍，早期老化与侏儒。患者 6~12 月龄即开始出现生长发育迟缓，皮下脂肪减少、头面比例失常、下颏短小、头皮静脉凸出、秃顶、眼大、骨骼发育不良等，10 岁时就具有 70 岁老人的特征。早老症患者全身动脉硬化，皮肤发皱，毛发灰白，表情、行为都像老人。一些老年性疾病可以在 5 岁的早老症小儿身上出现，如高血压病、心绞痛、骨质疏松症，甚至发生中风等。

自 1886 年起，全球有 100 多名儿童早老症病例记录在案。目前，在世界范围内平均每 400 万~800 万个新生儿中就有 1 人患有早老症。患有早老症的儿童身体衰老速度一般较正常人快 5~10 倍，貌如老人，一般只能活到 7~20 岁，常在第二个 10 年中被心肌梗死夺去生命。迄今为止，世界上只有一名早老症患者活到 26 岁。

2. 郝-吉综合征的原因 早老症被发现 100 多年来，科学家对这种奇怪疾病的发病机制一直感到不解。2003 年，美国和法国科学家采用多种基因组学技术，包括全基因组扫描及针对特定 DNA 区域的高通量测序技术研究显示，这种疾病不是遗传性的，而是由基因的随机突变造成的。人 1 号染色体上编码核纤层蛋白 A（lamin A）的基因发生变异，可能是导致早老症的最常见原因。在对 20 名患早老症儿童的研究中发现，其中 18 人的 Lamin A 基因编码中一个正常的胞嘧啶（C）都被错误地拼写成了胸腺嘧啶（T）。2005 年，香港大学医学院研究也证实，儿童体内 Lamin A 发生基因突变，会导致 DNA 的损伤修复功能出现问题，造成基因组不稳定，儿童衰老过程加快。

Lamin A 蛋白是维持细胞核聚拢的结构支架，并且与基因表达和 DNA 复制有关。Lamin A 基因突变会逐渐对患早老症儿童的细胞结构和功能造成破坏性影响。

Lamin A 基因编码 A 或 C 型 Lamin 蛋白，该蛋白是细胞核内部核纤层（Nuclear lamina）的组成成分，核纤层是内核膜与染色体之间紧贴内核膜处的一层纤维网络结构。该基因与早老症有关的突变形式会导致细胞核结构的破坏。

3. 郝－吉综合征的治疗　迄今为止，还没有治疗早老症的有效药物。最近，美国国家癌症研究所（National Cancer Institute，NCI）的研究人员培养出一种早老综合征（Hutchinson-Gilford progeria syndrome，HGPS）小鼠模型，与早老症患者的症状极为相似。在 HGPS 小鼠模型中，Lamin A 是细胞核膜内骨架结构的一个关键组分，它帮助组织 DNA 复制等功能。有突变的该蛋白版本不是被释放到细胞核纤层中，而是被一个脂锚黏在核膜的内层，从而破坏关键的细胞核功能。科学家用两种药物阻止 Lamin A 蛋白质的修饰，减轻了小鼠骨质疏松等类似早老症的症状，而且在这个短期的研究中，小鼠的寿命稍微延长了一点。这两种药物已经作为抗肿瘤药物在进行临床试验，将来也许能用于早老症患儿的试验。

（二）维尔纳综合征

1904 年维尔纳（Werner）首先报告此病例，其临床表现与早老症相似，但发病较迟，特征为早期白发和脱发，身材矮小，白内障，容易患糖尿病和动脉硬化，骨质疏松和肿瘤，为常染色体隐性遗传。20 世纪 60 年代已总结了 125 例，平均年龄 38.7 岁，最常见的症状是 20 岁时头发变白，25.3 岁时皮肤过度角化，继而脱发、声音改变、出现白内障，34 岁时出现糖尿病，该类患者生殖能力低下，平均死亡年龄 47 岁，主要死于肿瘤和心血管疾病。

（三）唐氏综合征

1866 年由唐氏（Down）首先报道，90% 的病例是由 21 染色体三体引起的，发病率为 1/660，是常见的先天性畸形。患者一般缺乏肌张力、神经系统早老明显，学习能力低下。尸体解剖，大脑皮质中可见老年斑、神经元纤维缠结和颗粒空泡变性。本病恶性肿瘤发病率高，死亡较早。

（四）特纳综合征

1938 年由特纳（Turner）首先报道，属女性染色体异常疾病，发病率为 1/5000～1/250。患者身材矮小，后发际低，耳位低、畸形，原发性闭经，性器官幼稚，乳距宽，肘外翻，寿命短，尸检常见动脉粥样硬化，皮肤显著衰老，肿瘤发病率高，且多为神经组织肿瘤。

（李　旭　金丽英　单　鸣）

第三章　细胞衰老

细胞衰老是指细胞在正常环境条件下发生的功能减退，逐渐趋向死亡的现象。衰老是生物界的普遍规律，细胞作为生物有机体的基本单位，也在不断地新生、衰老和死亡。衰老过程的长短，即细胞的寿命随组织种类而不同，同时也受环境条件的影响。各种动物的细胞最大分裂数不尽相同，小鼠细胞 14～28 次，人细胞为 50～60 次。一般来说，细胞最大分裂次数与动物的平均寿命成正比。细胞衰老时会出现水分减少、老年色素－脂褐色素累积、酶活性降低、代谢速率变慢等一系列变化。

第一节　细胞的结构与功能

一切生物（病毒除外）都是由细胞所组成，细胞由生命物质（核酸、蛋白质、脂肪、糖及其他的物质）所构成，是生物机体的结构和功能单位。一个完整的细胞由细胞膜、细胞质和细胞核三大部分组成。

一、细胞膜

细胞膜（cell membrane）是细胞外面的一层主要由蛋白质、脂类（主要是磷脂）及一定数量的糖类构成的膜相结构（membranous structure），由双层脂类分子构成膜的基本框架，蛋白质有的镶嵌在脂类双分子层之间，称为镶嵌蛋白质；有的附在脂质层的内面，称为周围蛋白质。不同的镶嵌蛋白质分别起稳定结构、输送物质、接收信号、催化反应、相互识别等作用。周围蛋白质的主要功能与细胞的吞饮、吞噬作用有关。糖分子与部分暴露在细胞外表面的蛋白质或脂类结合而形成糖蛋白或糖脂，因此，细胞膜的两侧不对称。正常生理条件下，由于膜的脂类分子处于液晶状态，具有相当的流动性，膜上的许多载体、受体、酶、抗原等蛋白质可在脂类双分子层中横向移动。

二、细胞质

细胞质（cytoplasm）中匀质的部分称为基质，在细胞质中除含有一些营养物质和代谢产物外，还有相当数量的细胞器。细胞器（organelle）是指存在于细胞内的有膜包围的，有一定形态和大小，具有一定功能的有形结构。细胞器主要包括线粒体、高尔基体、溶酶体、内质网等。

1. 线粒体　线粒体（mitochondria）的形态、大小、数量及分布情况不仅在不同细胞内变化很大，就是在同一细胞的不同生理状况下也出现差异。线粒体是由双层膜包围而形成的封闭结构，其外膜包绕整个线粒体，内膜向线粒体内部突出形成线粒体嵴（crista）。线粒体内含有多种酶，参加三羧酸循环的酶绝大部分存在于线粒体的基质中，与电子传递系统有关的酶位于内膜上，氧化磷酸化的酶基本是在嵴膜上，它们参与细胞内氧化作用及三磷腺苷（ATP）的形成，因此，线粒体被称为细胞的供能中心。同时，线粒体又是细胞核以外唯一存在有遗传物质 DNA 的细胞器。线粒体 DNA 是由 2 条链组成的超螺旋结构，其 DNA 没有组蛋白与之相结合，故为裸露 DNA。从而导致线粒体 DNA 较核 DNA 更容易受到外界的侵扰，DNA 的突变率较核 NDA 高出 10～100 倍。近来研究发现，线粒体 DNA 在衰老过程中具有一定作用，并逐渐为人们所重视。

2. 内质网　内质网（endoplasmic reticulum）的形状为囊球状或管状。内质网按功能分为糙面内质网（rough ER）和光面内质网（smooth ER）两类。糙面内质网上所附着的颗粒是核糖体，是蛋白质合成的场所，主要功能是合成、分泌蛋白质，膜蛋白及内质网和溶酶体中的蛋白质；其次是参与制造更多的膜。光面内质网上没有核糖体，但是在膜上却镶嵌着许多具有活性的酶，主要功能是合成脂类，包括脂肪、磷脂和甾醇等。

3. 高尔基复合体　高尔基复合体（Golgi complex）或高尔基器（Golgi apparatus）由一些扁平囊状的膜紧密排列而成。有些扁平囊的束端扩大成大小不等的泡状或囊状。高尔基复合体的主要功能是将细胞合成的蛋白质进行加工和包装，待形成有活性的蛋白质复合体再输送到细胞外。真核动植物细胞中都含有高尔基复合体，动物细胞用于分解物的形成，植物细胞参与细胞壁的形成。

4. 溶酶体　溶酶体（lysosome）是由高尔基体断裂产生的囊状或泡状结构，由单层膜包围，大小、形态各异。真核动植物细胞中都有溶酶体，内含多种降解酶，分别降解核酸、蛋白质、脂肪、糖类，对物质起分解作用。其主要作用是参与清除外源性有害物质和自身衰老的细胞器和细胞。根据溶酶体所处的完成其生理功能的不同阶段，可将其分为初级溶酶体、次级溶酶体和残余小体。

5. 核糖体　核糖体（ribosome）是细胞内一种核糖核蛋白颗粒（ribonucleoprotein particle），主要由 RNA（rRNA）和蛋白质构成，其唯一功能是按照 mRNA 的指令将氨基酸合成蛋白质多肽链，所以核糖体是细胞内蛋白质合成的分子机器。核糖体系无膜结构，主要由蛋白质（40%）和 RNA（60%）构成，蛋白质在表面（称为大亚基），rRNA 在内部（称为小亚基），并以共价键结合。核糖体是多种酶的集合体，有多个活性中心共同承担蛋白质合成功能。

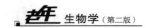

6. 中心体　中心体（centriole）是一种无膜结构的细胞器，一般位于细胞核旁。在细胞分裂前，中心体完成自身复制，变成两个，然后分别向细胞两极移动；到中期时，两个中心体分别移到细胞两极；到细胞分裂后期、末期，随细胞的分裂分配到两个子细胞中。而且，绝大多数动物细胞的中心是细胞核区，而中心体只是位于细胞核一侧的高尔基区的中央。

三、细胞核

细胞核（nucleus）是存在于真核细胞中的封闭式膜状胞器，包覆的双层膜使膜内物质与细胞质，以及具有细胞骨架功能的网状结构核纤层分隔开。是细胞内遗传物质的主要存在场所。在很大的程度上，它控制细胞的生长、分化、繁殖和代谢等生命活动，因此，细胞核被看作是细胞的"司令部"。遗传的物质基础主要存在于细胞核中的染色质（chroatin）上，染色质主要由核酸（核糖核酸 RNA 和脱氧核糖核酸 DNA）、组蛋白和非组蛋白组成。对具有分裂能力的细胞来说，当细胞处于分裂间期时，染色质呈弥散分布，DNA 进行半保留复制。而当细胞进入分裂时期后，染色质开始汇集和凝合，转变成具有一定形态的染色体（chromosome）。之后，染色体被均匀地分配到子代细胞中。细胞核外也有膜包围，称核膜（nuclear envelope）。核膜上下均匀地分布一些很小的孔，为核孔（nuclear pore），用于细胞核与细胞质间进行物质交换。细胞核内通常含有 1 ~ 2 个核仁（nucleolus），它是无膜包围的球状体，由纤维或颗粒状物质构成，其主要成分是 RNA。

四、细胞周期

具有分裂能力的细胞，从一次分裂结束到下一次分裂结束这种生长与分裂的周期，称细胞周期（cell circle）。1953 年，Howard 等将一个完整的细胞周期分为 4 个时期，即 G_1 期（gap1 phase）、S 期（synthesis phase）、G_2 期（gap2 phase）和 M 期（mitosis phase）（图 3 – 1）。整个细胞周期所需要的时间叫细胞周期时间，以 Tc 表示（time of cycle）。

1. G_1 期　DNA 合成前期，是指从有丝分裂完成到 DNA 复制之前的这段间隙时间。这个时期物质代谢活跃，RNA 和蛋白质合成迅速进行，细胞体积显著增大，为 S 期 DNA 合成做好物质和能量的准备，如 DNA 合成的前体物质及 DNA 合成有关的酶系统。不同的细胞类型、不同的生理阶段，该期时间变化较大，从数小时到数天。细胞通过延长 G_1 期时间控制细胞增殖。进入 G_1 期的细胞有 3 种前途：

（1）继续增殖：如骨髓细胞、消化道黏膜细胞等，它们不断地转入 S 期，继续完成增殖周期，这种细胞称增殖细胞。

（2）不再继续增殖：如高度分化的神经细胞、某些肌细胞等，这些细胞失去分裂能力，终身处于 G_1 期，通过分化、衰老直至死亡。这种细胞称为不增殖细胞。

（3）暂时不继续增殖：如肝细胞，这种细胞一般不再继续分裂，只有当特殊情况下，如手术部分切除后或大量细胞死亡后，需进行补充时，这类细胞才由 G_1 期进入 S 期，进行细胞增殖，这种细胞称为休止期（G_0）细胞。G_0 细胞不包括在细胞周期之内，它与不增殖细胞不同之处，就在于其保持了增殖能力。同时，与细胞周期中其他各期细胞比较，则 G_0 期细胞代谢不活跃。

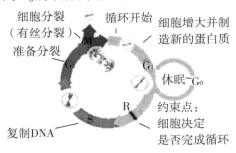

图 3 - 1 哺乳动物的细胞周期

2. S 期 DNA 合成的时期，表现为核增大，即遗传物质的复制。DNA 以半保留的方式进行复制，在此期含量增加一倍。通常只要 DNA 合成一开始，细胞增殖活动就会进行下去，直到分为 2 个子细胞，细胞一般不停留在 S 期、G_2 期和 M 期。

3. G_2 期 从 DNA 复制完成到有丝分裂开始的这段间隙为 G_2 期，也有人称之为有丝分裂准备期，主要为 M 期做准备。这一时期 DNA 合成终止，只有少量 RNA 和蛋白质合成，可能与构成纺锤体的蛋白合成有关。

4. M 期 细胞在 G_2 期完成了分裂的准备后，进入有丝分裂。从细胞分裂开始到结束，也就是从染色体凝缩、分离直至平均分配到 2 个子细胞为止，这个时期称为有丝分裂期。有丝分裂是一个连续变化的过程，分裂后细胞内 DNA 减半。

有的细胞停留在 G_1 期不再增殖或暂时停止增殖（即延长的 G_1 或 G_0 期）。实验表明，一旦开始合成 DNA，如果没有特殊原因（药物或辐射干扰），细胞将会不间断地、有顺序地通过细胞的各个期，以完成细胞分裂，一直达到 G_1 期。因此，细胞增殖在许多情况下，是由 DNA 合成的开始所控制的。有没有合成 DNA，直接关系到细胞是否增殖。也就是说，一个细胞从 G_1 期进入 S 期的阶段，是这个细胞是否进入增殖周期的关键，如果 DNA 合成的开始失去控制（或解除控制），那么细胞就肯定要进行增殖。

不同种属、不同类型的细胞，其周期时间是不一样的。尽管如此，在细胞周期中 G_1 期和 S 期长，G_2 期和 M 期短这点是共同的。其中最引人注意的是 G_1 期，有的很短，如卵细胞的 G_1 期几乎测不出来；有的很长，如人骨髓单核细胞性白血病细胞可延续到 10 d 以上。即使同一系统的细胞，由于它们所处的部位不同，细胞周期长短也有差别。

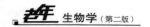

细胞周期中的 G_1 期、S 期和 G_2 期合称细胞分裂间期，后面的 M 期是有丝分裂期。哺乳动物正常细胞 S 期通常是 $8 \sim 30$ h，也可延长到 60 h，G_2 期为 $2 \sim 2.2$ h，M 期为 $0.5 \sim 1$ h，G_1 期变化最大，自数小时到数天（表 3-1）。

表 3-1 各类细胞周期时间

细胞类别	细胞周期时间（h）				
	G_1	S	G_2	M	合计
Hela 细胞	8	6	4.5	1.5	20
人骨髓细胞	$20 \sim 30$	$12 \sim 15$	$3 \sim 4$	—	$40 \sim 45$
人急性淋巴细胞白血病细胞	$1 \sim 10$ d	20	$2 \sim 3$	1.0	$2 \sim 10$ d
中国仓鼠成纤维细胞	2.7	5.8	2.1	0.4	11
小鼠肿瘤细胞	—	12	6	0.5	18.5
小鼠成纤维细胞	9.1	9.9	2.3	0.7	22.0
体外培养人二倍体细胞	12.0	7.5	4.0	—	24.5

细胞周期时间随增龄而延长。如 55 d 龄的小鼠肠上皮细胞周期为 10.1 h，300 d 龄时为 14.1 h，1050 d 龄时增至 15.7 h。在衰老过程中，不是每个时期的时间都在增加，G_2 期和 M 期变化不大，而 G_1 期和 S 期的时间随增龄而增加。这与体外培养二倍体细胞的衰老过程是一致的。

与年龄有关的细胞周期变化，可归纳为以下几个方面：G_1 期和 S 期随增龄而延长；老年个体的细胞增殖率下降；衰老个体的细胞更换时间延长；老年个体比年轻个体增殖的细胞群体具有更大的异质性。由于细胞周期的延长和增殖率的下降，老年个体不能有足够数量的细胞及时更换丢失，因而逐渐衰老。

第二节 细胞衰老

20 世纪初，魏斯曼（Weismann）曾提出种质不死而体质会衰老和死亡的学说。后来，Carrel 和 Ebeling 认为细胞本身不会衰老，衰老是由于环境的影响造成的。20 世纪 40—50 年代，由于 L 系小鼠细胞和 Hela 细胞系的建立，使细胞不死性的观点更加巩固。直到 20 世纪 60 年代，Hayflick 通过对不同生物的胚成纤维细胞的体外培养，发现物种寿命和培养细胞寿命之间存在着确切的相互关系。Hayflick 巧妙地设计实验，证明了决定细胞衰老的因素在细胞内部，而不是外部环境。体外培养细胞的增殖能力不是无限的，而是有一定的界限，即 Hayflick 界限。取老年男性个体的细胞（间期无巴氏小体）和年轻女性个体的细胞（间期有巴氏小体）进行单独或混合培养，并统计其倍增次数。结果发现，混合培养中的两类细胞的倍增次数与各自单独培养时相同，即在同一培养液，当年轻细胞旺盛增殖的同时，年老细胞就停止生长了；年轻细胞的胞质体与年老的完整细胞融合时，得到的杂种细胞不能分裂；年老细胞的胞质体与年轻的完整细胞融合时，杂种细胞的分裂能力几乎与年轻细胞相同。因而充分说明，决定细胞衰老的是细胞核，而不是细胞质。Leonard Hayflick 和 Paul Moorhead 发现的这种正常人成纤维细胞在培养中具有有限的增殖能力现象被称为"细胞衰老"（cellular senescence），并推测它可能是造成老化的根本原因。

在机体内，细胞的衰老和死亡是常见的现象，甚至在个体发育的早期也会发生；正常情况下终生保持分裂的细胞，其分裂能力也表现出随着有机体年龄的增高而下降；衰老动物体内，细胞分裂速度显著减慢，其原因主要是 G_1 期明显延长；衰老个体内的环境因素影响了细胞的增殖和衰老；骨髓干细胞移植实验说明，随着年龄的增加，干细胞增殖速度也趋缓慢。

一、衰老和老化

衰老是生物或生物的一部分在自然死亡前的一个生命阶段，常涉及溶酶体的活动。衰老不同于老化，老化的特点是机体对环境的适应能力减弱，但并不立即造成死亡，如一株松树处于不同的树龄时的年高度增加量，可以表现它存在着进行性的老化，幼树时高度的年平均增长量约为 55 cm，25 年树龄时降至 40 cm，50 年时约 30 cm。而衰老的结果是导致死亡，这是自然界生命发展的必然规律。植物的衰老是指成熟的细胞、组织、器官和整株植物自然地终止生命活动的一系列衰退过程，高等植物的衰老可分为两大类型，即器官的衰老（如种子、果实、花、叶等）和个体的衰老。

二、衰老的生理生化变化

1. 核酸含量下降 DNA 和 RNA 的含量都降低，且 RNA 含量下降得更快，RNA含量下降应是其合成能力减弱和 RNA 水解酶活性增强等综合因素所致。

2. 蛋白质含量下降 由于 RNA 含量下降引起蛋白质合成能力减弱及蛋白质自身合成能力下降等综合因素所致。

3. 光合速率下降 在叶片衰老过程中，叶绿体的基质被破坏，类囊体膨胀裂解。叶绿素含量迅速下降，导致光合速率下降。叶绿素含量少，而类胡萝卜素比叶绿素降解较晚，所以衰老后期叶片多失绿变黄。

4. 呼吸速率下降 叶片衰老时，呼吸作用迅速下降，后来又急剧上升，再迅速下降，有骤变现象，这种现象和乙烯出现高峰有关，因为乙烯可加速膜通透性使呼吸加强。此外，衰老时呼吸过程的氧化磷酸化逐步解偶联，产生的 ATP 量减少，细胞合成过程所需能量不足，加速了衰老的发展。

5. 生物膜结构变化 膜失去流动性，磷脂含量下降，选择通透性功能丧失，膜结构逐步解体。一些具有膜结构的细胞器在衰老期间膜结构发生衰退、破裂甚至解体，从而丧失了生理功能并放出各类水解酶及有机酸，加速了细胞衰老解体。

6. 激素明显变化 对衰老有促进作用的激素含量随衰老进程逐渐上升。

三、衰老细胞结构的变化

1. 细胞核的变化 核膜内折，染色质固缩，核仁不规则。

2. 内质网的变化 内质网弥散、排列紊乱、总量减少。

3. 线粒体的变化 数量随年龄减少，体积随年龄增大。由于线粒体是细胞呼吸和氧化的中心，有人称它是决定细胞衰老的生物钟。而有些学者则认为，线粒体不是衰老的启动者，而是受害者。

4. 致密体（脂褐质）的生成 是由溶酶体或线粒体转化而来的，是自由基诱发的脂质过氧化作用的产物。

5. 膜系统的变化 失去了功能健全的细胞膜的典型液晶相。

6. 细胞骨架体系的变化 细胞骨架裂解。

7. 高尔基体和溶酶体的变化 数量随衰老明显增多。

第三节 细胞死亡

细胞死亡（cell death）是细胞衰老的结果，是细胞生命现象的终止。细胞死亡最显著的现象，是原生质的凝固。事实上，细胞死亡是一个渐进过程，要决定一个细胞何时已死亡是较困难的。除非用固定液等人为因素瞬间使其死亡。怎样鉴定一个细胞是否死亡了呢？通常采用活体染色法来鉴定。如用中性红染色时，生活细胞只有细胞质染成红色，如果染料扩散，细胞质和细胞核都染成红色，则标志这个细胞已死亡。

死亡是生命的普遍现象，但细胞死亡并非与机体死亡同步。正常的组织中，经常发生"正常"的细胞死亡，它是维持组织机能和形态所必需的。细胞死亡的方式通常有3种：即细胞坏死、细胞凋亡和细胞程序性死亡。

一、细胞坏死

细胞坏死（necrosis）是细胞的一种随机无序的被动死亡过程。引起坏死的原因是多方面的，如物理因素（高温、低温、放射线等）、化学因素（强酸、强碱、毒素等）和生物因素（病原体）等。它们有的直接引起细胞蛋白质的变性，有的则是破坏细胞内的酶系统，使组织细胞的新陈代谢完全停止，从而导致细胞的坏死。

坏死细胞的形态改变主要是由下列两种病理过程引起的，即酶性消化和蛋白变性。参与此过程的酶，如来源于死亡细胞本身的溶酶体，则称为细胞自溶（autolysis）；若来源于浸润坏死组织内白细胞溶酶体，则称为异溶（heterolysis）。

细胞坏死初期，胞质内线粒体和内质网肿胀、崩解，结构脂滴游离、空泡化，蛋白质颗粒增多，核发生固缩或碎裂。随着胞质内蛋白变性、凝固或碎裂，以及嗜碱性核蛋白的降解，细胞质呈现强嗜酸性，故坏死组织或细胞在苏木精－伊红（HE）染色切片中，胞质呈均一的深伊红色，原有的微细结构消失。在含水量高的细胞，可因胞质内水泡不断增大，并发生溶解，导致细胞结构完全消失，最后细胞膜和细胞器破裂，DNA降解，细胞内容物流出，引起周围组织炎症反应（图3-2）。细胞坏死往往是某一区域内一群细胞或一块组织受损。

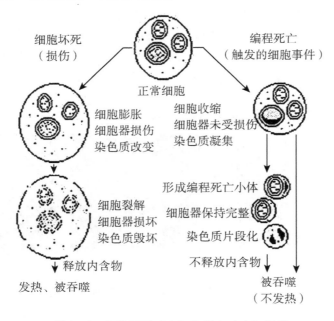

图3-2　细胞坏死（左）和凋亡（右）示意

二、细胞凋亡

（一）细胞凋亡的概念

细胞凋亡（apoptosis）是借用古希腊语，表示细胞像秋天的树叶一样凋落的死亡方式。1972年，Kerr发现结扎大鼠肝的左、中叶门静脉后，其周围细胞发生缺血性坏死，但肝动脉供应区的实质细胞仍存活，只是范围逐渐缩小，其间一些细胞不断转变成细胞质小块，不伴有炎症。凋亡细胞将被吞噬细胞吞噬。后来在正常鼠肝中也偶然见到这一现象，因而最先提出了细胞凋亡这一概念。

细胞凋亡是一个主动的由基因决定的自动结束生命的过程，有人也称之为细胞程序性死亡。这一假说是基于 Hayflick 界限提出的，1961 年 Hayflick 根据人胚胎细胞的传代培养实验提出，细胞在发育的一定阶段出现自然死亡，它与细胞的病理死亡有根本的区别。

（二）细胞凋亡的形态学特征

细胞凋亡的形态学特征如图 3-2 和图 3-3 所示。

1. 凋亡的起始 细胞表面的特化结构如微绒毛消失，细胞间接触的消失，但细胞膜依然完整；线粒体大体完整，但核糖体逐渐从内质网上脱离，内质网囊腔膨胀，并逐渐与质膜融合；染色质固缩，形成新月形帽状结构等形态，沿着核膜分布。

2. 凋亡小体的形成 核染色质断裂为大小不等的片段，与某些细胞器如线粒体一起聚集，为反折的细胞质膜所包围。细胞表面产生了许多泡状或芽状突起，逐渐形成单个的凋亡小体（apoptotic body）。凋亡小体内有结构完整的细胞器，还有凝缩的染色体，可被邻近细胞吞噬消化，因始终有膜封闭，没有内容物释放，故不会引起炎症。

3. 吞噬 凋亡小体逐渐为邻近的细胞吞噬并消化。

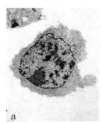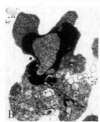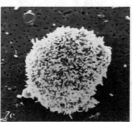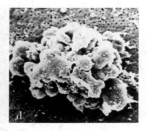

图 3-3　细胞凋亡透射电镜（a、b）和扫描电镜（c、d）图像
a、c 为正常细胞，b、d 为凋亡细胞

（三）细胞凋亡的生化特征

1. DNA 的片段化 细胞凋亡的一个显著特点是细胞染色体的 DNA 降解，这是一个较普遍的现象。这种降解非常特异并有规律，所产生的不同长度的 DNA 片段为 180~200 bp 的整倍数，而这正好是缠绕组蛋白寡聚体的长度，提示染色体 DNA 恰好是在核小体与核小体的连接部位被切断，产生不同长度的寡聚核小体片段，实验证明，这种 DNA 的有控降解是一种内源性核酸内切酶作用的结果，该酶在核小体连接部位切断染色体 DNA，这种降解表现在琼脂糖凝胶电泳中就呈现特异的梯状 Ladder图谱，而坏死呈弥漫的连续图谱。

2. 大分子合成 细胞凋亡的生化改变不仅仅是 DNA 的有控降解，在细胞凋亡的过程中往往还有新的基因的表达和某些生物大分子的合成作为调控因子。如TFAR-19 就是在细胞凋亡时高表达的一种分子，再如在糖皮质激素诱导鼠胸腺细胞凋亡过程中，加入 RNA 合成抑制剂或蛋白质合成抑制剂即能抑制细胞凋亡的发生。

3. 凋亡性核酸内切酶　凋亡细胞组织转谷氨酰胺酶（tissue transglutaminase）积累并达到较高水平。

4. 钙离子的动员　细胞内 Ca^{2+} 和蛋白质的磷酸化参与介导细胞凋亡。细胞内 Ca^{2+} 浓度升高，激活了 Ca^{2+} 依赖性酶活性，这些酶包括核酸内切酶、钙蛋白酶（calpain）和谷氨酰胺转移酶（transglutaminase）等，它们分别导致 DNA 的降解和染色质凝集，细胞骨架紊乱与细胞皱缩及胞质蛋白质交联，维持凋亡小体完整，防止细胞内含物外溢等。Ca^{2+} 也可使蛋白激酶 C（PKC）激活，引起离子通道改变，G 蛋白的磷酸化和 cAMP 的升高等，这些变化均与细胞凋亡密切相关。Mc Conkey 等提出钙动员的作用模式，他们认为，糖皮质激素结合到膜受体上以后，需要合成蛋白质来构建连接胞膜和胞核的钙通道，使 Ca^{2+} 到达胞核激活内源性核酸内切酶，因此，在细胞凋亡中细胞内储藏钙的动员可能比细胞外钙动员更为重要。

5. 大分子的合成　在研究用糖皮质激素诱导胸腺细胞凋亡时发现，放线菌素 D 等能抑制凋亡细胞的形态学改变和 DNA 切割，这可能与放线菌素 D 等抑制了细胞内 RNA 和蛋白质等大分子物质有关。在用辐射、类固醇和细胞毒性药物等诱发的凋亡中，也观察到此现象。

（四）细胞凋亡与坏死主要区别

细胞凋亡过程中，细胞质膜反折，包裹断裂的染色质片段或细胞器，然后逐渐分离，形成众多的凋亡小体，凋亡小体则为邻近的细胞所吞噬。整个过程中，细胞质膜的完整性保持良好，死亡细胞的内容物不会逸散到胞外环境中去，因而不引发炎症反应。相反，在细胞坏死时，细胞质膜发生渗漏，细胞内容物，包括膨大和破碎的细胞器及染色质片段，释放到胞外，导致炎症反应（表3-2）。

表3-2　细胞凋亡和细胞坏死的区别

区别点	细胞凋亡	细胞坏死
起因	生理或病理性	病理性变化或剧烈损伤
范围	单个散在细胞	大片组织或成群细胞
细胞膜	保持完整，一直到形成凋亡小体	破损
染色质	凝聚在核膜下呈半月状	呈絮状
细胞器	无明显变化	肿胀、内质网崩解
细胞体积	固缩变小	肿胀变大

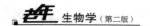

续表

区别点	细胞凋亡	细胞坏死
凋亡小体	有，被邻近细胞或巨噬细胞吞噬	无，细胞自溶，残余碎片被吞噬
基因组 DNA	有控降解，电泳图谱呈梯状	随机降解，电泳图谱呈涂抹状
蛋白质合成	有	无
调节过程	受基因调控	被动进行
炎症反应	无，不释放细胞内容物	有，释放内容物

（五）诱导细胞凋亡的因子

1. 物理性因子 包括射线（紫外线，γ 射线等），较温和的温度刺激（如热激，冷激）等。

2. 化学性因子 包括活性氧基团和分子，DNA 和蛋白质合成的抑制剂等。

3. 生物性因子 包括激素，细胞生长因子，肿瘤坏死因子（TNF），抗 Fas/Apo-1/CD95抗体等。

（六）细胞凋亡的基因调控

细胞凋亡的途径主要有两条，一条是通过胞外信号激活细胞内的凋亡酶 Caspase，一条是通过线粒体释放凋亡酶激活因子激活 Caspase。这些活化的 Caspase 可将细胞内的重要蛋白降解，引起细胞凋亡。

1. 凋亡相关的基因和蛋白 细胞凋亡的调控涉及许多基因，包括一些与细胞增殖有关的原癌基因和抑癌基因。其中研究较多的有 ICE、Apaf-1、Bcl-2、Fas/Apo-1、c-myc、p53、ATM 等。

（1）Caspase 家族：Caspase 属于半胱氨酸蛋白酶，相当于线虫中的 ced-3，其活性位点是半胱氨酸（cysteine），裂解靶蛋白位点是天冬氨酸（aspartic acid）残基后的肽键，因此，称为半胱天冬氨酸特异性蛋白酶（cysteine aspartic acid specific protease，Caspases）。

Caspases 是由两大、两小亚基组成的异四聚体，大、小亚基由同一基因编码，前体被切割后产生两个活性亚基。

最早发现人类中与线虫 ced-3 同源的基因是 ICE，即：白介素-1 β 转换酶（Interleukin-1 β-converting enzyme）基因，因该酶能将白介素前体切割为活性分子，故得名。通过 cDNA 杂交和查找基因组数据库，在人类细胞中已发现 11 个 ICE 同源物，分为 2 个亚族（subgroup）：ICE 亚族和 CED-3 家族，前者参与炎症反应，后者参与细胞凋亡，又分为两类：一类为执行者（executioner 或 effector），如 Caspase-3、Caspase-6、Caspase-7，它们可直接降解胞内的结构蛋白和功能蛋白，引起凋亡，但不能通过自催化（autocatalytic）或自剪接的方式激活；另一类为启动者（initiator），如 Caspase-8、Caspase-9，收到信号后，能通过自剪接而激活，然后引起 Caspase 级联反应，如 Caspase-8 可依次激活 Caspase-3、Caspase-6、Caspase-7。下游 Caspases 活化后，裂解核纤层蛋白，导致细胞核形成凋亡小体；裂解 DNase 结合蛋白，使 DNase 释放，降解 DNA 形成 DNA Ladder；裂解参与细胞连接或附着的骨架和其他蛋白，使凋亡细胞皱缩、脱落，便于细胞吞噬；导致膜脂重排，便于吞噬细胞识别并吞噬。

Caspase 可激活 Caspase 活化核酸酶（Caspase-activated DNase，CAD），CAD 能在核小体的连接区将其切断，形成约为 200 bp 整数倍的核酸片段。正常情况下 CAD 存在于胞质中，并且与抑制因子 ICAD/DFF-45 蛋白结合，不能进入细胞核。Caspase 活化后可以降解 ICAD/DFF-45，释放出 CAD，使它进入细胞核降解 DNA。

细胞中还具有 Caspase 的抑制因子，称为凋亡蛋白抑制因子（inhibitors of apoptosis proteins，IAPs），属于一个庞大的蛋白家族，能通过其 BIR 结构域（baculovirus IAP repeats domain）与 Caspase 结合，抑制其活性，如 XIAP。

（2）Apaf-1：凋亡蛋白酶激活因子-1（apoptotic protease activating factor-1），在线虫中的同源物为 ced-4，在线粒体参与的凋亡途径中具有重要作用，该基因敲除后，小鼠神经细胞过多，脑畸形发育。Apaf-1 含有 3 个不同的结构域：Caspase 募集结构域（caspase recruitment domain，CRD），能召集 Caspase-9，即凋亡蛋白酶激活因子-3（Apaf3）；ced-4 同源结构域，能结合 ATP/dATP；C 端结构域，含有色氨酸/天冬氨酸重复序列，当细胞色素 C（cytochrome C，Cyt C），也称凋亡蛋白酶活化因子-2（Apaf-2）结合到这一区域后，能引起 Apaf-1 多聚化而激活。Apaf-1 具有激活 Caspase-3 的作用，而这一过程又需要 Cyt C（Apaf-2）和 Apaf-3 参与。Apaf-1/Apaf-2 复合体与 ATP/dATP 结合后，Apaf-1 就可以通过其 CRD 结构域召集 Apaf-3，形成凋亡体（apoptosome），激活 Caspase-3，启动 Caspase 级联反应。

（3）Bcl-2 家族：B 细胞淋巴瘤/白血病-2（B-cell lymphoma/Leukemia-2，Bcl-2）为凋亡抑制基因，是膜的整合蛋白，其功能相当于线虫中的 ced-9。现已发现至少 19 个同源物，它们在线粒体参与的凋亡途径中起调控作用，能控制线粒体中 Cyt C 等凋亡因子的释放。

Bcl-2 家族成员都含有 1 ~ 4 个 Bcl-2 同源结构域（BH1 ~ BH4），并且通常有一个羧端跨膜结构域（transmembrane region，TM）。其中 BH4 是抗凋亡蛋白所特有的结构域，BH3 是与促进凋亡有关的结构域。根据功能和结构可将 Bcl-2 基因家族分为两类（图 3 - 4），一类是抗凋亡的（anti-apoptotic），如 Bcl-2、Bcl-X$_L$、Bcl-w、Mcl-1；一类是促进凋亡的（pro-apoptotic），如 Bax、Bak、Bad、Bid、Bim，在促凋亡蛋白中还有一类仅含 BH3 结构，如 Bid、Bad。

虽然 Bcl-2 蛋白存在于线粒体膜、内质网膜及外核膜上，但主要定位于线粒体

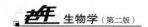

外膜，它拮抗促凋亡蛋白的功能。而大多数促凋亡蛋白则主要定位于细胞质，一旦细胞受到凋亡因子的诱导，它们可以向线粒体转位，通过寡聚化在线粒体外膜形成跨膜通道，或者开启线粒体的通透孔（permeability transition pore，PT 孔），从而导致线粒体中的凋亡因子释放，激活 Caspase，导致细胞凋亡。

胞质中的促凋亡蛋白可通过不同的方式被激活，包括去磷酸化，如 Bad；被 Caspase 加工为活性分子，如 Bid；从结合蛋白上释放出来，如 Bim 是与微管蛋白结合在一起的。

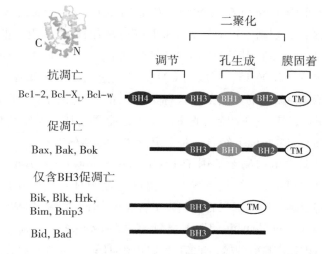

图 3－4　Bcl-2 家族（引自 Katja C. Zimmermann 等 2001）

（4）Fas：又称 Apo-1/CD95，属 TNF 受体家族。Fas 基因编码产物为分子量 45 kD 的跨膜蛋白，分布于胸腺细胞，激活的 T 和 B 淋巴细胞，巨噬细胞、肝、脾、肺、心、脑、肠、睾丸和卵巢细胞等。Fas 蛋白与 Fas 配体结合后，会激活 Caspase，导致靶细胞走向凋亡。

（5）p53：是一种抑癌基因，其生物学功能是在 G 期监视 DNA 的完整性。如有损伤，则抑制细胞增殖，直到 DNA 修复完成。如果 DNA 不能被修复，则诱导其凋亡，研究发现，丧失 p53 功能的小鼠胸腺细胞对糖皮质激素诱导的凋亡反应和正常细胞相同，而对辐射诱导的凋亡不敏感。

（6）myc：许多人类恶性肿瘤细胞中都有 c-myc 的过度表达，它能促进细胞增殖、抑制分化。在凋亡细胞中 c-myc 也是高表达，作为转录调控因子，一方面它能激活那些控制细胞增殖的基因；另一方面也激活促进细胞凋亡的基因，给细胞两种选择：增殖或凋亡。当生长因子存在，Bcl-2 基因表达时，促进细胞增殖，反之细胞凋亡。

（7）ATM：ATM（ataxia telangiectasia-mutated gene）是与 DNA 损伤检验有关的一个重要基因。最早发现于毛细血管扩张性共济失调症患者，人类中大约有 1% 的人是 ATM 缺失的杂合子，表现出对电离辐射敏感和易患癌症。正常细胞经放射处理后，DNA 损伤会激活修复机制，如 DNA 不能修复则诱导细胞凋亡。ATM 是 DNA 损伤检验点的一个重要的蛋白激酶。

2. Fas 介导的细胞凋亡 细胞表面的凋亡受体是属于肿瘤坏死因子受体（TNFR）家族的跨膜蛋白，它们包括 Fas、TNFR1、DR3/WSL、DR4/TRAIL-R1 和 DR5/TRAIL-R2。其配体属于 TNF 家族，目前已比较清楚的是 Fas 介导的细胞凋亡途径。

Fas 具有 3 个富含半胱氨酸的胞外区和 1 个称为死亡结构域（death domain，DD）的胞内区（图 3-5）。Fas 配体（Fas ligand，FasL）与 Fas 结合后，Fas 三聚化使胞内的 DD 区构象改变，然后与接头蛋白 Fas 相关死亡结构域（Fas-associated death domain，FADD）的 DD 区结合，而后 FADD 的 N 端死亡效应结构区（death effector domain，DED）就能与 Caspase-8（或 10）前体蛋白结合，形成死亡诱导信号复合物（death-inducing signaling complex，DISC），引起 Caspase-8、Caspase-10 通过自身剪激活，它们启动 Caspase 的级联反应，使 Caspase-3、Caspase-6、Caspase-7 激活，这几种 Caspase 可降解胞内结构蛋白和功能蛋白，最终导致细胞凋亡。

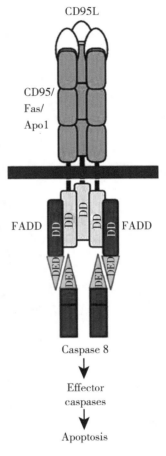

图 3-5 FaS 介导的细胞凋亡（引自 Avi Ashkenazi and Vishva M. Dixit 1998）

Fas/FasL 系统在免疫系统中具有重要的作用，其一是参与免疫调节，活化成熟的外周 T 细胞主要通过 Fas/FasL 系统介导的细胞凋亡清除与自身抗原有交叉反应的克隆和由自身抗原激活的细胞克隆，以限制 T 细胞克隆的无限增殖，防止对自身组织的损伤，即产生外周免疫耐受。淋巴细胞凋亡异常导致的免疫耐受失控，是自身免疫性疾病的主要病因。其二是细胞毒 T 细胞（CTL）可以通过 FasL 诱导靶细胞凋亡，但遗憾的是，某些肿瘤细胞也可以通过这一途径诱导淋巴细胞凋亡，从而逃脱免疫监控。

3. 线粒体与细胞凋亡 哺乳动物细胞中的凋亡蛋白酶活化因子-2（Apaf-2）即细胞色素 C（Cyt C）。细胞应激反应或凋亡信号能引起线粒体 Cyt C 释放，作为凋亡诱导因子，Cyt C 能与 Apaf-1、Caspase-9（Apaf-3）前体、ATP/dATP 形成凋亡体，然后召集并激活 Caspase-3，进而引发 Caspases 级联反应，导致细胞凋亡（图 3-6）。

由于大部分凋亡细胞中很少发生线粒体肿胀和线粒体外膜破裂的现象，所以目

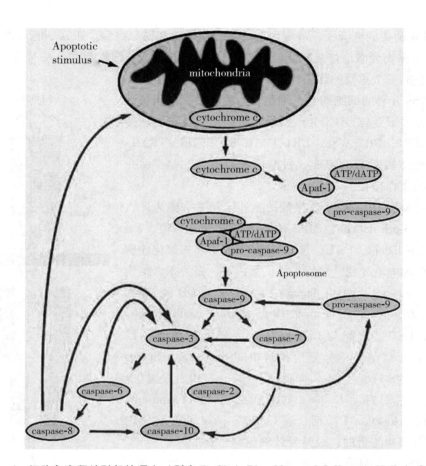

图3-6　细胞色素释放引起的凋亡（引自 R. Chris Bleackley and Jeffrey A. Heibein 2001）

前认为细胞色素是通过线粒体 PT 孔或 Bcl-2 家族成员形成的线粒体跨膜通道释放到细胞质中的。线粒体 PT 孔主要由位于内膜的腺苷转位因子（adenine nucleotide translocator，ANT）和位于外膜的电压依赖性阴离子通道（voltage dependent anion channel，VDAC）等蛋白所组成，PT 孔开放会引起线粒体跨膜电位下降和 Cyt C 释放。Bcl-2 家族蛋白对于 PT 孔的开放和关闭起关键的调节作用，促凋亡蛋白 Bax 等可以通过与 ANT 或 VDAC 的结合介导 PT 孔的开放，而抗凋亡类蛋白如 Bcl-2、Bcl-X$_L$等则可通过与 Bax 竞争性地与 ANT 结合，或者直接阻止 Bax 与 ANT、VDAC 的结合来发挥其抗凋亡效应。

　　Bcl-2 家族的结构与能形成离子通道的一些毒素（如大肠杆菌毒素）非常相似。插入膜结构中形成较大的通道，允许 Cyt C 等蛋白质通过，这可能是 Cyt C 释放的另一个途径。

　　在线虫中 ced-3 和 ced-4 的缺失突变抑制所有发育阶段的细胞死亡。在哺乳动物中，尽管 Apaf-1 基因缺失的小鼠没有 Caspase 活化，但除了神经细胞过多外，大多数器官发育是正常的。研究发现，随 Cyt C 释放的蛋白还有 Caspase 继发性线粒体衍生激活物（second mitochondria-derived activator of caspase，Smac）、凋亡诱导因子（apoptosis inducing factor，AIF）和核酸内切酶 G（Endo G）。Smac 能通过 N 端的几个氨基酸与 IAPs 的 BIR 结构域结合，从而解除 IAP 对 Caspase 的抑制；AIF 则引起核固缩和染色质断裂；Endo G 可以使 DNA 片段化。可见即使在 Caspase 不参与的情况下，由线粒体途径仍可引起细胞凋亡。

在对 Fas 应答的细胞中，一型细胞（type Ⅰ），如胸腺细胞，其 Caspase-8 有足够的活性，被 Fas 活化后导致细胞凋亡，在这类细胞中高表达 Bcl-2 不能抑制 Fas 诱导的细胞凋亡。在二型细胞（type Ⅱ），如肝细胞中，Fas 介导的 Caspase-8 活化不能达到足够的水平，因此这类细胞中的凋亡信号需要借助凋亡的线粒体途径来放大。活化的 Caspase-8 将胞质中的 Bid 剪切，形成活性分子 tBid（truncated Bid），tBid 进入线粒体，导致 Cyt C 释放，使凋亡信号放大。

线粒体既是细胞的能量工厂，也是细胞的凋亡控制中心，可是为什么线粒体会担负起如此重要的双重功能呢？一个主要的原因是各类生长因子都可以促进葡萄糖转运和己糖激酶等向线粒体转运、加速能量生产，相反地剥夺生长因子后，细胞氧消耗降低、ATP 合成不足、蛋白质合成受阻，最后细胞走向死亡。

4. 内质网与细胞凋亡

内质网（endoplasmic reticulum，ER）是真核生物重要的细胞器，是细胞内蛋白质与脂质合成的基地，几乎全部的脂质和多种重要的蛋白质都是在内质网上合成的。目前对内质网的功能尚不完全了解，对其中很多细节知之甚少。就已积累的材料可以看出，内质网是行使多种重要功能的复杂的结构体系。目前，内质网在细胞凋亡中的作用越来越受到关注。有研究指出内质网在凋亡信号的接收和放大中有重要作用。内质网参与细胞凋亡的途径主要包括：①内质网蛋白质成熟和折叠的破坏导致内质网损伤，从而引发细胞凋亡；②内质网凋亡蛋白酶 Caspase-12 的激活；③质网钙信号的异常。此外，内质网膜上也存在 Bak 等凋亡蛋白，在凋亡因子的刺激下，Bax 也能在内质网上富聚，Bax 和 Bak 的多聚化和 Caspase-12 的激活可导致细胞凋亡。内质网应激（ER stress）表现为内质网腔内错误折叠与未折叠蛋白聚集及钙离子平衡紊乱，可激活未折叠蛋白反应、内质网超负荷反应和 Caspase-12 介导的凋亡通路等信号途径，既能诱导糖调节蛋白（glucose-regulated protein 78 kD，GRP78）、GRP94 等内质网分子伴侣表达而产生保护效应，亦能独立地诱导细胞凋亡。内质网应激直接影响应激细胞的转归，如适应、损伤或凋亡。

三、细胞程序性死亡

2002 年，英国布雷诺尔、美国霍维茨和英国苏尔斯顿，因在器官发育的遗传调控和细胞程序性死亡（programmed cell death，PCD）方面的研究，获诺贝尔生理或医学奖。

1. PCD 的概念　在细胞凋亡一词出现之前，胚胎学家已观察到动物发育过程中存在着 PCD 现象。PCD 是生物体内广泛存在的一种由细胞特定基因控制的，通过主动生化过程的一种细胞自杀现象，以清除不需要的细胞。它是胚胎正常发育所必需的。PCD 和细胞凋亡常被作为同义词使用，但两者实质上是有差异的。首先，PCD 是一个功能性概念，描述在一个多细胞生物体中，某些细胞的死亡是个体发育中一个预定的，并受到严格控制的正常组成部分，而凋亡是一个形态学概念，指与细胞坏死不同的受到基因控制的细胞死亡形式；其次，PCD 的最终结果是细胞凋亡，但细胞凋亡并非都是程序化的。

线虫（*Caenorhabditis elegans*，*C. elegans*）是研究个体发育和 PCD 的理想材料。其生命周期短，细胞数量少，成熟的成虫若是雌雄同体则有 959 个体细胞，约 2000 个生殖细胞。若是雄虫则有 1031 个体细胞和约 1000 个生殖细胞。神经系统由 302 个细胞组成，这些细胞来自于 407 个前体细胞，这些前体细胞中有 105 个发生了程序死亡。

美国 Horvitz 等发现，共有 14 个基因在 *C. elegans* 细胞凋亡中起作用，其中在细胞凋亡的实施阶段起作用的主要有 3 个：ced-3、ced-4 和 ced-9，其中 ced-3 和 ced-4 的作用是诱发凋亡，在缺乏 ced-3、ced-4 的突变体中不发生凋亡，有多余细胞存在。ced-9 抑制 ced-3、ced-4 的作用，使凋亡不能发生，ced-9 功能不足导致胚胎因细胞过度凋亡而死亡。

PCD 中的细胞死亡是单个特定的细胞死亡，一般不伴有邻近组织的破坏。且在核基因的控制下，细胞结构发生高度有序的解体及内含物的降解，大量矿质元素及有机营养物质能在衰老细胞解体后有序地向非衰老细胞转移和循环利用。动物中都是被其他细胞吞噬利用，植物中则有些细胞 PCD 过程的产物主要用于本身细胞壁的构建。

2. PCD 的意义　PCD 对于多细胞生物个体发育的正常进行、自稳平衡的保持及抵御外界各种因素的干扰方面，都起着非常关键的作用。PCD 能清除多余的细胞、完成功能不必要的细胞及有潜在危险的细胞；保持细胞群体数量的恒定；产生死后执行功能的死细胞（如导管分子）；在细胞分化和过敏性反应及抗病、抗逆中起作用，可通过局部细胞死亡保证有机体安全，例如，蝌蚪尾的消失，骨髓和肠的细胞凋亡，脊椎动物神经系统的发育，发育过程中手和足的成形过程。

3. PCD 在植物发育中的作用　在生殖器官的发育中保证功能细胞的发育和生殖过程的完成（如雌雄异花和雌雄异株植物的性别决定）；在胚胎发育中保证受精卵发育成正常胚胎（如无胚乳的种子胚发育中的胚乳细胞）；在种子萌发中保证幼苗的形成（具有胚乳种子植物的种子萌发中的糊粉层细胞）；植物体发育中保证有关器官的建成和组织分化（如管状分子的分化和根冠细胞的死亡）；在免疫反应和抗病中的作用。

四、细胞自噬

细胞自噬（autophagy）是真核生物中进化保守的对细胞内物质进行周转的重要过程，细胞在应对短暂的生存压力时，可通过降解自身非必需成分来提供营养和能量，从而维持生命。细胞自噬过程中，一些损坏的蛋白或细胞器被双层膜结构的自噬小泡包裹后，送入溶酶体（动物）或液泡（酵母和植物）中进行降解并得以循环利用。

细胞自噬主要有 3 种形式：微自噬（microautophagy）、巨自噬（macroautophagy）和分子伴侣介导的自噬（chaperone-mediated autophagy，CMA）。

微自噬是指溶酶体或者液泡内膜直接内陷底物包裹并降解的过程，多在种子成熟时储藏蛋白的沉积或萌发时储存蛋白的降解中起作用。

巨自噬是指在自噬过程中，底物蛋白被一种双层膜的结构（粗面内质网的无核糖体附着区脱落的双层膜）包裹后形成直径 400 ~ 900 nm 大小的自噬小泡（autophagosome），接着自噬小泡的外膜与溶酶体膜或者液泡膜融合，释放包裹底物蛋白的泡状结构到溶酶体或者液泡中，并最终在一系列水解酶的作用下将其降解，我们将这种进入溶酶体或者液泡腔中的泡状结构称为自噬小体。营养缺乏条件下培养的细胞、植物的免疫反应、叶片衰老及环境胁迫应答。

介导自噬是指在动物细胞衰老反应过程中，往往发生分子伴侣介导的自噬过程，保存必需的组成细胞结构的蛋白和其他材料。

第四节　细胞衰老的机制

生物学家对雌章鱼为什么会在生儿育女后悄悄地死亡进行了对照研究，发现其奥秘就在章鱼的眼窝后面的一对腺体上。这对腺体到了一定时候就会分泌一种化学物质，导致章鱼自身死亡。生物学家称这种化学物质为"死亡激素"。

研究发现，人类的"死亡之腺"长在人脑之中——脑垂体，人的脑垂体也定期释放"死亡激素"。"死亡激素"影响人的生命，从而使人走向死亡。但是，要延长人类寿命，不能简单地把脑垂体切除掉。因为这种方法同时也断绝了人类必需的其他各种激素。人类可以采用药物、手术等多种现代医疗技术来干扰"死亡激素"的产生，或延缓它的出现，从而使人类的寿命得以延长。

美国基因学家汤姆·波纳等，通过改变鼠 DNA 上的 2000 个碱基，培育了一些早衰鼠。经过改变的这些基因称为伽马（γ）聚合酶，存在于产生能量的线粒体中。这些基因的基本功能是检查线粒体 DNA 复制时的拼写错误。当改变这些基因的碱基排序时，就会导致它出现缺陷，因此，其检查拼写错误的功能就不长久，从而导致

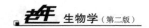

线粒体基因突变增加，加速衰老。刚出生的早衰鼠看起来很正常，与普通鼠没有任何不同之处，但当它们长到 8 ~ 9 个月时，出现了不同之处。开始出现许多老年症状，如毛发稀少，骨质疏松，脊椎弯曲。就像是一个 30 岁的青壮年人出现了许多老年症状，而同样大的鼠本不应该出现这些症状。

关于细胞衰老的机制，国内外已做过大量的实验研究，但尚无一致的结论为大家所公认。研究较多的有以下几个方面。

一、基因阻遏平衡机制

1992 年，吕占军提出基因阻遏平衡论，认为多细胞生物体的一定基因有被阻遏的特性。根据打开和关闭的顺序，多细胞生物的基因可以分为三级：上级基因，当前基因和下级基因。上级基因启动下级基因使下级基因成为当前基因，当前基因作为上级基因启动再下级基因使之成为当前基因、直至终末。多细胞生物的细胞中，每一级基因的活化都需要上级基因的产物和某些诱导因素。衰老是由于缺乏上级基因活化而导致的基因抑制，涉及所有与分化有关的基因，所以，不存在所谓的衰老基因。特定细胞中上级基因的产物和特定诱导条件都在逐渐减弱，这使基因表达减弱，细胞功能减弱，衰老就会来临。由于缺乏了上级基因启动因子，所以不同类型细胞中表达的不同分化基因都有向阻遏方向平衡的趋势。上级基因衰老和下级基因启动是细胞分化的基础，如果上级基因不衰老，生物就会停留在单细胞的水平；但是上级基因活化是下级基因启动的前提，一旦上级基因衰老，下级基因即失去了支持，所以衰老必然来临。生物死亡是由于功能低于生命警戒点，衰老使功能低于生命警戒点则导致死亡。因为第一级基因活化产生新个体；启动终末基因的上级基因使老细胞逆转；启动中间级别基因可产生新器官。

二、基因调控机制

童坦君等发现，人类细胞衰老的主导基因 p16 是细胞衰老遗传控制程序中的重要环节，可影响细胞寿命与端粒（人类细胞的生物钟）长度。科研人员构建了 p16 cDNA 正、反义逆转录病毒重组载体转染成纤维细胞，观察其可传代数及衰老的进程。实验证明，抑制 p16 表达，细胞寿命延长，端粒长度缩短减慢；增加 p16 表达，细胞寿命缩短，端粒长度缩短加快。进而，研究人员又采用衰老细胞的 4 种定量指标，证明抑制 p16 的表达确实使细胞衰老得慢了，增加 p16 的表达，则细胞衰老比以前加快。为此，研究人员认为，人类某些细胞的寿命是可以用基因重组技术来进行调节的。虽然端粒酶可以合成端粒，但研究证明，p16 基因并没有影响端粒酶，而是影响了一种称为 Rb 的蛋白质分子起作用的。p16 基因在衰老细胞中过度表达。它在衰老细胞中的表达比年轻细胞高 10 ~ 20 倍，这种现象是怎样造成的并不清楚。

研究者证明，p16 基因的遏制机制随着细胞衰老越来越弱，是出现上述现象的一个重要原因。

三、线粒体控制机制

由于线粒体还控制着我们体内细胞死亡的自然过程，因此，检查拼写错误的基因出现的失误将会导致细胞自杀。当线粒体突变增多时，它们就会加速许多物种包括人类的衰老。研究发现，在细胞的发育过程中总是在不断地发生基因突变，一部分原因是由于我们吸入氧气中的有害物质所导致。但人体的修复机制一直不停地在修复那些 DNA 的损伤，所以细胞能够得以维持它们的功能，但这种修复功能会随着细胞的老化而逐渐减弱。这就是为什么老年人体内线粒体中 DNA 的损伤不能得到自我修复的原因。

对干细胞来说，这种细胞死亡或老化尤其重要，因为它不能轻易更新，它们一旦丧失活动能力就很久都不能再生和恢复。但这不意味着鼠或人类的正常衰老就是由检查拼写错误的基因的缺陷导致而成的。也就是说，即便检查拼写错误的工作正常进行，我们还是不时地会出现基因突变，会变老。

由此看来，细胞死亡是导致我们变老的重要诱因。当然，人类变老还与体内自由基增加有关，免疫的降低和压力、环境、营养、生活方式和免疫功能等其他因素也是导致衰老的成因之一。但此次发现首次证实：细胞死亡机制是导致衰老的主因。

研究百名百岁芬兰老人的学者弗里索尼和卢西加认为，人的寿命主要是通过内外两大因素实现的。内在因素是基因，外在因素是环境，包括自然的和社会的。基因仅仅是长寿的一部分原因，甚至连一半的决定作用都起不到，另一半或大半因素在于环境。环境和生活习惯在长寿上所起的作用可能达到66%。

衰老也是一种多基因的复合调控过程，表现为染色体端粒长度的改变、DNA 损伤（包括单链和双链的断裂）、DNA 的甲基化和细胞的氧化损伤等。这些因素的综合作用，才造成了寿命的长或短。通过基因的调控抑制衰老基因，促进长寿基因，人类可能能活 150 岁甚至以上。这仅仅是推论，现实中基因不能完全决定人类的衰老与长寿。

四、细胞的分化和衰老

生物体内的绝大多数细胞，都要经过未分化、分化、衰老、死亡这几个阶段。可见，细胞的衰老和死亡也是一种常见的生命现象。我们知道，生物体内每时每刻都有细胞在衰老、死亡，同时又有新增殖的细胞来代替它们。例如，人体内的红细胞，每分钟要死亡数百万至数千万之多，同时，又能产生大量新的红细胞递补上去。各种细胞的寿命很不一样。一般来说，能够保持继续分裂能力的细胞是不容易衰老

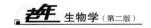

的，寿命比较长。细胞衰老的过程是细胞内生理和生化发生复杂变化的过程，最终反映在细胞的形态、结构和功能上发生了变化。关于细胞衰老的原因，历来是研究人员极为关注又很难回答的课题。近几十年来，先后提出过多种假说，如体细胞突变和 DNA 损伤论、自由基理论和细胞程序死亡理论等。但是，至今还没有一种假说能够真正揭示细胞衰老的原因。目前的科研工作表明，细胞衰老可能是多种内因和外因共同作用的结果。

五、核酸缺乏和衰老

核酸是人体的核心物质，是基因的本体，它支配着蛋白质的合成，主宰着人体生长、发育、繁殖、遗传等一切重大生命活动。在人体生命活动过程中，核酸代谢"任重道远"，核酸代谢正常，人体健康才有基本保证。人体的 60 万亿 ~ 100 万亿个细胞，其中每天约有 1% 也就是 6000 亿个细胞死亡与新生，也就是说，存在于每个细胞中的核酸（基因）必须得到相应的复制。此外，人体还必须及时修复各种物理和化学的因素（如烟尘、紫外线、放射线、污染、毒物等）引起的 DNA 损伤（基因损伤）。而基因的复制与修复必须要有充足的营养或者说原料核酸。如果人体缺乏核酸营养，则核酸代谢不能正常进行，基因调控的许多生命活动因此受阻，久而久之，大量老化细胞或异常细胞滞留体内，疾病或衰老随之而来。

人体内的核酸合成有两个途径，其一是细胞利用氨基酸、一碳单位等小分子物质从头合成碱基后，合成核苷，再由核苷合成核苷酸，最后由核苷酸合成核酸，这是一个极其复杂的高耗能过程，主要在肝脏中进行，称为从头合成。另一途径是细胞利用小肠从饮食中吸收的核苷、核苷酸等核酸的结构单元直接合成核酸，这是一条十分简单节能的途径。骨髓、淋巴、红细胞、小肠和脑等组织细胞没有从头合成核酸的能力，只能利用现有的核苷或核苷酸等小分子物质，通过补救途径合成核酸。不仅如此，20 岁后的成年人体内从头合成核酸的能力日益衰退，因此需从饮食中摄入补救合成核酸的原料，以满足细胞代谢的需要。

实验表明，补救合成核酸途径不受年龄增长因素的限制，只要核酸营养足够，机体便通过该途径合成核酸，并反馈抑制从头合成途径，以减少肝脏负担并节省大量能量。国内外研究指出：人体一般每天需要 2 ~ 2.5 g 核酸才能维持机体正常的新陈代谢，除正常饮食补充外，成年人每天还补充 1 ~ 1.5 g 核酸。人在 20 岁以后，肝功能开始逐渐下降，男性 25 岁后，女性 20 岁以后，肝的血流量每年下降 0.3% ~ 1.5%，60 岁以后，人的肝脏血流量相当于 30 岁时的 60%。肝脏衰老的另一个表现是肝重量下降，70 岁老人的肝重量只有 30 岁年轻人的 51.8%。天然食物中的动物性食品，尤其是动物内脏中核酸含量较高，但其胆固醇含量也高，而且由于口味差而常常不被用作食物。我国饮食习惯与国外不同，食入碳水化合物的比重较大，国民身体素质不如西方国家，国人平均摄入富含核酸的食物量远低于发达国家。因此，国人更应该注意补充核酸营养。

六、细胞衰老的机制

衰老细胞与其他非分裂细胞（如静止或终末分化的细胞）不同，有几种标记和形态学变化。这些特征包括不存在增殖标记，衰老相关的 β-半乳糖苷酶（SAβGAL）活性，肿瘤抑制因子和细胞周期抑制剂的表达，以及 DNA 损伤标记物，组成型异染色质的核病灶和信号分子的突出分泌。尽管这些标记物对于所有的衰老类型都没有一个完全具体的或普遍的描述，但是衰老细胞表达出大部分的这些标记是完全一致的。过去十年的工作已经令人信服地证明了细胞衰老有利又有弊。一般来说，瞬时诱导衰老随后进行组织重塑是有益的，因为它有助于消除损伤的细胞。相反，持续衰老或不能消除衰老细胞是有害的。衰老的一般生物学目的是消除不想要的细胞，其在概念上类似于细胞凋亡。衰老和细胞凋亡是消除受损细胞的最重要机制。这在癌症和衰老中尤为重要，其特征是严重细胞损伤的积累。与此同时，衰老是癌症进展的关键障碍，衰老细胞随着衰老而积累。

衰老细胞的显著特点是：

（1）衰老生长停滞基本上是永久性的，不能被已知的生理刺激所逆转。然而，一些不表达 CDKi p16^{Ink4a} 的衰老细胞可以在使 p53 肿瘤抑制因子失活的基因干预后恢复生长。尽管衰老细胞中可能会发生自发性 p53 失活（无论是在培养还是在体内），但是截至目前，还没有证据能证明。

（2）衰老细胞的大小增加，有时相对于非衰老对应物的大小增加了两倍以上。

（3）衰老细胞表达衰老相关的酪氨酸半胱氨酸酶，其部分地反映了溶酶体质量的增加。

（4）大多数衰老细胞表达 p16^{Ink4a}，其通常不被静止或终末分化的细胞表达。在一些细胞中，通过激活 pRB 肿瘤抑制因子的 p16^{Ink4a}引起沉默关键的促增殖基因的衰老相关异染色质灶（SAHF）的形成。p16^{Ink4a}是一种肿瘤抑制因子，由培养应激诱导，并作为对端粒或染色体内 DNA 损伤的晚期应答。此外，p16^{Ink4a}表达随着年龄增长而增加，其活性已在功能上与衰老期间在多个组织中发生的祖细胞数量的减少有关。

（5）持续 DDR 信号衰老的细胞存在持续的核病灶，称为具有染色质改变的 DNA 片段，增强衰老（DNA-SCARS）。这些病灶包含激活的 DDR 蛋白，包括磷酸化 ATM 和磷酸化 ATM/共济失调毛细血管扩张症和 Rad3 相关（ATR）底物，并且与瞬时损伤灶有区别。DNA-SCARS 包括功能失调的端粒或端粒功能障碍引起的病灶。

（6）具有持续 DDR 信号的生长因子，蛋白酶，细胞因子和其他具有强力自分泌和旁分泌活性的因子的衰老细胞。

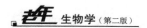

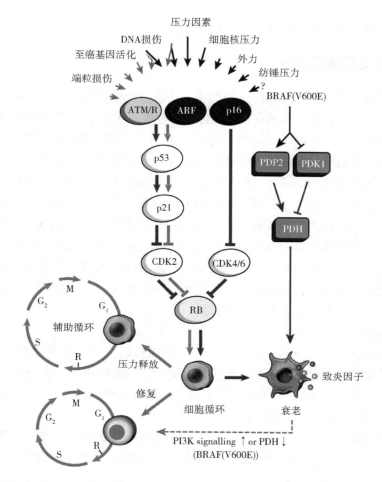

图 3 - 7　衰老诱导刺激和主效应通路（引自 van Deursen JM. The role of senescent cells in ageing. Nature, 2014, 509: 439 - 446）

　　各种细胞内在和外在应激可以激活细胞衰老程序。这些压力因子涉及各种细胞信号级联，但最终激活 p53，p16^Ink4a 或两者。通过 DDR 信号激活 p53 的应激类型用灰色文本和箭头指示（ROS 通过扰乱基因转录和 DNA 复制及通过缩短端粒引发 DDR）。活化的 p53 诱导 p21，其通过抑制细胞周期蛋白 E-Cdk2 诱导细胞周期停滞。p16^Ink4a 还抑制细胞周期进展，但通过靶向细胞周期蛋白 D-Cdk4 和细胞周期蛋白 D-Cdk6 复合物也是如此。p21 和 p16^Ink4a 都通过阻止 Rb 的失活起作用，从而导致 S 期发作所需的 E2F 靶基因的持续抑制。给予一定作用影响，细胞会暂时通过一种机制转变为衰老生长停滞，目前尚不清楚其机制，暴露在可以成功修复的轻度损伤状态下的细胞，可能会恢复正常的细胞周期。另外，暴露于本质上慢性的中度紧张或永久性损伤的细胞可通过依赖于应激支持途径来恢复扩散。这种现象（称为辅助循环）通过 p53 介导的 p21 激活来实现。因此，根据应激的类型和水平，p53-p21 途径可以在衰老中拮抗或协同 p16^{Ink4a}。BRAF（V600E）是不寻常的，它通过代谢效应途径建立衰老。BRAF（V600E）通过诱导 PDP2 和抑制 PDK1 表达激活 PDH，促进从糖酵解转变为氧化磷酸化，产生衰老诱导的氧化还原应激。经历衰老的细胞诱导炎症转录组，不论衰老诱导应激。虚线连接器表示"衰老反转"机制（图 3－7）。

关于各种细胞衰老的原因（或应激），信号网络和机制的研究仍处于起步阶段，目前的证据主要基于细胞培养实验。除了端粒侵蚀外，还有其他一些肿瘤相关的应激可以在体外诱导衰老生长停滞，包括某些 DNA 损伤和活性氧（ROS）。衰老被视为静态终点，然而，最近的几个研究小组报道的结果提出衰老可以是一个高度动态的多步骤过程，其中衰老细胞的性质不断演化和多样化，这与肿瘤发生非常相似，但没有把细胞增殖作为驱动因素。

证据表明，细胞衰老是由表观遗传和遗传变化驱动的动态过程。初始步骤表示通过持续激活 p16^{Ink4a} 和（或）p53-p21 途径从短暂进展到稳定的细胞周期停滞。所产生的早期衰老细胞通过下调 Lamin B1 进行到完全衰老，从而触发了生产 SASP 的广泛的染色质重塑。SASP 的某些组分是高度保守的（图 3－8），而其他组分可能会根据细胞类型，衰老诱导应激因子的性质或染色质重塑中的细胞间变异性而变化。深度或晚期衰老的进程可能由额外的遗传和表观遗传改变驱动，包括染色质出芽，

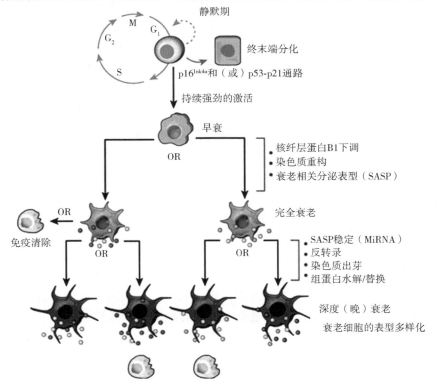

图 3－8　衰老的多步假设模型（引自 van Deursen JM，2014）

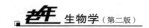

组蛋白蛋白水解和逆转录，推动进一步的转录变化和 SASP 异质性。应该强调的是，尽管在衰老细胞进化过程中发生的遗传和表观遗传学步骤的确切性质，数量和顺序尚不清楚，但假设整个过程容易发生 SASP 异质性，这是合理的。免疫细胞处置衰老细胞的效率可能取决于 SASP 的组成。有趣的是，由于特定 microRNAs 在衰老程序中的表达，SASP 的促炎症特征可能会褪色，从而可能允许逃避免疫清除。

第五节　阻止细胞衰老

一、端粒酶

根据衰老受端粒控制的机制，如果能够找到一种方法来保持人类的端粒完整不受损伤，人类就能够永远存活下去。1984 年，分子生物科学家在对单细胞生物进行研究后，发现了一种能维持端粒长度的酶——端粒酶，并揭示了它在人体内的奇特作用：除了人类生殖细胞和部分细胞外，端粒酶几乎对其他所有细胞不起作用，但它却能维持癌细胞的端粒长度，使其无限制扩增。许多生物学家将端粒酶称为“长生不老酶”，使生命青春永驻的长生不老药，因为它有力量在细胞水平上“使生命一直延续下去”。1998 年，美国科学家发现，在衰老异常发展中有一种早衰人群，即从 20 岁开始皮肤和毛发等便迅速衰老，究其原因仍在于制造端粒酶的遗传基因。如果能够活化人体细胞中产生端粒酶的遗传基因，让人体细胞有序地长期分裂下去，就有可能延长人的寿命。美国科学家发现了一种基因，并将其命名为 hTRA。拥有了这种基因，科学家就能找到生产端粒酶的方法。然而端粒酶抗衰老目前只具理论价值，连动物实验都很少。一些研究人员甚至担心端粒酶有可能使细胞的分裂失去控制。实际上，这种酶几乎出现在所有的癌细胞中，癌细胞就可以无限制地重复分裂。这意味着端粒酶可能引发不受约束的细胞增殖。

二、抗氧化剂

俄生物学家斯库拉乔夫认为，生物体在进行一些正常生理过程中，需要一种活性氧分子来协助完成，如吞噬细菌过程、胶原合成、前列腺素合成、肝脏对内源和外源物质的解毒过程等。如果活性氧分子积累过剩便会产生损伤作用，尤其是活性氧可以攻击核酸，从而影响基因的功能。此外，这些活性氧还可以诱发脂类过氧化，使生物膜受到损伤，而脂类过氧化物再与蛋白质和酶起反应，就可造成更为广泛的机体损伤。随着衰老的发生，机体对活性氧的处理能力就会下降，这种过剩的活性氧在体内造成的损害作用不断积累，就会进一步促成衰老的形成。虽然细胞是有自卫能力的，但有时也会拒绝自卫，在不让细胞继续繁殖的时刻启动一种自动死亡程序。不过，这种程序是可以打破的。2004年，斯库拉乔夫把一种叫作"永生酏剂"的物质植入家鼠，试图打破家鼠细胞的自动死亡程序，让它延年益寿。因家鼠寿命为2~3年，所以还须等待结果。斯库拉乔夫又在生存期仅为2周的蠕虫及生存期为6周的果蝇身上试验，如果成功，下一步就有可能进行灵长类、直至人体试验。试验用的药品是一种强抗氧化剂，可以阻止氧深入细胞内部，防止细胞受到氧原子团的伤害，从而阻止程序化死亡机制发挥作用。

三、细胞工程

　　细胞工程是指应用细胞生物学和分子生物学的方法，通过某种工程学手段，在细胞整体水平或细胞器水平上，按照人们的意愿来改变细胞内的遗传物质或获得细胞产品的一门综合技术科学。细胞工程涉及的领域相当广泛，就其技术范围而言，大致有细胞融合技术、细胞拆合技术、染色体导入技术、基因转移技术、胚胎移植技术和细胞组织培养技术等。细胞融合技术是指把两个细胞（可以是同种细胞，也可以是异种细胞）在融合因子的作用下，融合成一个细胞的技术。细胞拆合技术就是将细胞核和细胞质用某种方法拆开，然后再把分离的胞核体和胞质体重新组合成一个新细胞，这样就把从细胞中分离出来的染色体或基因转入另一个细胞中，赋与重建的细胞以某种新的功能，这就是染色体导入或基因转移的技术范畴。细胞培养或组织培养技术，是细胞生物学和工程学的有机结合。在某种意义上说，细胞工程和基因工程所构建的具有特殊功能的新物种，往往都可以通过细胞大量培养技术来转化为社会生产力。例如，人生长激素的制造，试管苗的大量生产。再有，用细胞核移植技术选育新型杂种鱼品种，既表现出两种鱼的特性，又能够将特性遗传给第二代，这就克服了以往远缘杂交不育的缺陷。用基因工程和细胞工程的密切配合，可以得到"超级动物"。凡此种种，都是细胞工程发展的范例。当今，细胞工程已经是生物科学家手中经常应用的技术之一，在这个领域已经取得许多惊人的成就。今后，一定会取得更大的成绩！

（张丽娟　李　旭　张国庆）

第四章　组织衰老

生物组织的种类繁多，一个不太大的哺乳动物，约有10万亿个细胞，一个人体约有1800万亿个细胞，一头巨鲸的细胞简直就是天文数字。这么多细胞既不是千篇一律，也不是杂乱无章，许多形态和功能相似的细胞，借细胞间质连接在一起，共同组成生物组织。组织是怎样形成的呢？从个体发育上说，是受精卵细胞的分裂，产生许多细胞。这些细胞开始的形态、结构和功能是相同的，以后经过细胞的分化，逐渐形成各种不同的形态，具有不同的功能。它们进而形成不同的细胞群，就是组织。所以说，组织是细胞分化的结果。

第一节　组织的结构与功能

动物和人的组织有四大类：上皮组织、结缔组织、肌肉组织和神经组织。实际上，每一种组织还分成好多种。就上皮组织而言，心、血管内表面是单层扁平上皮；呼吸道内表面有纤毛上皮；胃、肠内表面是单层柱状上皮；皮肤的表皮是复层上皮；汗腺、胃腺则是有分泌功能的腺上皮。结缔组织更是种类繁多，包括骨组织、软骨组织、肌腱、韧带、血液、疏松结缔组织、致密结缔组织等。它们虽然具有结缔组织的共同特点，又形态各异，功能不一。

一、上皮组织

上皮组织（epithelial tissue）是由密集排列的上皮细胞和极少量细胞间质构成的动物的基本组织。一般彼此相连成膜片状，被覆在机体体表，或衬于机体内中空器官的腔面，以及体腔腔面。依功能和结构的特点可将上皮组织分为被覆上皮、腺上皮、感觉上皮3类。其中被覆上皮为一般泛称的上皮组织，分布最广。

上皮组织是个体发生中最先形成的一种组织，由内、中、外3个胚层分化形成。但主要来自外胚层和内胚层。外胚层分化的上皮主要有：表皮及其衍生物（毛、腺等），身体上所有的开口（口腔、鼻腔、肛门）的被覆上皮及神经管壁的上皮等。内胚层分化的上皮有：消化道、呼吸道的上皮、消化腺腺泡和导管，膀胱及甲状腺、甲状旁腺的上皮等。中胚层分化的上皮有：心血管循环系统的内皮，衬于腹腔、胸腔、心包腔及某些器官表面的间皮，以及肾、肾上腺皮质和生殖腺的上皮等。上皮组织具有保护、分泌等功能。

（一）上皮组织基底面特化结构

1. 基膜　基膜（basilar membrane）是上皮组织基底面与结缔组织相连的薄层结构。膜的成分为糖蛋白、糖氨多糖和蛋白质，其内埋有网状纤维。基膜的厚薄不一，如气管上皮和肾小管上皮的较厚，而血管的较薄，难以显示。电子显微镜下，较厚的基膜又可分为两层，与上皮基底面相贴连的叫基板，基板的下面是网板。基膜形成上皮与结缔组织的界面，其功能除了支持、连接和固着作用之外，同时还具有选择性的通透性，在血液与上皮组织间进行的物质交换过程中起着分子筛的作用。

2. 半桥粒　电子显微镜下可见上皮细胞与基膜接触部位，细胞膜的胞质面有完整桥粒一半的附着板。胞质中的张力丝也附于此板上并成襻状折回胞质，叫半桥粒（hemidesmosome），有使细胞固着于基膜的作用。

3. 胞膜内褶　上皮细胞含有感觉细胞（初生的、次生的），具有刺激的感受功能。胞膜内褶（cell infolding）是由上皮细胞特化而成，如嗅觉上皮、味觉上皮、视觉上皮和听觉上皮。脊椎动物的网膜和嗅上皮等都是这种上皮的代表例子。或被动地传递液体和离子。

（二）不同上皮组织的结构和功能

1. 单层扁平上皮　又称单层鳞状上皮，仅由一层扁平细胞组成，从表面看，细胞是不规则形，细胞边缘互相嵌合，从上皮的垂直切面看，胞质很薄。覆盖于心脏、胸腔、腹腔、血管和淋巴管腔面的上皮，称内皮，表面光滑有利于血液和淋巴的流动。覆盖于胸膜腔、腹膜腔和心包腔面的上皮，称间皮（mesothelium），能分泌少量浆液，保持器官间摩擦，有利于血液、淋巴流动及物质通透。

2. 单层立方上皮　由一层形似立方状的上皮细胞组成。如分布于甲状腺、肾小管的上皮等，具有分泌和吸收功能。

3. 单层柱状上皮　由一层形似柱状的上皮细胞组成，如衬贴于胃肠道、胆囊、子宫腔面的上皮，具有分泌、吸收等功能。小肠柱状上皮细胞的游离面有许多细小突起，称为微绒毛（microvillus）。微绒毛能增加细胞的表面积，有利于小肠吸收营养物质。

4. 假复层纤毛柱状上皮　细胞高矮不等，在垂直切面上细胞核的位置也呈现高低不同，好像是复层，但每一个细胞的基部均位于基膜上，因而，实际是单层。其游离面有许多纤毛（cilium），纤毛比绒毛粗且长。纤毛能有节律地朝一个方向摆动，借助这种摆动，一些分泌物或附着在表面的灰尘、细菌等异物得以清除。这种上皮主要分布于呼吸道的腔面，具有保护和分泌功能。

5. 复层扁平上皮　又称复层鳞状上皮，由十余层或数十层细胞组成。仅靠近表面几层细胞为扁平状，基底层细胞能不断分裂增殖，以补充表层衰老或损伤脱落的细胞。复层扁平上皮深层的结缔组织内有丰富的毛细血管，有利于复层扁平上皮的营养。这种上皮分布于皮肤表面、口腔、食管、阴道等器官的腔面，具有耐摩擦和防止异物侵入等保护作用，受损伤后，上皮有很强的修复能力。

6. 复层柱状上皮　由数层细胞组成，其深部为一层或几层多边形细胞，浅部为一层排列较整齐的矮柱状细胞。这种上皮主要分布于结膜、男性尿道和一些腺的大导管处。

7. 变移上皮　又名移行上皮（transitional epithelium），是一种复层上皮，衬贴在排尿管道的腔面。由于排尿管道的容积常有变化，上皮细胞的层数和形状也相应改变，从而使上皮的面积扩大和缩小。如膀胱空虚缩小时，上皮变厚，细胞层数较多，当膀胱充盈扩大时，上皮变薄，细胞层数减少，细胞形状也变扁。

8. 腺上皮　是专门行使分泌功能的上皮。以腺上皮为主要成分组成的器官称为腺（gland）。腺上皮是在胚胎时期，由原始上皮形成上皮细胞索，向深层结缔组织内生长、分化而形成。如果腺有导管与表面的上皮联系，腺的分泌物经导管排到身体表面或器官的管腔内，称为外分泌腺或有管腺，如汗腺、唾液腺、胃腺、胰腺等。如果在发生过程中，上皮细胞索逐渐与表面的上皮脱离，不形成导管，腺细胞呈索、团或滤泡状排列，其间有丰富的血管和淋巴管。腺的分泌物（称激素）进入细胞周围的血管或淋巴管，随血液或淋巴液运送到全身。这种腺称为内分泌腺，又称无管腺，如甲状腺、肾上腺等。

9. 感觉上皮　含有感觉细胞（初生的、次生的），具有刺激的感受功能。是由上皮细胞特化而成，如嗅觉上皮、味觉上皮、视觉上皮和听觉上皮。脊椎动物的视网膜和嗅上皮等都是这种上皮的代表例子。

二、结缔组织

结缔组织（connective tissue）由细胞和细胞间质组成。与上皮组织相比，具有细胞成分少、间质成分多的特点，而且细胞没有极性，分散存在于细胞间质中。结缔组织的间质由基质和纤维成分组成，其中还有不断流动的组织液。基质为均质的无定形物质，纤维呈细丝状包埋在基质中。结缔组织广泛分布于机体各器官中，具有支持、连接、充填、营养、保护、修复和防御等功能。

广义的结缔组织包括液态流动的血液、松软的固有结缔组织、较坚硬的软骨和骨。一般所谓的结缔组织是指固有结缔组织而言。固有结缔组织分为以下几种。

（一）疏松结缔组织

疏松结缔组织（loose connective tissue）广泛存在于组织和器官内，起着连接、支持、营养、防御保护和创伤修复等作用。疏松结缔组织也是由细胞和细胞间质组成，其特点是细胞种类较多；间质中的基质含量多，纤维含量少且排列疏松，呈蜂窝状，故又称蜂窝组织（areolar tissue）。其组成如下。

1. 纤维

（1）胶原纤维（collagenous fiber）：是疏松结缔组织中的主要纤维成分，新鲜时呈白色，故又称白纤维。纤维常集合成粗细不等的束，直径为 1~20 μm，HE 染色标本上呈粉红色，波浪状走行，常有分支。胶原纤维是由更细的胶原纤维（collagenous fibril）集合而成。电镜下，胶原纤维的直径为 10~200 nm，每根原纤维上具有 64 nm 明暗相间的周期性横纹。其化学成分是 I 型和 III 型胶原蛋白（collagen）。胶原纤维具有很强的韧性和抗拉力，而弹性较差。

（2）网状纤维（reticular fiber）：很细、分支多互相联结成网。HE 染色标本上不着色，镀银染色时显黑褐色，故又称嗜银纤维（argyrophil fiber）。由于纤维表面包有较多的蛋白多糖和糖蛋白，使其具有嗜银性，并呈 PAS 阳性反应。网状纤维主要由 III 型胶原蛋白构成；电镜下，也有 64 nm 明暗交替的周期性横纹。网状纤维主要分布在结缔组织与其他组织的交界处，如基膜的网板、毛细血管、平滑肌细胞的周围。还构成某些实质性器官的细胞外支架（如肝、肾和一些内分泌腺）。

（3）弹性纤维（elastic fiber）：数量比胶原纤维少，新鲜时呈黄色，又称黄纤维。纤维较细，直径为 0.2~1.0 μm，直行、有分支并互相交织成网。HE 染色标本上不易着色，折光性强，常呈较亮的淡粉色。可用特殊的弹性染色法显示（如被醛复红染成蓝紫色或被地伊红染成棕褐色）。电镜下，弹性纤维是由微原纤维（microfibril）和均质的弹性蛋白（elastin）构成。弹性蛋白构成纤维的核心区，电子密度低，核心外是由微原纤维形成管状的鞘包绕着。弹性纤维富于弹性而韧性差，与胶原纤维交织在一起，使疏松结缔组织既有韧性又有弹性，以保持其连接的组织和器官的形态、位置相对恒定并有一定的可变性。随着年龄的增长，弹性可逐渐减弱乃至消失。

2. 基质　基质（ground substance）是一种均质状胶态物质，没有一定的形态结构。纤维和细胞成分埋藏于基质中，主要化学成分是蛋白多糖（proteoglycan）及一些糖蛋白。

（1）蛋白多糖：是蛋白质和多糖结合成的大分子复合物，其中多糖分子远超过蛋白分子。多糖成分总称糖胺多糖（glycosaminoglycan，GAG），包括透明质酸（hyaluronic acid），硫酸软骨素 A、硫酸、软骨素 C（chonroitin sulfate A、chonroitin sulfate C），硫酸角质素（keratin sulfate），硫酸皮肤素（dermatan sulfate），硫酸肝素（heparin sulfate）等。其中以透明质酸含量最多，它是一长链的大分子，呈曲折盘绕状态（拉直可达 2.5 μm），以其为骨架结合许多蛋白质分子。而蛋白质又作为轴心，共价地结合上许多多糖侧链（如硫酸软骨素、硫酸角质素等），而共同构成一个蛋白多糖亚单位，它需经连接蛋白结合在透明质酸长链分子上。这样就形成了带有许多微孔隙的分子筛（molecular sieve）立体构型，而使基质具有一定的黏稠性。分子筛只允许小于其孔径的物质通过，如水、氧和二氧化碳、无机盐和某些营养物质等；而大于其孔径的物质（如细菌、异物等）不能通过，起到局部屏障作用。有些细菌，如溶血性链球菌或癌细胞能分泌透明质酸酶，使屏障解体，致使感染蔓延，形成蜂窝织炎，或致使肿瘤浸润扩散。

（2）糖蛋白：是基质中一些十分重要的生物大分子。目前已公认的有：纤维粘连蛋白（fibronectin，FN）、层粘连蛋白（laminin，LN）、软骨粘连蛋白（chondronectin）、细胞外粘连蛋白（vitronectin）等。这些生物大分子除参与构成基质分子筛外，同时还有连接和介导作用，如 FN 即介导成纤维细胞附着于胶原蛋白上，还认为它影响细胞的附着、运动、生长与分化。

（3）组织液：在结缔组织的基质中，除了无定形的物质外还有少量的液体，称为组织液（tissue fluid）。它是从毛细血管动脉端渗入到基质中的不含大分子物质的血浆成分。细胞通过组织液获得营养和氧气，并向其中排出代谢产物和二氧化碳。组织液又从静脉端或毛细淋巴管返回到血液中，所以它是细胞赖以生存的内环境。正常状态下组织液不断更新并保持恒量。当发生某些疾病时，如水盐代谢失调，心、肺功能不全，蛋白质代谢障碍等，可出现水分的丧失或潴留，称为脱水或水肿。

3. 细胞　疏松结缔组织中的细胞成分种类较多，其中包括成纤维细胞、巨噬细胞、肥大细胞、浆细胞、脂肪细胞、未分化的间充质细胞和白细胞等。白细胞是从血液中迁移而来的，主要有嗜酸性粒细胞、淋巴细胞等。在不同部位的疏松结缔组织中，各种细胞的数量和分布状态亦不相同。

（1）成纤维细胞（fibroblast）：是疏松结缔组织的主要细胞成分。胞体较大，形态很不规则，呈扁平梭形并带有许多尖细的突起，常附着在胶原纤维上。核较大，扁椭圆形、异染色质少、核仁清楚。胞质弱嗜碱性，HE 染色标本上细胞轮廓不清。电镜下，细胞表面有少量微绒毛和短粗的突起，胞质内有丰富的粗面内质网、游离核糖体和发达的高尔基复合体，说明它是一种功能活跃的细胞。成纤维细胞具有合成和分泌 3 种纤维与基质的蛋白多糖和糖蛋白的功能。在间质的更新和创伤修复过程中，具有十分重要的作用。成纤维细胞还有分裂增殖能力，尤其当结缔组织损伤时表现明显。

还有一种分散在合成纤维之间的小梭形细胞称为纤维细胞（fibrocyte），可能是完成分泌胶原后的成纤维细胞的静止状态，其细胞突起较少，核小深染、长圆形，胞质嗜酸性，当遇到适当刺激，可恢复为成纤维细胞而发挥功能。

（2）巨噬细胞（macrophage）：疏松结缔组织内巨噬细胞数量多而且分布广。由于它的存在方式和功能状态不同，在形态上有很大差异。有些巨噬细胞分散地铺附在胶原纤维束的周围，呈扁平梭形或多角形，核较小而深染，这种固定的巨噬细胞被称为组织细胞（histiocyte）。游走的巨噬细胞常呈圆形，或因伸出伪足而呈不规则形。核圆、胞质嗜酸性。电镜下，巨噬细胞表面布满许多不规则的微绒毛和皱褶，还有一些较大的钝性突起（伪足），胞质内含大量初级溶酶体、次级溶酶体、吞饮小泡、吞噬体和残余体，还有微丝和微管多分布于细胞膜附近，参与细胞的变形运动。巨噬细胞在体外培养有贴附玻璃和塑料表面的特性。

巨噬细胞来源于血液中的单核细胞，当它穿出血管壁进入结缔组织后，增殖、分化为巨噬细胞。巨噬细胞的主要功能有：趋化性和变形运动、吞噬作用、防御成分，参与免疫应答、分泌胶原酶、弹性蛋白酶和其他诱导因子，参与清创和伤口组织的愈合。

（3）浆细胞（plasma cell）：浆细胞多呈圆形或卵圆形，核圆较小，常偏于细胞的一侧，染色质呈块状附于核膜上，呈辐射状分布。胞质嗜碱性，核旁可见一淡染区。电镜下，胞质内可见大量平行排列的粗面内质网和游离核糖体，核旁淡染区内含有中心体和高尔基复合体。浆细胞具有合成和分泌免疫球蛋白（immunoglobulin）即抗体（antibody）的功能，参与体液免疫。浆细胞来源于 B 淋巴细胞，在抗原的反复刺激下，B 淋巴细胞增殖、分化，胞质内出现丰富的粗面内质网及发达的高尔基复合体，即成为浆细胞。浆细胞在一般结缔组织中少见，在病原微生物和异体物质易侵入的部位较多，如消化道和呼吸道的黏膜固有层内。病理情况下，有慢性炎症部位浆细胞也多。

（4）肥大细胞（mast cell）：人体内的肥大细胞直径为 20～30 μm，为圆形或卵圆形，核小而圆，胞质内充满均匀一致的异染性颗粒，常被甲苯胺蓝染成紫红色。颗粒中含有肝素、组胺（histamine）、白三烯（leukotriene）或称慢反应物质及嗜酸性粒细胞趋化因子（ESF-A）等。电镜下，肥大细胞表面有许多微绒毛，胞质内充满大小不等的膜包颗粒，其内部结构因动物的种属不同而异。

肥大细胞受到变态反应原的刺激后出现脱颗粒现象，可释放颗粒中所含的生物活性物质，组胺和白三烯可使毛细血管的通透性增强、血浆漏出，造成局部水肿，表现为皮肤和黏膜的荨麻疹；并可使小支气管平滑肌痉挛、黏膜水肿，导致过敏性哮喘。嗜酸性粒细胞趋化因子能吸引嗜酸性粒细胞向过敏反应的局部移动，以减轻过敏反应。

（5）脂肪细胞（fat cell）：细胞较大，呈圆球形，胞质含大小不等的脂滴，最终融合成一个大的脂肪滴，居于细胞的中央，将胞质及核挤到一侧。在 HE 染色标本上呈空泡状。脂肪细胞具有合成、储存脂肪和参与脂质代谢的功能。

（6）未分化的间充质细胞（undifferentiated mesenchymal cell）：多沿毛细血管走行分布，其形态结构与成纤维细胞相似，但较小，在切片标本上不易区分。在一定条件下可增殖分化为成纤维细胞、脂肪细胞、血管内皮和平滑肌细胞等。

（7）白细胞（leukocyte，white blood cell）：正常情况下，在结缔组织中可见从小血管游走出的一些白细胞，以淋巴细胞、嗜酸性粒细胞、中性粒细胞为多。

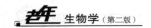

（二）致密结缔组织

致密结缔组织（dense connective tissue）的组成与疏松结缔组织基本相同，两者的主要区别是，致密结缔组织中的纤维成分特别多，而且排列紧密，细胞和基质成分很少。除弹性组织外，绝大多数的致密结缔组织中以粗大的胶原纤维束为主要成分，其中含少量纤维细胞、小血管和淋巴管。按纤维的性质和排列方式不同，可将致密结缔组织分为以下几种类型。

1. 不规则致密结缔组织　分布于真皮的网状层、巩膜、大多数器官的被膜等处。以胶原纤维为主，粗大的胶原纤维束互相交织成致密的网或层。纤维的走行方向与承受机械力学作用的方向相适应。纤维束间有少量基质和成纤维细胞、纤维细胞、小血管及神经束等。

2. 规则致密结缔组织　肌腱为其典型代表。胶原纤维束平行而紧密排列，束间有沿其长轴成行排列的细胞，称为腱细胞（tendon cell），它是一种变形的成纤维细胞，胞体伸出许多翼状突起，插入纤维束间并将其包裹。细胞的横切面呈星形，核位于细胞的中央。

3. 弹性组织　富有弹性纤维的致密结缔组织，如项韧带、黄韧带、声带等。由粗大的弹性纤维平行排列成束，并以细小的分支连接成网，其间有胶原纤维和成纤维细胞。

4. 细密的结缔组织　体内有很多部位的结缔组织是疏松与致密结缔组织之间的过渡形态，其结构特点是由较细密的胶原纤维、弹性纤维和网状纤维交织成网，其中含有较多的细胞成分、小血管和神经等。消化道、呼吸道黏膜固有层的结缔组织即属于此种。

三、肌肉组织

肌肉（muscle）是由许多肌纤维和少量结缔组织、脂肪组织、腱、血管、神经、淋巴等组成。从组织学看，肌肉组织（图 4-1）是由丝状的肌纤维集合而成，每 50～150 根肌纤维由一层薄膜所包围形成初级肌束。再由数十个初级肌束集结并被稍厚的膜所包围，形成次级肌束。由数个次级肌束集结，外表包着较厚膜，构成了肌肉。构成肌肉的基本单位是肌纤维（myofiber），也叫肌纤维细胞（myocyte）。是属于细长的多核的纤维细胞，长度由数毫米到 20 cm，直径只有 10～100 μm。在显微镜下可以看到肌纤维细胞是沿细胞纵轴平行的、有规则排列的明暗条纹，所以称横纹肌（striated muscle），其肌纤维是由肌原纤维、肌浆、细胞核和肌鞘构成。肌肉主要功能是收缩，机体的各种动作、体内各脏器的活动都由它完成。

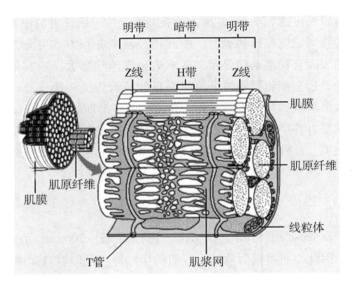

图 4 - 1 肌原纤维结构模式

肌肉组织主要是由肌细胞构成的，可以分平滑肌、骨骼肌和心肌 3 种。

（一）骨骼肌

骨骼肌（skeletal muscle）纤维一般为长圆柱形，长 1 ~ 40 mm，直径 10 ~ 100 μm。每条肌肉组织肌纤维周围均有一薄层结缔组织称为肌内膜。由数条至数十条肌纤维集合成肌束，肌束外有较厚的结缔组织称为肌束膜，由许多肌束组成一块肌肉，其表面的结缔组织称肌外膜，即深筋膜。各结缔组织中均有丰富的血管，肌内膜中有毛细血管网包绕于肌纤维周围。肌肉的结缔组织中有传入、传出神经纤维，均为有髓神经纤维。粗肌丝主要成分是肌凝蛋白（肌球蛋白），直径 10 ~ 15 nm，长约 1.5 μm。一条粗肌丝有 200 ~ 300 个肌凝蛋白分子。呈长杆状而且一端有球状膨大部。每个分子的尾朝向 M 线集合成束，构成粗肌丝的主干；球状的头侧由粗肌丝的主干向四周伸出形成横桥。当肌肉安静时，横桥的头部与主干方向垂直，并与肌纤蛋白相对应。细肌丝长约 1 μm，直径 5 nm，由肌动蛋白（actin）、原肌球蛋白（tropomyosin）和肌钙蛋白（troponin）组成。许多肌动蛋白分子聚合在一起构成一条双螺旋链，成为细肌丝的主体。原肌球蛋白分子呈长杆状，首尾相连，形成的两条肽链以双螺旋形式绕在肌动蛋白构成的双螺旋沟壁上。细肌丝位于肌节两侧，一端附着于 Z 线，另一端伸至粗肌丝之间，与之平行走形，其末端游离，止于 H 带的外侧。明带仅由细肌丝构成，H 带仅有粗肌丝，H 带两侧的暗带部分两者都有。

（二）平滑肌

平滑肌（smooth muscle）纤维一般为梭形，长 20 ~ 300 μm，直径约 6 μm，妊

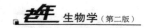

娠期子宫的平滑肌长可达 500 μm，核为长椭圆形，位于肌纤维的中央基膜附于肌膜之外。平滑肌常排列成束或排列成层。按其神经末梢分布方式可分为两类：一类为少数，肌细胞的表面有神经末梢分布，其末梢呈念珠状膨大，而其他多数平滑肌细胞没有神经末梢，这些细胞则通过平滑肌细胞的缝管连接传递信息，使神经冲动扩散，机体内多数平滑肌如分布于消化管、子宫壁的平滑肌均属此类。另一类是多数，每个肌细胞表面都有神经末梢分布，各细胞直接受神经的控制，如眼的瞳孔括约肌与开大肌属于此类。此外，还有中间型的。平滑肌除具有收缩功能外，还有产生细胞间质的功能。

（三）心肌

心肌（cardiac muscle）纤维呈圆柱形，直径为 15～20 μm。心肌纤维有分支，互相连接成网，因此心肌可同时收缩，心肌的生理特点是能够自动地有节律地收缩。有以下结构特点。

1. 闰盘结构　心肌细胞为短柱状，一般只有一个细胞核，而骨骼肌纤维是多核细胞。心肌细胞之间有闰盘结构。该处细胞膜凹凸相嵌，并特殊分化形成桥粒，彼此紧密连接，但心肌细胞之间并无原生质的连续。心肌组织过去曾被误认为是合胞体，电子显微镜的研究发现心肌细胞间有明显的隔膜，从而得到纠正。心肌的闰盘有利于细胞间的兴奋传递。这一方面由于该处结构对电流的阻抗较低，兴奋波易于通过；另一方面又因该处呈间隙连接，内有 1.5～2.0 nm 的嗜水小管，可允许钙离子等离子通透转运。因此，正常的心房肌或心室肌细胞虽然彼此分开，但几乎同时兴奋而做同步收缩，大大提高了心肌收缩的效能，功能上体现了合胞体的特性，故常有"功能合胞体"之称。

2. 横断面　心肌细胞的细胞核多位于细胞中部，形状似椭圆或似长方形，其长轴与肌原纤维的方向一致。肌原纤维绕核而行，核的两端富有肌浆，其中含有丰富的糖原颗粒和线粒体，以适应心肌持续性节律收缩活动的需要。从横断面来看，心肌细胞的直径比骨骼肌小，前者约为 15 μm，而后者则为 100 μm 左右。从纵断面来看，心肌细胞的肌节长度也比骨骼肌的肌节短。

四、神经组织

神经组织（nerve tissue）（图 4－2）是高度分化的组织，构成人体神经系统的主要成分。它广泛分布于人体各组织器官内，具有联系、调节和支配各器官的功能活动，使机体成为协调统一的整体。神经组织由神经细胞和神经胶质细胞所组成。神经细胞（nerve cell）是神经组织的主要功能成分，也称神经元（neuron）。神经胶质细胞（neuroglial cell）对神经元起支持、保护、营养等作用。

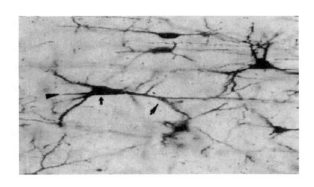

图 4 - 2　神经组织

（一）神经元

1. 神经元的种类

（1）根据突起的多少分类：①多极神经元（multipolar neuron），有一个轴突和多个树突；②双极神经元（bipolar neuron），有两个突起，一个是树突，另一个是轴突；③假单极神经元（pseudounipolar neuron），从胞体发出一个突起，距胞体不远又呈 T 形分为两支，一支分布到外周的其他组织的器官，称周围突（peripheral process）；另一支进入中枢神经系统，称中枢突（central process）。假单极神经元的这两个分支，按神经冲动的传导方向，中枢突是轴突，周围突是树突；但周围突细而长，与轴突的形态类似，故往往通称轴突。

（2）根据轴突的长短分类：①长轴突的大神经元，称 Golgi Ⅰ 型神经元，最长的轴突达 1 m 以上；②短轴突的小神经元，称 Golgi Ⅱ 型神经元，轴突短的仅数微米。

（3）根据神经元的功能分类：①感觉神经元（sensory neuron），或称传入神经元（afferent neuron），多为假单极神经元，胞体主要位于脑脊神经节内，其周围突的末梢分布在皮肤和肌肉等处，接受刺激，将刺激传向中枢。②运动神经元（motor neuron），或称传出神经元（efferent neuron），多为多极神经元，胞体主要位于脑、脊髓和自主神经节内，它把神经冲动传给肌肉或腺体，产生效应。③中间神经元（interneuron），介于前两种神经元之间，多为多极神经元。动物越进化，中间神经元越多，人神经系统中的中间神经元约占神经元总数的 99%，构成中枢神经系统内的复杂网络。

（4）根据神经元释放的神经递质（neurotransmitter）或神经调质（neuromodulator）分类：①胆碱能神经元（cholinergic neuron）；②胺能神经元（aminergic neuron）；③肽能神经元（peptidergic neuron）；④氨基酸能神经元。

2. 神经元的结构　神经元胞体（soma）在于脑和脊髓的灰质及神经节内，其形态各异，常见的形态为星形、锥体形、梨形和圆球形状等。胞体大小不一，直径为 5 ~ 150 μm。胞体是神经元神经组织的代谢和营养中心。胞体的结构与一般细胞相似，有核仁、细胞膜、细胞质和细胞核。

（1）细胞膜：胞体的胞膜和突起表面的膜，是连续完整的细胞膜。除突触部位的胞膜有特优的结构外，大部分胞膜为单位膜结构。神经细胞膜的特点是一个敏感而易兴奋的膜。在膜上有各种受体（receptor）和离子通道（ionic chanel），二者各由不同的膜蛋白所构成。形成突触部分的细胞膜增厚。膜上受体可与相应的化学物质神经递质结合。当受体与乙酰胆碱递质或 γ-氨基丁酸递质结合时，膜的离子通透性及膜内外电位差发生改变，胞膜产生相应的生理活动：兴奋或抑制。

（2）细胞质：细胞质（cytoplasm）是由细胞质基质、内膜系统、细胞骨架和包含物组成，细胞质是生命活动的主要场所。细胞质包括基质、细胞器和后含物，在生活状态下为透明的胶状物。基质指细胞质内呈液态的部分，是细胞质的基本成分，主要含有多种可溶性酶、糖、无机盐和水等。细胞器是分布于细胞质内、具有一定形态、在细胞生理活动中起重要作用的结构。它包括：线粒体、叶绿体、质体，内质网、高尔基体、液泡系（溶酶体、液泡）细胞骨架（微丝、微管、中间纤维）中心粒及周围物质等。

（3）细胞核：多位于神经细胞体中央，大而圆，异染色质少，多位于核膜内侧，常染色质多，散在于核的中部，故着色浅，核仁 1~2 个，大而明显。细胞变性时，核多移向周边而偏位。

（二）胶质细胞

神经胶质是广泛分布于中枢神经系统内的，除了神经元以外的所有细胞。具有支持、滋养神经元的作用，也有吸收和调节某因损伤而解体破碎的神经元，并能修补填充、形成瘢痕。大脑和小脑发育中细胞构筑的形成都有赖胶质细胞作前导，提供原初的框架结构。神经轴突再生过程必须有胶质细胞的导引才能成功。

1. 星形胶质细胞 星形胶质细胞（astrocyte）是胶质细胞中最大的一种，胞体呈星形，核呈圆形或椭圆形，染色较浅。胞质内有交织走行的神经胶质丝（neuroglial filament）。由胞体伸出许多呈放射状走行的突起，部分突起末端膨大形成脚板（end foot），附着在毛细血管基膜上，或伸到脑和脊髓的表面形成胶质界膜（gliolimitan）。星形胶质细胞约占全部胶质细胞的 20%。星形胶质细胞依其分布及结构又可分为两种。

（1）原浆性星形胶质细胞（protoplasmie astrocyte）：分布于中枢神经系统的灰质内，位于神经细胞体及其突起的周围。原浆性星形胶质细胞的突起不规则，分支多而短曲，表面不光滑。胞质内的神经胶质丝少。

（2）纤维性星形胶质细胞（fibrous astrocyte）：分布于白质内，位于神经纤维之间。其突起呈放射状，细长而直，分支少，表面光滑。胞质内有许多交织排列的原纤维，其超微结构是一种中间丝，称神经胶质丝，其内含有胶质原纤维酸性蛋白（glial fibrillary acidic protein，GFAP），用免疫细胞化学染色技术能特异性地显示出这类细胞。

星形胶质细胞含有高浓度的 K^+，并能摄取某些神经递质（如 γ-氨基丁酸）。它通过调节细胞间隙的 K^+ 和神经递质浓度，来影响神经元的功能活动。因此，星形胶质细胞对维持神经细胞微环境的稳定和调节代谢过程起重要作用。当中枢神经系统损伤时，星形胶质细胞迅速分裂增殖，以形成胶质瘢痕形式进行修复。

2. 少突胶质细胞 在银浸染标本中，少突胶质细胞比星状胶质细胞小，其突起也较小且少，呈珠状，故被称为少突胶质细胞或寡突胶质细胞。主要功能是在中枢神经系统中包绕轴突、形成绝缘的髓鞘结构、协助神经电信号的跳跃式高效传递、维持和保护神经元的正常功能。

3. 小胶质细胞 小胶质细胞（microglia）是神经胶质细胞的一种，相当于脑和脊髓中的巨噬细胞，是中枢神经系统（CNS）中的第一道也是最主要的一道免疫防线。小胶质细胞大约占大脑中的神经胶质细胞的20%。小胶质细胞不停地清除着中枢神经系统中的损坏的神经、斑块及感染性物质。

4. 室管膜细胞 衬于脑室和脊髓中央管腔面一类动物神经胶质细胞。单层立方或柱状外观，排列紧密。长突状细胞以第三脑室底居多，细胞基底部有长突起，伸向下层血管或脑外表。功能尚未完全明了，可能参与神经组织与脑脊液间的选择性屏障，以及促进脑脊液流动等作用。

（三）神经纤维

1. 神经纤维的分类 根据周围神经纤维的直径大小和传导速度而分为A、B、C三型。

（1）A型神经纤维具有发达的髓鞘，直径最粗，一般为 1~22 μm。传导速度很快，每秒可达 5~120 m，大多数的躯体感觉和运动纤维属此类。这类神经纤维对抗损伤的能力很低，损伤后恢复较慢。

（2）B型神经纤维也具有髓鞘，神经纤维较细，直径为 1~3 μm，传导速度慢，每秒为 3~15 m。自主神经的节前纤维属此类。这类神经纤维对抗损伤的能力稍强，损伤后易恢复。

（3）C型神经纤维神经纤维最细，直径仅 0.5~1 μm，都属于无髓纤维。传导速度很慢，每秒为 2 m。这类神经纤维受损伤后很易恢复，由于恢复过程中不生成髓鞘，所以再生较快。

2. 神经纤维的结构 神经纤维是由神经元的轴突或树突、髓鞘和神经膜组成。神经元是组成神经系统的基本结构和功能单位，也称神经细胞。其中神经元的突起细长如纤维，故叫神经纤维，髓鞘是由髓磷脂和蛋白质组成，包在轴突或树突的外面，有绝缘作用，神经膜是一种神经胶质细胞，呈薄膜状，包在神经纤维外面，具有保护和再生的作用。

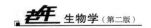

3. 突触　神经元与神经元之间，或神经元与非神经细胞（肌细胞、腺细胞等）之间的一种特化的细胞连接，称为突触（synapse）。它是神经元之间的联系和进行生理活动的关键性结构。突触可分两类，即化学性突触（chemical synapse）和电突触（electrical synapse）。通常所说的突触是指前者。在光学显微镜下观察，可以看到一个神经元的轴突末梢经过多次分支，最后每一小支的末端膨大呈杯状或球状，叫作突触小体。这些突触小体可以与多个神经元的细胞体或树突相接触，形成突触。从电子显微镜下观察，可以看到，这种突触是由突触前膜、突触间隙和突触后膜三部分构成。

第二节　组织的老年变化

在衰老和疾病过程中，结缔组织也发生老化，并导致结缔组织的功能下降，影响组织和器官的正常功能。

一、胶原纤维

结缔组织中数量最多的是胶原纤维，随着年龄增加，胶原纤维在数量上和性质上都发生着变化。胶原纤维老化的主要特点是不溶解性、化学稳定性和硬性的进行性增加。一般认为，胶原成分的稳定性及结缔组织的完整性取决于胶原分子间交联的程度和类型。衰老过程中，心肌间质、肺间质及窦房结胶原含量增加，并随年龄增长而逐年增多。在研究衰老和椎间盘变性疾病中发现，随着椎间盘衰老，一种胶原成熟过程交联减少，而一种非酶性年龄相关性交联增加。这些改变对基质弹性产生有害作用，对椎间盘的生物机械功能造成损伤。有人观察鼠尾腱胶原纤维热收缩起始温度、胶原蛋白含量和可溶性胶原含量，以反映胶原纤维交联损伤衰老关系，发现老年鼠尾腱胶原纤维热收缩起始温度和胶原蛋白含量均高于青年鼠，而可溶性胶原含量低于青年鼠。

超微结构研究发现，与青年大鼠相比，老年大鼠的牙周韧带中成纤维细胞内质网面积小、胶原成分少，细胞间连接的数量和大小都不同。成纤维细胞内通过吞噬作用进行细胞内胶原降解，是结缔组织中细胞外基质的主要生理性改建方式，降解与合成的失衡将导致组织胶原的丢失。有研究发现，年龄相关的胶原丢失是胶原吞噬作用紊乱，造成降解大于合成的结果。在皮肤和肝脏，胶原含量随增龄而下降，此时组织内超氧化物歧化酶（SOD）活性下降，脂质过氧化物（LPO）含量增加，说明胶原含量降低与体内抗自由基损伤能力下降及脂质过氧化反应增强有关。

二、弹性纤维

弹性纤维衰老表现为分子间交联增加，构型被固定，弹性丢失。老年人的皮肤、韧带、肺组织中，弹性纤维都有断裂和减少，可能是由于衰老时合成减少、更新迟缓、存留者逐渐老化所致。有研究表明，实验性衰老小鼠的血液和肺中SOD、谷胱甘肽过氧化物酶、维生素E含量减少，丙二醛含量增多，同时肺胶原蛋白含量增多，弹性蛋白含量减少，提示衰老动物肺中氧化性损伤可能是肺弹性功能退化的原因之一。但是，老年人由于常有高血压，小动脉内膜发生适应性变化，原有的小动脉内弹力膜裂解并有增生，所以老年人小动脉内膜的弹性纤维反而增多。研究发现，老龄大鼠动脉内皮细胞少于青年组，中膜较青年组增厚，弹力膜层数、胶原纤维和弹性纤维含量明显高于青年组，提示随着增龄大鼠动脉壁发生衰老变化。老年人常有动脉粥样硬化病理改变，此时常出现Ⅲ型胶原增高趋势，加速胶原纤维在动脉壁沉积。在人心脏传导系统，间质中的脂肪组织、胶原纤维、弹性纤维和网状纤维也随着年龄的增长而逐渐增多。

三、网状纤维

网状纤维是一种不成束的胶原纤维。组织衰老时，微血管周边纤维蛋白大量增加，影响营养物质交换，在肌膜周围纤维蛋白的增加则影响到肌肉的收缩功能。老年人的一些主要脏器（如肝、肾等）都有细胞的衰老萎缩和消失，导致器官缩小变形，其支撑承托的网状纤维失去支撑承托的内容，并受张力影响发生合并、粘连、胶原化，使萎缩的器官质地变硬，这种变化是许多脏器老年性硬化的基础。

四、基质

基质是黏蛋白和水形成的胶体，填充于间质纤维之间，是细胞外的微环境。黏蛋白是由透明质酸和硫酸软骨素等氨基多糖和蛋白质结合而成的，人体内的基质一般以透明质酸为主。细长的透明质酸分子蜷曲盘绕并结合许多蛋白质，蛋白质又结合许多硫酸软骨素等成分，组成类似分子筛的结构，从而保证了人体的物质交换。在老年人，基质中的透明质酸含量降低，而被硫酸软骨素所替代降低了黏蛋白的聚合状态，使其胶体结构发生改变。由于老年人疏松结缔组织中的基质有了上述改变，使其常有黏液样变的特点。特别是大动脉和中动脉内膜下，基质的透明质酸与硫酸软骨素比例发生了变化。有人认为，这些变化易于造成胆固醇等类脂成分沉积，而成为人体动脉粥样硬化发病机制的学说之一，并以此作为老年人易患大动脉和中动脉粥样硬化的理由。在大鼠细胞外基质老化实验研究中也发现，虽然各年龄组间氨基多糖总量未见明显改变，但其成分比例发生了改变，老年大鼠肺透明质酸减少，硫酸肝素相应增高。

细胞外基质分布广泛，涉及组织器官结构功能的维持和完整性，因而对细胞外基质衰老机制的研究有重要意义。

（孙建安 李 旭 张 朦）

第五章　器官与系统衰老

在生命的进程中，当生物发育成熟后，随着年龄的增长，机体的器官结构和功能就会逐渐呈现各种不利于自身的变化，以至于衰老死亡。这些变化不断发生、发展的过程称为老化。老化因个体差异可有早晚的区别，但老化趋势不可避免；老化虽受环境因素的影响，但基本上是先天遗传因素所决定的。老化随时间的推移而出现，一旦出现则不可逆转；随着老化而产生的变化将相应地引起机体功能降低、内环境稳态失衡，一旦失衡，则应对环境变化不能保持自身机体的稳定性逐渐趋于死亡。

随着老化而出现的各种身体的变化称为老化现象。老化现象分为生理性老化和病理性老化，生理性老化的出现虽有早晚，但谁都可以识别；病理性老化是机体因不良环境和疾病等因素引起的变化，生理性老化和病理性老化在某一个体往往同时出现。

第一节　皮　肤

皮肤（skin）是保持身体正常生理活动的第一道防线，从面积和含量而论，皮肤是人体最大的器官。皮肤老化是由自然因素或非自然因素造成的皮肤衰老现象。人出生后皮肤组织日益发达，功能逐渐活跃，当到达某种年龄就会开始退化，这种退化往往在人们不知不觉中慢慢进行。皮肤组织的成长期一般结束于25岁左右，有人称此期为"皮肤的弯角"，自此后生长与老化同时进行，皮肤弹力纤维渐渐变粗，通常在40岁左右皮肤开始出现老化特征。老年人皮肤的触痛、温觉减弱，表面的反应性减弱，对不良刺激的防御等功能降低，再生和愈合能力减弱，但老化程度因人而异。

一、表皮

表皮（epidermis）的变化因部位而异，一般轻度变薄，但手足受刺激的部位反而增厚。角化层略肥厚、颗粒层变薄、棘细胞层变薄和空泡变性、基底层的色素细胞稍增和核分裂有增加倾向。由于表皮细胞核分裂增加，故黑色素亦增多，以致老年人的肤色多为棕黑色。且由于老化细胞附着于表皮角质层，使皮肤表面变硬，失去光泽。

二、真皮

真皮（dermis）乳头层变薄，结缔组织减少。胶原纤维和弹性纤维发生退行性变，尤以暴露部位显著，即胶原纤维变得更为坚硬，弹性纤维失去弹性，更进一步导致皮肤松弛与皱纹产生。

三、皮下组织

老年人结缔组织再生能力弱，皮肤的防御功能和损伤后愈合能力下降，不能耐受各种刺激。由于皮下组织（hypodemis）中的脂肪减少或消失，皮肤松弛，皱纹增多。

老年斑是褐色色素斑点，是脂褐素沉积在皮下形成的，主要位于暴露部位，如面部、手背和前臂伸面等，直径一般为 0.5 cm，不超过 2.0 cm，可略高于皮肤。

四、毛发

毛发（hair）改变除年龄因素外，常与遗传和内分泌因素有关。随年龄增加，毛囊下端生长毛发的毛乳头逐渐减少，头发变稀变薄。由于毛乳头萎缩，毛发的更新能力减弱，由粗长的毛发变为细短的细毛，由细毛变为秃发，以头顶及前额秃发较明显。头发变白是衰老的一项指标。毛发变灰白是由于毛母基（毛球）内的黑色素细胞随年龄增长而减少、合成黑色素的功能减退、酪氨酸酶失去活性，毛干色素逐渐减少所致。中老年人的白发，多数是先从两鬓开始花白，逐渐增多。白发出现的迟早也受精神因素的影响。秃发在女性很少见，而男性头顶秃发的较多见。有人认为这是由于头顶的毛囊因缺少女性激素刺激而萎缩，因而粗长的毛发为细短的毳毛所代替。眉毛、鼻毛、外耳道毛和肛毛，在中老年则变得长而硬，又称刚毛。

五、皮脂腺和汗腺

老年人由于皮脂腺（sebaceous gland）萎缩，皮脂分泌减少，皮肤和毛发失去光泽。汗腺（sweat gland）的数量和汗液的分泌量均减少，皮肤干燥易痒。中老年人的皮脂腺的变化是不平衡的。有些人的头面部不但不显萎缩，多数还保持正常或有增生，皮脂分泌增加，肤面显得光亮、油腻。四肢、躯干皮脂腺的结构，一般变化不大，少数人则萎缩，主要变化是分泌皮脂的功能降低较明显。

六、指（趾）甲

甲（nail）体失去光泽，颜色混浊。生长速度变慢，可出现纵脊。指甲体增厚，变弯变脆，呈爪状，如修剪不当或穿鞋过紧，可造成嵌甲。

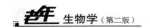

七、皮肤的血管和神经

老年人由于动脉硬化，血管壁增厚、管腔变窄而影响外周血液循环。皮肤血管对冷热反应迟钝，影响体温调节。所以，老年人冬季容易感冒，夏季容易中暑。由于皮肤萎缩变薄，真皮内纤维结缔组织变性，对皮肤内血管的支持力量减弱，所以老年人皮肤常见毛细血管扩张及小静脉曲张现象，以面、颈、下肢等处较常见。老年人皮肤内的神经末梢密度减少，触觉小体、环层小体等均萎缩，故皮肤的感觉迟钝。由于血液循环功能减退以补充皮肤必要的营养，故老年人皮肤伤口难愈合。

第二节　感觉器官

感觉器官（sensory organs）是感受器及其附属结构的总称。感觉器官根据功能的不同又分为一般感觉器官和特殊感觉器官两类。凡是感受温、痛、触、压等刺激的器官，它们分布在全身皮肤、关节、肌肉、内脏、血管等处，通常称为一般感觉器官。另外一些感受光线、声音、位置、味觉等器官如眼、耳、鼻、舌等称为特殊感觉器官。本节主要介绍视器（visual organ）或眼（eye）和前庭蜗器（vestibulocochlear organ）或耳（ear）。老年人随增龄逐渐出现视力减退、视野变小，听力下降，嗅觉不灵，感觉迟钝，行动迟缓，步履蹒跚，对周围环境的适应能力降低，因而有人常用"老态龙钟、老气横秋"等来形容老年人因衰老所表现出的缺乏朝气的表现。

一、眼

（一）眼球壁

眼球壁主要由纤维膜、葡萄膜和视网膜组成。

1. 纤维膜　外层的纤维膜是一层坚韧致密的纤维组织，前面 1/6 为角膜，后 5/6 为巩膜，移行处为角巩膜缘。

（1）角膜（cornea）：主要表现为垂直径较水平径增大。这主要是眼脂肪组织随着年龄的增长进行性减少，眼球向后移位，眼睑对眼球的压力减轻及眼球的体积随着年龄的增长亦减少所致。

组织学上角膜分为 5 层：上皮细胞层、前弹力层、基质层、后弹力层和内皮细胞层。随着年龄的老化，上皮细胞层的微绒毛显著减少，可导致角膜上皮干燥和角膜透明度降低；内皮细胞层的六角形内皮细胞，其密度随着年龄的增长逐渐下降，故其功能储备较差，对各种引起内皮损伤的因素更为敏感。角膜前弹力层和基质层的脂肪发生变性，在角膜的上、下方距角膜缘 1 mm 处出现灰色弧形混浊带，逐渐扩展，连接成环，称老年环。

（2）巩膜（sclera）：巩膜是由胶原纤维组织组成的，其结构坚韧，不透明，呈乳白色，血管很少，巩膜前缘接角膜缘，后方与视神经的硬膜鞘相延续。巩膜与角膜交界处外面稍内陷，称作巩膜沟。眼球外膜的后面 5/6，是白色坚韧的巩膜，有保护作用。在成年人一般呈白色，随着年龄的增长，脂肪组织沉着呈淡黄色。老年人巩膜组织水分减少，弹力纤维变硬或玻璃样变性，弹性减弱。

（3）前房角（anterior chamber angle）和房水（aqueous humor）：前房角是角巩膜缘与虹膜、睫状体构成的夹角，通常为 35°～40°。小梁网即房角网状组织起于角膜前缘环，向后止于巩膜突和睫状体前端和虹膜根部，分为巩膜部小梁网和葡萄膜部小梁网。随着年龄的增长，小梁细胞数减少，剩余的小梁细胞体积增大，以代偿失去的细胞，从而影响了小梁间隙的宽度。而小梁核心变致密，板层直径增大，至老年期小梁板层变性增厚，致小梁间隙狭窄，使房水外流阻力增加。随着年龄的增长，房水分泌减少，以维持眼压的稳定。但在 Schlemm 管的近小管部结缔组织随年龄增加而增多，并趋于致密，房水进入 Schlemm 管阻力增加，眼压升高，损伤视神经，视野变小，再加之其他病理改变，构成老年人易患开角型青光眼的解剖基础。

2. 中层即葡萄膜　富有血管和色素，具有营养眼球内部组织及遮光的功能。

（1）虹膜（iris）：虹膜属于眼球中层，位于血管膜的最前部，在睫状体前方，可调节瞳孔的大小，具有调节进入眼内光线多少的作用。虹膜中央有直径 2.5～4 mm 大小的瞳孔。瞳孔通过瞳孔括约肌和扩大肌相互作用控制大小。正常瞳孔的大小与年龄、肤色、屈光、生理状态、外界环境等有关。一般来讲一周岁内婴儿瞳孔最小，少年期最大，以后随着年龄的增长逐渐变小，老年人瞳孔相对较小。

虹膜在组织学上分为基质层和色素上皮层。随着年龄的老化，基质层逐渐萎缩、变薄、变扁平、隐窝消失。这是由于虹膜血管硬化和虹膜结缔组织玻璃样变性所致。而这些变化导致瞳孔对光反应不灵敏，对扩瞳药物不敏感等。瞳孔的缩小，加之老年期晶体的增大，增加了房水进入前房的阻力，致使后房压增高，可向前推挤虹膜根部，使前房角变浅，对于解剖上前房角口较窄的人，可致房角关闭，引起闭角型青光眼。

（2）睫状体（ciliary body）：是眼球壁中膜的增厚部分，内表面有许多突出并呈放射状排列的皱褶，外表面有睫状肌（平滑肌）。前端与前房角和虹膜根部相连，后端延伸至脉络膜边缘，外侧贴附于巩膜，内侧环绕于晶体赤道部。随着年龄的增长，睫状上皮增殖，实质层肥厚；血管硬化，血管外膜增厚，周围结缔组织增生及玻璃样变性；睫状肌纤维变细，数目减少；睫状突增厚变长，后房变浅，虹膜根部前移，前房角变窄。

（3）脉络膜（choroid）：脉络膜呈暗褐色，占葡萄膜的后 2/3，由纤维组织、小血管和毛细血管组成，软而薄，棕红色，在巩膜和视网膜之间，前起锯齿缘，后至视盘周围；脉络膜的血循环营养视网膜外层及玻璃体，并有遮光作用，使反射的物象清楚。同时对人的视觉系统起保护作用，对整个视觉神经有调节作用。随着年龄的增长，脉络膜血管萎缩硬化，眼球后极部血管硬化，在 60 岁以上的老年人可达 80%。

3. 内层即视网膜　是完成视觉功能的重要组织之一，它具有精细的网络结构及丰富的代谢和生理功能。

视网膜（retina）：位于眼球壁的内层，是一层透明的薄膜。视网膜由色素上皮层和视网膜感觉层组成。色素上皮层与脉络膜紧密相连，由色素上皮细胞组成，它们具有支持和营养光感受器细胞、遮光、散热及再生和修复等作用。视网膜包括视锥细胞、视杆细胞、双极细胞、神经节细胞及与完成视功能密切相关的视网膜色素上皮细胞和视网膜血管等结构。视网膜在胚胎发育时，眼胚的外层和内层套叠在一起，正常时色素上皮细胞的突触裹住感光细胞的外节，并有黏多糖物质将两层紧密地黏合在一起，视网膜才具有正常的生理功能。

随着年龄的增长，视网膜有明显的老年变化，包括色素上皮的老化、视网膜血管老年性硬化，以及色素上皮细胞增殖、变性，并且高血压、动脉硬化、糖尿病等疾病随着年龄的增加发病率升高，视网膜动脉硬化的表现更加严重，更容易发生视网膜动脉阻塞、静脉阻塞和其他视网膜病变。此外，随着年纪老迈，玻璃体会逐渐凝固而收缩、分离。如分离是突然而猛烈，玻璃体与视网膜产生扯力，促使变薄的视网膜形成破口，形成水泡，会导致视网膜脱落。

（二）眼内腔及眼内容物

眼内腔包括前房、后房和玻璃纤维。眼内容物包括房水、晶体和玻璃体，三者均透明，有一定的屈光指数，与角膜一起共称屈光间质。

1. 前房　前房（anterior chamber）前界为角膜，后界为虹膜和晶体，周边为前房角。老年期前房变浅，同龄女性较男性前房角浅，故更易发生闭角型青光眼。

2. 后房　后房（posterior chamber）前界为虹膜，周边为睫状体，后界为晶体前囊和悬韧带。

3. 玻璃体腔　玻璃体腔是眼内最大的腔，前界为晶体、晶体悬韧带和睫状体，后界为视网膜，视神经。

4. 房水　房水（aqueous humor）由睫状体产生，充满前房和后房。房水成分与血浆相似，但含量不同，房水略呈碱性，比重较水稍高，维生素 C 含量高，蛋白质含量低。房水具有营养角膜、晶体、玻璃体及维持眼压的功能。

5. 晶体　随着增龄，晶体（lens）的生理变化就是出现核硬化及光学带的内表面形成浮雕样花纹，厚度、体积、重量增加，色素增多，颜色加重，屈光指数增加，调节能力下降。生化方面的变化为：晶体内部的水分减少，钙钠增多，钾磷减少，蛋白质总量随年龄增长而增多，最重要的改变是不溶性蛋白的增加，可溶性蛋白的合成及氨基酸、核糖核酸、蛋白质结合系统的活力降低；胱氨酸总量增加，半胱氨酸、谷胱甘肽及抗坏血酸明显下降，类脂质减少，胆固醇增加。老化晶体的代谢活力进行性下降，葡萄糖及氧的消耗与二氧化碳及乳酸生成减少。氧对晶体是有害的。老年人晶体内的抗氧化防御机制减弱，对氧的解毒能力降低，可使晶体蛋白被氧化而致混浊。当晶体的形态或功能发生异常时，则形成不同类型的晶体病。

6. 玻璃体　玻璃体（vitreous body）为透明的胶质体，充满眼球后 4/5 的空腔内。主要成分为水。前面有一凹面称玻璃体凹，以容纳晶体，其余部分与视网膜和睫状体相贴，其间以视神经周围和锯齿缘前 2 mm 处结合最为紧密。玻璃体有屈光作用，也起支撑视网膜的作用。本身无血管和神经，代谢低，营养来自脉络膜和房水，无再生能力。

（三）眼附属器

1. 眼睑　眼睑（eyelid）俗称眼皮，位于眼球前方，构成保护眼球的屏障。眼睑分上睑和下睑，上、下睑之间的裂隙称睑裂。正常平视时睑裂高度约 8 mm，上睑遮盖角膜上部 1～2 mm。老年人眼睑皮肤逐渐松弛，上睑尤为明显，可呈下垂状，往往遮住部分角膜，严重者可影响视力。老年性睑内翻、睑外翻及眼袋形成，为常见的老年性眼睑疾患。

2. 结膜　结膜（conjunctiva）为一层菲薄透明的黏膜，覆盖于睑板及巩膜的表面。根据解剖部位可分为睑结膜、球结膜、穹窿结膜。这三部分结膜和角膜在眼球前面形成一个以睑裂为开口的囊状间隙，称结膜囊。结膜组织的老化和变性表现为：①随着年龄的增长，结膜颜色呈黄色，以睑裂部更明显。②在睑裂部可见类似眼干燥症前期 Bitot 斑，但无泡沫状特点，也无畏光、流泪的刺激症状。③结膜增厚，透明度下降，血管迂曲扩张，有时还可见毛细血管扩张。

3. 泪器　泪器（lacrimal apparatus）由分泌泪液的泪腺及排泄泪液的泪道两部分组成。泪腺（lacrimal gland）组织可因年龄增加而逐渐发生萎缩性改变，被纤维结缔组织代替。泪腺分泌功能一般在 30 岁以后降低，60 岁以后更明显。老年人泪腺萎缩的症状较轻，早期表现为室内泪液减少，而在室外由于各种自然因素的刺激，代偿性分泌亢进，泪液分泌过多而表现为流泪现象。泪液明显减少时，可自觉有异物感，烧灼感，黏液增多，偶有畏光及痒感。老年人泪点常较小，容易外翻，常致虹吸功能不全，为老年人易发生溢泪的解剖基础。

二、耳

1. 外耳（external ear）　老年人的耳郭，其软骨和软骨膜的弹性纤维减少，

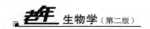

弹性降低，表面皱襞变平，凹窝变浅，皮肤失去光泽，并因长期外界环境的刺激，皮肤变薄、干燥、失去弹性，出现角化、溃疡等，而易患基底细胞癌。老年人耳郭血管弹性降低，血运差，加之皮肤薄，皮下组织少，易于冻伤和感染。外耳道的皮肤毛囊、皮质腺和耵聍腺逐渐萎缩，致使皮肤变薄、干燥、瘙痒，加之耳毛细硬而密生，表现为多毛症的不在少数，若有糖尿病、营养不良等情况，极易招致外耳道发炎，耵聍不易排除易患耵聍栓塞。

2. 中耳（middle ear）　老年人脂肪尤其胆固醇代谢障碍，鼓膜（tympanic membrane）固有层脂肪沉积，鼓膜趋于混浊、增厚呈乳白色，鼓膜周边见白色斑或环，严重者有钙化斑，光锥消失，鼓膜弹性降低，活动度降低，影响鼓膜的正常生理功能。老年人听骨链多发生退行性变化，致使听骨韧带松弛，听骨关节纤维化甚至钙化，致使关节僵硬，听骨链活动度减弱，听力下降。老年人鼓室肌肉退变萎缩，收缩力减弱，对内耳保护能力降低，内耳易受声损伤，发生爆震性聋。咽鼓管是中耳通气引流的唯一管道，具有调节中耳气压的作用，调节咽鼓管开放的肌肉是腭帆张肌、腭帆提肌和咽鼓管咽肌，老年人此肌肉萎缩，咽鼓管软骨细胞变性或者钙化，咽鼓管黏液腺浆液腺可明显萎缩，咽鼓管黏膜下的结缔组织中弹性纤维减少，咽鼓管腺体萎缩分泌减少，黏膜表面的黏液运动和表面活性均受影响，致使咽鼓管排泄功能障碍。这些变化容易引起咽鼓管的狭窄和闭塞，导致分泌性中耳炎的发生。另外，肌肉腺体咽鼓管支持组织的减少，也会引起咽鼓管的异常开放。

3. 内耳（internal ear）　耳蜗（cochlea）是主要的感音器官，而前庭（vestibule）和半规管（semicircular canals）是维持身体平衡的重要器官，随着年龄的增大，听器官和身体其他器官一样发生缓慢进行性的老化，并出现听力减退的生理现象。组织学研究证实，老年人耳蜗内外毛细胞均减少，至70岁左右，内毛细胞的平均消失率达35%左右，外毛细胞的平均消失率达55%。随着年龄的增大，内听动脉、耳蜗固有动脉及神经滋养血管的外膜逐渐增厚，管径变小，这些变化在动脉硬化患者中更为明显。耳蜗内部听觉毛细胞的退行性变是引发老年性耳聋的最重要因素。如以螺旋器病变为主，则表现为高频音听力下降；如以螺旋神经节听神经萎缩为主要病变，则其主要表现为语言识别能力的减退；血管纹的变性和萎缩引起的耳聋，又称代谢性老年性耳聋，其表现为全盘听力下降。前庭系列的老年变化首先表现为前庭感觉上皮的退变，主要表现为壶腹嵴和囊斑上的感觉上皮细胞减少，感觉上皮囊性变。随着年龄的增大，还表现为前庭神经的退变，其变化是前庭节神经细胞数目减少，前庭神经纤维减少，耳石也发生退变，表现为耳石数目减少、脱钙和形态异常。这些变化加之老年人前庭中枢的衰退和对外界反应能力的减低致使老年人平衡功能减退。

第三节　呼吸系统

一、鼻

鼻（nose）是人体呼吸道的首要门户和嗅觉器官，鼻腔对吸入空气有加温加湿及清洁过滤作用。鼻由外鼻、鼻腔、鼻旁窦三部分构成。外鼻位于面部中央。鼻腔是位于两侧面颅之间的腔隙，其上、后、旁由左右成对的鼻窦环绕，与颅前凹、颅中凹、口腔和眼眶紧密毗邻，仅由一层薄骨板相互隔开。鼻窦开口于鼻腔，两者黏膜互相移行连为一整体。老年人鼻软骨弹性减低，鼻气流阻力增加；黏膜及腺体萎缩，鼻腔对气流的过滤和加温功能减退或丧失，加重下位气道的负担，使整体气道防御功能下降；嗅区黏膜萎缩退变，嗅觉功能减退，表现为嗅觉的察觉阈、辨别阈和强度的感知阈均下降。黏膜内血管腺体较少，色稍苍白。老年人下鼻道后方近鼻咽处有表浅扩张的鼻后侧静脉丛，称为吴氏鼻－鼻咽静脉丛，是老年鼻出血的好发部位。

二、咽

咽（pharynx）是呼吸和吞咽的必经之路。咽有前壁、后壁及侧壁，其前壁不完整，故咽向前分别与鼻腔、口腔及喉腔相通。咽具有吞咽功能，呼吸功能，保护和防御功能及共鸣作用。咽也是一个重要的发音共振器，对发音起辅助作用。咽部黏膜为假复层纤毛柱状上皮，黏膜下含有丰富的黏液腺和大量的淋巴组织，其分泌的黏液可湿润黏膜免于干燥。老年人咽黏膜尤其是鼻咽后壁侧壁及咽隐窝的黏膜，可出现细胞角化，黏膜下腺体萎缩分泌减少，黏膜变白而干燥，咽淋巴环退行性萎缩，尤其是腭扁桃体最为明显，易于引起上呼吸道感染。上述变化使老年人常口干、咽干。老年人咽部的肌肉萎缩，吞咽功能减退，神经末梢感觉减退，进流质时容易打呛，个别甚至容易将大块食物团块吸入气管导致窒息。

三、喉

喉（larynx）由软骨支架组成，上通喉咽，下接气管，为呼吸与发音的重要器官。位于颈前正中部，在成人相当于第 3 ～ 第 6 颈椎部，由一组软骨、韧带、喉肌及黏膜构成的锥形管状器官。随年龄的增大喉部软骨逐渐骨化脆性增加，男性比女性早而重，先为甲状软骨继而环状软骨最后杓状软骨，老年环杓关节滑膜囊下纤维化，脂肪组织量增加，关节周围部分肌肉萎缩及纤维化，加之声带肌肉的萎缩，致

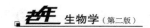

使声带震动不良，调节下降，而出现老化反应。老年人嗓音改变的特征包括：发声力弱，表现为僵化、声音低弱，声阈变化为男性声调变高，讲话时高调尖声，音质改变为声音颤抖、共振减弱。

四、气管和支气管

气管（trachea）和支气管（bronchi）均以软骨、肌肉、结缔组织和黏膜构成，黏膜上皮和黏液腺的退行性变、弹性组织减少，纤毛运动减弱，防御能力降低，易患老年性支气管炎。直径在 1 mm 以下的细支气管管壁无软骨，由管壁内的平滑肌控制进入肺泡的气流量。细支气管黏膜萎缩折叠、黏液分泌增加，可导致管腔狭窄，增加内在气流阻力；同时由于细支气管壁本身弹性减退及其周围肺组织弹性牵引力减弱，细支气管在呼吸时阻力增高，使肺残气量增加，并影响分泌物的排出，易致感染。支气管软骨钙化，变硬、管腔扩张，小气道状细胞数量增多，分泌亢进，黏液潴留，气流阻力增加，易发生呼气性呼吸困难。此外，老年人肺内支气管管腔持久扩张变形易引起支气管扩张症。这是由于支气管及其周围组织的慢性炎症及支气管阻塞，导致支气管壁组织结构较严重的病理性毁损。管壁纤维性重构，支气管异常扩张，临床上表现为慢性咳嗽，大量脓痰或反复咳血等症状。晚期可并发肺纤维化、肺气肿、肺心病、呼吸衰竭等。

五、肺

肺（lung）是人体的呼吸器官，也是人体重要的造血器官，位于胸腔，左右各一，覆盖于心之上。肺有分叶，左二右三，共五叶。肺经肺系（指气管、支气管等）与喉、鼻相连，故称喉为肺之门户，鼻为肺之外窍。老年人肺萎缩变小变轻。肺内胶原纤维交联增多，肺的硬度加大，弹性降低。由于长期粉尘沉着，肺组织变黑。老年人肺的主要变化是肺泡数量减少和剩余肺泡扩大，有肺气肿倾向。这是由于肺泡壁变薄，肺泡毛细血管床减少和肺泡隔的弹性纤维逐渐丧失弹性所致。胸膜变薄、干燥、粘连、不透明，可有钙化。由于呼吸肌萎缩，肺弹性回缩力降低，导致肺活量降低，残气量增多，咳嗽反射及纤毛运动功能退化，使滞留在肺的分泌物和异物增多，易于感染。此外，老年人肺因失去原有弹性，扩张、回缩能力降低致气体无法呼出，肺活量减少。

1. 肺活量和气流　肺活量（vital capacity，VC）代表肺总量（total lung capacity，TLC）与残气量（residual volume，RV）之间的差异。TLC 由肺的弹性性质、胸壁力学和各吸气肌的效能来决定，其中以肺的弹性性质最为重要。因为如果正常肺回缩没有被限制，则胸壁能进一步扩张，所以正常老年人 TLC 可无明显改变。随年龄增长，呼吸道随之狭窄，可产生高的气流阻力，因而老年人 RV 升高。

正常 70 岁老年人小气道是狭窄的，随增龄闭合气量（close volume，CV）和 RV 均增加，导致肺活量逐渐降低，功能残气量（functional residual capacity，FRC）也有所增多，肺回缩不良（肺气肿）或胸壁回缩异常（老化肺）可使 FRC 发生改变。老年人由于小气道狭窄，气体交换可受到很大影响。

VC 从 30 岁到 80 岁约减少 50%，平均每年减少 0.6%。一般从 30 岁起，最大通气量（maximal voluntary ventilation，MBC）就随增龄呈直线下降，到 90 岁仅为青年人的 50%，平均每年减少 0.55%。

2. 动脉血气　血液内二氧化碳分压（$PaCO_2$）的正常水平并不随增龄而改变，但年龄增长，无效通气有所增加，即老年人必须使用更多的总通气才能排出相同数量的 CO_2。PaO_2 随增龄而逐渐降低，有人报道，PaO_2 随增龄而下降的幅度是，20~80 岁下降 10%~15%。

六、胸廓

胸廓（thoracic cage）是胸腔壁的骨性基础和支架。胸廓由 12 个胸椎，12 对肋（ribs）和 1 个胸骨（sternum）借关节、软骨联结而组成。内容心、肺、气管、支气管、纵隔等重要内脏器官。胸廓的后方为脊柱，肋骨、肋间隙位于两侧，胸骨和肋软骨位于前方。老年人随着年龄增加，胸廓前后径逐渐增大，横径逐渐减小，常形成桶状胸。同时由于肋软骨钙化，弹性降低和肋骨脱钙，以致肋的活动度减小，胸廓变得僵硬。呼吸肌萎缩和脂肪增加，收缩力减弱。由于肺的弹性回缩力降低、胸廓僵硬和呼吸肌肌力减弱，故老年人的肺活量减小，残气量增加，影响新鲜空气的吸入。同时，咳嗽的力量也差，因而滞留在肺内的分泌物增多，易导致肺部感染。

第四节　消化系统

一、口腔

老年人口腔（oral cavity）最明显的变化是牙（teeth）和牙周组织的退行性变，以及由于牙齿脱落而引起的上、下颌骨和颞下颌关节的改变。

1. 牙　老年人由于牙釉质、牙本质不断磨损，牙本质内的神经末梢外露，对冷、热、酸、甜等饮食产生过敏，引起酸痛，并易发生感染。随着年龄的增长，牙本质不断缓慢地磨损，使牙髓腔逐渐缩小，根尖孔变狭窄，加之牙髓血管的内膜增厚、管腔变窄，所以牙髓供血减少，牙易于折裂。在牙髓中还可见沿血管分布的钙

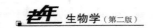 生物学（第二版）

化现象，如为局限型，可形成髓石引起牙齿剧痛；如为弥漫型常发生在根尖部，可将根管完全闭塞。此外，老年人由于牙周组织退行性改变、牙根外露、齿槽骨被吸收及牙齿咬合面的牙釉质和牙本质逐渐磨损，牙本质向髓腔内增厚，会引起牙齿萎缩、磨损、松动、脱落。

2. 牙周组织　牙周组织就是牙齿周围的全部组织，包括牙槽骨、牙周膜及牙龈。对牙齿起支持、固定及营养作用。老年人牙周膜变薄，牙龈普遍萎缩，致使牙根暴露，牙间隙增大，造成食物残渣积聚或塞牙。老年人的龋齿可见于牙根。牙槽因牙功能的逐渐低下而骨质疏松，牙齿脱落后若长期不镶牙，牙槽则可出现失用性萎缩。

3. 上、下颌骨　老年人若全口牙齿缺失且长期不修复时，除牙槽全部消失变平外，上、下颌骨也发生萎缩，继而颜面下半部缩短，面容衰老。

4. 颞下颌关节　颞下颌关节可简称下颌关节，是颌面部唯一的左右双侧联动关节，具有一定的稳定性和多方向的活动性。在肌肉作用下产生与咀嚼、吞咽、语言及表情等有关的各种重要活动。老年人由于咀嚼肌无力和牙齿脱落，引起颞下颌关节的形态改变，如下颌头变小、下颌窝变平和关节盘萎缩，加之关节周围韧带松弛，易发生下颌关节半脱位。

5. 口腔黏膜　老年人口腔黏膜的角化和厚度随年龄增长而加重。口腔黏膜中的上皮、神经、血管等结构也随年龄的增长而产生改变，口腔黏膜的感觉、保护、润滑、抗菌等功能逐渐减弱甚至丧失。舌黏膜上的舌乳头逐渐消失，舌表面光滑。老年人味蕾明显减少，约有一半萎缩，味阈升高，味觉障碍，对酸甜苦咸的敏感性明显减退，对咸味显著迟钝。此外，由于唾液腺萎缩，唾液分泌减少，易口干。唾液内含有许多"因子"可维持口腔健康。唾液的量和质有改变，可引起口腔不适或疾病。

二、食管、胃和肠

老年人食管（esophagus）肌肉萎缩，收缩力减弱，食管颤动变小，食物通过时间延长。胃肠道（stomach and intestine）所有功能的改变，对运动功能影响大，吸收功能影响小。运动功能障碍可引起咽下困难、便秘、大便失禁等症状，主要原因如下。

1. 神经元变性　随年龄增长，大脑神经元变性、RNA 含量下降，基底节内儿茶酚胺的更新也下降，突触传递缓慢。此外，老年人可有自主神经功能障碍。这些神经改变虽非胃肠道所固有，但可引起一些临床表现，如可以发生粪便嵌塞。

2. 结缔组织内的变性改变　胃肠壁的屈曲性和张力主要与其胶原成分的性质有关。随年龄增长，胶原组织随之发生改变，包括其交联重新排列。老年人胃黏膜变薄，平滑肌萎缩，弹性降低，胃腔扩大；肠黏膜和肌层萎缩，肠上皮细胞减少，小肠绒毛膜增宽、变短，结缔组织增多，纤毛活动减弱，腺体萎缩肠液分泌减少，肠壁血管硬化，从而引起胃肠蠕动减慢，排便过程延缓，因而容易产生便秘。

3. 上皮萎缩和间变　正常时，老年人胃肠黏膜上皮细胞轻度减少，这是细胞分裂减慢的结果。组织学上上皮萎缩、间变，可产生壁细胞分泌障碍而引起胃酸缺乏，各种消化酶和保护性黏液的分泌减少。此外，萎缩和间变的黏膜对物理性或化学性刺激、致癌物质的敏感性增加。

4. 缺血　老年人胃和肠壁缺血的主要原因是内脏动脉粥样硬化，结果可导致腹绞痛、吸收功能障碍、恶病质、黏膜营养缺乏、壁内神经丛功能障碍等。

5. 肠内菌群改变　由于以上一些改变，小肠内细菌生长过度，老年人因某些慢性病常服用各种抗生素，特别是广谱抗生素可使肠道内各菌落种属间的平衡紊乱。老年人肠道菌群在生理性改变的基础上，再加上病理性因素的参与就可能造成肠道菌群的数量与各菌种的比例发生较大幅度的变化，引起肠道菌群失调。老年人少食动物脂肪，多摄取蔬菜纤维能改变菌落的生化特性，并可防止便秘、胆石，增加对结肠癌的敏感性。

6. 生活习惯因素　年轻时开始滥用一些物质，如烟、酒、泻药等均对老年人胃肠道有害。排便习惯、安静不好动等也可引起胃肠道慢性功能障碍。

胃酸激活胃蛋白酶原以助消化，并能杀灭随食物进入胃内的微生物，进入小肠后还可促进胰液和胆汁的分泌。胃酸造成的酸性环境还有助于对铁和钙的吸收。所以，老年人胃黏膜及腺细胞萎缩、退化，胃液分泌减少，造成胃黏膜的机械损伤，黏液碳酸氢盐屏障的形成障碍，致胃黏膜易被胃酸和胃蛋白酶破坏，减低胃蛋白酶的消化作用和灭菌作用，促胰液素的释放降低，使胃黏膜糜烂、溃疡、出血、营养被夺，加之内因子分泌功能部分或全部丧失，失去吸收维生素 B_{12} 的能力，致巨幼红细胞性贫血和造血障碍，平滑肌的萎缩使胃蠕动减弱，排空延迟，是引发便秘的原因之一。

肠、小肠绒毛增宽而短，平滑肌层变薄，收缩蠕动无力，吸收功能差，小肠分泌减少，各种消化酶水平下降，致小肠消化功能大大减退，结肠黏膜萎缩，肌层增厚，易产生憩室，肠蠕动缓慢无力，对水分的吸收无力，大肠充盈不足，不能引起扩张感觉等，造成便秘。

三、肝和胆

肝（liver）除分泌胆汁外还是重要的物质代谢器官。老年人由于肝细胞数减少变性，肝内结缔组织增生，肝细胞中的细胞色素 P_{450} 系列等有关药物代谢酶减少，导致肝功能减退，肝脏合成代谢、解毒能力下降，药物及毒素的排泄减慢，易引起药物性肝损害，故老年人用药应慎重。由于老年人消化吸收功能差，易引起蛋白质等营养缺乏，导致肝脂肪沉积。随着年龄的增长，肝细胞数量减少，伴有双核细胞

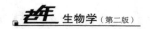

及肝细胞核体积增大，形态大小不等，这些变化均可使肝脏储备能力下降。老年人胆囊（gallbladder）壁增厚、弹性减低，胆囊运动不良，胆囊排空能力下降，胆汁黏稠，胆固醇较多，易形成胆结石、发生胆囊炎。

四、胰腺

胰腺（pancreas）分为外分泌腺和内分泌腺两部分。外分泌腺由腺泡和腺管组成，腺泡分泌胰液，腺管是胰液排出的通道，胰液含多种消化酶，对食物起消化作用。内分泌腺由大小不同的细胞团——胰岛所组成，分泌胰岛素和胰高血糖素等激素。老年人胰腺体积变小，胰腺内分泌和外分泌减退，老年人由于老化和血管硬化导致胰腺萎缩，结缔组织增生，腺泡萎缩。胰液中胰脂肪酶减少约20%，酶活性下降，对淀粉、蛋白、脂肪的消化吸收能力也降低。腺管上皮由柱状化生为复层扁平上皮。在血管周围有丰富的含脂褐素细胞。胰岛细胞变性，胰岛素分泌减少，对葡萄糖的耐量减退，增加了发生胰岛素依赖型糖尿病的危险。

第五节　泌尿系统

一、肾

肾（kidney）是脊椎动物的一种器官，属于泌尿系统的一部分，负责过滤血液中的杂质、维持体液和电解质的平衡，最后产生尿液经尿道排出体外；同时也具备内分泌的功能以调节血压。在人体中，正常成人具备两枚肾脏，位于腰部两侧后方。老年人肾逐渐萎缩，间质纤维化，肾小球数量减少，且玻璃样变、硬化，基底膜增厚，肾小管细胞脂肪变性，弹性纤维增多，内膜增厚，透明变性，肾远端小管憩室数随增龄而增加，可扩大成肾囊肿。肾的血流量较青年人减少30%～40%。肾脏重量减轻的同时，肾体积也萎缩，一般肾皮质变薄比肾髓质减少明显。肾单位从50岁开始逐渐减少，70岁时肾单位总量为青年人的1/2～2/3。老年人肾小球数量约减少一半。但也存在个体差异，同是60岁的老年人，其肾小球数量可相差3倍。由于肾实质减少，肾功能减退，如有脱水、感染、休克等原因，易致肾衰。在显微镜下，肾单位数量减少，体积缩小，间质内结缔组织增加，肾小囊基膜增厚，严重者出现肾小体呈透明样变性。

老年人肾小管也发生明显的萎缩，近端小管上皮细胞相对减少，刷状缘退化，基膜增厚，自噬体增多，溶酶体酶合成减少，酸性磷酸酶活性降低。远端小管最显著的变化是憩室数目增多，并随增龄而增加。憩室内含有机物及其他残渣，且窝藏细菌，并可逐渐扩大形成肾囊肿。老年人肾血管多有粥样硬化改变，可波及肾小动脉入球小动脉和出球小动脉，导致肾小球和肾小管周围毛细血管床缩小。

肾小球滤过率随增龄而降低，表现为尿素清除率、肌酐清除率下降。肌酐清除率在 40 岁以前通常较为稳定，之后呈直线下降，每 10 年约减少 8 mL／（min · 1.73 m²）。老年人外周血管阻力增加，所以肾血管的阻力也增高。肾小管功能随增龄而减退，老年人尿浓缩能力下降。

老年人血浆肾素活性降低，可减少 30%～50%。血和尿中醛固酮水平约减少 50%，这可能由于肾素活性降低所致，因为即使应用促肾上腺皮质激素，醛固酮分泌也不增加。此外，随年龄增长，氨的产生减少，排泄酸的能力也较年轻人缓慢。老年人肾糖阈值升高，又兼有肾小球滤过率下降，因而即使血糖较高而尿糖可以阴性，或较预期的排泄减少。

二、输尿管、膀胱和尿道

输尿管（ureter）上接肾盂，下连膀胱，是一对细长的管道，呈扁圆柱状，管径平均为 0.5～0.7 cm。成人输尿管全长 25～35 cm，位于腹膜后，沿腰大肌内侧的前方垂直下降进入骨盆。老年人输尿管肌层变薄，支配肌肉活动的神经减少，输尿管弛缩力降低，使泵入膀胱的速度变慢，且易反流。

膀胱（urinary bladder）为锥体形囊状肌性器官，位于小骨盆腔的前部。成年人膀胱位于骨盆内，为一储存尿液的器官。老年人膀胱的变化主要是肌肉萎缩，肌层变薄，纤维组织增生，易发生憩室。由于膀胱容量减小而出现尿频、夜尿和残余尿量增多，75 岁以上老年人残余尿可达 100 mL。随增龄膀胱括约肌萎缩，支配膀胱的自主神经系统功能障碍，致排尿反射减弱，缺乏随意控制能力，常出现尿频或尿意延迟，甚至尿失禁。膀胱的尿潴留，加上膀胱抵抗细菌的能力减弱，因而泌尿系统感染的发生率增加。

尿道（urethra）是从膀胱通向体外的管道。男性尿道细长，起自膀胱的尿道内口，上于尿道外口，行经前列腺部、膜部和阴茎部，男性尿道兼有排尿和排精功能。女性尿道粗而短，起于尿道内口，经阴道前方，开口于阴道前庭。老年人尿道会出现肌萎缩，纤维化变硬，尿流速度减慢，男性常有尿急，女性常有排尿困难或尿失禁。患尿失禁的妇女中约有 2/3 的人有尿道外口黏膜脱垂。男性前列腺增生，前列腺液分泌减少，使尿道感染的发生率增高。

第六节　生殖系统

一、男性生殖系统

男性生殖系统（male genital system）包括内生殖器和外生殖器两个部分。内生殖器由生殖腺（睾丸）、输精管道（附睾、输精管、射精管和尿道）和附属腺（精囊腺、前列腺、尿道球腺）组成。外生殖器包括阴囊和阴茎。

1. 睾丸　睾丸（testis）位于阴囊内，左右各一，一般左侧略低于右侧 1 cm。睾丸曲精小管产生精子，间质细胞产生雄性激素。老年人的睾丸逐渐萎缩，生精上皮外面的基膜和固有膜增厚，生精上皮变薄，曲精小管的管腔变窄，最后导致阻塞，小管间发生纤维化。以上变化伴有局部毛细血管减少，说明上述变化发生的原因与局部供血不足有关。精液内的精子数目甚多，老年人精子数量减少，说明到老年期仍能继续产生精子。间质细胞数目略有减少，但脂褐素的含量随增龄而明显增加，间质细胞分泌雄激素的能力下降，睾酮分泌量减少。

2. 前列腺　前列腺（prostate）是男性特有的性腺器官。前列腺是人体非常少有的、具有内、外双重分泌功能的性分泌腺。作为外分泌腺，前列腺每天分泌约 2 mL 前列腺液，是构成精液的主要成分；作为内分泌腺，前列腺分泌的激素称为前列腺素。老年人随着睾丸的萎缩，前列腺逐渐出现腺体皱缩、腺泡塌陷、上皮细胞变矮等退行性变。前列腺的血液供应随增龄而减少。前列腺的发育受性激素的影响，老年人睾丸萎缩导致性激素分泌紊乱，前列腺往往肥大，严重时可压迫尿道引起排尿困难，甚至尿潴留。

3. 阴茎　阴茎（penis）是高等脊椎动物的外生殖器官，为雄性动物的交配器官，主要功能是排出尿液、精液和进行交配。老年人的尿道海绵体内的小梁有纤维组织增生，动脉和静脉逐渐硬化，阴茎海绵体也发生硬化，尤其是静脉内的变化可影响老年人的性生活，表现为阴茎勃起不坚或不能勃起，性功能逐渐降低，但个体差异很大。

二、女性生殖系统

女性生殖系统包括内、外生殖器官及其相关组织。女性内生殖器，包括阴道、子宫、输卵管及卵巢。女性外生殖器指生殖器官的外露部分，又称外阴。包括阴阜、大阴唇、小阴唇、阴蒂、阴道前庭。

1. 卵巢　卵巢（ovary）是雌性动物的生殖器官。卵巢的功能是产生卵及类固醇激素。卵巢的大小与年龄和产卵期有关。育龄妇女的卵巢平均重量约为 10 g，到 60 岁时仅为 5 g 左右。绝经期后卵巢内的卵泡不再成熟和排卵，由于结缔组织增生，卵巢几乎全部由结缔组织代替，因而老年人卵巢萎缩，可缩小到原体积的一半。

2. 输卵管 输卵管（uterine tube）为一对细长而弯曲的管，位于子宫阔韧带的上缘，内侧与宫角相连通，外端游离，与卵巢接近。绝经期后输卵管黏膜上皮由柱状变为矮立方形，纤维细胞几乎全部消失，因而老年期输卵管萎缩，管腔狭窄或闭锁。

3. 子宫 子宫（uterus）是产生月经和孕育胎儿的器官，位于骨盆腔中央，在膀胱与直肠之间。子宫大小与年龄及生育有关。青春期妇女子宫体和子宫颈等长，育龄妇女子宫体长度约为子宫颈的一倍。老年期的子宫体和子宫颈又等长，有些老年妇女的子宫萎缩如拇指大小。子宫内膜萎缩、菲薄，上皮细胞变矮，内膜内腺体稀少，分泌物减少，甚至消失。间质纤维化明显，结缔组织增多，螺旋动脉几乎消失。子宫肌层中的间质呈纤维样变，其间的血管壁硬化增厚。子宫颈的鳞状上皮有时延伸到子宫颈管内，从而引起子宫外口狭窄。由于缺少雌激素的刺激，子宫颈管内膜中的腺体分泌减少。

4. 外阴 外阴（vulva）指女性生殖器官的外露部分。包括：阴阜、大阴唇、小阴唇、阴蒂、阴道前庭、前庭大腺、前庭球、尿道口、阴道口和处女膜。其上界为阴阜、下界是会阴，两侧居两股内侧。老年妇女的外阴多呈显著萎缩，阴毛稀疏呈灰白色，大阴唇的皮下脂肪减少，丧失丰满的外观，显得扁平，皮肤松弛有皱纹。小阴唇和阴蒂变小。组织学改变表现为表皮变薄，角化增强，真皮内血管减少；皮脂腺的功能减退，外阴皮肤干燥。阴道黏膜下的结缔组织增多，使阴道变窄和缩短，尿道外口可沿阴道前壁退缩至阴道口的顶部，故易发生尿路感染。阴道黏膜苍白、干燥、皱襞消失，阴道上皮层变薄，上皮细胞中的糖原减少，不能提供阴道杆菌产生足够的乳酸，pH 由酸性转变为碱性，抗感染能力下降，容易发生阴道炎。

5. 乳房 乳房（mamma or breast）位于哺乳动物躯干的上腹部，是雌性哺乳动物孕育后代的重要器官。乳房结构分为内、外部位，主要为乳腺和其他肌肉组织组成。乳房与女性生殖器官密切相关。老年人的乳腺萎缩退化与雌激素及黄体酮的缺乏有关。老年妇女的乳腺退化，腺泡及部分导管均萎缩，脂肪减少，结缔组织也发生透明样变性，乳房体积缩小并且松弛下垂。

第七节 心血管系统

心血管系统是一个封闭的管道系统，由心脏（heart）和血管（blood vessel）组成。心脏是动力器官，血管是运输血液的管道。心脏和血管系统的老化一般从 30 岁

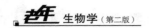

开始，由于受机体内外环境各种因素的影响，老化过程的个体差异较大，进展速度也各不相同。随着年龄的增加，心脏重量逐渐增加，30～90岁，平均重量每年增加1.0～1.5 g，30岁为240 g左右，60岁可增至300 g，左心室壁亦随增龄而肥厚，动脉内膜厚度40岁为0.25 mm，70岁时可增至0.5 mm。部分老人的心脏可萎缩或保持不变，年龄＞70岁者，近50%左右可查出心脏淀粉样变性。

一、形态结构改变

1. 心肌　心肌（cardiac muscle）是由心肌细胞构成的一种肌肉组织。广义的心肌细胞包括组成窦房结、房内束、房室交界部、房室束（即希氏束）和浦肯野纤维等特殊分化了的心肌细胞，以及一般的心房肌和心室肌工作细胞。老年人心肌细胞纤维化，脂褐素沉积，胶原增多，淀粉样变，典型表现是脂褐质在心肌纤维中聚积而造成褐色萎缩，其心肌细胞核内出现染色质凝集块，色泽加深或缩小碎裂溶解，有的核内包涵体增多，核膜凹陷，高尔基复合体破碎，溶酶体膜破坏，线粒体减少，从而使组成心肌肌原纤维的肌节老化。肌原纤维缩短功能降低，使心肌收缩与舒张功能下降。加之心脏支架老化表现为胶原纤维和弹力纤维增多且常伴有钙化、脂肪浸润。室壁肌肉老化程度不一或呈节段收缩，导致心脏顺应性差，且随着主动脉和周围血管老化，其顺应性也下降，进而影响心功能。同时由于心肌钙镁离子活性降低，线粒体供应三磷腺苷（ATP）减少，心脏储备功能下降，也易导致心脏受累，影响心功能。

2. 心瓣膜　心瓣膜（cardiac valve）位于房室孔和动脉口处，是心内膜突向心腔而成的薄片状结构。心瓣膜的功能是阻止血液逆流。老年人心瓣膜退行性变和钙化，心内膜胶原纤维和弹性纤维增生，呈弥漫性不均匀的增厚。心瓣膜由于长期受血流动力学的影响，出现肥厚和硬化，以左心明显。主动脉瓣因受血流冲击最大，所以瓣膜增厚、钙化和硬化最为明显；其次是二尖瓣、三尖瓣和肺动脉瓣很少有钙化，增厚也轻微。瓣膜基底部的瓣环也随年龄的增长而肥厚和钙化。二尖瓣的瓣环和房室束密切相关，瓣环的钙化可导致传导障碍。

3. 心传导系统　心传导系统（cardiac conduction system）是指心壁内有特殊心肌纤维组成的传导系统，包括窦房结、房室结、房室束、前后结间束、左右房室束分支、分布到心室乳头肌和心室壁的许多细支。老年人心肌的兴奋性、自律性、传导性均降低。窦房结的起搏细胞（P细胞）的数量随增龄而减少，而弹力纤维或胶原纤维则逐渐增多，窦房结及其周围常可出现脂质浸润。结间束与房内束的正常组织亦明显减少，并有纤维化及脂肪浸润；房室结、房室束和束支都有不同程度的纤维化，导致心脏传导障碍。房室结表层的小白色细胞、中层的小星状细胞、深层的纵行排列的大细胞，由于纤维增生或脂肪浸润使连接发生疏松。房室束由于位于二、三尖瓣环之间及室间隔上方，周围组织发生纤维化或钙化常使其受压。同时，胶原组织或弹力纤维或脂质浸润也可发生于左束支或右束支及其远端直达浦肯野纤维。因此，老年人窦性心率随增龄而下降，异常节律或心律失常包括传导阻滞的发生率可随增龄而增加。

4. 血管　血管（blood vessel）是老年人动脉因增龄所致的老年退行性变化，与病理过程的粥样硬化常合并在一起，两者难以区别。随着年龄变化，冠状动脉粥样硬化逐渐显著，管壁变性，钙化明显。主要表现 3 条冠状动脉（左前降支、左回旋支及右冠状动脉）的狭窄。狭窄到一定程度便会出现冠脉缺血的症状，狭窄越明显，心肌梗死发生率越高。

弹性动脉包括主动脉、肺动脉、无名动脉、颈总动脉、锁骨下动脉等，其特点是富有弹性纤维。老年人动脉壁的弹性纤维和胶原纤维的代谢失常，表现为胶原蛋白变性，交链键增多。弹性动脉尤其是主动脉常比肌性动脉有更大的年龄性变化。主动脉硬化的结果引起主动脉扩张和屈曲、主动脉瓣关闭不全、左心房扩大、心排血量降低。在一般情况下，心排血量除维持全身循环的基本要求外，储备能力降低，一旦发生危机情况，其应激能力较差，因而容易发生心力衰竭。

老年人由于动脉管壁增厚、硬化，致使主动脉和大动脉的弹性作用明显减弱，左心室后负荷增加致使收缩期血压升高，此种高血压通常表现为收缩压升高，舒张压略降低，脉压增大，称为单纯收缩期高血压。

老年人的微循环也会出现老化。人体的血液由心脏流出后，经动脉到微动脉，再进入微血管，然后由微静脉及各级静脉回流到心脏，这种在微动脉和微静脉之间的血液循环，称为微循环，也就是一般所说的气血。微循环的老化表现为微血管纤细、迂曲、扭绞、乳头下丛扩张淤血，血流缓慢、流态异常，偶可见微血管结构改变和微血栓形成。

二、生理功能改变

1. 心率　心率（heart rate）是指正常人安静状态下每分钟心跳的次数，也叫安静心率，一般为 60～100 次/min，可因年龄、性别或其他生理因素产生个体差异。老年人的心率静息时由相关的交感神经和副交感神经所调节。健康人平卧位基础心率不随年龄增长而改变；坐位时心率轻度降低。无冠脉病变的男性中一天内心率较少随年龄而发生变异。呼吸引起的窦性心率变异也较少。与静息心率相反，固有窦性心率（即在交感和副交感神经都阻滞时测到的心率）则随增龄而明显下降。

2. 心律　心律（cardiac rhythm）是指心跳的节奏。正常人的心脏跳动是由一个称为"窦房结"的高级司令部指挥。窦房结发出信号刺激心脏跳动，这种来自窦房结信号引起的心脏跳动，就称为正常的"窦性心律"。健康的心律应该是十分均匀的，心脏病或心脏神经调节功能不正常时，可出现心律不齐或心律失常。老年人心律失常的发生率相当高，用 24 h 动态心电图监测老年人均有不同程度的心律失常，

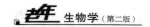

主要有窦性心动过缓、各种期前收缩、短阵室上速、房颤、室内传导阻滞等。老年人因心脏和各个器官老化，对心律失常的耐受性或适应性均较差。

3. 左室充盈度或前负荷　老年人左室充盈度（cardiac preload）是降低的，65～80岁组舒张早期左室充盈度约为25～44岁组的1/2，但舒张晚期充盈即心房收缩流向左室的血量随增龄而增加或无改变。因而老年人静息时，左心室充盈度有所减小。当心率增快或心律失常时，可使充盈度进一步减小。

4. 喷射阻抗或后负荷　老年人喷射阻抗或后负荷（cardiac afterload）在静息时是增加的。由于阻抗的增加，可导致收缩压升高，随年龄增长，左室壁厚度增加。一些研究指出，老年人舒张压也升高，但其程度不及收缩压明显。30～80岁相比，后者在静息时血浆去甲肾上腺素水平是前者的2倍，应激时可使其水平进一步升高。

5. 心肌收缩力　心肌收缩力（myocardial contractility）是指心肌纤维不依赖于前、后负荷而改变其收缩强度（肌纤维缩短程度和产生张力大小）和速度（缩短速度和张力发展速率）的一种内在特性。在心率恒定情况下，心肌收缩力越大，即收缩强度越强，收缩速度越快，则搏出量越多，反之亦然。除前负荷和后负荷外，心肌和左心室的泵血作功还取决于心肌收缩状态（即心肌内的细胞作功、收缩力、变力状态或兴奋收缩偶联）。收缩期肌原纤维 Ca^{2+} 激活的范围，取决于其舒张期伸张的范围（前负荷）。肌原纤维在收缩时的缩短（后负荷）影响整个收缩过程中 Ca^{2+} 与肌原纤维结合时间的长短。在缩短之前和缩短期间心肌纤维长度是心搏力量的调节因素。前负荷和后负荷对改变肌原纤维 Ca^{2+} 激活的作用类似于各种变力性刺激的作用，后者也改变收缩前或收缩期间 Ca^{2+} 的激活。控制心肌兴奋收缩偶联的各种机制随年龄增长而发生变化。这些变化中有些与基因表达的改变有关。研究显示年老时心肌仍保留着产生收缩力量的能力，但收缩期中僵硬度则确实增加。肌原纤维 Ca^{2+} 的亲和力在年老的肌肉中仍然保留，肌浆内的 Ca^{2+} 在兴奋后的增高与年龄无关。在老年的心脏肌肉中收缩期延长，可能系收缩期 Ca^{2+} 被释放到肌浆中较慢之故。老年心脏肌肉中动作电位间期较长，动作电位的这些改变可反映出与年龄相关的心肌纤维的离子传导变化或由于兴奋使心肌细胞质 Ca^{2+} 的暂时性释放延长所致。对强心苷的变力性反应和对 β 肾上腺素刺激的反应在老年期也降低。

6. 心排血量　心排血量（cardiac output，CO）是临床上了解循环功能最重要的基本指标之一，CO指心脏每分钟将血液泵至周围循环的血量，可反映整个循环系统的功能状况，包括心脏机械作功和血流动力学，了解前、后负荷、心率及心肌收缩力。心排血量可从测定稳定状态的心搏量和心率计算出来。健康老人左心室射血分数平均只有60%左右，70岁以上多在50%左右，这些老人心脏每搏量只有一半或不足一半被泵出，另一半则滞留于左心室内。Bender 和 Lanowne 分别报道65岁后心排出量每年平均下降0.75%和1.01%。衡量心功能的重要指标是心排出量，而每分钟心排出量主要取决于心脏收缩与舒张功能，按 Starling 定律，即心肌收缩力在一定范围内与心肌纤维长度成正比，实验表明当心室充盈压在 2 ~ 2.67 kPa（15 ~ 20 mmHg）时，其搏出量最佳。若左心室充盈压超过 2.67 kPa（20 mmHg）时，心搏量不仅不增加反而下降。另外心排出量与心率和心脏阻力负荷也密切相关。心脏指数、血容量及循环时间等均随增龄而逐渐呈下降趋势。心脏指数正常应 >2.85L／（min·m²），若老年人心脏指数 <2.34L／（min·m²），左心室射血分数 <35% 即可出现轻度心衰症状。心脏指数 >2.07L／（min·m²），左心室射血分数 <25%，则出现重度心衰。当肺小动脉楔嵌压 >2.67 kPa（20 mmHg）时，说明已有早期间质性肺水肿；>3.3 kPa（25 mmHg）时，可见到肺泡性肺水肿；>3.99 kPa（30 mmHg）时，则出现明显肺水肿。

7. 运动调节作用的变化 心血管的作功由许多相关因素所调节，例如，当从平卧位转到直立位或在进行日常运动时，胆碱能的调节降低而肾上腺素能的调节增高，血浆儿茶酚胺含量增高。最大运动量和最大氧耗量随年龄下降，但个体之间有程度差异。体格情况良好的老年人，其需氧量可相当于或超过体格不好的年轻人。在静坐少动的人中，体形瘦者心排血量可随增龄而降低 10% ~ 12%，从而可致动静脉血氧差减低，中年和老年男性的需氧量可通过持久的体育锻炼而增加。

8. 心脏储备功能变化 心脏储备功能（cardiac reserve function）又称心泵储备功能，是指心输出量随机体代谢的需要而增加的能力，包括搏出量储备和心率储备。与年轻人比较，老年人在较强的体力活动时心率与年轻人比较相对较慢。左心室充盈率高峰值无论在年轻人和老年人运动过程中均增高。但静息时此高峰值老年人与年轻人比较，约下降 50%。在老年男性剧烈运动时舒张和收缩末期可见心脏扩大，在患无症状性心肌缺血的老年人中，这种心脏扩大更为明显。因此，舒张末期容量并不为"僵硬心脏"所调和，无论在静息或运动时都是如此。然而，舒张末期压可能会随年龄的增长而增高，在剧烈运动时，左心室心搏量在健康老年人未见降低，最大心脏指数仅随增龄而有轻度降低。妇女运动时舒张末期容量相对较小，因此，踏车运动时的最大心排血量，在老年女性较男性下降更多。由于老年男性或女性在剧烈运动时都不足以减低左心室的收缩末期容量，故射血分数与年轻人比较增加较少。运动时不能增加左心室射血分数的现象在有隐匿性心肌缺血的老年人中更为严重。健康老年人和年轻人剧烈运动时周围血管阻力降低程度大约相等。作为心肌收缩力指标的收缩期血压与收缩末期容量的比率，在剧烈运动中随增龄而降低，但在静息时则否。左心室收缩力的明显降低，在老年人伴无症状性心肌缺血者中较健康老年人更为严重。

9. β肾上腺素能受体调节的变化 β肾上腺素能受体是介导儿茶酚胺作用的一类组织受体，为 G-蛋白偶联型。根据其对去甲肾上腺素的不同反应情况，分为肾上腺素能 α 受体和 β 受体。其中骨骼肌、肝脏的血管平滑肌及心脏以 β 受体为主。心血管系统老化引人注目的变化之一是对肾上腺素能调节的反应减弱。与此相反，对α 肾上腺素能反应则维持不变。β 肾上腺素能的刺激对心脏收缩有两种作用：收缩

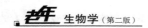

强度增加和收缩时间缩短。由于对 β 肾上腺素能刺激的反应，心率明显增快，收缩必须短暂以容许心肌松弛，使心室在较短的舒张期中得到适当的充盈。起搏细胞的 β 肾上腺素能调节，部分地参与运动时心率的增快，迅速滴注 β 肾上腺素能激动剂（如异丙肾上腺素）曾被用于显示随增龄而心率反应的减低，滴注后射血分数的增加程度在老年男性也较年轻男性为少。动脉内输注异丙肾上腺素引起前臂血管扩张的反应在老年男性中也较年轻男性为少。有研究指出儿茶酚胺还可调节静脉张力，因而应激时静脉容量未受到明显影响。运动时 α 肾上腺素能介导的静脉收缩力不随年龄增长而下降，这是有利于血液回流心脏的主要因素。而 β 肾上腺素能刺激的松弛静脉作用则随年龄增长而减弱。

第八节　神经系统

神经系统的老化过程是导致机体衰老的重要因素。人类中枢神经系统的老化常伴有不可逆的功能丧失或下降，老年人神经系统的功能不良可以是原发性的、继发性的或者是第三类的。原发性改变涉及基本生物学过程的减退，有人认为是由生物钟的长期运转所致；继发性改变包括与年龄相关的疾病，其发病率随年龄的增加而增多，这些疾病发生的原因是由于老年人神经系统及其支持结构的脆弱性增大，可塑性和修复能力下降，以及许多损伤的积累作用所致；第三类是伤残和疾病损伤性的后果所引起的改变。这 3 种改变在老年人中常相互影响，形成一系列复杂的神经系统功能障碍。

一、形态学改变

1. 大体观察　青年期脑（brain）的重量平均 1400 g，30 岁以后就开始下降，但到 60 岁以后才能看出较为明显的脑萎缩，重量约减轻 10%。脑萎缩主要发生在大脑皮质，皮质变薄、脑回变窄、脑沟加宽加深，皮质下灰质和小脑也可发生萎缩。以额叶、颞叶最显著，基底节和丘脑的体积也有所减少，顶、枕叶一般不受累。老年人脑动脉硬化随年龄增加而加重，但其硬化的程度并不与年龄完全平行。由于脑血管硬化或小血栓形成而发生脑软化，使老年人对外界环境的适应能力减退、智力衰退、记忆力下降和性格改变，甚至痴呆。

2. 组织学变化　细胞学的变化出现于 40 岁以后，到老年更为明显。脑萎缩主要是神经元丧失所致，一般来说，脑神经细胞数与年龄成反比，每年丧失成年初期的 0.8%。至 70 岁以上，某些脑区的皮质神经元如颞上回将丧失 30%~50%，运动皮质与黑质的神经元减少 20%~50%，小脑浦肯野细胞下降 25%；而其他部位（如脑干、Meynert 基底核）的神经元丧失不多。轴突和树突也伴随神经元的变性而减少，突触联系势必减少。例如，作为"投射神经元"的运动皮质大锥体神经元，出现树突的成分减少，额叶皮质第三层的突触数降低13%。老年人颅神经和周围神经对神经传导速度的神经介质下降，而内膜增生导致血管狭窄，供血不足引起神经系统功能下降。

健康老人的脑中还可见嗜银性老年斑（SPs）和神经元纤维缠结（NFTs）（均为阿尔茨海默病常见的病理改变），但为数不多的健康老人脑脊液的生成也下降。除脑部变化外，老年人脊髓的神经细胞数目（如前角细胞和中间外侧柱的交感神经细胞）也减少。后根神经节细胞和周围自主神经节细胞减少，前角细胞和后根神经节细胞出现脂褐质堆积。周围神经的有髓鞘纤维随年龄增长而减少，可以查及脊神经根和周围神经的轴突变性和再生，阶段性脱髓鞘和再髓鞘化，部分肌纤维（如Ⅱ型肌纤维）丧失，部分肌肉体积变小或萎缩，以第一背侧骨间肌的萎缩常见。老年人血-脑脊液屏障功能减弱，容易发生神经系统感染性疾病。

二、生物化学改变

1. 蛋白质 老年人脑内的蛋白质含量随年龄增长而降低，蛋白质含量减少1/4～1/3；但并非所有的蛋白质均下降，例如，含有神经元纤维缠结与老年斑内的异常蛋白质同细胞外的淀粉蛋白却是逐渐增加的。有些酶也出现活性降低，包括参加葡萄糖降解的6-磷酸果糖脱氢酶、6-磷酸葡萄糖脱氢酶和3-磷酸甘油脱氢酶等，参与二氧化碳解毒的碳酸酐酶也有所下降。单胺氧化酶随增龄而增高，谷氨酸脱羧酶、多巴胺脱羧酶、酪氨酸羟化酶和胆碱转乙酰化酶均随增龄而减少。

2. 脂类 脂含量占脑干重50%以上，50岁以后总脂含量开始下降，但由于脑重量的减轻，相应的脂含量可以增加或无改变。60～90岁髓磷脂以一种相当恒定的速率下降，髓磷脂的减少与脑苷脂和氨基乙醇缩醛磷脂（二者均为髓磷脂的主要成分）的脑含量减少具有相关性。老年脑中的其他脂质如神经节苷酯、胆碱磷酸甘油酯、氨基乙醇磷酸甘油酯、硫脂、神经鞘髓磷脂及胆固醇等也降低。

3. 核酸 中枢神经系统的神经元与其他躯体细胞一样含有等量的脱氧核糖核酸，脑内的含量很少变动。脑内的核糖核酸含量则不同，信使mRNA因其选择性转录特性，在不同类型神经元中变异很大，随年龄的变化在不同脑区也有很大的变异：舌下神经核神经元内的含量在20岁以前是增加的，此后就开始下降，直到80岁以上；腹外侧核的运动神经元与Meynert基底核有类似的双相改变，但到50～60岁以后才开始减少；老年人海马下脚区的神经元内RNA浓度增加50%以上，皮质区神经元的RNA浓度却较低。

4. 神经递质 黑质、纹状体、苍白球、尾状核中的多巴胺含量随突触的老化而含量减少；脑干中肾上腺素含量也随增龄而减少；乙酰胆碱含量减少，肽类神经递质也随增龄有所改变。

（1）胆碱能系统：大多数胆碱能纤维起源于 Meynert 基底核的神经元，胆碱能缺陷常与认知功能的受损有关，智能良好的老人乙酰胆碱（acetylcholine，Ach）含量是否降低尚不清楚，乙酰胆碱的合成酶在正常老年人仅显示轻度改变或不改变，老年人脑中胆碱能受体包括烟碱样和毒蕈碱受体可出现许多改变，皮质、海马和纹状体的毒蕈碱及海马的烟碱样受体均减少，丘脑内的烟碱样受体密度降低，而毒蕈碱受体却密度增加。

（2）儿茶酚胺类和 5-羟色胺：儿茶酚胺类神经递质包括多巴胺（dopamine，DA）、去甲肾上腺素（noradrenaline，NA）及肾上腺素（adrenaline，Ad），这些神经递质对内脏功能、情感和注意力具有控制和调节作用。5-羟色胺（5-hydroxytryptamine，5-HT）的氨基酸前体是色氨酸，参与饮水、呼吸、心跳、体温、睡眠和记忆的中枢调节过程。正常老年人可出现某些儿茶酚胺能和 5-HT 能神经元的合成能力丧失。随年龄的增长，尾状核、壳核和杏仁核内的酪氨酸羟化酶（TH，转换酪氨酸为多巴的酶）的活性有所下降，只是在 20 岁以前已降低了大部分。多巴脱羧酶（DCC，转换多巴为多巴胺的酶）在不同脑区变异很大。纹状体内多巴胺的浓度下降尤为明显，到 75 岁几乎降低了 50%。老年人多巴胺-β-羟化酶（转换 DA 为 NA 的酶）的活性则变化不大。TH、DCC、DA 和 NE 的丧失与 DA 能和 NE 能神经元（分别位于黑质和蓝斑内）的丧失相平等。引起 DA 和 NA 降解的酶为单胺氧化酶（MAO）和儿茶酚胺甲基转移酶（COMT），老年人额叶皮质、纹状体、苍白球及黑质内的 MAO 活性增高，海马的 COMT 活性增高。D_1 和 D_2 为多巴胺能受体，前者与腺苷酸环化酶活性呈正相关，而后者呈负相关，人类纹状体每 10 年约丧失 2% 的 D_2 受体，老人纹状体的 D_1 受体则变化不大。老年人小脑内的 NE 能受体的 β 亚型降低，此外，老年人大脑皮质中 5-羟色胺能受体也减少。

（3）γ-氨基丁酸（GABA）和谷氨酸（Glu）：这两种神经递质依次为抑制和兴奋性氨基酸，其代谢是相互关联的。在神经元内谷氨酸脱羧酶（GAD）催化谷氨酸转换为 GABA，而在胶质细胞内谷氨酸合成酶介导 GABA 为谷氨酸。GAD 活性在人类皮质区丘脑内随增龄而下降 20%～30%，其活性在基底节区也有所下降。随年龄增长，新皮质的 GABA 摄取减少。

（4）神经肽类：神经肽（neuropeptide）类递质也具有神经调节剂的功能，并与其他的神经递质如 NA 和 5-羟色胺一样，有共同的神经定位。老年人壳核内的 P 物质减少，额叶皮质、尾核、苍白球、丘脑和下丘脑内的 P 物质不随年龄变动。正常老年人的生长抑素（somatostatin，SS）水平在纹状体、额叶皮质、苍白球或黑质内无改变，神经肽-Y 也无改变。老年人黑质内神经降压素（neurotensin，NT）水平下降 40%，而额叶皮质、壳核、听神经核、嗅结节、中隔和苍白球内可终身无变化。50～60 岁以后颞叶的血管活性肠肽的含量增加。据报道，老年人促皮质素释放因子是减少的。在老年人的脑部，营养障碍的神经轴突和老年斑内能查及生长抑素、神经肽-Y 和促皮质素释放因子。老年人脑脊液中的生长抑素和 β 内啡肽含量无改变。

三、生理学改变

正常情况下脑通过葡萄糖氧化产生能量而行使功能，成年人的脑重仅占体重的 2%，但消耗葡萄糖的量却为全身的 20%，上述形态学和生化方面的变化，必然会引起老年人脑部循环阻力增大，血液流速减慢，脑血流量与氧代谢率降低，神经生理功能减退，表现在记忆力衰退，思维活动缓慢，行动不敏捷等。神经元需要三磷腺苷（ATP）作为能量，经钙/钾膜泵的活化以维持其膜电位，支持其电活动。神经电生理测试及有些新技术可以显示和证实老年人的神经生理改变。

第九节　内分泌系统

随着年龄的增长，内分泌系统也发生一系列形态和功能改变。这种改变可由正常生理老化逐渐向病态过渡，包括内分泌器官的萎缩变小和分泌减少；或在平时血浆激素水平正常，但在应急情况下或进行兴奋试验时，显示某一内分泌腺储备功能减退。另外，老年人也可表现为内分泌功能亢进，如伴随某些恶性肿瘤的发病，或由于因患某些疾病导致一些激素的代偿性分泌增加。老年人内分泌系统的特点决定了其在内分泌方面常见的疾病主要有糖尿病、肥胖症、甲状腺功能亢进、甲状腺功能减退、通风、骨质疏松等。

一、下丘脑 - 垂体轴功能的变化

下丘脑（hypothalamus）是体内自主神经中枢。其功能衰退，使各种促激素释放激素分泌减少或作用减低，接受下丘脑调节的垂体（pituitary body）及下属靶腺的功能也随之发生全面减退，从而引起衰老的发生与发展。Fazekas 等报道，老年人垂体前叶有弥漫性纤维化表现。老年人常发生腺瘤，而且随年龄增长发生率增加，但大多无症状。经磁共振检查，50 岁以上的老年人垂体的高度和体积明显变小，组织结构呈纤维化和囊状改变，从而必然引起相应的内分泌功能变化。另外垂体前叶的激素分泌受下丘脑相应的释放激素（RH）和释放抑制激素（IH）的调控。当下丘脑神经递质随增龄而减少时，由于多巴胺和去甲肾上腺素等生物胺减少，也可直接影响垂体前叶的正常分泌。脑垂体前叶细胞分泌促甲状腺素（TSH）、促肾上腺皮质激素（ACTH）、促性腺激素（FSH、LH）、生长激素（GH）、泌乳素（PRL）、黑色素细胞刺激素（MSH）等。前三者作用于相应的靶器官甲状腺、肾上腺和性腺等，后三者则直接作用于相应的器官组织。老年人垂体 ACTH、TSH、LH 无改变。

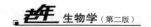

FSH、PRL 分泌增加。GH、ADH 分泌减少。

1. 生长激素　　生长激素（growth hormone，GH）促进细胞增殖、生长和合成代谢。人垂体内的 GH 含量为 4～8 mg，成人每日分泌 0.75～3.0 mg。GH 受下丘脑的生长激素释放激素（GHRH）和生长激素释放抑制激素（GHRIH）的调控。在正常的 GHRH 和 GHRIH 调节下，GH 按每天 6～8 次有规律的脉冲式分泌释放，分泌量夜多昼少。进入老年后，由于下丘脑神经递质作用的减弱，GH 释放减少，表现为每次分泌时限和脉冲幅度减小，而且以睡眠时最明显。以男性为例，血清 GH 峰值（夜间）在 30 岁为 20 ng/mL，45～50 岁为 9.7 ng/mL，50～60 岁为 7.2 ng/mL，60～70 岁为 5.3 ng/mL，80 岁以上降至 2.0 ng/mL 以下。因此老年人肌肉量和骨矿量常减少，而脂肪增多，体力下降，易于疲劳。血清 GH 的下降，除因下丘脑的 GHRH 降低和垂体前叶对刺激反应的减弱外，尚与性激素水平降低有关。Frantz 等在 1965 年指出，雌激素有明显增加 GH 的作用。Vidalon 等报道，50 岁和 60 岁以上妇女 GH 水平较青年妇女为低，是由于绝经期后血中雌激素降低不能使 GH 增加所致。由于雌激素水平下降，骨骼对 PTH 的敏感性提高，促进骨吸收，从而导致老年骨质疏松。

2. 泌乳素　　泌乳素（prolactin，PRL）一般随增龄而分泌增多。男性 50 岁开始 PRL 基础水平轻度升高，女性 80 岁以后明显升高。PRL 的增高可能与性欲和性活动减退有关。但在多数老年人中 PRL 水平波动较大，可能与多种慢性疾病和用药有关。如甲状腺功能减退症、肾功能减退、慢性肝炎，应用抗多巴胺药、抗抑郁药等均可影响 PRL 的水平。此外，泌乳素与胃癌有关。胃腺组织中的泌乳素含量与癌细胞增殖活跃程度成正比，并与胃癌浸润深度及淋巴结转移范围呈正相关关系。

二、垂体－甲状腺轴功能的变化

在非甲状腺肿流行地区，成年人甲状腺（thyroid gland）平均重量 20～30 g，50 岁以后即有所减轻。在地方性甲状腺肿地区，自中年一直到 60～70 岁，甲状腺重量也可增加，这是由于随年龄增长甲状腺结节的发生率增加所致。老年人甲状腺的生理功能主要表现为吸碘率降低、同化碘（碘化作用）的能力减慢和甲状腺素（thyroxine，T）分泌减少。一般健康老年人 T_3 含量男性降低约 20%，女性降低约 10%。老年人甲状腺素与甲状旁腺素重量减少，滤泡减少、滤泡间纤维增生，并有炎症细胞浸润和结节形成，腺体合成与分泌激素减少和组织分解激素减少，T_3 降低，肾脏对 PTH 的敏感性降低，使活化维生素 D_3 生成减少。

根据老年人的垂体和甲状腺功能的变化，当发生甲状腺功能亢进症和甲状腺功能减退症时，临床表现可极不典型而容易造成误诊或漏诊。老年人突然发生心房纤颤和充血性心力衰竭及血压升高等表现时，即使血清 T_3、T_4 测定值无显著增高，但也不能轻易排除老年人功能亢进症。患甲状腺功能减退症时，也可见充血性心力衰竭，如测定 TSH 在正常上限，也应警惕老年人甲状腺功能减退症的可能性。

在老年人，亚临床型甲状腺功能减退症（sub-clinical hypothyroidism，SCH）的发病有逐年增多的趋势。此类患者甲状腺自身抗体阳性者占 23% ~50%，说明老年人 SCH 是自身免疫性甲状腺病。由于 SCH 可发展为临床型原发性甲状腺功能减退症（甲减），因而可把 SCH 看成为甲减的前驱表现，故又称为临床前期甲减、潜伏性甲减或隐匿性甲减。SCH 的转归：如甲状腺自身抗体阳性，TSH 高于 10 μU/mL，每年约 7% 发展至临床型甲减；TSH 高于 14 μU//mL，每年约 20% 发展为临床型甲减；TSH 高于 20 μU/mL，年龄 65 岁以上者，随访 4 年有 80% 发展为临床型甲减。

三、垂体 – 肾上腺皮质轴功能的变化

老年人垂体肾上腺（adrenal gland）轴功能变化较小，基础血浆皮质醇水平正常，昼夜分泌节律完整，但总的皮质醇和盐皮质激素分泌率略低，血清促肾上腺皮质激素（ACTH）正常或轻度升高。老年人 ACTH 对促肾上腺皮质激素释放激素（CRH）的应答性并未受损。Blichert-Toft 报道 22 例老年人在手术应激时，ACTH 的分泌与年龄无关。Blichert-Toft 对 182 例 14 ~90 岁的人测定其清晨血浆中的可的松水平，未发现在年龄上有任何差别，而盐类皮质激素（醛固酮）则随增龄出现分泌量的减少。Food 等对 9 例 67 ~85 岁的老年人与 7 例 18 ~35 岁的年轻人醛固酮分泌速度进行对比，发现老年人比年轻人减慢近一半时间。肾上腺皮质分泌的雄性激素，在男女两性均随增龄而降低。

在老年期，肾上腺皮质以纤维化为特征的退行性变，皮质与髓质细胞减少，肾上腺素皮质的储备功能减退，对 ACTH 的反应性下降，皮质醇、醛固酮、性激素生成减少。当 CRH-ACTH-皮质醇系统被激活时，可导致骨质疏松、肌肉萎缩、糖耐量减低和免疫抑制等。

四、垂体 – 性腺轴功能的变化

老年人性腺卵巢（ovary）萎缩，雌激素（estrogen）水平降低，睾丸萎缩变小，雄激素水平降低。女性会出现绝经期，男性会出现更年期等生理变化。

1. 女性绝经期 我国女性自然绝经年龄平均（49.0 ± 3.7）岁。在绝经前的围绝经期（perimeno-pausal period）以月经周期改变和非功能性子宫出血为标志，平均 1 ~2 年。这是由于卵泡成熟、排卵不规则和黄体酮水平没有周期性造成的。一般在绝经前 10 年卵泡即开始加速退化，至围绝经期卵泡数量不断减少，雌二醇（estradiol）随之减少，从而使卵泡刺激素（FSH）增加 10 ~15 倍，黄体生成素（LH）增加 3 ~4 倍。LH 的增高可延至绝经后 15 年才明显降低。

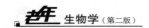
生物学（第二版）

女性绝经后最主要的内分泌功能改变是卵巢雌激素特别是雌二醇分泌减少。卵巢停止分泌雌激素是卵细胞缺乏和有关的卵泡闭缩所致。由于绝经期妇女雌二醇分泌减少，结果引起女性更年期综合征：血管运动不稳定症状（75%），头胀、颜面潮红、出汗，随之畏寒不适、心悸眩晕；神经精神系症状，焦虑、抑郁、疲乏、神经质、失眠、记忆力减退等；泌尿生殖系症状，乳房萎缩，子宫内膜萎缩变薄，阴道和尿道黏膜也萎缩变薄，出现尿频、尿急、尿痛、尿失禁等，但也有20%妇女绝经期后子宫有囊性增生；骨质疏松，动脉粥样硬化。应用雌激素替代疗法有益于改善上述更年期症状，减少缺血性心脏病的发生率。

2. 男性更年期　睾丸（testis）间质细胞分泌睾酮（testosterone），受脑垂体分泌的 LH 的调控。血中睾酮约 50% 与性激素结合球蛋白（SHBG）结合，其余绝大部分与清蛋白呈松散结合。研究证实，与 SHBG 结合的睾酮不能立即对靶细胞起作用，在体内起生物作用的是游离睾酮和与清蛋白结合睾酮。健康男性从 50 ~ 59 岁开始血清总睾酮和游离睾酮水平下降。有人认为男性老年人的性功能减退与睾酮分泌有所下降、受体数目减少或其敏感性减退有关。研究提示，SHBG 的结合量随增龄而增多，因而老年人游离睾酮成分减少，导致血中游离睾酮水平下降。一般游离睾酮每年下降 1.2%，清蛋白结合睾酮每年下降 1.0%。

与女性不同的是，并非所有男性都有更年期，而且更年期开始的时间和表现个体差异很大。此外，游离睾酮对骨矿物质密度的维持起重要作用，因而老年男性由于缺乏雄性激素可对骨密度、肌肉脂肪组织和造血功能等造成不利影响。补充睾酮可增加脂肪以外的固体组织，但睾酮制剂可促使前列腺增生和癌肿的发展，一般要慎用。

五、胃肠系统激素功能的变化

胃肠激素多为肽类，这种肽类物质及其内分泌细胞普遍存在于胃肠道和整个神经系统，在胃肠道不同部位有各种内分泌器官组织释放不同的激素。通过血液循环作用于靶细胞，也可通过局部弥散等方式作用于其邻近的靶细胞。胃肠激素的主要生理功能是调节胃肠道自身的活动（如分泌、运动、吸收等）。由于胃肠道黏膜面积大，所含内分泌细胞数量大，故胃肠道是体内最大的内分泌器官。

正常情况下，在营养物质吸收过程中，胃肠激素在神经系统作用下释放。从内分泌细胞释放出的胃肠激素，一是作为激素进入血循环，二是通过旁分泌进入组织间隙，三是进入胃肠腔。这些激素对胃肠系统的分泌、运动、消化、吸收和免疫功能起调节作用。故胃肠激素直接影响营养物质的代谢，并对胃肠细胞起保护作用，尤其是具抑制作用的胃肠肽。此外，胃肠肽尚与胃肠道肿瘤的发生发展有关。如胃肠道腺癌细胞可分泌胃泌素、血管活性肠肽等肽类物质。因此，测定某些胃肠肽水平可作为诊断消化系统内分泌腺癌的重要标志，而且为治疗此类腺癌开辟了新的途径。

（一）促胃液素（胃泌素）

促胃液素（gastrin，G）是胃窦和十二指肠分泌的一种胃肠激素，其作用主要是促进食管和胃的括约肌及消化道平滑肌的收缩，并刺激胃酸、胰酶、胆汁、小肠液等的分泌。体内胃泌素（G17及G34）主要来源于幽门腺的胃泌素细胞（G细胞）。十二指肠和上段小肠黏膜也含有一些G细胞。胃泌素通过血循环与壁细胞膜上的胃泌素受体结合，刺激其分泌盐酸，并营养和保护胃肠道黏膜。胃内pH降低可抑制胃窦部G细胞分泌胃泌素。当胃液pH<2时，胃泌素即停止释放，反之，胃酸过低则刺激胃泌素释放，血清胃泌素含量增多。

胃酸分泌量通常随增龄而减少，因此老年人血清胃泌素高于青年人。邱志亮报道，老年人空腹血清胃泌素平均为（101.96±27.00）pg/mL，明显高于中青年人的（73.83±20.64）pg/mL。

（二）胃动素

胃动素（motilin，MTL）是由Mo细胞分泌的消化道激素之一，是由22个氨基酸组成的多肽，分布在全部小肠，其生理作用主要是刺激胃肠蠕动和促进胃蛋白酶分泌；在消化期间尚有强烈的促胆囊收缩和增高Oddi括约肌张力的作用。胃动素的分泌受神经体液和进食等因素的影响。正常人十二指肠部胃动素细胞密集，是血浆MTL的主要来源，空肠上段也有胃动素细胞分泌MTL。

性别和性激素对MTL的分泌和释放无影响。但随年龄的增加，血浆MTL有增高趋势。老年非溃疡性消化不良患者血浆MTL明显降低。血浆MTL降低和生长抑素增高与老年人上消化道运动功能障碍和消化不良有关。

（三）胃肠肽的细胞保护作用

1. 生长抑素　生长抑素（somatostatin，SS）可防止胃黏膜受损。其机制是通过保护胃黏膜内谷胱甘肽还原酶的活性，维持黏膜内非蛋白结合疏基含量，从而防止脂质过氧化的发生，达到保护黏膜的作用。生长抑素尚有保护胰腺β细胞的作用。

2. 胰多肽　胰多肽（panoreatio polypeptide，PP）是36个氨基酸组成的直链多肽激素，由胰腺的PP细胞分泌。PP的释放均为迷走－胆碱能依赖性的，十二指肠酸化、内源性CCK释放，可以作为刺激PP释放的主要激素。生长激素可抑制PP释放和餐后PP水平进食后胰多肽明显升高，可对消化道起保护作用。这种保护作用表现为抑制胰蛋白酶分泌、改善胰腺血流量、稳定和提高细胞膜抗磷脂酶A_2致损伤的能力。由于胰多肽是存在于胰腺中的活性肽之一，它能加强胰腺抗损伤能力，因而是抑制胰腺炎发生的一个天然防御因子。

3. 降钙素基因相关肽　降钙素基因相关肽（calcitonin gene-related peptide，

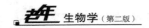

CGRP）是一种广泛存在于胃肠道神经元和神经纤维中的一种调节肽，在胃和十二指肠尤为丰富，它具有强大舒血管作用和神经细胞保护作用。实验研究中可见CGRP对狗和大鼠的胃分泌有很强的抑制作用，并能明显减轻因出血性休克再灌注对大鼠胃黏膜的损伤。这种保护作用与自由基的减少有关。

4. 神经降压素　神经降压素（neurotensin，NT）为 13 个氨基酸组成的直链多肽，由开放型的 N 细胞分泌。位于神经组织，又有降血压作用。N 细胞约 85% 存在于胃肠道，主要分布于末端回肠黏膜内。实验证明，皮下注射 NT 可减轻由链佐霉素引起的大鼠和小鼠的高血糖。另外，将小剂量 NT 注入大鼠的小脑延髓池内，可使大鼠因寒冷引起的应急性胃溃疡发病率降低。

六、心血管系统激素功能的变化

目前已知属心血管系统的调节肽有 10 余种。主要分布在支配心脏和血管的神经中。根据它们对心血管的主要作用可分为三类。

（一）血管收缩肽

1. 内皮素　内皮素（endothelium，ET）不仅存在于血管内皮，也广泛存在于各种组织和细胞中，是调节心血管功能的重要因子，对维持基础血管张力与心血管系统稳态起重要作用。ET 由 21 个氨基酸所组成，具有强烈缩血管作用，尤其冠状动脉最敏感。老年人 ET 水平增高，因此，它可能是诱发动脉硬化及心肌梗死发病的重要因素之一。

ET 的血管收缩效应由细胞内钙通道的开放和磷脂酶的活化所介导。ET 刺激磷脂酶的活化，促进三磷酸肌醇的生成，使钙离子从钙储备中释放到胞质，同时在 ET 受体被活化时刺激钙通道开放，促进细胞外钙离子的内流，最终细胞内钙离子浓度升高，导致血管收缩。

ET 引起微血管痉挛和平滑肌细胞增殖，必然导致动脉粥样硬化的发生和发展。因此，ET 与心脑血管疾病和糖尿病并发症等有密切关系。

2. 神经肽 Y　神经肽 Y（neuropeptide Y，NPY）是由 36 个氨基酸残基组成的多肽，属胰多肽家族，广泛分布于哺乳动物中枢和外周神经系统，是含量最丰富的神经肽之一。心脏的心内膜、心肌层、心外膜和冠状血管周围均有神经肽 Y 神经分布。放射免疫测定心房 NPY 显著高于心室。在窦房结和房室结周围含 NPY 神经纤维尤为密集。NPY 免疫反应神经主要分布于血管外膜，与血管长轴平行走向。在外膜与中膜交界处形成簇状结构，环行于弹性膜之间，或与平滑肌细胞发生联系。NPY 对血管的作用主要有：直接收缩血管；增强血管对其他缩血管物质如去甲肾上腺素和组织胺的反应；抑制血管对舒血管物质如腺苷、乙酰胆碱、β 受体兴奋剂等的效应。因此，NPY 具有收缩周围血管和升高血压的作用，但对心肌的作用尚不肯定。冠状血管周围含 NPY 神经，可能与冠心病的发病有关，因此，研究针对 NPY 的拮抗剂可能为冠心病的治疗开辟一条新的途径。

3. 脑啡肽　脑啡肽（enkephalin，EnK）是神经递质的一种。能改变神经元对经典神经递质的反应，起修饰经典神经递质的作用，又被称为"脑内吗啡"。大鼠和豚鼠心脏及多数躯体血管有丰富的含 EnK 神经纤维分布。EnK 只存在周围自主神经系统，与去甲肾上腺素共存于交感神经的节后纤维中。EnK 可能与去甲肾上腺素相互作用，或独立作用于血管以调节血管灌注。

4. 内源性洋地黄因子　内源性洋地黄因子（EDF）是一种生物活性多肽，在体内广泛分布于心、脑、肝、肾和肾上腺等组织及血浆、尿液中，EDF 具有强心利尿和缩血管作用，老年人 EDF 分泌相对或绝对不足，可能是心力衰竭发生的重要因素之一。

（二）血管舒张肽

1. 心房利钠因子　心房利钠因子（atrial natriuretic factor，ANF）又称心钠素（cardionatrin）、心房钠尿肽、心房肽（atriopeptin）、心耳肽（auriculin）、心房利钠多肽（atrial natriuretic polypeptide，ANP）等。ANF 是一种内分泌激素，存在于心房肌细胞内的颗粒中，调节机体水平衡和影响血压。心钠素由 21～28 个氨基酸组成，分为 Ⅰ、Ⅱ、Ⅲ和人 α-心房肽。ANF 具有强烈的利尿、利钠、扩张血管和降压作用。ANF 的作用主要以排钠为主、利水为辅，对钾影响较小，其利尿作用强于呋塞米 500～1000 倍；ANF 还有扩张血管的作用。老年人 ANF 分泌相对或绝对减少，20 岁时为 151.0 pg/mL，60 岁时降至 120.9 pg/mL。ANF 下降是引起高血压和心力衰竭的重要因素之一。

2. 脑钠素　脑钠素（brain natriuretic peptide，BNP）又称脑利钠肽，是由心室分泌的 26 个氨基酸组成的多肽激素，是钠尿肽家族成员之一。脑钠素利尿、利钠及对高血压有作用。BNP 主要在心室心肌中合成并分泌，具有扩张血管、拮抗肾素－血管紧张肽－醛固酮系统（RAAS）、抑制交感神经活性、促进尿钠排泄、减少水钠潴留等作用。正常情况下，血循环中 BNP 水平约为 ANF 水平的 20%。慢性心衰时，BNP/ANF 比值增高，病情严重时 BNF 大于 ANF。因此，测定血浆 BNP 水平对判断心功能状态与测定 ANF 有同样意义。老年人高血压和脑卒中患者血浆 BNP 升高，提示 BNP 增高与心脑血管病发病率增高相关。

3. 降钙素基因相关肽　降钙素基因相关肽（CGRP）由 37 个氨基酸组成，广泛分布于中枢与外周神经系统、心血管系统和肺组织内，是调节心血管活动的一类重要神经递质，有极强的血管舒张作用，对心脏有明显的正性肌力和变时性效应，使心脏收缩力明显加强。此外，CGRP 在高血压病和休克的发生与治疗中具有重要意义。给高血压病患者静注 CGRP 可使血压明显降低。给内毒素休克大鼠静注 CGRP

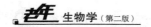

明显改善心功能，增加心肌收缩力，提高心排血量，其效果优于多巴胺。

4. 血管活性肠肽血管活性肠肽 血管活性肠肽血管活性肠肽（vasoactive intestinal peptide，VIP）是神经递质的一种，由 28 个氨基酸残基组成，存在于中枢神经和肠神经系统中。VIP 能舒张血管，增加心脏输出，促进糖原分解，抑制胃液分泌，刺激肠液分泌和脂解作用。也分布于人的血管系统神经纤维中，人的心房和心室内膜的内皮细胞有 VIP 受体。VIP 对脑血管、肺血管、冠状血管及其他躯体血管均有明显扩张作用；对心脏有明显正性肌力和变时性作用。VIP 可能参与高血压、出血性休克和心力衰竭等病理过程。

5. 速激肽速激肽族 速激肽速激肽族（tachykinin，TK）属于神经肽的一种，主要有 P 物质（SP）、神经肽 A、神经肽 B、神经肽 K、神经肽 Y，其来源于前速激肽 A 和 B。TK 族中的 SP 具有痛觉及谷氨酸的感觉传导、激活纹状体－黑质多巴胺能神经系统、紧张性兴奋神经元及参与免疫、呼吸、消化活动等作用。SP 由 11 个氨基酸残基组成，广泛分布于心血管系统的感觉神经中，通常与 CGRP 共存。SP 对外周血管有明显的舒张作用。静脉注射速激肽 SP 可引起动脉血压迅速短暂下降，其作用较缓激肽（BK）强数 10 倍。

6. 内皮衍生舒张因子 内皮衍生舒张因子（EDRF）由内皮细胞产生，包括一氧化氮（nitric oxide，NO）、前列环素（prostacyclin）和内皮衍生的超极化因子（endothelium-derived hyperpolarizing factor，EDHF），都可以发挥舒张血管的作用，使血压降低，在血压的调节过程中发挥重要作用。NO 随增龄而下降，NO 下降后可引起小动脉的持续痉挛导致组织器官供血不足，因而老年人动脉粥样硬化、高血压、血栓栓塞性疾病发病率增加。

（三）其他

1. 局部肾素－血管紧张素系统 肾素－血管紧张素系统（renin-angiotensinsystem，RAS）或肾素－血管紧张素－醛固酮系统（renin-angiotensin-aldosteronesystem，RAAS）是人体内重要的体液调节系统。RAS 既存在于循环系统中，也存在于血管壁、心脏、中枢、肾脏和肾上腺等组织中，共同参与对靶器官的调节。在正常情况下，它对心血管系统的正常发育，心血管功能稳态、电解质和体液平衡的维持，以及血压的调节均有重要作用。RAS 与高血压、心肌缺血、心肌肥厚、心肌梗死和心律失常等疾病发生有关。

心脏局部 RAS 可以作为自分泌和旁分泌激素调节冠状循环，引起冠状血管紧张性收缩；它可以增加心肌收缩力，促进心内交感神经末梢释放儿茶酚胺；它可以通过心肌细胞核上的血管紧张素受体，促进心肌细胞蛋白质合成，刺激心肌细胞生长而致心肌肥厚。此外，它可以加重和诱发心肌缺血或再灌注损伤引起室性心律失常。

血管的局部 RAS 可以通过自分泌或旁分泌的方式，作用在平滑肌细胞、内皮细胞和交感神经的末梢上，调节血管的紧张性和局部血流。应用血管紧张素转换酶抑制剂（ACEI），可以阻止血管内血管紧张素Ⅱ的产生，抑制交感神经末梢释放儿茶酚胺，因而可以降低血管阻力，改善血液循环。由此可见，心血管系统局部 RAS 对心血管系统的调控具有重要意义。

2. 抗心律失常肽　抗心律失常肽（AAP）是一种活性多肽，在机体许多组织中存在，以心房含量最高，其次为肾、肺、血管等。血清中亦有 AAP。老年人 AAP 分泌减少，AAP 具有强大的抗心律失常作用，有类似奎尼丁的作用，但比奎尼丁强 20 倍，也明显优于维拉帕米，它对抗室性心动过速、心房纤颤、室颤和心室停搏的发生，显著缩短恢复窦性心律的时间。AAP 还有强大的抗血栓作用及抗血小板聚集作用，可有效地预防冠脉内血栓形成及心肌缺血。

上述血管系统产生和分泌的激素在体内具有重要的生理功能，它们相互联系、相互制约，共同形成一种完整的神经内分泌调节系统参与对心血管的功能调节作用，任何因素致使这一调节系统破坏将会引起心血管系统功能紊乱或发生疾病。

七、松果体

成人松果体（pineal body）位于间脑脑前丘和丘脑之间。为一红褐色的豆状小体。长为 5～8 mm，宽为 3～5 mm 的灰红色椭圆形小体，重 140～220 mg，位于第三脑室顶，故又称为脑上腺（epiphysis），其一端借细柄与第三脑室顶相连，第三脑室凸向柄内形成松果体隐窝。松果体的特殊分泌产物是吲哚胺类——5-羟色胺（5-HT）及其衍生物 5-羟吲哚乙酸、5-羟色醇、5-甲氧色醇，N-乙酰-5-甲基色胺（褪黑素，melatonin），肽类——8-精氨酸催产素、8-赖氨酸催产素及少量催产素。这些物质与脑、下丘脑和垂体等内分泌器官相互协调，对保持机体内环境的稳定性，调控昼夜节律和生殖活动，调节垂体前叶各种激素的合成均有重要的作用，因而"副垂体"之称。随年龄增长，松果体细胞减少、重量减轻、脂肪增多，产生的胺类和肽类激素也减少。有人认为老年人下丘脑敏感阈值增高，对应激反应迟缓，可能部分与松果体功能减退有关。

第十节　造血系统

造血系统是指机体内制造血液的整个系统，由造血器官和造血细胞组成。正常人体血细胞是在骨髓及淋巴组织内生成。人类出生以后，骨髓是主要的造血组织。正常人骨髓约 1500 mL，老年人造血组织逐渐减少，被脂肪组织和结缔组织所代替。这种老化在长骨出现较早，扁骨发展较慢，椎骨最后出现脂肪变。椎骨在 60 岁以前只有少量脂肪组织，60 岁以后增至 42%，70 岁以后增至 61%，80 岁以后增至

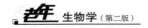

76%。正常人骨髓造血细胞约为 10 万/mm³，60 岁以后减少一半。另外青壮年在应急状态下黄骨髓可转变为具有造血功能的红骨髓，使机体尽快恢复造血能力，但老年人这种应急能力明显降低。

一、造血干细胞

造血干细胞（hemopoietic stem cell，HSC）是存在于造血组织中的一群原始造血细胞，它不是组织固定细胞，可存在于造血组织及血液中。骨髓造血干细胞（bone marrowhematopoietic stem cell，BMSC）的增殖力有一定限度，随年龄的增长而明显减低。老年人的骨髓与年轻人的骨髓在组织培养中维持的生成时间一样，但骨髓中干细胞数量则随增龄而明显下降。有报道说明，健康老年人的红系集落形成单位（CFU-E）和粒－单系集落形成单位（CFU-GM），集落数均低于健康青壮年，说明老年人骨髓红系和粒－单系祖细胞的增殖能力减弱。此外，老年人骨髓红系和粒－单系祖细胞对促红细胞生成素（EPO）和粒－单核细胞集落生成刺激因子（GM-CSF）的反应能力明显降低。可能是由于衰老使 DNA 复制能力减低，虽增大刺激因子的浓度也不能使造血祖细胞的增殖能力恢复。

二、红细胞

红细胞也称红血球（red blood cell，RBC），是血液中数量最多的一种血细胞，同时也是脊椎动物体内通过血液运送氧气的最主要的媒介，同时还具有免疫功能。

1. 血红蛋白（Hb）含量和红细胞计数　老年人由于骨髓造血功能逐渐降低，可导致 RBC 数量和 Hb 含量减少。一些 65 岁以上男性老年人的 Hb 有所降低，70 岁以后可降低 1~2 g/dL，可能与雄性激素减少有关。女性老年人 Hb 降低不多或不降低，因而老年人两性之间 Hb 量近似。随年龄增长常患有一些疾病，营养不良或炎症可降低 Hb，慢性肺部疾患引起低氧则可使 Hb 升高。

2. 氧的运输　心肺功能随增龄而降低，75 岁最大氧流量是 20 岁的 30%~50%。由于老年人心肺储备力下降，所以低氧的危险性随之升高。老年人若发生心力衰竭，可引起氧流量进一步减少，而且老年人的 Hb 对氧的亲和力也有所下降。

3. 血容量　血容量是指血细胞容量与血浆容量的总和，就是参与心血管血液循环的血容量。血容量比氧流量更为重要，因为它可影响心输出量和血液分布。成年女性每公斤体重为 62 mL，男性为 68 mL，对老年人不易估计其正常值。老年人由于肌肉组织减少和代谢功能降低，血容量下降。随年龄增长，静脉系统特别是下肢的静脉缺乏弹性而曲张。观察老年人立位时基础血压和心率的维持情况，是估计血容量是否充足和（或）神经调节作用最有用的临床检查指标。

三、白细胞

老年人对感染的易感性增高。虽然随增龄血中白细胞的数目没有明显改变，但是老年人白细胞（white blood cell，WBC）的功能可能会降低。老年人肺炎和泌尿系感染的发生率和严重程度增加，一方面可能是由于这些器官的解剖学改变，另一方面与白细胞功能的降低有关。老年人肿瘤发生率增高也与白细胞功能改变有一定关系。

1. 中性粒细胞　在瑞氏（Wright）染色血涂片中，胞质呈无色或极浅的淡红色，有许多弥散分布的细小的（0.2~0.4 μm）浅红或浅紫色的特有颗粒。中性粒细胞（neutrophil）来源于骨髓，具趋化作用、吞噬作用和杀菌作用。老年人中性粒细胞数目并无改变，也说明生成粒细胞的干细胞并不随增龄而减少。有些老年人中性粒细胞的产生缓慢，特别是在使用免疫抑制剂或细胞毒化学药物时，粒细胞的产生更为延缓。

老年人骨髓内中性粒细胞的释放率较年轻人缓慢，而且骨髓内成熟中性粒细胞的储存池也少于年轻人。在正常情况下，骨髓内粒细胞的储存池较大，青年人储存池中的中性粒细胞约为循环池中的 10 倍。

血液中中性粒细胞对微生物侵袭的作用分为几个阶段，即趋化性、对微生物的吞噬和杀伤作用，老年人中性粒细胞的这些作用均有所减弱。另外，老年人患糖尿病和自身免疫性疾病、营养不良、恶病质及一些药物均影响老年人中性粒细胞的功能。

2. 单核细胞　单核细胞（monocyte）是血液中最大的血细胞，是机体防御系统的一个重要组成部分。单核细胞具有很强的吞噬作用，它通过吞噬和产生抗体等方式来抵御和消灭入侵的病原微生物。衰老是否可影响单核细胞的增殖功能尚不清楚。有报道老年人单核细胞略有增多。

3. 嗜酸性细胞和嗜碱性细胞　老年人若嗜酸性细胞（eosinophil）增多，要注意有无隐匿性恶性肿瘤。当已知嗜酸性细胞增多是由于恶性肿瘤引起时，则该肿瘤已经扩散。老年人嗜碱性细胞（basophil）增多常见于骨髓增殖性疾病，如慢性粒细胞性白血病和真性红细胞增多症。

4. 淋巴细胞　淋巴细胞（lymphocyte）是白细胞的一种，由淋巴器官产生，是机体免疫应答功能的重要细胞成分。成熟淋巴细胞需依赖抗原刺激而分化增殖，继而发挥其免疫功能。淋巴细胞系统在生命早期即开始衰退，但老年人淋巴细胞数目明显减少，主要是 T 淋巴细胞减少，由年轻人的 $1700/mm^3$ 降至 $1100/mm^3$。有人提出，淋巴细胞数目的减少是老年人血象的象征。

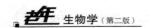

四、血小板与凝血功能

血小板（blood platelet，PLT）是哺乳动物血液中的有形成分之一，是从骨髓成熟的巨核细胞胞质裂解脱落下来的具有生物活性的小块胞质。血小板具有特定的形态结构和生化组成，在止血、伤口愈合、炎症反应、血栓形成及器官移植排斥等生理和病理过程中有重要作用。一般认为，老年人血小板数量正常或稍有增多，但血小板凝集、释放功能明显增强，血小板对二磷腺苷（ADP）、胶原、去甲肾上腺素等聚集诱导剂非常敏感，血浆中 β-血小板球蛋白（β-TG）、血小板第 4 因子（PF4）水平、血小板膜表面 GMP-140 分子数在老年人明显升高，表明血小板活化速度随增龄而升高。加之老年人凝血因子等成分的变化，使老年人血液凝固性增强，抗凝活性减弱，纤溶能力降低，血液呈持续渐进性高凝状态，易于血管内血栓形成。

第十一节　免疫系统

机体免疫系统的完整性是保持身体健康的必要条件。随着人体的老化，免疫器官及其免疫活性趋于衰退，结果或使免疫系统功机能降低，造成老年人易患感染性疾病，或使免疫系统完整性失调，易产生自家免疫和自身免疫性疾病。

老年人机体免疫功能减退的主要原因，首先是胸腺退化，另外免疫器官本身的变化也是造成老年人免疫功能减退的重要原因。概括老年人免疫功能降低的原因有：免疫细胞绝对数的减少，包括淋巴细胞总数减少和 T 细胞减少；单个免疫细胞的活性减退，包括 T 细胞和 B 细胞的活性减低；免疫细胞亚群减少，如抑制性 T 细胞的减少（表 5-1）。上述任何一种改变均可引起免疫功能的减退。如果有几种细胞之间和几个因素同时存在缺陷，则可使免疫反应发生明显紊乱。

表 5-1　老年人与年轻人白细胞群比较

细胞群	年轻组（15 人）	老年组（15 人）
白细胞总数/mm	4927 ± 36	3993 ± 222
单核细胞数/mm³	278 ± 25	290 ± 39
淋巴细胞数/mm³	1679 ± 136	1375 ± 116
Fc 受体细胞/mm³	121 ± 19	176 ± 23
FcR-PBL/%	7.7 ± 1.3	12.8 ± 1.4
T 细胞数/mm³	1019 ± 103	734 ± 79
T 细胞-PBL/%	59.5 ± 30	53.1 ± 25

续表

细胞群	年轻组（15人）	老年组（15人）
Th 细胞数/mm³	50 ± 9	69 ± 11
Th-T 细胞/%	4.5 ± 0.6	10.4 ± 1.3
PHA 刺激反应/cpm	33 257 ± 2673	17 777 ± 2000

一、胸腺的退化

胸腺（thymus）为机体的重要淋巴器官。其功能与免疫紧密相关，是 T 细胞分化、发育、成熟的场所。其还可以分泌胸腺激素及激素类物质，具内分泌机能的器官。胚胎后期及初生时，人胸腺重 10~15 g。随年龄增长，胸腺继续发育，到青春期为 30~40 g。此后胸腺逐渐退化，淋巴细胞减少，脂肪组织增多，至老年仅 15 g。老年人胸腺的组织学特征主要表现在衰老的胸腺皮质只剩下一些稀疏的淋巴细胞，其间杂以大量的充满类脂质颗粒的巨噬细胞。电镜下观察到胸腺皮质变薄，胸腺细胞显著减少，髓质上皮细胞碎裂成多个小巢，其间堆积着大量的巨噬细胞、浆细胞、淋巴细胞和成纤维细胞，大部分胸腺组织被结缔组织和脂肪所代替。动物实验发现，将老龄鼠的胸腺植入幼鼠体内，移植物可重新获得生命力，但将幼龄鼠的胸腺植入到老龄鼠体内却不能改变老龄鼠的低免疫反应状态。又发现，老龄鼠的骨髓干细胞植入幼龄鼠体内后，宿主鼠的 B 细胞生成减少，其功能也较低下，但此时 T 细胞的功能却十分活跃。以上资料充分表明，胸腺 - 骨髓 - 激素系统是决定机体免疫功能状态的 3 个关键环节，而在衰老过程中起决定作用的是胸腺。

动物和人都是到达性成熟年龄时胸腺开始退化，随后上皮细胞萎缩和激素分泌水平降低。根据电镜观察，胸腺分泌性上皮细胞有两种：

（1）含纤毛状或微绒毛结构的囊泡，积聚有颗粒性物质，见于新生儿的胸腺髓质。

（2）含粗颗粒结构的囊泡，呈中等电子密度的膜状结构，见于各年龄组的胸腺皮质。这些细胞均随年龄的增长而减少。

用放射免疫法测定人类不同年龄组个体血中胸腺素浓度，在 20 岁以下者浓度高，20~40 岁迅速降低，40 岁以后更低。总之，由于胸腺的退化，导致 T 细胞分化减少，输入淋巴结和脾脏中胸腺依赖区的 T 细胞减少。动物实验通过移植幼龄动物的胸腺和骨髓，可使老龄动物重新恢复免疫活性。

胸腺的发育和退化与垂体有关。垂体功能低下的小鼠胸腺明显退化，以致脾脏和淋巴结中胸腺依赖区的淋巴细胞萎缩，血中 T 细胞减少，小鼠很快出现老化。对寿命短的小鼠注射生长激素和甲状腺素后可延长其寿命 2~3 倍；若先将胸腺切除，再注射这两种激素，则不能延长其寿命。另外，在切除成熟小鼠的胸腺后，可引起

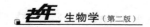

免疫功能减退；肾上腺皮质细胞萎缩，甲状腺滤泡上皮扁平，功能低下；性腺发育低下，动物早老；恶性网织细胞肉瘤发病率增高。说明胸腺功能与机体衰老关系密切。

有关内因引起胸腺退化和萎缩的机制有 3 种学说：一是无性繁殖系（克隆）的耗竭；二是胸腺细胞 DNA 的改变，这种改变或是随机的或是通过病毒感染诱发；三是通过潜在的误差积累，在非 DNA 水平上引起稳定的分子改变。

二、免疫细胞的变化

1. 干细胞　干细胞（stem cell）是原始且未特化的细胞，具有再生各种组织器官的潜在功能。干细胞存在于所有多细胞组织里，能经由有丝分裂与分化来分裂成多种的特化细胞，而且可以利用自我更新来提供更多干细胞。干细胞是骨髓中生成淋巴细胞的原始细胞。随着年龄的增长，干细胞在体内虽然不丧失分化淋巴细胞的能力，但分化免疫活性细胞的反应常受影响，表现在产生 B 细胞转化率下降。

2. B 淋巴细胞　B 淋巴细胞（B lymphocytes）简称 B 细胞，成熟的 B 细胞主要定居于淋巴结皮质浅层的淋巴小结和脾脏的红髓和白髓的淋巴小结内。B 细胞在抗原刺激下可分化为浆细胞，浆细胞可合成和分泌抗体（免疫球蛋白），主要执行机体的体液免疫功能。在老年人的脾脏和淋巴结中，B 细胞数目不随增龄而改变，血中计数老年人与青年人相比无显著性差异。老年人血中 IgG 和 IgA 水平一般是增高的，但这并不代表机体免疫功能的增强，相反，常是机体内免疫应答异常的表现，IgG 和 IgA 水平升高的原因主要是 Ts 细胞功能下降和 B 细胞功能亢进所致。IgM、IgD 水平基本无变化，但 IgM 的 κ 链/λ 链比例不平衡。IgE 水平则明显下降，各种特异性抗体水平也明显下降（如抗链球菌溶血素抗体等）。所以体液免疫反应性降低，主要不是 B 细胞的减少，而是抗体的产生和质量发生了变化。

此外，老年人体内血清异型球蛋白（如 M 蛋白等）往往呈增多趋势，可以引起一些免疫增生疾病或自身免疫性疾病。因此，有人认为老年人体液免疫的特点是对外来抗原产生抗体的能力下降，而对自身抗原产生抗体的能力亢进。自身抗体的产生增加可能是 T 细胞不能控制 B 细胞所致，特别是随着增龄抑制性 T 细胞活性降低，因此，对自身抗原的抗体的产生得不到有效的控制。

3. T 淋巴细胞　T 淋巴细胞是在胸腺中分化成熟的淋巴细胞，故称胸腺依赖性淋巴细胞（Thymus-dependent lymphocyte），简称 T 细胞。T 细胞是由胸腺内的淋巴干细胞分化而成，是淋巴细胞中数量最多、功能最复杂的一类细胞。T 细胞是细胞免疫细胞，通过 T 淋巴细胞介导产生多种淋巴因子而完成其免疫功能。胸腺的上述改变可能是老年人 T 细胞改变的机制。在动物和人类研究表明，从中年开始血液中 T 细胞数即逐渐降低，至老年呈进行性降低。同时细胞免疫功能的减退，也随年龄的增加而加重。老年人细胞免疫功能的减退表现在以下几方面：

（1）结核菌素试验老年人结核菌素试验阳性反应者明显低于青壮年。

（2）白细胞移动抑制试验老年组较青壮年组抑制显著。

（3）淋巴细胞转化试验用植物血凝素（PHA）为刺激剂，淋巴细胞转化率在老年组明显低于青年组。

（4）T细胞对抗肿瘤细胞毒的活性产物下降。在寿命短的小鼠更为明显。

（5）有抑制功能的"抑制性T细胞"在老年人中减少。

老年人辅助T细胞的活性降低，但对抑制性T细胞的活性仍然存在争论。Rice等报道，抑制性T细胞活性随增龄而升高，但大多数学者认为老年人的抑制性T细胞通过刀豆素A（ConA）致活后，对细胞介导免疫功能活性是下降的，老年人活性为11.7%，而年轻人为23.9%。

4. 巨噬细胞　巨噬细胞（macrophages，M）是一种位于组织内的白细胞，源自单核细胞，而单核细胞又来源于骨髓中的前体细胞。巨噬细胞和单核细胞皆为吞噬细胞，在脊椎动物体内参与非特异性防卫（先天性免疫）和特异性防卫（细胞免疫）。巨噬细胞在处理抗原、吞噬能力、发动免疫应答的能力等方面均不随增龄而减退。但有些学者认为，机体识别小剂量抗原尤其是弱抗原，如同种肿瘤抗原的能力可随增龄而减退。巨噬细胞这一变化说明老年人免疫监视能力下降。

5. 其他

（1）自然杀伤细胞（natural killer cell，NK）：是机体重要的免疫细胞，不仅与抗肿瘤、抗病毒感染和免疫调节有关，而且在某些情况下参与超敏反应和自身免疫疾病的发生。

（2）杀伤细胞（K细胞，kill cell）。其主要特点是细胞表面具有IgG的Fc受体，当靶器官细胞与相应的IgG结合，K细胞可与结合在靶细胞上的IgG的Fc结合，从而使自身活化，释放细胞毒素，裂解靶细胞。这种作用称为抗体依赖性细胞介导的细胞毒作用。

（3）树突状细胞（dendritic cells）：是目前所知的功能最强的抗原提呈细胞，因其成熟时伸出许多树突样或伪足样突起而得名。

第十二节　运动系统

人体的运动系统是由骨、骨联结和骨骼肌三部分组成的，它们作为一个整体，在神经系统调节下，对身体起着支持、保护和运动的作用。骨骼肌附着于骨，可收缩和舒张并牵动骨，通过骨连接产生运动。在运动中骨起到杠杆作用，运动的枢纽在关节，而骨骼肌是运动器官。随增龄发生老化而影响活动，许多老年人甚至出现驼背、弓腰等病理性变化。

一、骨

骨（bone）的新陈代谢是通过由成骨细胞的骨形成作用，与破骨细胞分解吸收旧骨的骨吸收作用之间的动态平衡而实现的。在青年期，骨形成大于骨吸收，是骨骼最健壮的时期；从中年开始，骨吸收逐渐大于骨形成，骨基质的含量逐渐减少，其弹性因而下降，脆性增加。由于成骨过程减弱，骨细胞的新生能力下降，在40～50岁开始发生骨萎缩。到老年时可进一步发展为骨质疏松，尤以脊柱、股骨、骨盆等处多见。骨老化的特征表现为骨密质萎缩、皮质变薄，骨小梁稀疏、髓质增宽，骨密度减低，胶质减少或消失，骨内水分增多，碳酸钙减少，重量减轻，进一步发展即出现骨质疏松。衰老引起了骨骼的病理生理改变。随年龄增加，血钙越来越多来源于骨的重吸收，而不是食物的吸收。甲状旁腺对钙的敏感性降低、肾脏对甲状旁腺激素反应性降低、肠道对骨化三醇的反应性降低，这些因素共同导致衰老时血清甲状旁腺激素水平增加。因此，骨的吸收增加，血钙随之增加。血钙来自骨，故骨中矿盐量减少，从而导致骨质疏松发生。由于骨质中有机物消耗、矿物质增多、疏松而导致骨的脆性增加，轻微外伤即可引起骨折。

骨质疏松症的患病率在50岁以后明显增加。血中降钙素可使血钙降低，骨的矿盐增加，女性在绝经期后降钙素的分泌降低比男性多，因此更容易发生骨质疏松症。绝经后的妇女骨量丢失明显加速：绝经后1～7年，骨量以每年2%～3%的速度丢失，最高时每年可丢失7%，这也是骨折多见于老年女性的主要原因。这种因骨质变化而发生的骨折，多见于股骨颈、腕、肱骨近端和椎体等部位。老年人骨质疏松多见于脊柱，表现为背痛、易发生自发性压缩性骨折，导致老年性驼背，越活越矮。性腺激素和肾上腺皮质激素正常时处于动态平衡，衰老时，性腺激素减少相对多于肾上腺皮质激素减少，二者动态平衡遭到破坏，骨吸收加快。此外，由于老年人活动少，接触阳光少，饮食中缺乏蛋白质、维生素C、钙，长期服用糖皮质激素、肝素等，因此，老年人骨质减少或丢失，骨脱钙并转移到血流中。骨量减少，骨组织的微细结构破坏，导致骨骼强度降低。骨质疏松，骨密度降低，致使骨骼变脆。骨丢失在女性比男性更突出。骨结构发生变化，使骨骼容易发生变形和骨折，有时，即使轻轻跌倒也可发生骨折。老年人常见的骨折部位是腰椎、股骨颈及桡骨下端。老年人骨质疏松的发生还受活动量少、日光照射不足、饮食量少和营养条件差等多种因素影响。随着年龄增加，骨的修复与再生能力逐渐减退，骨折愈合时间更长，骨折不愈合的比例明显增加。长期卧床增加了褥疮、肺炎和肺栓塞等并发症的风险。

关节软骨因失去蛋白质、黏多糖、软骨细胞和水分，弹性减弱，出现退行性变，故易发生椎间盘突出，尤其是腰椎间盘。另外，在骨骼的边缘会发生骨质增生，甚至形成骨刺，其多发部位是脊柱的椎体、髋和膝关节、跟骨等，是老年人容易发生颈椎病和骨性关节炎的主要原因。颈椎骨有骨刺形成或发生骨质增生，对老年人来说，属于正常生理变化，年至 60 岁时几乎 100% 有此种退行性变化，但并非都有症状。骨刺生成的位置不同，所造成的后果也不尽一致。例如，如果骨刺发生在颈椎骨后侧小关节突处，再有椎间盘退行性变及椎间隙变窄等变化，就要压迫或刺激从椎孔里出来的神经根，出现颈背、颈臂部疼痛等症状，这就是"神经根型颈椎病"。也有的骨刺长在椎骨侧面，压迫了向脑部供血的椎动脉，情况就比较严重，除在转动头颈部时，由于供血不足而出现眩晕外，还可能发生突然跌倒，这就是"椎动脉型颈椎病"。若在椎骨的后面有大的骨刺形成，则能压迫脊髓，会引起"脊髓型颈椎病"。

二、关节

骨关节（articulation or joint）也随着衰老的发展而发生退行性变化，随着日积月累的损耗，作为"关节垫子"的关节软骨的弹性降低并变脆。关节老化表现在关节软骨变性与骨质增生，关节软骨含水量和亲水性黏多糖减少，软骨素亦减少。关节软骨早在 21～30 岁即开始退化，软骨膜的通透性随年龄增长而减弱，以致发生软骨细胞营养障碍及软骨基质变性。软骨变性多出现在关节软骨的中心带，骨质增生出现在关节软骨的四周。由于软骨变硬失去弹性和骨刺的形成，关节囊周围韧带退变，使关节的灵活性降低，影响关节的运动。

老年人关节囊滑膜萎缩变薄，表面的皱襞和绒毛增多，滑膜的细胞质减少、纤维增多、基质减少，代谢功能减弱。关节囊滑膜沉积磷灰石钙盐或焦磷酸盐而僵硬。滑膜下层的弹力纤维和胶原纤维均随增龄而增多，因而滑膜表面和毛细血管的距离扩大，引起循环障碍，出现软骨损害。滑膜萎缩，变薄，基质减少，液体分泌减少，关节软骨、滑膜钙化、纤维化失去弹性，血管硬化，供血不足，加重变性，韧带、腱膜、关节素纤维化而僵硬，使关节活动受到严重影响，引起疼痛，骨质增生形成骨刺。

同时，关节腔内起润滑作用的滑液也随着年龄的增长而减少。这些变化，是老年人骨关节炎发生和发展的重要病理学基础。据报道，65 岁以上的男女，骨关节炎的患病率分别高达 80% 和 90%，且以髋、膝等负重关节发生率最高。同时，由于关节周围韧带纤维化等退行性变，以及滑囊变得僵硬等因素，老年人的下肢难以支持全身的重量，故时常感到站立不稳、活动困难，发生跌倒者也屡见不鲜。

三、骨骼肌

肌（muscle）老化主要是由于脱水造成细胞内液减少，组织间液增多，脂褐素沉积增多，表现为肌肉弹性消失，重量减轻，肌纤维逐渐萎缩、变细，肌肉变硬、肌力减退、反应迟钝、动作迟缓笨拙、易于疲劳和发生腰酸腿疼。面部、颈部和背

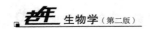

部肌肉的紧张度减低，腹肌变厚、腰围增大，手肌萎缩、消瘦，以手背显著。老年人的肌肉老化，除因活动量减少外，还受脊髓和大脑老化的影响。此外，因结缔组织增生可出现假性肌肉肥大。

运动系统的老化不仅影响老化部位的功能，同时影响机体的综合工作能力及对外界环境的适应能力。中年以后，肌肉的力量以每 10 年 10% ~ 20% 的速度递减，尤以腰部和下肢为明显，故中老年人容易感到腰痛。此时，由于肌肉的新陈代谢率降低，含能物质如肌糖原、三磷腺苷（ATP）等的储量下降，供血不足，肌肉的兴奋性、传导性和伸展性都在不断地减弱，故常常感到疲劳。运动系统的上述变化，一个重要的原因是老年人体力活动减少，发生了失用性变化。因此，为延缓运动系统的衰老过程，老年人一定要根据自身的特点，注意安排适当的体育锻炼和力所能及的体力活动。

四、运动系统老化与相关问题

运动系统复杂的生理功能与神经、循环、内分泌系统相关。老年人运动系统的改变和疾病的影响如肌肉痉挛、关节僵硬、活动减少，会给老年人带来许多健康问题。

（一）关节活动障碍

由于关节的弹性及伸缩性均降低，关节僵硬及骨质增生等，导致关节活动障碍。

（二）运动无力及神经运动功能迟缓

由于老年人肌纤维萎缩和肌肉变硬，使肌肉减退及肌肉弹性下降，出现运动和反射动作无力及迟缓。老年人行动及各项操作技能变得缓慢、不准确、不协调，甚至笨拙。

（徐　嫩　刘天蔚　李秀莲）

第六章　衰老的生物化学

生物在衰老过程中发生一系列错综复杂的生物化学变化，有些是生理性老化引起的，有些是疾病（属病理性）造成的，但两者之间很难截然分开。在生物化学的层面，新陈代谢的速度，酶的活性，细胞膜通透性，细胞器种类和其含量的变化都可以作为衡量细胞衰老的指标。细胞衰老过程中，新陈代谢速度会减慢，酶的活性降低，线粒体数量减少，膜通透性改变，使物质运输功能降低。总而言之，机体在衰老过程中，人体的组织成分，血浆活性成分，酶，微量元素和新陈代谢过程等都会发生相应的改变。

第一节　人体组织成分

随着年龄的增长，人体内各器官及组织细胞的功能出现退行性变化或衰退状态。人体组织成分的分布情况也会随着年龄的增长而发生变化。老年期机体组成成分突出的变化是体内脂肪组织明显增多，水分和细胞固体成分减少及器官功能下降。

一、脂肪组织增加

正常成年男性脂肪组织占体重的15%~20%，女性占30%~40%。老年人随着年龄的增长，新陈代谢逐渐减慢，耗热量逐渐降低，脂肪组织逐渐增加，其增加量与年龄、性别、遗传、地区、饮食习惯和进食量等有关。当老年人进食热量超过消耗量时，多余的热量就会转化为脂肪蓄积于体内，人体即逐渐肥胖起来。

胆固醇是脂肪的代谢产物之一，脂肪含量与血总胆固醇含量呈平行关系。因此，老年人体内脂肪增加时，血液中总胆固醇也相应增加。30岁时为（3.2±0.14）g/L，60岁时为（4.2±0.27）g/L。随年龄增长总血脂有上升的趋势。

二、细胞数量减少

在衰老过程中，各种细胞数量的减少一般是从成熟期以后开始的，细胞减少随增龄而渐加剧，75岁老人组织细胞减少约30%。由于老年人细胞萎缩、死亡及水分减少等，致使人体各器官重量和体重减轻，以肌肉、性腺、脾、肾等减轻较为明显，萎缩最明显的是肌肉组织。各种肌肉的功能一般从30岁后即开始下降，到老年期肌

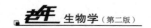生物学（第二版）

肉功能下降更为明显，肌肉弹性降低、力量减弱、易疲劳。老年人肌腱、韧带萎缩僵硬，致使动作缓慢，反应迟钝。

三、体液的分布变化

1. 体内水分总量减少　正常成年男性机体的总水量占体重的60%，女性约占50%，随着年龄增长逐渐减少。老年人总体液量无论男女均较青年人减少。60岁以上老年人机体的总水量男性约占体重的51.5%，女性占42.0%～45.5%，这可能是因为含水量少且代谢不活跃的脂肪组织增加，而含水量较多的肌肉组织减少，从而导致总水量减少（表6-1）。所以老年人用发汗退热药要注意发生脱水。

2. 血管内外液比例变化　一般血管内液体量是细胞外液的1/4。青年时血管内液约占体液总量的1/12，占体重总量5%；壮年及老年期血管内液约占体液总量的6%，故老年人血管内液较青年人相对要多。

由于机体细胞数量减少、细胞代谢下降及细胞内液的低张性，使水向细胞外转移，所以老年人的细胞内液相对减少，而血管内液相对增多，造成调节分布的缓冲作用减弱。细胞内液容易受血管内液量变化的影响。因此，老年人面对体液发生变动时的适应能力明显低于中青年人。

3. 细胞内外液分布变化　老年人细胞内液减少，而细胞外液增加，可能与细胞数减少有关。青年时细胞内外液比例约为2:1，壮年及老年时为1.5:1至1:1。

表6-1　不同年龄组总液体量

性别	年龄分组（岁）	体内总水量（L）
男	18～39（30）	35.0±3.7
	63～81（73）	27.6±2.7
女	21～36（26）	31.5±4.9
	63～80（73）	22.2±2.6

四、电解质状况改变

由于老年心、肝、肾、肺、缓冲系统及神经内分泌代偿能力的限制，在代谢方面的调节范围较年轻人窄，故对老年人水、电解质及对酸碱平衡紊乱较为容易发生。由各种疾病所造成的代谢紊乱对老年人健康的威胁有时还较疾病本身更重要，如老年人常仅因水、电解质紊乱或酸碱平衡紊乱而出现嗜睡、谵妄或失去知觉等严重表现，甚至可威胁生命。老年人体内电解质的变化主要是含钾量降低。钾在人体细胞内的浓度较高（150 mmol/L）。体内钾约半数分布于骨骼肌肉中，其余分布在实质器官和神经系统中。中性脂肪几乎不含钾。因此，老年人随着肌肉的萎缩、细胞的减少和脂肪的增多，体内含钾量也就相应地减少。据报道，20岁时男性和女性体内含钾量分别为 55 mmol/L 和 40 mmol/L，而到 60 岁时则分别降至 40 mmol/L 和 30 mmol/L。

此外，由于细胞数量减少，使老年人体内保钾能力减弱。细胞外液的钠不受年龄增长影响，因此，老年人细胞外钠无大变化。所以老年人患病时容易发生缺钾，也容易发生水肿。

低血钾症是老年人最常见且较难处理的一种电解质紊乱。据老年人尸检病例统计，发生低血钾者占 38.8%，而有低血钠者仅 16.0%。发生高血钾和高血钠者则相近。

老年人含钾水平的变化与很多临床病症关系密切，如肌肉无力、心律失常、洋地黄耐受性、立位低血压、肠功能徐缓、记忆力减退、感情变化等。但测定血钾并不一定低。钾主要存在于细胞内（占 97%~98%），因此，需测定细胞内钾的水平才有实际意义。

老年人易缺钾的原因有以下几点：细胞萎缩、数量减少；治疗药物的应用造成丢钾，如利尿药、缓泻药、皮质激素类和甘草制剂等；饮食不当，缺含钾多的蔬菜水果；病理情况，如腹泻、呕吐、肠瘘等造成消化道液丢失多，以及继发性醛固酮增多症等。

造成老年人缺钾的原因如此之多，临床表现常不典型，单一测定血清钾也可能正常，因此，在临床工作中对老年人应经常警惕缺钾问题，注意补钾治疗。

五、酸碱平衡问题

正常人调节体内酸碱平衡的 3 个主要因素是：碳酸与碳酸氢盐比值之正常平衡功能（$HCO_3/H_2CO_3 = 20/1$），肾脏产生碳酸氢盐的功能，血红蛋白缓冲系统功能。

老年人肾功能减退，又易患泌尿系疾病而损害肾实质，因而产生碳酸氢盐的功能也减低；老年人多贫血，血红蛋白缓冲系统功能也减低；老年人常呼吸增快，或排泄二氧化碳受阻，容易引起碳酸与碳酸氢盐比值的变化。因此老年人维持酸碱平衡的功能降低，一旦患病容易发生酸碱平衡失调。

老年人调节水电解质酸碱平衡的器官状况如下。

1. 肾脏 肾脏是人体调节水电解质酸碱平衡的重要器官。随着年龄的增长，肾实质逐渐发生退行性变，结果造成肾血流量和肾小球滤过率降低，肾及肾小管功能减弱。

（1）对水平衡的影响，老年人由于肾功能减弱，首先造成尿的浓缩稀释功能降低。因而老年人既容易发生水肿，也容易发生脱水。另外，当肾小管稀释功能降低时，必然造成对快速输液的负荷能力减低，同时在应用依靠排钠利水作用的治疗可能不起效应。因此，为了解老年人肾小管功能状况，应多做浓缩稀释功能观察。

（2）对钠、钾平衡的影响，正常肾脏保留钠的能力很强，肾小球滤出的钠大部

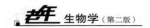

分由肾小管重吸收，从尿排出的钠仅占滤过钠的 0.6% 。因此，尿中钠排出的多少与血清钠水平相关。肾小球滤出的钾离子大部分在近端肾小管被重吸收（92%），钾的排出几乎完全靠远端肾远曲小管的分泌。肾小管细胞分泌钾是通过与管腔内的钠和氢离子的交换完成的，与血清钾水平无关。因此，即使严格控制饮食中钾的摄入，尿中每日仍恒定地排出一定量（约 3 g）的钾。说明肾脏保留钾的能力弱，老年人肾功能受损时，钾钠的平衡更易受到影响。

（3）对酸碱平衡的影响，碳酸氢盐的调节主要由肾脏完成。碳酸氢盐的排泄取决于血浆碳酸氢盐水平的高低、肾小球的滤过量及在肾小管与氢离子的交换。老年人肾小球和肾小管功能减退，必然造成酸碱平衡调节功能的减弱。

2. 肺　肺是机体调节水分的器官之一，肺通过呼吸丢失所谓的不显性失水，每日约 350 mL。肺又是调节酸碱平衡的器官之一，肺通过呼吸控制二氧化碳的呼出来调节血液中的碳酸浓度。老年人常因呼吸次数增加而使不显性失水增加。当发热和酸碱平衡失调时，水分丢失就更多。老年人患慢性支气管炎和肺部疾患时容易并发呼吸道阻塞，造成二氧化碳积聚，临床发生高碳酸血症和呼吸性酸中毒。

六、器官功能下降

除精神功能外，机体其他各项功能均随增龄而逐渐下降，功能降低总的特征是储备能力减少和对内外环境的改变的适应能力下降。体力活动时易心慌气短，活动后恢复时间延长。对冷、热适应能力减弱，夏季易中暑，冬季易感冒。一些年轻人很易应付的体、脑力劳动，老年人常难以负担。由于对体位适应能力减退，老年人血压波动大，老年人代谢能力低下，如经口或静脉注射葡萄糖负荷或静脉注射钙负荷。其高血糖或高血钙均持续时间较长，可见老年人的内环境稳定性较年轻人低。

此外，老年人的各种脏器的储备能力减弱，对环境的适应能力下降，易患各种慢性疾病，如糖尿病、高血压、感染、肿瘤等，都可能造成细胞变性凋亡，组织结构破坏，导致器官功能进一步下降，系统功能减退。因此，随着年龄增加和患有疾病程度、种类和共病的增加，从智力到身体运动功能都可能逐渐降低。

第二节　血浆活性成分

一、血浆蛋白质

血浆蛋白质（plasma protein）是指血液中的血球蛋白质以外的蛋白质，它们占血浆重量的 7% ~8% 。血浆蛋白质通常可被分解成氨基酸，被组织利用，重新合成蛋白质，也可氧化分解以供能量；已知肝脏合成血浆全部清蛋白和纤维蛋白原及部分球蛋白；另一部分球蛋白由浆细胞合成。正常情况下，机体保持血浆蛋白质水平稳定。每一种蛋白质要与血管外液维持动态平衡。血浆蛋白质是否渗出血管外取决于其分子质量的大小。血浆中每一种蛋白质的浓度取决于其合成、分解的平衡及其可利用代谢库的变化。

血浆蛋白质量早用区带电泳分成清蛋白，α、β和γ球蛋白。免疫电泳法发现，上述每一部分都包含许多成分，如α_1成分包括α_1-酸性糖蛋白、α_1-脂蛋白、α_1-抗胰蛋白酶、α_1-抗糜蛋白酶和甲状腺素结合蛋白等。目前已分离到100种以上不同的血浆蛋白，从电泳迁移率来看，分别属于清蛋白和各类球蛋白的范围。纤维蛋白原在血液流出血管时转变成纤维蛋白，是血凝块的基础。血浆蛋白能够参与物质运输，参与免疫系统和补体系统，参与血液凝固系统和血栓溶解系统，参与炎症反应，并具有维持渗透压、pH和营养源等作用。

有些血浆蛋白质随年龄的变化而改变。一般认为，总蛋白在儿童时开始上升，20~40岁达到高峰，60岁以后降到最低水平，而IgG和IgA上升。有人认为，老年人总蛋白变化的降低可能是由于肝功能下降、食物不足、营养不良或卧床休息所致（表6-2）。

表6-2 成人血浆蛋白正常范围及增龄的变化

蛋白质	正常范围	增龄变化
清蛋白	0.3~0.6 g/L	
血清类黏蛋白	0.4~0.7 g/L	
α_1-抗胰蛋白酶	0.15~0.6 g/L	
Gc球蛋白	1.5~4 g/L	
α_2-HS糖蛋白	1~3 g/L	
α_2-巨球蛋白	2~4 g/L	40岁以后升高
肝球蛋白	0.5~1.0 g/L	随年龄逐步升高，老年妇女升高最明显
运铁蛋白	0.01~0.03 g/L	稍微下降
Haemopexin	5~16 g/L	60岁后稍微下降或无变化
甲状腺素结合球蛋白	0.5~4.25 g/L	妇女无变化，男性40岁以后增加
IgG	0.5~1.8 g/L	50岁以后增加
IgA		老年人增加
IgM		降低或无变化
IgA	约0.3 mg/L	老年人增加

二、血浆脂蛋白

血浆脂蛋白是血浆中一类结构复杂的复合物，主要成分是脂类（包括甘油酯、磷脂、胆固醇及胆固醇酯）、蛋白质及少量糖类。血浆脂蛋白不仅是血浆运输脂类的形式，而且还有调节脂类代谢的作用。血浆脂蛋白根据其所含的成分不同而异。脂蛋白电泳：α-脂蛋白占 30% ~40%，β 脂蛋白占 60% ~70%。以超速离心法可将血浆脂蛋白分为 4 组：乳糜微粒（CM，$d < 0.95$ g/mL）、极低密度脂蛋白（VLDL，$d = 0.95 ~1.006$ g/mL）、低密度脂蛋白（LDL，$d = 1.006 ~1.063$ g/mL）、高密度脂蛋白（HDL，$d = 1.063 ~1.21$ g/mL）。

脂蛋白中脂质与蛋白质之间没有共价键结合，多数是通过脂质的非极性部分与蛋白质组分之间以疏水性相互作用而结合在一起。一般认为血浆脂蛋白都具有类似的结构，呈球状，在颗粒表面是极性分子，如蛋白质，磷脂，故具有亲水性；非极性分子如三酰甘油、胆固醇酯则藏于其内部。磷脂的极性部分可与蛋白质结合，非极性部分可与其他脂类结合，作为连接蛋白质和脂类的桥梁，使非水溶性的脂类固系在脂蛋白中。磷脂和胆固醇对维系脂蛋白的构型均具有重要作用。

血浆脂蛋白中的蛋白质部分称为载脂蛋白（apoprotein），载脂蛋白已知有几十种，主要有 A、B、C、D 和 E 5 类。Apo A 又分为 AI、A Ⅱ、AⅣ；Apo B 又分 B_{100} 及 B_{48}；Apo C 又分 CI、C Ⅱ、CⅢ等。载脂蛋白的主要功能是：①维持脂蛋白的分子结构及理化特性的必需成分；②与脂质结合后成水溶性物质才能运输到全身发挥作用；③调节与脂蛋白代谢有关酶的活性和中间脂蛋白与受体的作用。

不同血浆脂蛋白所含的载脂蛋白不同，Apo A 是高密度脂蛋白的主要成分，包括 Apo AI 和 Apo A Ⅱ。Apo B 则主要存在于 CM、LDL 和 VLDL 中。Apo C（包括 Apo CI、Apo C Ⅱ、Apo CⅢ）主要存在于 VLDL 中，HDL 中也有少量。Apo E 是中间密度脂蛋白的主要成分，至少有 Apo E_2、Apo E_3、Apo E_4 等形式。

三、血脂

血脂是血浆中的中性脂肪（三酰甘油）和类脂（磷脂、糖脂、固醇、类固醇）的总称，广泛存在于人体中。它们是生命细胞的基础代谢必需物质。一般来说，血脂中的主要成分是三酰甘油和胆固醇，其中三酰甘油（TG）参与人体内能量代谢，而胆固醇则主要用于合成细胞浆膜、类固醇激素和胆汁酸。三酰甘油是甘油与脂肪酸构成的脂肪，通常含有 2 ~3 种不同脂肪酸。食物中的三酰甘油经消化道酶水解后吸收，在小肠黏膜细胞中形成乳糜微粒（CM），进入胸导管，再汇入血液循环。内源性三酰甘油主要由肝脏合成，并以极低密度脂蛋白（VLDL）的形式分泌到血液中。

血浆中游离脂肪酸主要与清蛋白结合，由清蛋白将其转运到肝、骨骼肌和心肌。CM 和 VLDL 的三酰甘油中脂肪酸成分受食物脂肪的影响。血浆总胆固醇（TC）正常值 2.82 ~ 5.92 mmol/L（110 ~ 230 mg/dL），胆固醇酯约占总胆固醇的 2/3。血清三酰甘油 0.23 ~ 1.81 mmol/L（20 ~ 160 mg/dL）。磷脂 1.42 ~ 2.71 mmol/L（110 ~ 210 mg/dL）。血脂浓度会随着年龄的增长而增加，但是高龄老人高密度脂蛋白胆固醇和总胆醇水平相比低龄老人明显降低，说明不同的老龄化阶段的血脂成分存在不同的变化规律。

四、年龄、性别、地区、饮食等因素对血脂浓度的影响

血脂水平从青年人至老年人逐渐上升，女性从更年期开始上升幅度超过男性。50 岁以前男性 TC、LDL-C、TG 高于女性，50 岁以后女性高于男性。TC 与 TG 随着年龄增长而增高，至 60 岁达高峰，以后稍有下降，女性稍高于男性。老年人肥胖与血 TG、TC 成正比。有人对 48 000 名美国白人血清总胆固醇和三酰甘油浓度及性别和年龄的影响研究显示，在 10 ~ 20 岁时血浆胆固醇维持稳定，两性间无明显差异；20 ~ 50 岁两性间胆固醇均升高，男性比女性升高较多，以后男性保持平稳，而女性继续升高，55 岁后女性高于男性。血浆 TG 浓度在 10 ~ 20 岁时稍微升高，女性升高比男性多一些；20 ~ 50 岁男性升高比女性较快；65 岁时，两者相交；65 岁以上，两性均保持平稳。血脂随年龄上升的幅度因生活条件而异，在食物营养不充分的人群中不一定随增龄上升。北京居民调查中，老年人比青年人约高 30%，血脂高峰在 60 ~ 69 岁组，此后略有下降，至 80 岁以后降低明显，但有无下降及下降幅度大小也因老年人的健康状况及生活条件而异。

多进荤食比长期素食者 TC、TG 为高，多吃动物油或动物脏器等食物会使血 TC 升高，多吃糖类可使 TG 升高，而体力活动或运动常可使血脂下降。多食不饱和脂肪酸（如植物油）也使血脂下降。升糖激素如胰高血糖素、儿茶酚胺、生长激素等皆可动员体脂，使游离脂肪酸和 TG 升高。遗传基因、神经精神因素及某些药物也可影响血脂浓度。李晓莉等（1995）观察发现老年人长期（>1 年）服用维生素 E、维生素 C 能抑制脂质过氧化作用和降低 TG。吴悦陶等（1997 年）研究结果表明，老年高血压患者经过 3 个月规则运动，空腹及糖负荷后 1 h、2 h 胰岛素水平、血 TC、TG 及 LDL-C 较对照组降低（$P < 0.05$），HDL 较对照组增高（$P < 0.05$）。同时试验后两组血压均有降低。

VLDL 和低密度脂蛋白胆固醇（LDL-C）在男性和女性都随增龄而增加，直到 50 岁，其中男性稍高于女性。LDL-C 男性在 50 岁前维持平稳，而后稍微升高，但是仍低于女性。女性 HDL-C 比男性高，且随增龄逐步升高。近年来，研究资料说明，高血 TG，特别是当伴有 HDL-C 减低时，对冠心病的发生与发展具有重要意义。HDL-C 对冠心病保护作用的机制可能是：①胆固醇逆向运转，即促进胆固醇从血管

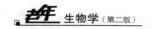

壁引出；②HDL-C 血浓度与某些致动脉粥样硬化因子，如中间密度脂蛋白（IDL）有负相关，所以 HDL 特别是其中的 HDL-2 亚型是抗动脉粥样硬化因子。LDL 可按其不同密度和大小分为 3 个亚型，其中 LDL-3 最小，有以下特点：①不易被受体识别和清除，在血浆中停留较久，半衰期长；②易穿入动脉内膜；③易被氧化，易被巨噬细胞摄入而形成泡沫细胞。因此，称 LDL 是致动脉硬化因子。

第三节　酶

酶是生物机体产生的一类特殊蛋白质，对生物体各种代谢过程具有催化作用，所以是生物催化剂，其特点是专一性强、高效，控制体内各种生化反应的速度和进程。在衰老过程中，细胞中很多重要代谢过程的酶的活性会降低，而利用某些抗氧化酶则能够延缓细胞的衰老。

一、乳酸脱氢酶

乳酸脱氢酶（lactate dehydrogenase，LDH）可使乳酸脱氢变成丙酮酸，由 4 个亚基组成，每个亚基相对分子质量约为 35 000，4 个亚基有两种类型，分别称为 H 亚基和 M 亚基。根据亚基的组成比例不同，LDH 可分成 5 种：H_4（LDH_1）、$H_3 M$（LDH_2）、$H_2 M_2$（LDH_3）、HM_3（LDH_4）和 M_4（LDH_5）。正常血清中 $LDH_2 >$ $LDH_1 > LDH_3 > LDH_4 > LDH_5$。McQuan 研究 280 个受试者，年龄 25～55 岁，发现血清酶活性随年龄逐步增加。各个年龄组女性的酶活力均大于男性。有人发现肌肉中的 LDH 活力随肌肉活动的减少而降低。老年人肌肉酶活力较低是由于他们不太活动的生活方式所造成的。据 Kanungo 和 Simqh 报道，大鼠脑中的乳酸脱氢酶在出生后 30 周时活性最高，而后下降。有的学者认为，随着老化脑中 LDH 和苹果酸脱氢酶（MDH）无量的变化。

二、超氧化物歧化酶

超氧化物歧化酶（superoxide dismutase，SOD）是清除体内自由基的主要酶类之一，一些实验证明，SOD 活性随年龄增长而下降。有人测试 4～97 周岁的 1836 名男女健康人血浆和红细胞中 SOD 活性，证明 SOD 活性随增龄而下降，还证明 SOD 活性与性别、体重、血压无关。关于正常人红细胞中 SOD 活性随增龄变化见表 6 – 3。但有人报告，19～59 岁的人红细胞中 SOD 活性随增龄而降低，但 60 岁以后并不继续降低。冷兴文等（1997）对维吾尔族百岁老人健康状况与血液自由基浓度及抗氧化酶的关系研究中，发现百岁健康老人血清总超氧化物歧化酶（T-SOD）和硒谷胱甘肽过氧化物酶（Se-GSHPx）活性较中青年对照明显升高，推测与其饮食富含硒及高维生素有关。欧芹等（1997）研究发现，随增龄小鼠皮肤、肝脏组织中 SOD 活性下降，过氧化脂质（LPO）含量增加；皮肤和肝脏组织胶原的含量随增龄下降。

除 SOD 外，许多学者还对不同年龄的人和大鼠红细胞中的谷胱甘肽过氧化物酶、不含硒的谷胱甘肽转硫酶和过氧化物酶进行了研究，结果表明，这些酶活力随增龄而降低，一般在 60 岁以后明显下降，维持一定水平（表 6 - 3）。

表 6 - 3　正常人红细胞 SOD 含量与年龄的关系

年龄组（岁）	N	SOD 含量（μg/g，血红蛋白，$X \pm S$）
20 ~ 29	10	117.00 ± 28.80
30 ~ 39	11	117.00 ± 17.80
40 ~ 49	19	118.04 ± 28.86
50 ~ 59	40	108.33 ± 28.58
≥60	20	84.41 ± 21.65

三、Na$^+$-K$^+$-ATP 酶

老年人 Na$^+$-K$^+$-ATP 酶（Na$^+$-K$^+$-ATPase）含量下降，其活性比年轻人低约 56%。Na$^+$-K$^+$-ATP 酶执行阳离子主动运输功能。维持细胞内 Na$^+$、K$^+$浓度的相对恒定，保持细胞内外环境的适当渗透压；使去极化的神经肌肉细胞恢复极化，保持神经肌肉适当的兴奋性和传导性等，对机体生理功能具有重要意义。老年人由于 Na$^+$-K$^+$-ATP 酶活力下降，使 Na$^+$、K$^+$在细胞内外两侧转移率下降。在阳离子主动运转时，ATP 被水解并伴随着产生热量，ATP 酶活力下降，产热量减少，因而老年人畏寒怕冷。细胞代谢所产生的能量相当大的一部分被转运活动所利用。所以主动性 Na$^+$、K$^+$转运是决定代谢速度的一个重要因素。有人报道，随着老化，骨骼肌中的 ATP 酶活性下降，但肝中却不变。红细胞糖酵解过程比较活跃，为离子转运提供所需能量。同时，ATP 水解产生 ADP 和无机磷酸则对糖酵解的一些关键酶有激活作用，可见 Na$^+$-K$^+$-ATP 酶活性调节可赋与细胞必需的生命力。

四、碱性磷酸酶

碱性磷酸酶（alkaline phosphatase，AP）活性随年龄的增加而升高，骨和肝酶活力的增龄变化见表 6 - 4。

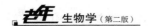生物学（第二版）

表6-4 血清中总 AP 活力及肝脏和骨的 AP 活力正常范围

单位：μmol/（L·s）

年龄	总 AP 活力肝性	AP 活力骨性	AP 活力
17～19 岁	1.00～4.68	0.33～1.84	0.33～3.17
20～29 岁	1.00～3.67	0.33～1.84	0.33～2.34
30～39 岁	1.00～3.34	0.33～2.0	0～2.0
40～49 岁	1.09～3.34	0.33～2.17	0～1.84
50～59 岁	1.25～3.84	0.50～2.34	0.08～2.0
60～69 岁	1.50～4.34	0.67～2.59	0.08～2.51
70～79 岁	0.75～4.84	0.84～2.84	0.17～2.84

五、单胺氧化酶

单胺氧化酶（monoamine oxidase，MAO）主要存在于脑、肝、血小板和血清中，参与体内单胺类物质和儿茶酚胺类的代谢。MAO 有 A、B_2 种类型，位于神经细胞轴突中的为 A 型，位于雪旺细胞液中的为 B 型。实验证明 MAO-B 与人类衰老关系密切。MAO-A 基因位于染色体 X P21～P11 位点，MAO-B 基因也定位于该区，两个基因位点相距很近。现已发现，人 45 岁后，脑中的 MAO-B 活性急剧上升，并随增龄而继续增高，MAO-A 活性与年龄无关。

六、碳酸酐酶

科学家近期发现了一种在人体老化进程中起重要作用的蛋白质——碳酸酐酶（carbonic anhydrase）。研究人员利用双向凝胶电泳技术，从年轻人大脑和中年人大脑的脑细胞线粒体中分离出了碳酸酐酶，并进行对比。由于线粒体是细胞内制造能量的场所，可以将呼入的氧气转化为能量供肌体所需，故其对脑细胞的供能十分重要。对比结果显示，中年人的大脑细胞的碳酸酐酶水平远远高于年轻人。此外，在有神经退行性疾病的早期人群中，碳酸酐酶的水平也很高。由此可见，碳酸酐酶水平升高是有害的，与衰老密切相关。大脑的衰老导致认知功能下降，影响人的记忆能力、反应能力和多种技能，最终导致痴呆。该发现不仅有助于研发延缓衰老的新药，对治疗与衰老相关的疾病也有着重大意义。

七、CD38 酶

研究人员发现，一种称为 CD38 的酶可以减少衰老过程中的烟酰胺腺嘌呤二核苷酸（NAD），这一过程与年龄增长的代谢下降有关。研究发现小鼠和人类体内随着年龄的增加 CD38 也增加，而人们的新陈代谢和代谢功能都会有所下降。CD38 酶存在于炎症细胞中，直接参与介导年龄相关的 NAD 下降过程。比较 3 月龄和 32 月龄的小鼠，研究人员发现在自然老化过程中通过对组织器官的测试发现老龄小鼠中 CD38 的含量增加了至少 2 倍，包括肝脏、脂肪、脾脏和骨骼肌。研究者比较了年龄约在 34 岁组的人群和约 61 岁组的人群。研究人员对人群的观察结果类似于小鼠，研究人员发现老年组脂肪组织中 CD38 含量增加了 2.5 倍。未来的研究将会开发一种化合物来抑制 CD38 的功能，增加老龄化过程中 NAD 的含量。

第四节　微量元素

微量元素（trace element）在人体中存在量极少，通常指低于人体体重 0.01% 的矿物质。

微量元素是相对主量元素（大量元素）来划分的，根据寄存对象的不同可以分为多种类型，目前较受关注的主要是两类，一种是生物体中的微量元素；另一种是非生物体中（如岩石中）的微量元素。在当代以其广泛的生物学作用、生理功能及临床诊断治疗价值吸引了地球化学、医学地理、农业、环境保护、分子生物学、生物化学、营养学、免疫学、遗传学、药理学、地方病学、老年医学、肿瘤学等许多基础医学及临床医学领域的学者，并取得许多令人瞩目的进展。微量元素在许多疾病的病因学、发病学、诊断学、防治学方面具有重要的意义。人体微量元素的代谢与临床疾病的发生和发展有一定的内在联系。老年人由于多种原因容易发生人体微量元素的缺乏而导致疾病的发生。

一、微量元素的概念

自然界存在 100 余种化学元素，构成人体的元素有 60 余种，其中较为清楚的有 25 种，分为常量元素（占人体总重量 1/10 000 以上）和微量元素（占人体总重量的 1/10 000 以下者）。常量元素是构成机体组织和起电解质作用的化学元素，占人体体重的 99.99%，包括氢（H）、氧（O）、氮（N）、碳（C）、硫（S）、钾（K）、钠（Na）、氯（Cl）、钙（Ca）、磷（P）、镁（Mg）11 种；微量元素是机体合成酶、激素、核酸等调节生命代谢必需的化学元素，称为必需的微量元素，占人体体重的 0.01%，包括铁（Fe）、碘（I）、锌（Zn）、铜（Cu）、锰（Mn）、硒（Se）、铬（Cr）、钼（Mo）、钴（Co）、氟（F）、锶（Sr）、锡（Sn）、镍（Ni）、钒（V）14 种。正常情况下，这些微量元素通过机体的吸收、代谢、储存、排泄等功能都能维持在一个正常的水平。此外，非必需的微量元素中属于可能必需的有铷、砷、锶、硼、锗；属于无害的有钡、钛、铌、锆等；有害的微量元素有铋、锑、铍、镉、汞、

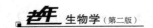

铅、铝等。

微量元素虽然在人体内的含量不多，但与人的生存和健康息息相关，对人的生命起至关重要的作用。它们的摄入过量、不足、不平衡或缺乏都会不同程度地引起人体生理的异常或发生疾病。尽管它们在人体内含量极小，但它们对维持人体中的一些决定性的新陈代谢却是十分必要的。一旦缺少了这些必需的微量元素，人体就会出现疾病，甚至危及生命。比较明确的是约30%的疾病是直接由微量元素缺乏或不平衡所致。如缺锌可引起口、眼、肛门或外阴部红肿、丘疹、湿疹。又如铁是构成血红蛋白的主要成分之一，缺铁可引起缺铁性贫血。国外曾有报道：机体内含铁、铜、锌总量减少，均可减弱免疫机制（抵抗疾病力量），降低抗病能力，助长细菌感染，而且感染后的病死率亦较高。微量元素在抗病、防癌、延年益寿等方面都还起着非常重要的作用。

表6-5 人体内微量元素的含量

微量元素	体内存量	微量元素	体内存量
铝（Al）	60 mg	锰（Mn）	12~20 mg
砷（As）	1~2 mg	汞（Hg）	13 mg
钡（Ba）	20 mg	钼（Mo）	10 mg
镉（Cd）	50 mg	镍（Ni）	10 mg
铬（Cr）	6 mg	铷（Rb）	320 mg
钴（Co）	1.5 mg	硒（Se）	6~12 mg
铜（Cu）	80~100 mg	硅（Si）	2~3 mg
氟（F）	3 mg	锶（Sr）	320 mg
碘（I）	11 mg	锡（Sn）	17 mg
铁（Fe）	3~5 mg	钒（V）	1.5 mg
铅（Pb）	120 mg	锌（Zn）	2~3 mg

必需微量元素的必备条件是：维持生物生命、发育、繁殖所必需；在体内的含量与铁等量，或等量以下，含量极少；每日摄取量低于100 mg的元素。目前，对某些必需微量元素的人体需要量尚不很清楚，人体缺乏某些微量元素所引起的疾病表现尚未完全了解，如锡、钒、硅等。已知的人体内微量元素的含量和必需微量元素需要量见表6-5和表6-6。

表 6 - 6　必需微量元素人体每日需要量

元素	需要量（mg/d）	元素	需要量（mg/d）
铁	10 ~ 18	钼	0.1
碘	0.014 ~ 0.1	硒	0.03 ~ 0.06
铜	1.0 ~ 2.8	铬	0.29
锰	3 ~ 9	氟	0.5 ~ 1.7
锌	10 ~ 15	镍	0.05 ~ 0.08
钴	0.02 ~ 0.16		

二、微量元素的一般生物功能

1. 微量元素与酶的关系　酶是一种生命现象及生物化学反应的基础。人体内发现的近 1000 种酶中有 50% ~ 70% 的酶含有微量元素或以微量元素的离子作为激活剂。已知锌与上百种酶有关，铁与数十种酶有关，锰和铜亦与数十种酶有关。钼与黄嘌呤氧化酶等有关，硒与谷胱甘肽过氧化物酶等有关。因此，微量元素充当生物体内各种酶的活性中心，促进新陈代谢。酶在生物体内是许多化学反应必不可少的催化剂，而许多微量元素却是酶的组成部分或激活剂，如锌与 200 多种酶的活性或结构有关。

2. 微量元素构成体内重要的载体及电子传递系统　铁参与组成血红蛋白、肌红蛋白，运输和储存氧；铁构成的细胞色素系统（细胞色素 b、细胞色素 C_1、细胞色素 C、细胞色素 aa_3、细胞色素 b_5、细胞色素 P_{450} 等）是重要的电子传递物质；铁硫蛋白作为呼吸链中的电子传递体。

3. 参与激素和维生素的合成　钴组成维生素 B_{12}，碘构成甲状腺激素 T_3、T_4，锌可以促进性激素的功能，铬可促进胰岛的作用等，因而微量元素与代谢的调控有密切关系。

4. 其他　微量元素影响免疫系统的功能，影响生长及发育锌影响生长发育，能增强免疫功能，硒能刺激抗体的生成，增强机体的抵抗力。如硒具有抗氧化，保护红细胞的功用，并发现有预防癌症的作用。

三、微量元素与疾病

（一）锌（zinc，Zn^{2+}）

1. 生理代谢　含锌丰富的动物食品有瘦肉、家禽和鱼，植物食品有豆类和谷类，蔬菜和水果含锌很低，饮水中含锌量也很低。正常人人体每日需锌 15 mg，从普通膳食中每日摄取 10 ~ 15 mg 锌，吸收率为 20% ~ 30%（2.5 ~ 4.0 mg），主要在小肠内和胰腺分泌的小分子量配体——前列腺素 E_2 结合后，经小肠上皮细胞吸收，进入毛细血管后由血浆运输至肝及全身，由粪便排出 11.8～13.7 mg，尿排出 0.6～0.8 mg。

正常成人体内含锌 2～2.5 g，平均 2.3 g。男性比女性稍高，锌以视网膜、前列腺及胰腺中的浓度最高，在肌肉及骨骼中储存。肌肉内储锌全身锌的 62.2%，骨中的锌占全身体内锌的 28.5%。成人血清锌浓度：男性（17.2±2.8）μmol/L，女性（16.6±2.4）μmol/L。成人头发锌含量：男性（133.2±37.6）μg/g，女性（219.2±72.9）μg/g。血清锌低于 10.7 μmol/L 为明显缺锌。

2. 生物功能 锌是组成金属蛋白的基本成分，是多种酶活性中心必不可少的元素，并在酶促反应中起辅因子作用。含锌的金属酶有碳酸酐酶、羧肽酶、超氧化物歧化酶、氨基乙酰丙酸脱水酶、碱性磷酸酶、醇脱水酶、DNA 聚合酶、RNA 聚合酶等。锌在胶原合成中起辅因子作用，故锌为组织再生所必需的物质。锌是组织中高分子和复杂物质（如核糖体、细胞膜和微管结构等）的必需成分，缺锌可导致胸腺嘧啶激酶和 DNA 聚合酶活性降低，造成 DNA 转录和 RNA 翻译失调，使细胞分裂和分化过程受损。促进机体生长发育，促进核酸及蛋白质的生物合成，增强免疫及吞噬细胞的功能，抗氧化、抗衰老及抗癌作用。

3. 缺锌的表现 缺锌对细胞免疫和体液免疫均有影响，可造成免疫功能障碍，病人易于感染。胶原合成障碍，伤口愈合延缓。味觉、嗅觉敏感性下降和夜盲等特殊感觉功能障碍。性功能减退、肾上腺类固醇激素和生长激素分泌紊乱等内分泌功能障碍。还可出现食欲缺乏、皮炎和脱发等。

4. 锌过多的影响 锌摄入过量可出现低密度脂蛋白（LDL）增高和高密度脂蛋白（HDL）降低等毒性反应。

（二）铜（copper，Cu^{2+}）

1. 生理代谢 临床上可测定血浆铜蓝蛋白的氧化酶活性，亦可测定血浆铜蓝蛋白和血清铜。

（1）血浆铜蓝蛋白：正常成人在 25～43 mg/dL，在肝豆状核变性（Wilson 病，为铜在肝、脑等组织中沉积的慢性内源性铜中毒，为常染色体性隐性遗传性疾病）和 Menke 综合征（以中枢神经病变为主的、头发卷曲色浅为特征的婴幼儿缺铜性遗传疾病）时明显减低。

（2）血浆铜蓝蛋白氧化酶活性：正常人在 66～140 U/L。心肌梗死、传染病、肝癌及转移性肿瘤患者明显升高，Menke 综合征及 Wilson 病时显著降低。

（3）血清铜：成人在 105～114 mg/dL，女性稍高于男性。

（4）尿铜：24 h 在 70 μg 以下，肝豆状核变性、肾病综合征、急性铜中毒、急性病毒性肝炎、肝硬化时尿铜增加。

（5）毛发铜含量较为恒定，能反映机体营养状态，正常成人平均值 9.5 ~ 23 μg/g。

（6）铜的代谢：铜主要参与造血及酶的合成。正常人体内含铜 100 ~ 200 mg，平均 150 mg 左右，50% ~ 70% 的铜存在于肌肉及骨骼内，20% 存在于肝。肝是重要的储铜库，5% ~ 10% 的铜分布于血液中，微量的铜以酶的形式存在于组织中。一般成年人每日从食物摄取 2 mg 铜已能满足生理需要，富含铜的食品是牡蛎、蛤类、小虾及动物肝肾等。正常人每天从各种渠道排泄铜 2 mg 左右，肠管可能通过含铜复合物的上皮细胞脱落而排泄铜。

人体需铜量每日 2 mg。铜经消化道摄入后 20% ~ 25% 由肠道吸收，约 75% 经粪排出，约 5% 由尿排出。铜进入体内先以离子形式存在于血浆，并与清蛋白共价键松散结合，随后入肝与 α_1 球蛋白结合成铜蓝蛋白，再从肝进入血液。铜在体内主要存在于肝、心、肾、毛发、血液和大脑，其次是脾、肺、肌肉和骨骼。

血浆铜正常值 10.0 ~ 25.7 μmol/L，正常红细胞含铜 15.7 μmol/L。铜以两种形式存在，可弥散铜与血清铜维持平衡；不可弥散部分为牢固结合的红细胞铜蛋白（erythrocuprein）和血铜蛋白（hemocuprein）。

2. 生物功能

（1）参与造血及铁的代谢：铜主要影响铁的吸收，促进储存铁进入骨髓，加速血红蛋白及铁卟啉的合成。铜还促进幼稚红细胞的成熟，使成熟红细胞从骨髓释放进入血液循环。

（2）构成体内许多含铜的酶（如丁酰辅酶 A 脱氢酶、酪氨酸氧化酶、尿酸氧化酶、超氧化物歧化酶等）及含铜的生物活性蛋白质（如血浆铜蓝蛋白、血铜蛋白、肝铜蛋白、乳铜蛋白等）。

（3）与 DNA 结合，在 DNA 两条链中形成架桥，形成金属络合物，与维持核酸结构的稳定性有关。

（4）铜参与赖氨酸氧化酶的组成，促进弹性蛋白及胶原纤维中共价交联的形成，维持组织的弹性和结缔组织的正常功能。

（5）含铜酶大部属氧化酶类，如细胞色素 C 氧化酶、酪氨酸酶、多巴胺-β-羟化酶、胺氧化酶等，这些酶类参与儿茶酚胺类激素的代谢、黑色素的生成及神经递质的代谢，因而对中枢神经系统的功能、智力及精神状态、防御功能及内分泌功能等均有重要影响。

铜是组成体内某些酶的必需成分。含铜的酶有：细胞色素 C 氧化酶，为胶原蛋白交联酶；超氧化物歧化酶，清除氧化还原时有害的自由基中间产物；酪氨酸酶，涉及酪氨酸转化为黑色素；多巴胺羟化酶，催化多巴胺形成去甲肾上腺素。铜的主要生物功能是：活化血红蛋白，促进铁在体内的吸收和利用；参与电子传递、弹性蛋白合成、结缔组织代谢、嘌呤代谢及磷脂和神经组织的形成等过程；参与免疫反应。

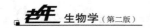

3. 缺铜的表现 铁代谢缺陷，低血色素小细胞性贫血；主动脉壁弹性蛋白明显减少，形成夹层动脉瘤；胸腺重量下降，血清抗体水平降低；胶原蛋白交联受阻，骨骼变形，容易骨折；多巴胺羟化酶活性减弱，神经髓鞘发育异常；酪氨酸酶活力减弱，皮肤色素沉着。

4. 铜过高的表现 加剧动脉粥样硬化；引起急性溶血性贫血。

（三）硒（selenium，Se^{2+}）

1. 生理代谢 成人每天摄入硒 $50 \sim 200$ μg，最大耐受量 500 μg，儿童每天摄入量 $10 \sim 120$ μg。含硒丰富的食物是海产品和肉类（$0.01 \sim 0.4$ mg/kg），其次是谷类（0.24 mg/kg），乳制品含量较少（0.07 mg/kg）。硒在植物中以甲硫丁氨酸硒（selenomethionine）形式存在，很容易从胃肠道（回肠）吸收。口服甲硫氨酸硒 24 h 排出 90% 以上（尿 81%，粪 4%）。

2. 生物功能 硒通过对含硒酶的激活，分解有害过氧化物，保护细胞膜。含硒酶最重要的是硒谷胱甘肽过氧化物酶（Se·GSHPx）。因此，测定 Se·GSHPx 的活性是了解缺硒者体内硒水平的可靠指标。人体组织含 Se·GSHPx 量：心脏 $149.3 \sim 156.6$ U/g，骨骼肌 $118.7 \sim 196.7$ U/g，肝脏 $57.4 \sim 124.3$ U/g。全血 Se·GSHPx 值：（61.2 ± 10.0）U/g。红细胞 Se·GSHPx 活性：17.5 U/（g·Hb）。硒是很好的抗氧化剂，能够保护人体细胞的完整性，刺激免疫球蛋白和抗体的产生，增强机体的抗病力，降低毒性微量元素如汞、砷的毒性；从而有效地改善中老年人体力衰退、视力下降、精神抑郁、失眠健忘、老年斑等症状，用于防治动脉硬化、冠心病、高血压、肝炎、肝硬化、克山病、大骨节病等。

3. 缺硒的表现 特发性心肌病（克山病），临床有多发性房室期前收缩、室颤猝死，尸解可见心脏扩大、重量增加，心肌细胞坏死纤维化。肌肉痛，见于长期接受胃肠道外营养，以及因 Crohn 病影响回肠吸收硒的患者，也见于土壤和蔬菜缺乏硒的地区的人群。肝硬化和肝癌患者血硒也降低。

4. 硒中毒的表现 过量摄入硒可引起中毒。一般血硒高于 313 μg/L 即可发生硒中毒。临床表现为指甲毛发脱落，牙病，以及皮肤和神经系统疾病。

（四）锰（manganese，Mn^{2+}）

1. 生理代谢 人体锰主要来源于植物食品，如绿叶蔬菜、谷类、坚果类和茶叶等，动物食品含锰很少，锰在食物中以有机络合物形式存在。成人每日锰需要量为 $3 \sim 9$ mg。每日从一般食物摄入锰 $0.7 \sim 22$ mg，吸收率为 3% $\sim$ 4%。锰摄入后主要在十二指肠吸收，但吸收很少，约 97% 随粪排出。进入血后与 β_1-球蛋白或"运锰蛋白"结合后，迅速运至全身富含线粒体的细胞中，血锰 $5 \sim 15$ μg/L。锰主要在肝脏代谢，肝细胞溶酶体向胆汁内排泄锰，由胆道排泄，小部分随胰液进入肠道。

成年男性体内锰总量为 10～20 mg，分布于一切组织，相对集中于脑、肾、肝和胰腺。成人红细胞含锰量，男性（491.4±112.8）nmol/L，女性（749.8±120.1）nmol/L，平均（575.1±167.4）nmol/L。锰含量与年龄和性别关系密切，初生婴儿红细胞锰高于成人 3～4 倍，但出生后很快下降，约 1 岁前趋于稳定。青年期男性明显低于女性，至成年期差别更大，并一直延续至老年期。

2. 生物功能　锰分布于细胞内线粒体中，其生物功能有：参与酶活性基团组成，含锰的金属酶有丙酮酸羧化酶、超氧化物歧化酶、RNA 聚合酶、脯氨酸肽酶和精氨酸酶等，具有促进人体性激素合成、抗衰老、抗癌的作用。作为酶的激活剂，调节酶的活性，在体外锰可激活水解酶、脱酰酶、脱羧酶、转移酶、肽酶、多糖聚合酶、腺苷酸环化酶和碱性磷酸酶等百余种酶。参与核酸和蛋白质代谢，主要是激活 RNA 依赖性 DNA 多聚酶，与 DNA 牢固结合，起稳定 DNA 二级结构和传递信息作用。参与造血、卟啉合成、改善机体对铜的利用。

3. 缺锰的表现　共济失调、帕金森氏综合征、癫痫等神经功能紊乱症状；严重低胆固醇血症、低凝血蛋白等糖、蛋白和脂质代谢障碍，临床表现为皮炎、指甲毛发生长受阻、头发变红、体重下降等。补充维生素 K 后仍不能提高凝血蛋白水平，可作为缺锰的间接依据。此外，缺锰可引起骨骼异常，心肌和肝细胞线粒体结构受损，血 AKP、Mn 依赖性 SOD 和肝精氨酸酶活性降低。

4. 锰中毒的表现　锰经口入一般不会中毒，但粉尘吸入可中毒。慢性锰中毒早期表现为锥体外系神经系统损伤综合征，中晚期表现为平衡失调、精细运动障碍、语言模糊、面部痉挛、肢体发硬等。补充锌、铁、硒可预防锰中毒。

（五）铬（chromium，Cr^{2+}）

1. 生理代谢　铬是人体必需的微量元素之一，18 世纪末由法国化学家 Louis Vauquelin 首次发现并命名，在机体的糖代谢和脂代谢中发挥特殊作用。无机铬经口入吸收率仅 1.8%，大部分从粪排出。故每日需铬 50～200 μg，吸收 0.6～0.2 μg 即为正常。三价铬与烟酸、甘氨酸、谷氨酸和半胱氨酸组成有生物活性的有机复合物葡萄糖耐受因子（GTF）较易被吸收。故用活性铬 GTF 每日仅需 4 μg。食品中啤酒酵母和内脏肝肾含铬多。

2. 生物功能　铬是胰岛素的"协同激素"，铬以 GTF 形式增强胰岛素的作用。铬作用于细胞膜上胰岛素敏感部位，参与葡萄糖氧化和形成脂肪等代谢过程。因此，缺乏铬可导致糖代谢紊乱，LDL 和胆固醇增高，促使血管受损和动脉粥样硬化的形成。活性铬 GTF 作为协同激素通过对胰岛素活性的影响，改善葡萄糖的利用，分解出 ATP 维持 Na-K-ATP 酶的活性，改善心肌缺氧状态。一些证据表明，铬还能增加胆固醇的分解和排泄，调节脂类代谢，从而改善血脂状况。

3. 缺铬的表现　血脂升高；动脉受损，平滑肌细胞增殖，促进动脉粥样硬化的

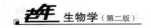

形成；引起糖尿病和神经病变等。因此，老年人缺铬时易患糖尿病和动脉粥样硬化，还可引起高血脂病、动脉粥状硬化，生长迟缓及缩短寿命等。补铬有逆转上述现象的作用。

（六）镍（nickel，Ni^{2+}）

1. 生理代谢　成人每天饮食中含镍 0.3～0.5 mg，每天镍需要量 0.3～0.5 mg。每天摄入可溶性镍 250 mg 会引起中毒，慢性超量摄取或超量暴露，可导致心肌、脑、肺、肝和肾退行性变。但镍的需要量与中毒量相差很大，一般不会因膳食引起镍中毒。镍主要存在于脑、脊髓、肺和心脏，血镍正常值为 0.7 $\mu mol/L$。

2. 生物功能　镍参与一些酶的合成，含镍酶的主要作用为：作为胰岛素的辅助因子，参与糖代谢中葡萄糖转化为糖原的过程；镍在细胞中聚集于核酸部分，有抵御 RNA 和 DNA 降解、维持结构稳定的作用；镍可刺激垂体对 GH、TSH 和 ACTH 的释放。

3. 缺镍的表现　血糖、血清蛋白、血胆固醇和 β 脂蛋白降低；毛发不旺，皮肤多鳞变硬；生长抑制，发育异常；动物实验见肝细胞超微结构改变，肝和骨锌、铜含量减少，加重缺铜、缺锌的症状。

（七）镉（cadmium，Cd^{2+}）

1. 生理代谢　人类日常接触镉的途径是食物和香烟。一般植物食品含镉不超过 0.2 mg/kg 鲜重，含镉的蔬菜莴苣、菠菜、胡萝卜等平均不超过 0.2 mg/kg，含镉较高的食品是水生贝壳类（0.2～0.3 mg/kg）和动物内脏（>0.5 mg/kg）。

镉平均吸收量是摄入量的 5%，故从食品中每日吸收 0.24～5.04 μg。WHO 建议镉摄入最大耐受量 400～500 μg/周，儿童 <200 μg/周。

2. 镉与肝肾损伤　镉对肝细胞的毒性是由于镉分布于线粒体内膜，使其 ATP 酶和胆碱酯酶活性降低所致。慢性镉中毒可引起甲状旁腺素分泌增多和维生素 D 代谢紊乱，导致肾小管损伤，造成肾性骨软化症的"疼痛症"。

3. 镉与心血管疾病　接触氧化镉的人心血管病发病率高于一般人群 4 倍。实验证明，镉可使心脏增重，心肌受损，心肌 GSHPX 和 SOD 活性降低。硒是镉最有效的拮抗剂。

4. 镉与免疫功能　镉干扰有丝分裂原和淋巴细胞表面受体的结合，降低脾淋巴细胞转化率。锌可阻止镉对淋巴细胞转化的抑制作用。

5. 镉与癌症　大鼠肺癌自发率为 1%，吸入镉 50 $\mu g/m^3$ 时肺癌发生率高达 71.4%，且大部肿瘤为多发性。皮下注射镉见局部发生肉瘤和睾丸网织细胞瘤。锌、钙、镁具有拮抗和防止镉的致突变性。

（八）硅（silicon，Si^{4+}）

1. 生理代谢　硅是人体必需的微量元素之一，占体重的 0.026%。硅在结缔组织、软骨形成中是必需的，能将黏多糖互相联结，并将黏多糖结合到蛋白质上，形成纤维性结构，从而增加结缔组织的弹性和强度，维持结构的完整性。由于没有人体硅需要量的实验资料，因此难以提出合适的人体每日硅的需求量，由动物实验推算，硅若易吸收，每天人体的需要量可能为 2~5 mg。但膳食中大部分的硅不易被吸收，推荐摄入量每天为 5~10 mg，可以认为每日摄入 20~50 mg 是适宜的。高硅饮食的人群中曾发现局灶性肾小球肾炎，而经呼吸道长期吸入大量含硅的粉尘，可引起硅沉着病（矽肺）。

2. 硅与结缔组织病　硅植入人体后可造成多种免疫反应性结缔组织病。根据临床表现分为两类：一类是明显的结缔组织病，占 52.2%，包括红斑狼疮、类风湿关节炎、干燥综合征、桥本慢性甲状腺炎、进行性全身性硬化症等。另一类尚不能确诊为结缔组织病，但具有自身免疫病症和免疫化验异常，占 47.8%，包括关节痛、局部淋巴结肿、血清球蛋白升高、红细胞沉降率加快、类风湿因子阳性等。硅植入体内尚可侵及全身多种器官，包括脑、肾、肝、肺、胰腺、肾上腺、卵巢和淋巴结等，形成硅肉芽肿；还可致高热、急性肺炎和肾炎。

3. 硅与中枢神经疾病　硅与帕金森病、肌萎缩侧索硬化和早老性痴呆等有关。这些患者脑海马区神经细胞体和轴突中不仅含钙和铝，而且含有硅（干重 3 g/kg），但对照组相应的脑组织未测出硅的存在。以能量弥散 X 线微量分析法在老年斑中心区测得硅和铝，经高速解析磁共振技术处理显示，硅和铝以硅化铝（alumino silicate）的形式存在。

4. 硅与动脉粥样硬化　老年人主动脉粥样硬化斑块处硅的含量较正常无病变的主动脉内膜处的硅含量明显降低。硅能增强血管的弹力纤维，特别是内膜弹力层，可构成一道屏障以阻碍脂质内侵。因此，硅抗动脉粥样硬化的作用可能就是由于硅能起到保持弹力纤维和间质完整性而防止粥样硬化斑块的形成。

5. 硅与恶性肿瘤　动物实验证明，硅有抑制肉瘤生长和预防肉瘤转移的作用。

（九）铝（aluminum，Al^{3+}）

1. 生理代谢　研究发现铝元素能损伤人的脑细胞。根据世界卫生组织的评估，规定铝的每日摄入量为 0~0.6 mg/kg 体重，即一个 60 kg 的人允许摄入量为 36 mg。我国《食品添加剂使用标准 GB2760—2011》中规定，铝的残留量要 ≤100 mg/kg。铝在人体内是慢慢蓄积起来的，其引起的毒性缓慢、且不易察觉，然而，一旦发生代谢紊乱的毒性反应，则后果非常严重。

2. 铝与慢性肾功能障碍　肾功衰竭终末期常见铝在体内积聚。血液透析患者经

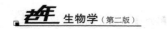

骨活检，铝中毒者占 52.3%，血清铝达 300 μg/L。铝中毒表现为：高钙血症，甲状旁腺素水平低下，X 线检查见纤维性骨炎。长期透析的患者，间歇点滴去铁胺（deferoxamine）可促进铝从胆道随粪排出，清除骨内积聚的铝，预防骨病发生。慢性肾衰患者给予骨化三醇（calcitriol）可防止铝中毒骨病的发生。

3. 铝与老年性痴呆 老年性痴呆患者脑内铝含量明显升高，为正常人的 0～30 倍。给猫注射铝可见铝聚集在细胞核染色质中，并出现记忆缺失和行为异常。老年性痴呆患者脑组织病理改变是神经元纤维缠结，其中心区有铝存在。人体摄入铝后仅有 10%～15% 能排泄到体外，大部分会在体内蓄积，与多种蛋白质、酶等人体重要成分结合，影响体内多种生化反应，长期摄入会损伤大脑，导致痴呆，尤其是身体抵抗力较弱的老人。

（十）钒（vanadium，V^{2+}）

不管是钒酸盐还是钒氧阳离子，在适量时均对动物体的生理机能起促进作用，如维持生物体的生长；维持心血管系统的正常工作；抑制胆固醇的合成；促进造血功能；影响组织中的胰岛素，促进葡萄糖的吸收、氧化和合成，呈现出类胰岛素的作用；促进蛋白酪氨酸磷酸化；促进钾的吸收；降低三酰甘油的水解作用和蛋白质的降解等。体内钒的含量减低时，则出现脂质代谢紊乱，血脂升高，促进动脉硬化和冠心病的发生。

但是如果体内含量过高，则会对呼吸、消化、心血管、神经等系统、肾、皮肤等造成不同程度的损伤。研究表明，当元素钒在人体内的累积达一定浓度时，将对人体产生毒性作用。钒可刺激眼睛、鼻、咽喉、呼吸道，导致咳嗽；与钙竞争使钙呈游离状态，易发生脱钙；钒也是一种能被全身吸收的毒物，能影响胃肠、神经系统和心脏，中毒时肾、脾、肠道出现严重的血管痉挛、胃肠蠕动亢进等症状。

四、老年人体内微量元素的变化

微量元素主要通过食物、水、空气和药物经消化道或呼吸道进入体内。健康人体内各组织中微量元素的含量维持恒定。一般情况下，人体内的必需微量元素随年龄的增长而逐渐减低，故老年人体内必需微量元素含量较低，而非必需微量元素和有害微量元素却在体内逐年增加。而且，微量元素导致衰老发生不仅取决于它在体内含量的多少，还与微量元素之间的相互作用有关。所以，了解老年人微量元素的变化是十分重要的。

对老年人而言，他们需要的营养素并不比年轻人少，但老年人的消化机能逐渐退化、各种消化液的分泌减少、消化酶的活性下降、胃肠道吸收功能下降，再加上许多老年人伴有胃肠动力障碍，导致胃口变差，进食量减少。因此，一方面是营养素的摄入减少；另一方面是营养素的吸收减弱，如果不注意营养素的补充则会出现营养素

"入不敷出"，最终导致多种营养素缺乏和慢性疾病的发生。如果老年人正在服用一些药物如阿司匹林、考来烯胺等干扰营养素的吸收和利用，这就是雪上加霜了。

第五节　物质代谢与能量代谢

物质代谢是生命活动的基础，而人和各种哺乳动物的代谢速率，与其衰老速度和寿命紧密相关。一切生命活动均需要物质代谢提供能量。青年期的新陈代谢特点是进行性、同化性和合成性，而老年期的特点则是退行性、异化性和分解性，这种老化性代谢在代谢倾向通常在衰老症状出现前就已开始了。老年期代谢的异化倾向较强主要是由于老年人体内具有同化作用的激素少，异化作用激素相对占优势造成的。代谢过程中产生的有害物质可能是引起衰老的原因之一。

一、糖代谢

随着生物体的衰老，机体处理糖的能力逐渐下降，体内糖代谢障碍发生率上升，因而老年人糖尿病发病率也明显升高。研究证明，口服葡萄糖耐量试验随增龄糖耐量降低，50 岁以上糖代谢异常者占 16%，70 岁以上异常者占 25%。老年糖尿病已非胰岛素依赖性为主。老年糖尿病患者伴随多种疾病、应用多种药物、智力和记忆力减退，常无症状或者症状不典型，甚至或被其他慢性疾病所掩饰。随着人口老龄化，老年糖尿病的患病率势必增加，而老年糖尿病患者的并发症较为常见，发病率和病死率较高。

Davidson 曾就衰老对糖代谢的影响进行了广泛研究，发现衰老主要是影响对葡萄糖负荷反应的能力而不影响空腹血糖水平。空腹血糖受年龄的影响较小，年龄每增 10 岁仅升高 0.06～0.11 mmol/L（1～2 mg/dL），但在口服葡萄糖后 1～2 h 取血检验，血糖浓度年龄每增加 10 岁升高 0.3～0.7 mmol/L（6～13 mg/dL）。同样，在静脉注射葡萄糖试验中，与年龄有关的葡萄糖消失速度（以每分钟葡萄糖消失百分比表示）。每 10 年平均降低 0.15%～0.20%。

老年人的组织器官经常处于较高水平的血糖浓度环境，这也可用老年人糖化血红蛋白升高加以引证。血液中出现高葡萄糖浓度时，在红细胞中会发生连续不可逆的形成和积累糖化血红蛋白，而且糖化血红蛋白的浓度与几周前的血糖浓度密切相关。据报道，糖化血红蛋白可以从 25 岁时的 7% 升高到 70 岁时的 9%。

二、脂类代谢

随着增龄，脂质的消化、吸收、合成和血清脂质含量都会发生某些改变。

1. 脂质代谢的变化　人和动物的研究资料均表明：机体对脂类的消化、吸收和合成功能随增龄而降低。当脂质摄入量低于 30 g 时，粪便中脂肪含量与增龄无关，当摄入量高于 30 g 时，则粪便中脂肪含量随增龄而增加。同位素 ^{131}I 的吸收试验观察到 60~70 岁的人吸收功能在正常范围，到 80 岁时吸收功能就发生障碍。用 ^{3}H 标记的醋酸盐掺入鼠肝脏胆固醇研究发现，随增龄肝脏胆固醇呈进行性减少，显示老年大鼠胆固醇的合成能力下降。实验结果还表明，胆固醇的排泄量也随增龄而减少。肝中三酰甘油的合成和脂肪组织释放游离脂肪酸、脂蛋白脂肪酶的活性均随增龄而降低。随增龄肠黏膜摄取长链脂肪酸及酯化能力下降，人和鼠的肠黏膜内合成三酰甘油所需的单酸甘油酯酰转移酶的活性也降低，这可能是导致 TG 再合成降低的原因。

2. 血清脂质水平　随年龄增长，血清脂质水平显著增加，主要是由于老年人总胆固醇增加的缘故。Smith（1965）报告正常主动脉内膜中的全部脂类均随增龄而增加，胆固醇酯比其他脂类增加尤为显著。李氏等（1985）测定 1230 例 18~98 岁北京居民的血脂后指出，18~79 岁血清总胆固醇和三酰甘油值随增龄而升高，80 岁以后下降。Grinna 研究发现，老年鼠（24 个月）肾和肝脏溶酶体部分的磷脂比年轻鼠（6 个月）分别减少 42% 和 21%，但心脏溶酶体部分的磷脂及心、肝、肾脏线粒体部分的磷脂却无增龄变化。

血浆脂蛋白如 VLDL 和 LDL 随增龄增加，40~50 岁达到高峰，以后逐渐下降。关于 HDL 与年龄的关系，意见不一致，有的人认为 HDL-C 随增龄而增加，到高龄后下降。氧化型低密度脂蛋白（oxLDL）在出生时极低，后随增龄而升高，到 70 岁之前达到高峰，70 岁以后又呈下降趋势。相关分析也发现血 TC、TG、LDL、oxLDL 与年龄呈明显正相关，HDL 与年龄呈负相关关系。

三、蛋白质代谢

蛋白质代谢的衰老变化是人体生理功能衰退的物质基础，随增龄，肌肉、脑、肝、肾和血液中各种蛋白质的比例发生明显变化，如血清清蛋白含量降低，总球蛋白增高，20~29 岁时清蛋白与球蛋白的比值为 1.38 ± 0.03，而 70~79 岁时则为 1.02 ± 0.02。蛋白质分子可随增龄而形成大而不活跃的分子，蓄积于细胞中，致使细胞活力降低，功能下降。老年人蛋白质代谢分解大于合成，消化、吸收功能减退。随年龄的增长，各种蛋白质的量和质趋于降低。老年人对于营养的吸收能力也逐渐衰退，合成代谢变得缓慢。由于蛋白质分解质量差，体内的内肽增多。体内游离氨基酸的减少，致使肾功能衰退。蛋白质轻度缺乏时，可出现易疲劳、体重减轻、抵抗力降低等症状。严重缺乏时则可致营养不良性水肿、低蛋白血症及肝、肾功能降低等。但老年人长期过量的高蛋白饮食，可增加功能已减退的肝、肾等器官的负担。随增龄，在蛋白质合成过程中易发生翻译差错，导致细胞衰老与死亡。

血清游离氨基酸多报道老年人的总量减少。关于各个氨基酸的动态，结果不一，有报告老年人血清总氨基酸量降低，其中蛋氨酸、半胱氨酸减少，而胱氨酸增加。随着老化，由 SH→S－S 键的变化为老化的重要改变。已经证明，随老化人体与大鼠血清中的氧化型谷胱甘肽增加，并且老年人的血浆中蛋白质结合性 SH 基减少。随着增龄，脑中的谷氨酸、天冬氨酸、牛磺酸减少，而丙氨酸增加。这样的变化导致神经兴奋性下降。小脑的胱硫醚磷酰乙醇胺也减少，这与髓鞘的形成有关。此外，由于老年人机体分解代谢超过合成代谢，出现失氮量大于入氮量的代谢负值，称为负氮平衡。内脏器官蛋白质的合成代谢与更新就会受到影响，从而影响内脏功能。如果没有适当蛋白质和氨基酸补充，人体的内脏器官就容易发生衰老。

四、核酸代谢

真核生物 DNA 在细胞核中不单独存在，它主要存在于染色质中。染色质是电镜下所见间期细胞的纤维状细丝，而染色体则是细胞进行有丝分裂时在光镜下所见的棒状结构。当细胞周期由间期进入有丝分裂期，染色质高度螺旋卷曲密集成染色体，大多数人认为，二者均由组蛋白、DNA、非组蛋白蛋白质（nonhistoneprotein，NHP）及 RNA 所组成。动物实验发现，随年龄增长，细胞 DNA 合成能力和细胞中 DNA 的修复功能下降。

DNA 修复和衰老关系研究者较多，Pardini 利用 6-氧-甲基鸟嘌呤（6-O-MG）研究不同龄 F344 大鼠肝细胞 DNA 损伤修复，发现 AP 末端脱氧核苷酸酶在动物一生中均表现出较高的水平且较稳定，6-O-MG-DNA 甲基转移酶（6-OMT）表现为逐渐的调节作用。6-OMT 活性在动物第 1 月龄明显增加，12～18 月龄可达最大值，在 24 月龄，6-OMT 活性明显降低。Sohal 等将铜（Cu）、锌（Zn）SOD 与过氧化氢酶基因导入果蝇，所得基因株中这两种基因比野生型（两个拷贝）多一个拷贝。它们的 SOD 活性比野生型高 26%，过氧化氢酶活性高 73%，转基因株不仅平均寿命延长 1/3，最高寿命亦有所延长，与增龄相关的 DNA 与蛋白质的氧化损伤现象减轻。AoKi 用鱼作为研究材料，以烷化剂致癌物引发动物 DNA 损伤及修复过程中 6-OMT 起重要作用。在自然环境中，发现喂养 3～5 年的鱼的 6-OMT 随增龄活性明显下降。当鱼继续受烷化剂甲基偶氮氧化甲醇醋酸盐（MAM）0.01 mg/L、0.05 mg/L、0.03 mg/L 作用时，6-OMT 活性作用第 1～第 7 天明显降低，此后略有恢复。Hart 研究了两种寿命相差 2.5 倍小鼠的 DNA 修复合成能力，发现长寿小鼠的 DNA 修复合成能力较短寿家鼠高 2.2 倍。Nette 及 KemP 分别测定了人上皮角化细胞及小鼠成纤维细胞的 DNA 修复合成能力，发现其修复能力随细胞供体年龄的增长而降低。

随着增龄 DNA 减少，可能原因是细胞数目的丧失、线粒体的损伤及正常 DNA 修复有效率的减低。Ikebe 等采用 PCR 方法在健康老年人脑组织中发现"普通缺失"的存在。吴小晶等研究结果显示健康中国人白细胞中也检测到"普通缺失"，虽然缺失比例很低，但缺失的发生率是随增龄而递增的，这一结果与国外研究人脑、骨

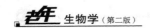

骼肌组织中线粒体 DNA 缺失有相似之处。RNA 含量是测定蛋白质合成的潜在能力的指标，RNA 含量的降低，提示衰老过程中蛋白质合成能力的降低。此外，中老年易患痛风，是因为随着年龄的增加，大量的细胞死亡，而细胞内有大量的核酸，生成嘌呤，再生成尿酸，从而导致痛风发作。防治好痛风就是要防止核酸被氧化。

五、能量代谢

人体的能量代谢与基础代谢、劳动强度、劳动量的大小等因素密切相关，其中决定人们每天能量消耗多少的主要因素是劳动强度。生命的基本特征是新陈代谢，合成代谢吸收能量，分解代谢释放能量，物质变化与能量转移紧密相连。物质代谢过程中所伴随着的能量释放、转移和利用总称能量代谢。能量的摄入和消耗一般保持动态平衡。国内外营养研究结果表明，随着年龄的增长，膳食热量供给量应该逐步减少，主要因为老年人体力活动减少，而且老年人的代谢率也降低的缘故。

进入机体的能源物质，经消化、吸收后分解成准备释放能量的物质，再转化成带有自由能量的化合物，然后在有氧情况下释放能量供机体利用。生长期蛋白质合成十分旺盛，水电解质继发性随成长而增加，脂肪含量也略有增加。成年期的体重和身体组织相对稳定。成年期以后，随着增龄机体内脂肪的储备量（能量储备库）超过蛋白质的储备量，蛋白质和糖到达一定量后均转变为脂肪而储存起来。机体储存脂肪的能力几乎没有限制，所以，部分老年人由于进食量大于维持能量平衡的需要量，结果使体内脂肪明显增加而导致肥胖。此外，老年人的基础代谢率要低于正常成人的基础代谢率。这是因为老年人代谢组织细胞数减少，而且内脏器官又进入老化阶段的缘故。另外，老年人的体力活动减少，热量消耗相应减低。由此可见，老年人膳食中的热量，应该根据个体的活动情况适当予以减少。

人的基础代谢率因性别、年龄等生理情况而不同。正常情况下，基础代谢率男性高于女性，幼年高于成年，年龄越大基础代谢率越低，老年人比成年人低 10% ~ 15%。人类自 20 岁到 90 岁，平均每增加 10 岁基础代谢率降低 3%，因此，老年人的活动能力较差（表 6 - 7）。

表 6 - 7　中国人正常基础代谢率平均值

单位：kJ/（m² · h）

年龄	11 ~ 15 岁	16 ~ 17 岁	18 ~ 19 岁	20 ~ 30 岁	31 ~ 40 岁	41 ~ 50 岁	50 岁以上
男性平均数	195.53	193.44	166.22	157.85	158.69	154.08	149.06
标准差	44.77	46.20	39.70	37.70	37.90	36.80	35.60
女性平均数	172.50	181.72	154.08	146.55	149.96	142.30	138.59
标准差	41.20	43.40	36.40	35.00	35.10	34.00	33.10

（王少增　孙建安　何燕利）

第七章　衰老的机制

生物的衰老是一个因素众多、途径复杂的综合变化过程，是个体成长过程中必然出现的特殊阶段。目前对衰老的原因、衰老的本质、衰老的变化和衰老的特征等方面已做了大量的研究，尤其是在细胞生物学和分子生物学水平对生物衰老的研究，为探讨衰老的发生和防治提供了科学的理论依据。

研究生命衰老的机制对于认识生命本质和延缓衰老都是非常重要的。关于衰老发生机制的研究，20 世纪 40 年代以病理形态为主，50 年代主要从生理、生化角度进行研究，目前，已经发展到细胞生物学和分子生物学水平。据不完全统计，有关衰老起因的学说已达 300 多种，但任何一种学说，都只能从某一方面说明老化的现象，不能圆满解释衰老的本质。某些学说在一定程度上有相近的观点，总体上可以归纳为两类，一类认为衰老是由于不可逆变化引起的，是由遗传因素控制的；另一类则认为衰老是机体遭受各种损伤积累的结果，最终导致代谢平衡失调，机体不能维持正常功能而死亡，是细胞非遗传学改变的观点。本章仅介绍其中的一部分学说。

第一节　遗传程序学说

遗传程序学说（genetic program theory）是比较公认的衰老机制学说。任何生物都按照"出生、发育、成熟、衰老、死亡"5 个阶段产生走完生命的全过程。遗传程序学说认为这一规律是生物"内在"的属性，是生物体内某个"生物钟"控制下程序化了的过程。人体内有一个遗传基因来支配寿命的生物钟，通过一定控制渠道去支配整个脱氧核糖核酸（DNA）结构，进而支配细胞分裂、生长、代谢及生命全过程。有学者发现了细胞有限分裂现象，认为寿命的长短与细胞分裂次数多少有关，分裂次数多的，寿命长。有学者提出端粒学说，端粒是分布于染色体末端的结构，可保护染色体，防止染色体末端的基因丢失。人体生长发育中，细胞不断分裂，端粒区由于分裂不完全而有缩短的现象，染色体 DNA 每分裂一次，端粒区就缩短一截，当短到一个极限时，细胞的繁殖就不能再继续进行。

衰老是通过遗传基因转录错误，或因染色体受到损伤及遗传基因的不稳定性（genetic instability）而造成的。即生物从发育到衰老，在机体中预先存在一个程序安排，是特定的遗传信息按时激活的退变过程，这些退变具有组织特异性，反映退变器官特有的分化程序。目前认为，遗传程序导致衰老是进化的需要，当生物个体

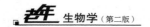

生存到一定期限而又没有进化上的益处时，就会开始失去进化力的控制而走向衰老（表7-1）。

表7-1 遗传信息传递系统的衰老变化

衰老变化	体外培养的	实验动物不同组织的细胞			
	人成纤维细胞	肝	脑	骨骼肌	心肌
异常细胞核增多	+	+		+	+
异常染色体数增多	+	+	+	+	+
转录速率下降	+	+	+	+	+
翻译速率下降	+	+	+	+	+
蛋白酶活性下降	+	+	+	+	+
异常蛋白质增多	+	+		+	+
对激素反应性下降	+	+	+	+	+
脂褐质增多	+	+		+	+
溶酶体大小与数量增多	+	+	+	+	+

一、生物钟学说

生物钟学说（biological clock theory）是在细胞体外培养中得到证实的，该"生物钟"位于细胞核内。随着时间的推移，退变过程逐渐展开，最终导致衰老和死亡。1961年，Hayflick等研究了体外培养条件下人体成纤维细胞的分裂，发现细胞的分裂次数有一定的限度，一般为50次左右。从人的不同年龄取出的成纤维细胞，其体外培养传代的次数是不同的。年龄小的胚胎细胞传代次数为35～63次，平均50次左右；年轻人、中年人为14～20次，老年人的分裂次数更少。生物细胞无论是在体内或是体外，细胞的分裂次数都有一个极限，细胞内的改变导致了衰老的发生。以转接鸡胚肢芽为例，如在一定的发育时间之前进行转接，不论转接到鸡胚的任何部位都可以成活并长出脚趾来。如转接超过了它某一特定的发育时间，则转接后不能存活而死亡。再如，中枢神经系统细胞在生命的极早期即丧失了分裂能力，因此任何意外或损伤引起的程序性死亡，均可造成神经系统的发育不完善。

根据新陈代谢是生命的基本特征和细胞是生命存在的基础这两点事实，可以说生物的衰老是由遗传所安排的，而衰老的机制则是由代谢来表达的。衰老始于细胞，而细胞的衰老则是由于其代谢的失调所致，细胞的代谢失调是由于其结构受到某些内在因素（如遗传、酶、激素、神经机制等）或外在因素（如环境、饮食、职业、药物等）的不良影响而引起的变化。遗传是决定一切生命自然寿命（生理性衰老）的第一性因素，而代谢则是决定生物衰老（病理性衰老）的第二性因素。一个有生命的细胞之所以有异于死亡细胞，就在于活细胞能进行新陈代谢。也就是说，没有代谢就没有生命。当一个活体的关键细胞代谢功能运转正常时，机体细胞的衰老即按照遗传安排的时间和速度进行，达到应有的寿命而死亡，即所谓的"天年"；如果受到有害的内、外因素的影响而引起细胞代谢功能失常，衰老过程即加快而导致早亡，即所谓的"早夭"。如果说遗传是生物衰老的决定因素，那么代谢就是生物衰老的基本表现形式。

二、密码子限制学说

1967 年，Strehler 等把衰老看作是机体发育成长的必然结果，提出了密码子限制学说（codon restriction theory）。认为衰老是由于生物机体在早期发育过程中种下的各种生命成分的机遇性衰退。这些成分到了发育的某个阶段就不能再合成了，因而引起衰老。细胞所合成的蛋白质类型，取决于细胞可以利用的遗传信息，为细胞的遗传密码所限定。细胞分化之后的某一个阶段，合成继续维持生命所必需的蛋白质的基因密码组也会受到抑制，以后再发生随机损伤，必然引起细胞衰老加速。加上其他一些不良因素（自由基、交联反应和有害元素等），便引起了机体的衰老。

多细胞生物为了能够在复杂的生态环境中得以生存和繁殖，其组织细胞分化形成具有专门结构和功能的组织和器官以适应生命的需要。而细胞的分化和生物学功能则取决于细胞内的遗传基因，细胞内不同的基因组根据细胞分化的要求相继被激活或抑制，使其功能趋于专门化。不同基因组被激活或抑制是机体在不同的生命阶段，根据内外环境因素变化的要求，并通过内分泌系统对基因调控过程的影响而实现的。因此，在生命的后期阶段，器官功能的衰退可能是由于调节细胞增殖与分化的基因失衡，使组织内细胞分化群比例升高，而限制了细胞增殖和修复的基因，结果导致受损细胞得不到修复，并逐渐积累，最终引起细胞衰老死亡。

三、DNA 修复缺陷学说

1. 修复基因 大肠杆菌中约有 30% 的基因通过不同途径参与 DNA 损伤修复，由此推测哺乳类动物细胞约有数万个基因参与 DNA 损伤修复。现已发现，着色性干皮病（xeroderma pigmentosum，XP）有 8 个互补群，表明参与紫外线（Ultraviolet，UV）损伤切除修复的起始步骤至少有 8 种基因。目前已在染色体上定位或已克隆的人类修复基因有以下 8 种（表 7-2）。人类修复基因能有效地修复啮齿类动物突变株的 DNA 损伤修复缺陷达 70% ~80%，表明哺乳动物的修复基因具有进化上的高度保守性。

表7-2　人类修复基因

基因名称	染色体定位	基因克隆	cDNA	酵母中同源基因	基因大小	基因产物大小	关键基因
ERCC1	19	已克隆	有	RAD_{10}	15 kb	293 氨基酸	是
ERCC2	19	已克隆	有	RAD_3	19 kb	760 氨基酸	是
ERCC3	2	部分克隆	有	RAD_{25}	约 35 kb	782 氨基酸	是
ERCC4	16	未克隆	尚无	RAD_1			是
ERCC5	13	已克隆	尚无	RAD_2	约 32 kb	1186 氨基酸	是
ERCC6	未知	部分克隆	有部分	RAD_{26}	约 100 kb	1493 氨基酸	是
XRCC1	19	已克隆	有	未发现	33 kb	633 氨基酸	可能是
XRCC2	7	未克隆	尚无				

2. 修饰基因假说　修饰基因假说（modifier genes theory）认为存在一种修饰基因，它在动物性成熟以前可以抑制对染色体的任何有害作用，而随着年龄的增长该基因的抑制作用就逐渐丧失。DNA 修复缺陷学说（theory of defects in DNA repair）认为，DNA 分子的修复对于维持 DNA 分子中所含信息的正确发挥是十分重要的。当各种物理、化学或生物因子造成 DNA 损伤时，需要进行有效的修复。据估算，小鼠每个细胞每天要发生 3.6 万～16 万次 DNA 损伤。在所有的细胞中，总会有未被修复的 DNA 损伤累积下来。非复制或复制较慢的细胞，如脑细胞、骨骼肌细胞和心肌细胞，其 DNA 损伤累积更严重。实验研究表明，DNA 分子的修复能力与动物品种寿命呈正相关。Hart 和 Setlow 测定了树鼩鼱、小鼠、大鼠、仓鼠、牛、象和人共 7 种哺乳动物（寿命 1.5～95 岁）的皮肤成纤维细胞对 DNA 损伤修复的能力，发现人的修复能力最强，寿命最长，树鼩鼱的修复能力最弱，寿命最短，说明 DNA 修复能力与寿命呈正相关。人体淋巴细胞、皮肤成纤维细胞 DNA 的修复能力随增龄而降低。Hirano 等（1995）发现，人胎儿成纤维细胞对 8-OH 鸟苷（8-OH dG）的修复能力随着传代次数的增加（20～60 代）而明显下降。一些早老症如 Werner 综合征和 Cockayne 综合征都有某种 DNA 修复能力的缺陷。因而认为，DNA 分子的修复能力随年龄而降低可能是引起细胞衰老的原因之一。

四、端粒缩短学说

现代医学研究发现，染色体端粒（telomere）的长短是人类体细胞寿命的计时器，随着年龄的增长而不断缩短，可以作为体细胞生物学年龄的标志，有人将其称为人类细胞的生物钟。人的染色体端粒由进化高度保守的 DNA 重复序列 TTAGGG 组成，由端粒酶（telomerase）合成，是维持染色体稳定的重要因素。1991 年 Harly 等发现，人体内成纤维细胞染色体的端粒每年缩短 14～18 bp，外周血淋巴细胞的端粒每年缩短 33 bp。童坦君等研究证实，中国人每增长 1 岁，外周血淋巴细胞的端区约缩短 35 bp。体外培养的人胚成纤维细胞每分裂 1 次，其子代的染色体端粒缩短约 50 bp。对人体不同组织细胞端粒的长度检测发现，端粒的长度与细胞的寿命相关，精子和胚胎细胞的端粒最长，小肠黏膜细胞的端粒最短。

但是，这种染色体端粒随增龄而缩短的现象仅在正常人的体细胞存在，而生殖细胞和肿瘤细胞具有可催化端粒 DNA 合成的逆转录酶（端粒酶），无端粒缩短现象，可以不断地增殖。此外，小鼠的染色体端粒也不因增龄而缩短，但却随增龄发生衰老。从克隆羊"多利"研究证明，由于其染色体端粒短于正常同类的羊，因而过早衰老死亡。但由于多利是取自一头成年羊的体细胞，也就是说，多利在诞生时就已经与其"母亲"的年龄相同，那么出生后它的端粒较短也就是情理之中的事了，它的"早折"也是正常的生理性"寿终正寝"。由此看来，端粒缩短现象也不能圆满解释衰老的机制。

已经发现永生细胞及恶性肿瘤等细胞隐匿有端粒酶活性，即在这些细胞其端粒长度被维持，以维持这些细胞超乎寻常的持续性增殖能力。大量试验资料表明，端粒酶活性的高低直接影响端粒长度的增减，而端粒的长短直接影响细胞内基因的表达，进而影响到细胞的增殖和寿命。所以，未来进一步探索衰老因素、长寿因素对端粒长度的影响，或者克隆人端粒基因等研究课题，将对人体衰老与抗衰老具有十分重要的理论及实际意义。

第二节　体细胞突变学说

体细胞突变是发生在正常机体细胞中的突变，比如发生在皮肤或器官中的突变。这样的突变不会传给后代。体细胞突变学说（somatic mutation theory）由 Failla （1958）和 Szilard（1959）提出。这个学说认为生物在某些不良的物理、化学和生物学因素作用下，生物细胞中的遗传物质发生了改变，体细胞突变增加，使功能基因丧失，减少了功能性蛋白质的产生。当突变的负荷超过临界值时，衰老和死亡发生了。

Curtis 将体细胞突变学说发展为染色体突变学说（chromosomal aberration theory）。下面事实支持此说。以人体末梢血液中的白细胞进行培养，越是高龄的白细胞，其异常染色体的数量越多；受到放射线的照射后会增加染色体的异常，同时也缩短它们的寿命；狗的寿命比老鼠长，但肝细胞染色体的变异狗比老鼠发生得晚；长寿系 $C_{57}BL/6T$ 鼠较短命的 A/HEJ 鼠肝细胞的染色体变异进展缓慢。但放射线照射引起的染色体异常与老化引起的异常不同，并且放射线照射时不会引起老化的特征性变化。

自从这个学说提出以来，国内外许多学者进行了深入研究，实验结果有支持这一学说的，有的则与此理论相悖。

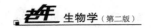

一、染色体畸变试验

研究者认为，染色体的畸变如染色体间小梁形成、染色体小片形成等变化均是体细胞突变的直接标志。染色体的畸变包括染色体型畸变（chromosome-type aberration）、染色单体型畸变（chromatid-type aberration）和染色体数目改变（numerical aberration）等。对不同年龄动物染色体的畸变率进行比较，分析不同寿命品系动物的染色体畸变率，是验证这一学说的常用的方法。Curtis 的许多试验结果表明，寿命长的品系生物的体细胞突变较少而慢，寿命短的则突变较多而快。虽然一些试验肯定了体细胞突变学说，但有一些试验却相反。例如，某些寿命短的小白鼠品系染色体的畸变率反而低于长寿品系的小白鼠；一代杂交小白鼠的染色体畸变率为其亲代的平均数，而寿命却高于亲代。因此，有的学者认为衰老原因不可能是体细胞突变的积累。

二、放射线照射实验

大量研究表明，X 线可以导致体细胞突变，但并不是这种突变均引起衰老。小剂量的 X 线照射可以使果蝇的寿命延长，超量的 X 线照射则缩短其寿命。用其他昆虫来做实验，结果也与果蝇相似。小白鼠对某些特定剂量的 X 线照射，年龄越大越不敏感，对某些老年动物甚至能延长其寿命，专家们解释说，小剂量 X 线照射之所以能延长昆虫的寿命，是由于此剂量的射线仅仅破坏了昆虫的卵巢，使其失去了生殖能力，研究早已证实不育的雌虫寿命较长。此外，Curtis 还研究了 γ 射线的长期慢性照射作用及小剂量中子照射作用，结果显示两者都能使染色体的畸变率增加，但前者可以逐渐恢复，而后者却不随时间的推移恢复，说明这两种射线对染色体的损伤机制有所不同。中子照射后，使肝细胞中的 80%～90% 发生了染色体畸变，但肝功能并没有受到损害。所以，放射线照射引起体细胞突变诱导衰老的学说仍有待于进一步研究。

三、致突变药物试验

致突变药物试验即化学致突变物的检测试验，是指对致癌物质进行初筛，是人类预防癌症的重要手段，其中以细菌致突变试验应用最为广泛。实际上，导致体细胞突变的不仅仅是药物，某些化学制剂也可以引起此结果。Alexander 认为，某些致突变药物如马利兰（Myleran，又称白消安）和瘤可宁（Chlorambucil），虽然可以使生物的寿命缩短，但并不加速机体的衰老。临床实践也验证了这一观点。Stevenson 在研究中发现，用一种很强的致突变药物乙基甲烷磺酸盐大剂量作用于小鼠时，也不会引起小鼠的寿命明显缩短。这些研究均表明，致突变的药物虽然引起体细胞发生突变，但并没有加速衰老的发生。因而，该学说尚需进一步研究加以验证。

第三节　线粒体 DNA 突变学说

人类线粒体 DNA（mtDNA）全长 16 569 bp，为一闭合环状双链（轻链和重链，都有编码功能）超螺旋 DNA，存在于线粒体基质中。人体不同类型细胞含线粒体数不同，有的含数百个甚至上千个，有的则不含线粒体，如成熟红细胞。每个线粒体中有 2～10 个 mtDNA 分子，mtDNA 基因组含有编码两种 rRNA（12S 和 16S）、22 种 tRNA 及细胞氧化磷酸化有关的 13 条多肽链（细胞色素 B 和细胞色素 C、氧化酶 I、氧化酶 II、氧化酶 III 亚单位、ATP_3 亚单位 6 和 8 两部分及呼吸链 NADH 脱氢酶的 7 个亚单位即 ND_1～ND_6 及 ND_4L）。

与核 DNA（nDNA）相比，mtDNA 有其特殊性：mtDNA 裸露无组蛋白保护且缺乏有效的修复系统，因此其突变率远高于 nDNA（为其 10～100 倍）并且在细胞内不断积累；mtDNA 具有极其经济的基因排列，既无内含子又有部分区域基因重复使用，因此，任何突变都可能造成重要功能缺陷的病理性突变，但由于其异质性，突变型和正常型 mtDNA 拷贝数比值需达到一定阈值时才导致出现异常临床症状、体征。

人类个体在衰老过程中，细胞线粒体逐渐衰退，每个细胞中线粒体的数量也随之减少，它不能继续为细胞提供足够能量，因而造成细胞活力下降，进而导致全身各组织和器官退化。线粒体衰退还导致更多自由基的产生，大量自由基反过来又加剧线粒体的衰退。线粒体衰退和自由基增加具有相互促进作用。线粒体衰退或功能障碍会导致精神分裂症、阿尔茨海默病、帕金森病、癫痫、肌病、糖尿病、多发性内分泌病、中风、心血管病、色素性视网膜炎等。

一、线粒体 DNA 的突变学说

线粒体 DNA 的突变可能与衰老有一定的关系。20 世纪 90 年代，Linnane 等提出了 mtDNA 突变引起衰老的学说，即 mtDNA 随着年龄的老化发生大片断的丢失。人 mtDNA 是一个具有 16 569 bp 的环状双股螺旋 DNA，其基因组序列已经被测定。经常发生丢失的范围是 7776～16 084 bp，这个范围正好位于 mtDNA 的重链区，是许多重要基因的编码区，如与电子传递链有关的 NADH 脱氢酶、细胞色素氧化酶和细胞色素 b 及与能量代谢有关的 ATP 酶的基因编码区都在这个区域。这些基因的丢失意味着老年个体氧化磷酸化效率的降低，即产生能量效率的降低。为了产生等量的能量，老年人消耗的氧要比青年人多，所以，老年人稍一活动就气喘。

1996 年，魏耀辉等测定了从婴儿到 89 岁中国人肌肉、肝和睾丸的 mtDNA 中 4977 bp 和 7436 bp 两段的丢失情况。发生丢失的比率大体上是随年龄增加而增大，

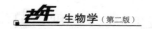

在 0～9 岁 3 种器官各片段均未发生丢失，在 10～29 岁肌肉和肝脏出现丢失，随年龄的增加丢失比率呈非线性增大，其中在 40～59 岁丢失比率最大，而睾丸直到 60 岁才开始丢失。同时测得 3 种器官中亚线粒体质粒中脂类过氧化物的含量，在老龄阶段都无一例外地显著高于年轻阶段，而且过氧化物的含量与 4977 bp 的丢失量比率呈高度正相关。由此看来，mtDNA 丢失随增龄而增多与脂类过氧化反应有着密切的关系。

二、线粒体 DNA 突变与衰老及退行性疾病

近年来，mtDNA 突变相关疾病不断地发现，但突变类型大致可分为碱基替换突变和重组突变两种。如果从突变的细胞系来看又可分为生殖细胞系突变和体细胞系突变。体细胞系 mtDNA 突变的积累与人类组织器官（脑、心肌、骨骼肌、皮肤、肝、卵母细胞及精子等）衰老、机体衰老及许多老年性退行性疾病密切相关。

1. mtDNA 的生殖细胞系突变 mtDNA 主要为母系遗传，所以，生殖细胞系突变主要指女性生殖细胞系突变，任何可能发生的 mtDNA 突变均可涉及人类女性生殖细胞系，其中以碱基替换突变最为常见。生殖细胞内 mtDNA 发生突变后出现下述过程：当生殖细胞内 mtDNA 发生突变时，可造成细胞内突变型与野生型 mtDNA 同时存在（即异质体），随后，突变型与野生型 mtDNA 通过减数分裂和有丝分裂随机分布到子代细胞中，结果细胞中突变型与野生型 mtDNA 的比例发生随机增减（称为遗传漂变），最后，再分裂的子代细胞有朝着全部为突变型或全部为野生型 mtDNA（即同质体）的方向发展的趋势，这一过程称为"复制分离"。随着复制分离和遗传漂变的发生，一些 mtDNA 中"中性突变"（对机体无害也无益、选择作用不明显的突变）可以建立起同质体而以一定频率保留于人群中，形成 mtDNA 某些区段的多态性。与之相反，重度有害突变因复制分离造成的同质体个体发病早，极易随自然选择而消除，很少成活下去，所以多数重度有害突变无法建立起同质体，其发病者多为新出现的异质体表型，介于上述二者之间的为轻度有害突变，它对繁殖后代影响不很严重，可在人群中建立起低频度多态性，但这些个体因具有氧化磷酸化（OXPHOS）能力的缺陷而过早发生退行性疾病。

近来研究发现，某些疾病与 mtDNA 碱基替换突变有关。如 Lerbe 氏遗传性视神经病（Lerbe's hereditary optic neuropathy）是 mtDNA 第 11 778 位 G 转为 A 面使 NADH 脱氢酶第四亚单位 ND_4 的第 340 位精氨酸残基被组氨酸残基取代，还有多个位点的突变对本病的发生起作用。又如线粒体脑肌病（mitochondrial mypathy, encephalopathy）伴高乳酸血症（lactic acidosis）和卒中样发作（stroke-like episodes）患者和成年型糖尿病伴耳聋患者，其 mtDNA 发生 $tRNA^{Leu}$ 基因第 3242 位 A→G 替换突变。

2. mtDNA 的体细胞系突变　　体细胞系 mtDNA 突变与氧自由基损伤关系密切。呼吸链反应（呼吸爆发）是产生氧自由基的重要来源，线粒体正是这一过程的重要场所，而且 mtDNA 缺乏修复能力，所以，mtDNA 很容易被自由基损伤并不断积累。年龄相关的体细胞 mtDNA 突变的积累与随增龄而出现的 OXPHOS 能力下降密切相关。体细胞系 mtDNA 突变既可能是碱基替换突变也可能是重组突变，重组突变又以片段缺失最为多见，缺失片段的长度及占总 mtDNA 的量决定了其产生影响的大小。近年来发现的 mtDNA 缺失类型已有十几种，不同的缺失类型有不同的组织特异性，其中骨骼肌、脑、心肌等是发生缺失较多的组织。有资料表明，mtDNA 缺失突变引起的疾病常常是散发的，无家族史的，发病率随年龄而增加，这从反面说明了 mtDNA 缺失突变多为体细胞突变。

体细胞系 mtDNA 突变与生殖细胞系 mtDNA 突变所产生的生理效应相加，如被遗传的有缺陷的 mtDNA 越少，则引起发病所需体细胞 mtDNA 的损伤就越多，由此引起有关的器官衰竭所要求的 mtDNA 损伤积累需要的时间也越长；反之亦然。也就是说，年龄相关的 mtDNA 突变的积累所致的分裂后组织的 OXPHOS 功能的渐进性丧失会增加遗传缺陷所造成的 OXPHOS 缺陷，这可能是造成某些线粒体疾病晚发病及渐进性加重的原因之一。

3. 老年心血管疾病　　已经发现扩张性心肌病和肥厚性心肌病均存在 mtDNA 片段缺失和点突变，有的甚至可见多个片段缺失，缺失常位于 ATPase6 和 D 环区的 7.4 kb 片段。研究提示 mtDNA 突变与衰老、心肌缺血、老年心衰及"老年心脏"等老年性心脏疾病的发生有关，主要是 mtDNA 片段的缺失。老年人节间束心肌纤维明显减少，线粒体发生萎缩改变，胶原纤维增加，三磷腺苷酶活性降低。衰老心肌中 mtDNA 片段缺失和 OXPHOS 中酶活性下降可能导致自由基介导的脂类过氧化反应加速，这可能是形成动脉粥样硬化斑块的原因之一。

4. 中枢神经系统退行性疾病

（1）Parkinson 病（PD）：是一组以运动失调为主的临床综合征，其黑质纹状体内多巴胺神经元变性是主要病理特征。研究发现 PD 患者脑细胞呼吸链复合物 I 活性下降，黑质尤为明显，其复合物 I 的 mtDNA 编码亚单位减少。患者 mtDNA 有 5.0 kb 片段缺失，发生率约为对照组的 10 倍，而且，不论患者的脑组织还是肌组织其线粒体均存在异质体，这提示当缺失型 mtDNA 数量超过一定阈值时才会发生。

（2）Alzheimer 病（AD）：是一类以渐进性痴呆和脑皮质萎缩为主要特征的老年性疾病。许多研究曾集中于 β-淀粉样前体蛋白的基因突变与 β-淀粉样前体蛋白成分的异常，但这类病例只占患者的很少一部分。目前的研究表明 mtDNAT 突变和 OXPHOS缺陷可能是该病的一个重要原因。Parker 等（1992）发现 6 例 AD 患者中 5 例存在复合物 IV 的 OXPHOS 缺陷。也有研究发现 AD 患者脑新皮质匀浆中存在 OXPHOS偶联缺陷并有 mtDNA 点突变及缺失突变，因此，AD 的发展在某种程度上

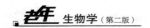

与 mtDNA 突变及 OXPHOS 缺陷有关，其中包括触小体的退行性变。

（3）Huntington 病（HD）：是以成年期发病的运动失调和渐进性痴呆为主要特征的常染色体显性遗传病，病理特点是基底神经节的退行性变。在 HD 患者脑中发现豆状而非皮质中复合物 Ⅳ 的缺陷，血小板线粒体有复合物 Ⅰ 的缺陷。HD 表现一定的母系遗传化倾向。这些资料表明，HD 的发生、发展可能与 mtDNA 突变有关。

5. 非胰岛素依赖型糖尿病 非胰岛素依赖型糖尿病是一种年龄相关性疾病，是老年人最常见的一种内分泌系疾病。本病也出现退行性疾病特征，其发病与线粒体 OXPHOS 功能缺陷有密切关系。线粒体的 OXPHOS 在葡萄糖诱导胰岛 β 细胞分泌胰岛素过程中起重要作用。研究表明，成年期糖尿病患者存在 mtDNA 的异质均有异质体 10.4 kb mtDNA 片段缺失，缺失位于 4389～14 812 位点，两侧具有 10 bp 组成的顺向重复序列（5′-CACCCCATCC-3′）。缺失部分包括 L 链起点（O_2）和除 rRNA、ND_1 部分 Cyt B 和相邻的 RNA 外的所有 mtDNA 编码基因。缺失后的 mtDNA 分子小，因而具有自制优势，易于在细胞内聚积而使异质体达到阈值效应。由于编码呼吸链的一些基因缺失，故 OXPHOS 功能逐渐下降，能量来源表现不足，胰岛分泌能力下降，从而诱发糖尿病。一些非胰岛素依赖型糖尿病患者表现为 mtDNA 的点突变。如 mtDNA 3243 位 A→G 突变，不仅影响了 $tRNA^{Leu}$ 的合成，还累及转录终止因子的结合，造成线粒体蛋白的合成不足，影响了 ATP 的生产，这一突变的母亲遗传倾向较大。

mtDNA 突变的后果是十分严重的，不仅导致衰老并可引发多种疾病，尽管造成这些恶果的原因可能是多方面的，但是，由 mtDNA 突变所致的呼吸链有关的酶类出现异常及 OXPHOS 功能异常是不可忽视的因素，因为 mtDNA 编码的蛋白质亚基都是 ATP 生产有关的，而线粒体在细胞能量供应及维持细胞正常代谢和功能方面是举足轻重的，所以，不难理解其与机体衰老和退行性疾病的密切关系。目前，对于 mtDNA 突变已经可以用 PCR、Southern 杂交、电镜等手段来有效地予以检测，已经提出一些可能的治疗线粒体疾病的方法，如补充呼吸链中的辅助因子、增加可氧化基质及抗自由基损伤等，辅酶 Q 已经用于某些老年性退行性疾病的治疗，mtDNA 基因的导入、含正常 mtDNA 基因型细胞的再增殖、导入及融合等均有可能成为mtDNA突变性疾病的基因治疗手段。

第四节 差错灾难学说

差错学说首先由 Medvedev 提出，认为核酸与蛋白质合成过程中可能出现种种差错，差错成灾就会导致机体的衰老。1963 年，Orgel 对蛋白质合成的差错学说进一步完善，提出了差错灾难学说（error catastrophe theory），认为蛋白质合成准确性的进行性差错可能是细胞衰老的因素之一。差错可以产生在转录或翻译水平，其中有些重要差错可能促成恶性循环，使细胞中积累很多差错分子而造成灾难，以致不能发挥其正常作用而衰老死亡。

根据差错的起源，差错灾难学说可分为原发差错学说（primary error theory）和非 DNA 差错学说（non-DNA error theory）。前一学说认为，由于各种原因使得 DNA 分子上的遗传信息发生改变或基因突变，导致细胞代谢障碍并最终引起细胞衰老和死亡；后一学说则认为，细胞衰老是在 RNA 合成蛋白质的过程中发生差误所引起的。

一、差错灾难学说的基本观点

机体细胞合成的蛋白大体上分为两类：第一类是结构蛋白和参与中间代谢的蛋白，第二类包括 DNA 复制、转录、翻译过程中的各种酶类和调节蛋白，它们与遗传信息传递有关。细胞在蛋白合成过程中难免发生错误，包括掺入氨基酸的种类或排列位置出现失误。两类蛋白发生错误所引起的后果大不一样：第一类蛋白出现错误不存在累积效应，一旦错误蛋白或其 mRNA 降解，差误随之消失；第二类蛋白出现错误具有累积效应，每经过一次信息传递，错误按指数增加。年轻个体中存在功能正常的修复酶，能够修复受损 DNA，而老年个体中细胞修复酶功能减弱，错误信息得不到及时修正，随着细胞增殖或年龄增长，错误不断扩大，当错误增加到一定程度时，就会损伤细胞。

在蛋白质的合成过程中，氨基酸有可能错误地掺入到蛋白质中，可能是嵌入的氨基酸种类的差错，也可能是氨基酸嵌入的部位的差错。Orgel 估计这类差错的发生率在 1/104～3/108。一般来说，氨基酸错误地嵌入蛋白质产生的影响，取决于错误地嵌入的实际部位及代替物的性质。如果错误地嵌入是在酶的催化活性中心，将引起酶的特异性改变或酶的活性降低；如果错误地嵌入发生在传递遗传信息的酶系，则将形成很多差错的蛋白质。这些差错的蛋白质在细胞内大量堆积，从而发生差错灾难，导致细胞功能紊乱和机体衰亡。

二、蛋白质合成可能出现差错的步骤

蛋白质合成可分为以下几个步骤，每个步骤都有可能发生差错，导致不良后果。

1. DNA 复制 这是蛋白质合成的第一步。DNA 的复制过程，首先是原来绞在一起的两股 DNA 链分离，然后在转换酶的作用下，三羧酸脱氧核糖核苷酸排列在与原核苷酸链相对应的位置上，形成新的 DNA 链。此时出现的差错一般有 3 种情况：①两股 DNA 分子没有完全分离就掺入了一个错误的核苷酸分子。②多掺入或少掺入一个核苷酸分子。③正常情况下一旦出现差错，可被修复酶修复，如修复酶本身已出现差错则无法修复。故从 DNA 的修复能力，可判断衰老程度。在正常情况下，这些错误可以由随后的自我修复机制加以纠正。但是，这些差错也可能发生在负责修复的酶系统合成中，结果使 DNA 分子合成差错得不到修复，严重影响细胞的功能，甚至直接导致细胞死亡；也可能引起细胞功能的轻度障碍，以至于这种功能障碍可以在细胞本身长期保留；而且也可以保留在其后代中，这些损伤可以逐渐在体内积累，逐渐导致细胞、器官与机体死亡。

2. DNA 转录　蛋白质合成的第二步是 DNA 的转录过程。当亲代 DNA 转录成 RNA 时，易受外界理化因素如电离辐射、紫外线和某些化学药品如烷化剂、氮芥和染料等的影响而出现差错。

3. 氨基酸的活化　氨基酸是合成蛋白质的原料，需先经活化才能进一步发生反应。氨基酸的活化就是氨基酸在激活酶与 ATP 的作用下，使氨基酸的羧基末端被酰化，生成活化氨基酸（酶－氨基酰 AMP）。氨基酸的活化是一个在酶催化下的耗能过程，要消耗 ATP。如果某些因素导致氨基酸不能活化，就会影响下一步的肽链合成。

4. tRNA 对活化氨基酸的转移　tRNA 称为转移核糖核酸，其功能是将活化氨基酸转移到核糖体上，并能识别附着在核糖体上的 mRNA 密码，把氨基酸带到相应的部位。tRNA 的这种功能是以其特殊的末端 OH 结构作为基础的，这一特殊的末端有一组 CCA 的 3 个相邻核苷酸，即 CCA—OH，是与活化氨基酸相结合的部位。

tRNA 的顶端有 3 个未配对的核苷酸碱基，这 3 个碱基与 mRNA 上的密码可以配对，因而称为反密码，它具有识别密码的能力。这样，活化氨基酸与 tRNA 的 CCA—OH 末端结合后，由 tRNA 转运到核糖体上，并通过反密码配对将氨基酸携带到相应的密码位置上对号入座，为氨基酸之间形成肽键创造了先决条件。一种 tRNA 只能结合并转运一种氨基酸，具有高度的专一性，20 种氨基酸就有 20 种 tRNA。这些 tRNA 的末端都是 CCA—OH，所不同的是顶端 3 个未配对的核苷酸碱基不同。氨基酸正是依靠 tRNA 的专一性，才能识别 mRNA 上的密码。末端带有氨基酸的 tRNA 占据着核糖体的大亚基部位，而 mRNA 则与核糖体的小亚基结合。

5. 肽链的延长　当第一个 tRNA 携带氨基酸进入核糖体的大亚基，以其反密码和 mRNA 上相应的密码由氢键形成碱基对后，接着第二个 tRNA 携带着第二个氨基酸进入与第一个 mRNA 密码相邻的第二个密码进行配对连接，同时将第二个氨基酸也带到核糖体的大亚基上。这时两个相邻的活化的氨基酸，在蛋白质合成酶的催化下形成肽键。随后核糖体在转位酶的催化下，核糖体与 mRNA 发生相对的一个密码的位移，第一个携带氨基酸的 tRNA 已完成了转运氨基酸的任务，随即离开核微粒；这时核糖体上又出现了一个新的 mRNA 密码，允许第三个携带着氨基酸的 tRNA 按反密码与密码对应关系对号入座，于是第三个氨基酸进入核糖体大亚基，同第二个氨基酸之间又形成了第二个肽键。如此反复进行上述步骤，肽链逐渐延长，在肽链延长过程中，当遇到所谓的终止密码（如 UAA 等）时，就不再有携带氨基酸的 tRNA进入核糖体，肽链也就停止延长，并在酶的催化下，肽链从核糖体释出。肽链在细胞内再经过折叠等过程，形成具有一定的空间结构和生理功能的蛋白质。

由此可见，蛋白质的合成比较复杂，在合成过程的某些环节上都可能发生差错，从而影响蛋白质的合成，影响细胞的功能，导致机体衰老与死亡。其差错的程度可从下列情况得到验证：如老化细胞中不耐热的异常蛋白质明显增多；非活性酶分子积聚，酶活力急剧下降；此外，从类同氨基酸试验、病毒试验和蛋白更换率试验等均可了解到差错或衰老的情况。

三、导致差错成灾的原因

蛋白质合成发生差错的原因究竟是遗传上早就计划安排好了的事件，还是一生中偶然遇到的事件作用于体内某些物质使其发生差错？目前还难以肯定。不过多数人认为，很可能这两种原因同时存在。关于体内 DNA、RNA 及蛋白质合成差错的共同原因，可能有以下几个方面：即偶然性的变化、类似体的导入、不良反应、自由基的作用、放射能、轻微的加热及其他因子等。

DNA 合成时差错可能是由以上原因引起的。但是 DNA 合成时出现差错机会较 RNA 和蛋白质合成时要少得多。这是由于 DNA 不仅为双螺旋结构，具有自我修复能力，而且其代谢速度仅为 RNA 的 $1/100 \sim 1/50$，因而作为模板的 DNA 才能够进行正确的转录。

RNA 合成时差错的原因可能是继承了 DNA 差错或是各种因子（如偶发变异与类似体导入等）所致。由于 RNA 为螺旋结构，因而有时也可能伸展为线状。同时由于 RNA 的代谢速度比 DNA 快，因而，RNA 与 DNA 相比则更容易出现差错。此外，还由于可能有不受 DNA 控制的 RNA 合成，所以出现差错的机会更多。

蛋白质合成时差错的原因既可能是受到变性、凝集、活性基阻断等因素的影响，也可能全部继承了 DNA 的差错与 RNA 的差错。因此，蛋白质合成时其差错出现率比 DNA 与 RNA 均多。但目前尚未弄清在 DNA→RNA→蛋白质合成过程中，哪个环节出现的差错是老化的主要原因。

第五节　交联学说

1963 年，Bjorksten 首先提出衰老机制的交联学说（cross-link theory），认为体内甲醛、自由基（freeradicals）等物质可以引起体内 DNA 分子双链间、蛋白胶原纤维间等大分子间的交联。DNA 双链的交联可使转录不能顺利进行，而胶原纤维间的交联可使纤维结缔组织在正常交联的基础上过度交联，从而使对小分子物质的通透性

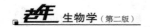

降低，影响了结缔组织的张力及韧性。故这种交联可能引起各种不良后果而导致衰老，其与衰老的确切关系尚需等进一步证实。

一、引起交联反应的因子

交联反应是生物体内的大分子在多种因子作用下的反应。引起交联反应的物质称为交联剂。常见的交联剂如下。

1. 醛类　醛类是引起交联反应的重要物质，醛类与生物体内的大分子相互作用可以引起交联反应，机体在代谢过程中可以通过多种途径产生醛类，比如赖氨酸经氧化脱氨后即可产生醛类。

2. 放射线　Sinex 认为，能够使动物寿命缩短的剂量的 X 线照射，可使动物体内大分子发生交联，但其程度很轻，而且还不能使胶原产生像老龄动物那种程度的理化改变。

3. 其他　包括自由基、二碱基酸、有机酸（富马酸、琥珀酸）、某些氨基酸、金属（铜、镁、铝等）、醌类等。

二、交联反应的种类

1. DNA 的股间交联　1969 年，Alexander 研究表明，某些化学物质可以使 DNA 的双螺旋链的两股发生股间交联，并使动物的寿命缩短。Deyl（1968）与 Massie 等（1975）的实验也证明，细菌、培养的哺乳动物的成纤维细胞及昆虫 DNA 中，都有交联反应出现。活性很强的交联剂，在其化学结构的两端都有一个化学活性部位，其一端往往容易与双链 DNA 分子的其中一股链的某个部位交联，从而改变了 DNA 分子原有的结构。机体的防御机制虽然无法松动这一交联，但却可以切除此股链中带有交联键的这一小段并将其抛弃。当这一小段被切除后，DNA 即可利用未受损伤的另一股链作为模板（含有相同的遗传信息），修复切除段的缺口。

但在有些情况下，DNA 的修复速度不快，在机体的防卫机制尚未切除那段带有交联剂的小段之前，交联剂的另一端又与该 DNA 分子的另一股链发生交联，从而把 DNA 的双股链都交联起来了。此后的发展就有两种可能：一种是交联物被切除，这样就会因为在同一点上 DNA 的双股链都被切除，而失去了修复的模板；另一种是保留了交联物，这样当 DNA 在有丝分裂期中发生双股链解离与复制时，就形成了一种畸形，这时由于交联剂分子在 DNA 的某一点上紧紧地交联了双股核苷酸链，阻止正常解离与复制，使 DNA 无法恢复正常，不能完成细胞的分裂，从而导致细胞的衰老与死亡。

2. 蛋白质分子的交联　Bjorksten 指出，生物机体中蛋白质分子亦可发生交联，而且蛋白质的交联对机体具有更为严重的损伤，这是由于机体中的许多错综复杂交联形成的聚集物多半都是蛋白质。其他的大分子被各种交联剂结成一团致密的聚集物，它们的联结与日俱增，这种交联的高分子最终将变成巨大的分子聚集物，多种酶类难以进入和分解此种成套分子聚集物，这种致密的聚集物在生物体内的细胞内、外越集越多，从而妨碍了机体的正常功能，导致机体衰老与死亡。

3. 细胞外蛋白胶原纤维的交联　胶原纤维是结缔组织中数量最多的一种，由成纤维细胞产生，集聚成束。此纤维的韧性很大，而弹性较小，抗牵引力较强。随着动物年龄的增长，体内成熟的胶原纤维增多。这种成熟的胶原纤维一般是几个胶原纤维交联而成，即为胶原纤维的多聚体。随年龄的增长胶原纤维发生大量的交联，因而也就不易被溶解。在生物衰老过程中，除了原有的胶原纤维相互紧密交联外，胶原纤维也与含有葡萄糖及甘露醇等的糖蛋白分子发生交联。

Verzar 等曾对衰老机体胶原纤维的交联做过深入的研究。胶原约占身体总蛋白量的30%，其数量随老化而增加，硬度也随老化而增强，渐渐难以溶解于各种缓冲溶液。这可能是由于胶原分子中的羟基脯氨酸在分子内形成交联所致。年幼的胶原肽链的小单位仅由纵向的一组酯键联结，各螺旋肽链之间没有横向联结。随着机体的老化，螺旋肽链之间渐渐形成了交联的联结。老化进一步发展，则相邻原胶原分子的肽链之间也随之出现了交联键。1964年，Verzar 等对胶原纤维与衰老关系问题做了一个重要的实验，进一步阐明了随着生物年龄的增长胶原纤维发生的交联性改变。他将大白鼠的尾腱纤维（几乎全部是胶原纤维）加热至60℃处理，然后观察其等长收缩时的张力。一般认为，等长收缩时的能力与胶原纤维分子间的交联程度成正比。结果表明，动物在发育成熟期间，尾腱等长收缩的能力增长得很快，以后直至老死持续增长。由此可以认为，大白鼠尾腱的胶原纤维随年龄增长发生了更多的交联。

Steven（1966）与 HamLin 等（1971）以化学方法与酶分解技术对人体的腱胶原纤维进行研究，也证明了胶原纤维交联的性质与程度在青年期与老年期明显不同。Bailey 等（1973、1976）与 Tanzer（1973）对成熟的胶原纤维的交联特性进行了研究，认为胶原纤维成熟后的变化（即真正的衰老变化），多半是稳定已有的交联，而不是增加新的交联。但是，稳定交联的特点目前还不完全清楚。

三、交联反应的危害

一般认为，生物机体中的大分子（如核酸、蛋白质、胶原等）发生异常或过多的交联反应时，通过共价键联结成难以分解的致密的聚集物，导致此等大分子在体内功能失常，从而引起机体的衰老与死亡，不同大分子的交联反应均对机体具有一定的损害。

1. DNA股间交联的损害　当 DNA 的双股核苷酸链发生交联时，就会妨碍 DNA 的正常解离与复制，当形成 DNA 的畸形时，就会妨碍细胞的分裂，导致细胞死亡。

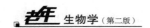

2. 蛋白质分子交联的损害 当机体的蛋白质被交联剂交联成错综杂乱的一团致密聚集物时，各种酶类无法对其进行分解，最终将妨碍机体的各种生理功能，使机体衰老死亡。

3. 胶原纤维交联的损伤 当位于细胞之间的胶原分子出现交联时，将使细胞对激素、营养物质、代谢产物的通透性降低，堵塞细胞对营养物质供给的通路及排除代谢废物的通路，使细胞功能丧失，导致机体衰老。近来有人提出"冻结代谢库"的理论，认为当 DNA、RNA 及细胞内蛋白质如发生交联反应，则将变为细胞内的巨大分子聚集物，此等巨大分子聚集物既不能被分解，亦不能被排除，而在细胞内形成所谓的"冻结代谢库"长期存留在细胞内，影响了细胞的正常代谢与功能，最终导致细胞衰亡。

四、交联反应损害的防御

研究表明，致山黧豆类毒剂（lathyrogens）及此类物质中的一种被称为 β-氨基丙腈（β-aminopropionitrile，BAPN）的药物，具有特异性的抑制胶原纤维交联的作用。Labella 研究表明，用致山黧豆毒剂喂饲大白鼠及小白鼠时，大鼠及小鼠的平均寿命都有所延长。Labella 与 Vivian（1975）曾将 β-氨基丙腈加入饮水中，以 1 mg/mL 的浓度来喂养年龄为 2 个月的 LAF/J 种性小鼠，小鼠龄 2 个月开始，共喂养 12 个月，观察 β-氨基丙腈对小鼠寿命与体重的影响。结果表明，小鼠的平均寿命有所延长，而对最高寿命则影响不大，对体重的影响也不明显。可见在某些实验条件下，致山黧豆毒剂一类物质可以延长动物的平均寿命。

这可能是由于这种药物抑制了交联酶的合成，对胶原纤维的成熟起到干扰与妨碍作用。也可能是由于致山黧豆毒剂这类物质对于伴随衰老出现的病理变化具有改善作用，至于致山黧豆毒剂类物质是否也能抑制与衰老有关的交联形成，或是影响已有的交联使之改变性质，仍未弄清。当然由于实验条件不同，有些实验结果与Labella 等的结果并不一致。例如，Kohn 等用致山黧豆毒剂对大鼠进行喂养实验，结果发现此种药物对大鼠的寿命并无影响。由此可见，有关衰老机制的交联学说尚有许多问题需要继续研究。

第六节　自由基学说

1956 年，哈曼提出了衰老的自由基学说（free radical theory），认为人体在生命活动过程中必然会产生一些自由基，这些自由基与体内的某些成分发生反应，对机体造成损害，引起人体衰老。1973 年，坦珀尔又指出，从生化角度对老化的现代解释立足于自由基的产生，继而引起自由基连锁反应，导致膜损伤及生物分子交联。

其结果由于酶活性降低，核酸代谢差误，膜功能障碍，脂褐素堆积而引起细胞整合性的下降，最终导致机体的衰老和死亡。近年来的研究证明，自由基学说在对生物衰老与某些疾病的发生和发展的关系的说明中占有重要位置，它是关于人类衰老机制的现代理论中重要的一种。

适量自由基对于抗局部感染等具有一定作用，但过量自由基则对于不饱和脂肪酸、蛋白质分子、核酸分子、细胞外可溶性成分及细胞膜等具有十分有害的破坏性作用。机体内从一开始就时刻在产生自由基。但同时又具有有效的自由基清除系统，维持体内自由基的正常水平，但是，随着年龄的增长，这种平衡会发生改变。随年龄的增长，人体内自由基水平呈增长趋势，同时自由基清除机制却呈退化趋势，结果造成体内自由基大量积聚。所以自由基对机体健康的危害作用渐趋严重，引发了机体多种生理功能的障碍，促进了多种老年疾病（如动脉粥样硬化、心脑血管疾病、脑神经细胞变性、糖尿病及肿瘤等）的发生、发展，导致机体的衰老，直至死亡。

一、自由基的生物学特性

自由基又称游离基，是指在外层轨道中具有未配对电子，或称不成对电子（unpaired electron），或称奇数电子（odd electron）的分子或原子，是在细胞代谢过程中不断产生并具有一定损伤作用的高度活性物质，$\cdot O_2^-$ 和 $\cdot OH$ 是最活泼也最具危害性的自由基。自由基的表示方式通常在原子符号的后面或前面加一小圆点"·"，以表示非配对电子（unpaired electron），如氯原子（Cl·）和羟自由基（OH·）等（表7-3）。

表7-3　氧自由基及活性氧

$\cdot O_2^-$	超氧阴离子	superoxide anio radical
$HO_2 \cdot$	氢过氧基	hydroperoxyl radical
H_2O_2	过氧化氢	hydrogen peroxide
$OH \cdot$	羟自由基	hydroxyl radical
$RO \cdot$	烷氧基（R＝脂）	alkyloxyl radical
$ROO \cdot$（$RO_2 \cdot$）	烷过氧基（R＝脂）	alkylperoxyl radical
$^1O_2$	单线态氧	single oxygen

机体内绝大多数分子是由氢原子（H）和其他基团（以 R 表示）组成的，常常可以发生 R 与 H 的解离，形成各带一个电子的"R·"与"H·"，称为自由基。生物体内常见的自由基有：氧离子自由基（$\cdot O_2^-$）、羟自由基（·OH）、过氧化羟基自由基（$\cdot OH_2$）、氢自由基（H·）、有机自由基（R·）、烷氧基自由基（RO·）、有机过氧自由基（ROO·）、脂质自由基（L·）、氧化脂质自由基（L—O·）及过氧化脂质自由基（L—O—O·）等。自由基性质活泼，极不稳定，容易与其他物质反应生

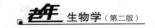

成新的自由基，因而往往都有连锁反应。自由基的连锁反应一旦开始，所产生的新的自由基就进一步与基质发生反应，从而导致基质的大量消耗及多种自由基产物的生成，其中以 $\cdot O_2^-$ 和 $\cdot OH$ 等活性氧簇最受人触目。

$\cdot O_2^-$ 和 $\cdot OH$ 是最活泼也最具危害性的自由基，它们可与其邻近的任何生物分子反应。研究表明，许多物种 $\cdot O_2^-$ 的产生速率与其衰老密切相关，那些 $\cdot OH$ 和 $\cdot O_2^-$ 产生速率低而 $\cdot OH$ 和 $\cdot O_2^-$ 清除机制完备的有机体存活时间明显较长。H_2O_2 是极易产生 $\cdot OH$ 的物质，体外以紫外线（254 nm）照射 H_2O_2 立即可产生 $\cdot OH$，只是半衰期极短，难以测定。利用二甲基吡啶氮氧化物（DMPO）可与 $\cdot OH$ 反应生成稳定 DMPO—OH $\cdot$ 加合物这一特性，可用顺磁共振和高效液相色谱分析共同测定 $\cdot OH$ 水平。

单线态氧（$^1O_2$）也是很活泼的自由基，它由三线态氧（$^3O_2$）被激发产生。$^1O_2$ 极易氧化还原生成 $\cdot O_2^-$ 自由基发挥损害作用。$^1O_2$ 本身也具有很大损害作用，光敏染料产生的 $^1O_2$ 可引起小脑颗粒细胞的线粒体损伤和 DNA 链断裂、肌酸激酶的活性抑制，导致神经细胞的能量代谢障碍和死亡。某些老年性的动物失调可能与此有关。自由基很容易还原，也很容易氧化，所以自由基本身极不稳定，寿命很短（平均 10^{-3} 秒），浓度低，但化学活性很强。因此，用电子自旋共振波谱仪检测效果较好。但也有一些自由基很稳定，如一氧化氮（NO $\cdot$）、维生素 C 和维生素 E 自由基、酚氧基等。自由基对人体并不是绝对有害，适量自由基对于抗局部感染等具有一定作用，只有当自由基反应异常或失控才会引起组织的损伤或机体的衰老。

二、自由基的来源

（一）外源性自由基

主要来源于电离辐射、大气污染、吸烟、药物中毒、紫外线、电磁波、日光曝晒，或癌症患者接受的放射线治疗，都会产生自由基。

很多化合物加热后可以发生热均裂反应（热解，pyrolysis）而产生自由基。如食用油和脂肪在炒菜和煎炸食品时，温度很容易达到 200℃，这样就足以使脂肪酸断裂成脂类自由基；其实当油的温度达到 50℃ 时就可以裂解产生自由基。脂肪酸热解后生成的过氧化叔丁基的半衰期在室温下可达 9500 年。构成人体三大主要成分的脂肪、蛋白质和糖类都能发生热解，烤焦的糖、烤糊的馒头和面包等都含有自由基。

可见光、紫外线、X 线和其他能产生电离作用的射线均称为电离辐射，电离辐射也能使共价键断裂产生自由基，这些不同波长的光引起的裂解称为光解（photolysis）。日晒后的牛奶变味就是因为牛奶中酪氨酸经光解后产生酪氨酰自由基而发生的。皮肤中的蛋白质和核酸等成分很容易吸收紫外线照射后光解产生自由基，如皮肤中的黑色素、酪氨酸和血液中的卟啉类化合物，都能在日光照射下光解产生自由基。

（二）内源性自由基

内源性自由基是人体自由基的主要来源。自由基几乎可以在人体的任何部位产生，尤其是人体内代谢旺盛的组织器官的细胞内，如肝、肾、脑、心肌、骨骼肌、小肠、吞噬细胞（嗜中性粒细胞、单核巨噬细胞、内皮细胞、嗜酸性粒细胞）。细胞线粒体、微粒体、内质网、胞质、微体、细胞核等细胞器是自由基生成的主要部位。其途径主要有以下几条：①机体消耗氧的90%以上都是被线粒体所利用的，在生理情况下机体通过线粒体呼吸链内氧化磷酸化途径，Ca^{2+} 依赖性磷脂酶 A_2 激发的花生四烯酸代谢途径、黄嘌呤氧化途径，精氨酸 NO 合成酶途径产生自由基，所以线粒体生成的活性氧在细胞氧自由基的生成中是最主要的。②经微粒体混合功能氧化酶系催化底物产生线粒体外自由基；此外，机体的吞噬细胞、血红蛋白、肌红蛋白也可产生自由基。

1. Fenton 反应　自由基可在正常新陈代谢中产生，是普遍存在于生物系统的种类多、数量大、活性高、有损于细胞的过渡代谢中间产物。当体内物质如过氧化氢（H_2O_2）、维生素 C 等与金属离子发生单电子氧化还原反应，可以产生自由基。其中最著名的就是 Fenton 反应，当细胞内的 H_2O_2 碰到体内的二价铁离子后，即可生成 OH·：

$$H_2O_2 + Fe^{2+} \longrightarrow \cdot OH + OH^- + Fe^{3+}$$

其他过渡性金属也能催化 Fenton 反应。铁是血红素的重要成分，没有铁血液就不能运输氧。但铁过多，或铁从血红素分子上解离下来成为游离的铁离子时，就能催化 Fenton 反应生成 OH·自由基，引起由于铁过载的多种疾病。

2. 活性氧（氧自由基）　从氧衍生出来的自由基及其产物成为活性氧（active oxygen species，AOS）或反应性氧（reactive oxygen species，ROS）或氧自由基（oxygen free radical，OFR）。活性氧几乎涉及自由基医学的各个方面。

人类从空气中吸入的分子氧有95%以上经细胞色素氧化酶直接还原成水，与此相耦联地通过氧化磷酸化作用生成了可供机体利用的能量；另外约5%的氧通过非酶途径生成了活性氧。在氧还原成水的过程中一共要接受 4 个电子，由于氧分子的电子排布特点，不能同时接受 4 个电子一步就还原为水，而必须每次接受 1 个电子经过四步完成。这一过程所产生的 3 个中间代谢产物依次为 $\cdot O_2^-$、H_2O_2 和 $\cdot OH$：

$$O_2 + e^- \longrightarrow \cdot O_2^-$$

$$\cdot O_2^- + e^- \longrightarrow H_2O_2$$

$$H_2O_2 + e^- \longrightarrow \cdot OH + H_2O$$

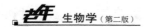

$$\cdot OH + e^- \longrightarrow H_2O$$

除了上述还原时产生的 3 种中间产物外，氢过氧基（·HO_2^-）、烷氧基（RO·）、烷过氧基（ROO·）、氢过氧化物（ROOH）、单线态氧（O_2）和臭氧（O_3）都属于活性氧。近年来又把一氧化氮（NO·）也列作活性氧。

细胞在正常代谢过程中也可产生活性氧，当受到外界因素刺激时会促进活性氧的产生。细胞内活性氧的产生常常是由各种各样的酶催化的，如黄嘌呤氧化酶、髓过氧化物酶等。许多细胞在正常状态下就不断地产生活性氧，其浓度范围：H_2O_2 为 0 ~ 10 nmol/L，·O_2^- 为 0 ~ 0.1 nmol/L，·OH 为 1 pmol/L ~ 1 fmol/L。

三、自由基对机体的损伤

过氧化脂质反应的产物丙二醛（malondialdehyde，MDA）又可通过蛋白质一级氨基基团反应与蛋白质交联，造成细胞功能的破坏以至死亡。

1. 生物膜损伤理论（biological membrane damage theory） 生物膜是细胞和细胞器外膜的总称。除了起隔离作用外，它对膜内外物质的交换、信息的传达、能量的转换、神经刺激的传导等都有重要作用。细胞膜中由磷脂酰基链和胆固醇组成的区域在细胞中极性最小，溶解有高浓度的氧，这更有利于脂质过氧化反应的进行。脂质过氧化反应对生物膜内类脂结构破坏性极大，反应中产生的自由基可以不加区别地与细胞中其他物质如蛋白质和核酸作用，造成酶、染色体 DNA 分子功能或结构的破坏。自由基可以损伤生物膜，引起细胞环境失调，使细胞间的信息传递、信息感受及应答反应等功能受到阻碍；引起细胞膜损伤，使细胞部分或全部丧失生理活性，甚至导致细胞解体；由于膜脂可能过氧化，导致膜变质，引起细胞器的崩溃，从而使整个细胞器的生理功能下降。

2. 溶酶体膜损伤理论（lysosomal membrane damage theory） 溶酶体是细胞质内的一种由薄膜所包围的囊泡，以含酸性水解酶为特性。其中包括蛋白酶、核酸分解酶和糖苷酶。自由基可损伤溶酶体膜，致使溶酶体破裂，其中的酶消化分解细胞自身的某些物质，导致细胞死亡。应用膜稳定剂如氯酯醒和肾上腺皮质激素或可以净化自由基的物质等，可以在某种程度上预防溶酶体膜损伤，因而延长细胞的寿命。

3. 自由基对核酸的损伤 自由基作用于核酸类物质会引起一系列的化学变化，诸如氨基或羟基的脱除、碱基与核糖连接键的断裂、核糖的氧化和磷酸酯键的断裂等。正常状态下，细胞每消耗 200 分子氧就会产生一分子氧化核酸。活性氧能使 DNA 双链或单链断裂，使 DNA 的碱基变成自由基，并生成稳定的氧化产物。如 OH· 等可加入碱基的双键中，破坏碱基，从而产生遗传突变；OH· 和 H· 可从核酸戊糖部分抽提氢，使 DNA 链断裂或碱基缺失。此外，自由基的反应产物可使核酸交联，DNA 复制受阻。这些变化都可以引起 DNA 遗传功能的变化。

郑荣梁等用物理和化学的方法产生 $\cdot O_2^-$、H_2O_2 和 $\cdot OH$ 3 种活性氧，均可使叙利亚地鼠成纤维细胞（BP6T）和 16 周人胎儿肺成纤维细胞（IMR-90）的 DNA 发生损伤，凡能促进活性氧在细胞内积累的因素都能加剧对 DNA 的损伤。DNA 含有 4 个碱基，它们受氧自由基攻击的敏感程度依次为：胸腺嘧啶 > 胞嘧啶 > 腺嘌呤 > 鸟嘌呤。

4. 自由基对脂类的损害 脂质中的多不饱和脂肪酸由于含有多个双键而化学性质活泼，最易受自由基的破坏发生氧化反应。磷脂是构成生物的重要部分，因富含多不饱和的脂肪酸，故极易受自由基所破坏，这将严重影响膜的各种生理功能，自由基对生物膜组织的破坏很严重，会引起细胞功能的极大紊乱。不饱和脂肪酸是最容易受活性氧攻击的分子。自由基一般作用于不饱和脂肪酸的 α 亚甲基酸，使之脱去烯丙基氢而形成自由基，在有氧的条件下，生成氢氧化物，在金属离子的催化下，易分解生成两个新自由基，由此易起到自由基的分支连锁反应。在活性氧的作用下，不饱和脂肪酸可在不饱和键上不断产生快速的过氧化作用，不饱和键过氧化后成为饱和键，这是一个典型的自由基连锁反应，中间产物有脂氧基（LO·）、脂过氧基（LOO·）和氢过氧化脂（LOOH），都是继发性产生的活性氧。

如脂质氢过氧化物，在金属离子的催化下，最终可分解生成丙二醛（MDA）、醇类及羟类等化合物。MDA 与蛋白质或核酸交联后就成为惰性的老年斑（aging pigment）或脂褐质（lipofuscin），氧的消耗和 MDA 的生成常作为脂类过氧化的测定指标。生物膜中含有多不饱和脂肪酸，如花生四烯酸、油酸和亚油酸。在常温下不饱和脂肪酸呈液态状，流动性好，清凉透明。经自由基攻击后就大量吸收氧而过氧化，使脂肪酸变质（化学上称为酸败），流动性降低，黏度增加呈黄褐色混浊沉淀。结果使本来具有良好弹性的细胞膜变得僵硬，刚性增大，变形能力降低。红细胞变形能力下降，不易通过毛细血管或微小血管，将造成红细胞破坏或微循环阻塞。

此外，脂质过氧化使花生四烯酸分解产生的白三烯（LTs）和前列腺素类（PGs）参与许多的病理过程，如炎症等。

5. 自由基对蛋白质的损害 自由基可直接作用于蛋白质，也可通过脂类过氧化产物间接与蛋白质产生破坏作用。首先是自由基直接对蛋白质的氧化破坏和引起的交联变性，这是衰老形成的重要原因之一。对蛋白质直接破坏的后果主要有：可使酶蛋白失活成为另一种催化错误反应的酶；出现某些具有异质性的蛋白质，从而引起自身免疫反应的靶子；自由基可使结缔组织结构蛋白发生广泛交联，使其理、化性质发生改变，导致血液和组织间的交换减少，使其中的器官组织加速衰老退化。同时这些变性结缔组织原有的功能也部分甚至全部丧失了。自由基对蛋白质不利影响的第二个方面是对核酸的氧化和交联，使 DNA 发生断裂、突变及对热的稳定性发生改变等，从而严重影响了蛋白质遗传信息的正常转录、翻译过程，使蛋白质表达量降低甚至消失，或者产生突变蛋白质。这种影响反映在酶蛋白和激素、免疫活性

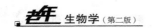

物质等重要蛋白质时其影响范围就更大，后果就更严重。而蛋白质合成减少是老年性记忆减退、智力障碍及肌肉萎缩等表现的重要原因之一。总之自由基对蛋白质的影响涉及面很广，后果严重而复杂，乃是自由基与衰老联系的重要纽带。

自由基能使蛋白质的多肽链断裂，多种氨基酸发生变化，使生物活性物质失活，影响机体的正常代谢。断裂方式有两种，一是肽链水解，二是从 α 碳原子处直接断裂。活性氧可使蛋白质交联，如半胱氨酸的 SH 可被氧化成—S—S—；酪氨酸可氧化成二酪氨酸，这样可使蛋白质分子发生分子内或分子间交联。活性氧还可使蛋白质的二级、三级和四级结构破坏，折叠减少，无规律卷曲增加，从而影响蛋白质的功能。酶本质是蛋白质，同样也受自由基及其产物的影响。例如，正在进行过氧化反应的脂质可使 RNA 酶失去活性；正在进行过氧化的脂质使 DNA 酶失活，可能涉及脂质过氧化产物中丙二醛的作用，丙二醛也可使 RNA 酶发生分子内和分子间的交联。自由基可使酶蛋白失活成为另一种催化错误反应的酶；出现某些具有异质性的蛋白质，从而引起自身免疫反应的靶子。

6. 自由基对糖类的损害　自由基通过氧化性降解使多糖断裂，如影响脑脊液中的多糖，从而影响大脑的正常功能。自由基使核糖、脱氧核糖形成脱氢自由基，导致 DNA 主链断裂或碱基破坏，还可使细胞膜寡糖链中糖分子羟基氧化生成不饱和的羰基或聚合成双聚物，从而破坏细胞膜上的多糖结构，影响细胞免疫功能的发挥。单糖水溶液在室温下放置几分钟就会产生有害物质：如 α-羰基（α-RCOCHO）和 H_2O_2。在反应过程中产生了一个自由基中间体 α-过氧化醛基：

$$RCH(OH)COH + O_2 \longrightarrow RCOO \cdot (OH)CHO^- \longrightarrow RCOCHO + H_2O_2$$

此外，自由基可作用于细胞膜寡糖分子的羟基碳，使之氧化成为不饱和羰基或二聚体，引起细胞膜的多糖链破坏，造成细胞自溶。α-羰醛类物质能与核酸核蛋白质发生交联，能抗有丝分裂、抗癌，因对癌细胞和正常细胞都有毒性，不宜用于临床。由于它与蛋白质的交联而使酶失活，并使细胞变形性下降，导致细胞衰老和死亡。

四、自由基的清除

氧分子是在促进生物进化中起了关键的作用，生命代谢过程中离不开氧的供应，但同时产生的活性氧对关键的生物大分子又有不良反应。为了生存，生物就必须在利用其有益作用的同时防止其有害作用。降低自由基危害的途径也有两条：一是利用内源性自由基清除系统、清除体内多余自由基；二是发掘外源性抗氧化剂——自由基清除剂，阻断自由基对人体的入侵。

1. 第一道防线——细胞色素氧化酶使氧直接还原成水　在长期的进化过程中，一切需氧生物发展形成了一条十分复杂又精巧、由细胞色素氧化酶参与的细胞呼吸链，可避免活性氧的产生，这是清除自由基最彻底的防御系统。

2. 第二道防线——抗氧化酶　尽管有了第一道防线，即使在正常的机体中，仍有 3%～5% 的 O_2 由线粒体泄漏的电子生成 O_2^-，在一些病理条件下会产生更多 O_2^-。能清除活性氧的酶也称为抗氧化酶（antioxidant enzymes），包括超氧化物歧化酶（superoxide dismutase，SOD）、过氧化氢酶（catalase，CAT）和过氧化物酶（peroxidase，PO）等（参见第八章）。

3. 第三道防线——清除剂　清除剂（scavenger）能清除自由基，或能使一个有毒自由基变成一个毒性较低的自由基。清除剂也常称为抗氧化剂（antioxidant）。1989 年 Halliwell 和 Gutteridge 对抗氧化剂下了一个定义：抗氧化剂是指当它的浓度远比被它氧化的底物浓度小时，能显著阻止底物氧化的物质。人体内固有的清除剂称为内源性抗氧化剂，作为食品或药物从外界摄入的称为外源性抗氧化剂。自由基清除剂的主要作用机制是，直接提供电子使自由基还原，增强抗氧化酶活性，从而迅速消灭自由基。此防御系统主要包括抗氧化酶和抗氧化剂两大类（参见第九章第五节）。

4. 第四道防线——修复　即使人体内有如此众多、密切配合的酶和非酶的自由基清除系统，自由基性损伤还是不断地发生，仅靠清除自由基还不十分保险。所以，人体又发展形成了一套对已遭受自由基损伤的物质的修复系统。该系统执行两种功能：一是把已损伤的物质搬走或清除，主要是把复杂受伤的物质降解成简单物质，变成供修复用的材料。二是把这些原料重新合成原来的物质，这一步才是真正的修复。

第七节　免疫学说

免疫学说（immunological theory）包括免疫功能减退和自身免疫学说。20 世纪 60 年代，Walford 等认为，衰老是机体内轻度的组织不相容性反应这一自身免疫反应现象对机体组织破坏的结果。许多研究表明，与自身免疫有关的一些疾病均随年龄的增长其发病率呈增长趋势。自身免疫学说认为，自身抗体对人体组织的攻击是导致衰老的原因。自身免疫是指机体不能识别自身组成部分，从而产生攻击自身细胞和组织的免疫反应。典型的自身免疫疾病有腹腔疾病、1 型糖尿病、结节病、系统性红斑狼疮、干燥综合征、过敏性肉芽肿、桥本甲状腺炎、格雷夫斯病、特发性血小板减少性紫癜、阿狄森病、类风湿关节炎、多发性肌炎和皮肌炎等。自身免疫致衰老的发生主要是自我识别功能的障碍，不能识别自己和非己。由于 T 细胞减少和功能低下，不能有效地抑制 B 细胞，造成自身抗体产生过多。机体免疫功能的减退，导致了细胞功能的失调、各种代谢的障碍，引起了机体衰老的发生和发展，最终死亡。

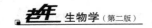

1981 年，第十二届国际老年学会议（汉堡）重点讨论了衰老与免疫的问题，认为老年人的主要免疫器官胸腺萎缩，具有免疫活性的多肽类物质胸腺素分泌减少，T 淋巴细胞数减少，B 淋巴细胞释放的免疫球蛋白含量的分散度扩大，造成老年人免疫功能的稳定性降低，是促使老年人早衰，易于发生感染、自身免疫性疾病和恶性肿瘤等的主要原因。如能维持好老年人的免疫功能，则能明显延长老年人的寿命，减少老年性疾病的发生。灵芝多糖、猴头菇多糖等能显著性提高机体免疫功能，增强巨噬细胞的吞噬能力，增强自然杀伤细胞（NK 细胞）的活力，刺激机体淋巴细胞释放多种免疫因子、抗病、抗癌、抗衰老。

一、年龄与免疫器官

胸腺（thymus）是机体的中枢性免疫器官，促使 T 淋巴细胞进一步成熟。随着年龄的增加，免疫器官也会发生变化，其中变化最为明显的是胸腺。新生期胸腺 10～15 g，青春期为 30～40 g，30 岁以后则逐渐退化，至老年仅为 15 g。老年人胸腺的组织学特征主要表现在衰老的胸腺皮质只剩下一些稀疏的淋巴细胞，其间杂以大量的充满类脂质颗粒的巨噬细胞。电镜下观察到胸腺皮质变薄，胸腺细胞显著减少，髓质上皮细胞碎裂成多个小巢，其间堆积着大量的巨噬细胞、浆细胞、淋巴细胞和成纤维细胞，大部分胸腺组织被结缔组织和脂肪所代替。由于胸腺的退化，老年人几乎没有新生的 T 淋巴细胞从胸腺中衍生出来，60 岁以后血液中几乎检测不到胸腺素。

老年骨髓主要表现为骨髓干细胞造血功能降低，重建免疫功能的能力下降。老年淋巴结、脾脏中的细胞组成也有改变，生发中心数减少，结缔组织、浆细胞、巨噬细胞增多。研究表明，胸腺－骨髓－激素是决定机体免疫活性的重要因素，胸腺则在衰老的过程中起决定作用。

二、年龄与细胞免疫

随着胸腺的退化和胸腺素的分泌减少，老年人的淋巴细胞不仅总数减少，而且增殖能力较青年人下降 50%，细胞膜的胆固醇/磷脂比值升高，膜的流动性下降，细胞免疫功能随年龄的增加而逐渐降低。从中年开始血液中 T 细胞数即逐渐降低，至老年呈进行性降低。同时细胞免疫功能的减退，也随年龄的增加而加重。如细胞毒性 T 淋巴细胞的杀伤能力下降导致肿瘤发病率增高；抑制性 T 细胞功能下降使自身抗体增多而易患自身免疫性疾病；辅助性 T 细胞的活性明显下降，必然影响多种淋巴因子的产生，使排斥功能减弱，特别是辅助 B 细胞产生高亲和性抗体功能障碍，而减低了抗感染的能力。总之，随着年龄的增长，T 淋巴细胞免疫调节功能紊乱，干扰了细胞内外信息的传递和免疫应答功能，促进了机体衰老的发生。虽然老年人体内的巨噬细胞和自然杀伤细胞的数量未发生明显变化，但是，它对抗原的识别能力却有不同程度的下降。

三、年龄与淋巴因子

免疫细胞产生的淋巴因子很多，但与衰老有关的主要是巨噬细胞产生的白细胞介素 1α（IL-1α）、辅助性 T 细胞产生的白细胞介素 2（IL-2）、白细胞抑制因子和淋巴细胞衍生趋化因子等。目前认为，IL-1α 参与了细胞的衰老，因为衰老的内皮细胞含有大量的 IL-1αmRNA，而年轻细胞无此现象。IL-2 为 T 淋巴细胞产生的淋巴细胞生长因子，这种糖蛋白有增强人体免疫能力的作用。研究还表明，健康老年人 IL-2 及自然杀伤（NK）细胞活性明显高于患有食道癌、胃癌、肝癌、结肠癌的老年人。IL-2 对增强 NK 细胞活性，促进 γ 干扰素产生起重要的调节作用。当机体免疫应答能力减低时，产生 IL-2 能力减低，同时伴有 NK 细胞活性降低，IL-2 能直接增强 NK 细胞的活性。1998 年，钱玉昆等通过临床试验发现，在老龄 T 细胞增殖反应中，IL-2 产生减少，IL-2 受体（IL-2R）特别是高亲和受体降低。老年人 T 细胞增殖能力较青年人下降 67% 后，IL-2 水平可下降 86%，IL-6 下降 63.16%。

四、年龄与体液免疫

研究表明，体液免疫的水平随年龄的增长而减退。老年人的体液免疫应答能力明显降低，老年人血清中的 IgG 和 IgA 含量增高，脑脊液中上述两种物质含量也增加，血清中的 IgM、IgD、IgE 含量均有不同程度的降低，IgE 的降低最为明显。单克隆免疫球蛋白随年龄的增长而增高，是抗体生成系统衰老的一个表现。

五、年龄与自身免疫

Walford 认为，衰老是由于机体内部轻度的组织不相容性反应这一自身免疫现象对机体组织破坏的结果。20 世纪 80 年代的研究证明，老年人 B 细胞形成的抗体免疫功能与年轻人无显著性变化，但自身抗体的产生随年龄的增加而增多，如抗核抗体、抗 DNA 抗体、抗线粒体抗体、抗甲状腺抗体、类风湿因子等。一些老年人的疾病，如循环系统疾病、恶性肿瘤、系统性红斑狼疮等自身免疫疾病与患者体内自身抗体明显增加有关。

目前，已知老年人体内常见的增高的自身抗体有抗核抗体、抗 DNA 抗体、抗线粒体抗体、抗甲状腺抗体及类风湿因子等。抗核抗体阳性者的心血管疾病和肿瘤的病死率明显高于抗核抗体阴性者。近年来的研究证明，人类 HLA 抗原与某些疾病和衰老有密切关系。HLA 基因是人类第六对染色体上控制组织相容性抗原的基因，它依次由 A、B、C、D 及 Dr 共 5 个位点组成，每个位点上又有许多等位基因。目前已

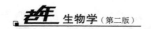

知 HLA-A$_1$、HLA-B$_8$、HLA-D$_{w3}$ 与衰老和自身免疫性疾病有关。HLA-B$_{27}$ 与强直性脊椎炎、HLA-D$_{w3}$ 与系统性红斑狼疮和青年型糖尿病都有一定的关系。上述发现把衰老的免疫学机制和基因的分子遗传学联系了起来。

六、免疫功能降低与老年性疾病

1. 感染 老年人由于骨髓干细胞减少，胸腺退化，T 细胞和 B 细胞免疫活性降低，体内不能产生高效价、高亲和力的抗体来应付各种致病微生物，因而较容易被感染，而且病程较长，病情严重。例如，老年人易患呼吸系统感染和泌尿道感染，带状疱疹、破伤风等也是老年人易患的病。

2. 自身免疫病 动物实验表明，自身免疫性疾病与 T 细胞功能减退有关。如患自身免疫病时，抑制性 T 细胞常减少。常见的老年自身免疫病是自家抗原抗体复合物病，即产生的自家抗体与组织细胞起交叉反应，从而引起炎症和破坏性病变，如自家免疫性肝炎、心肌炎、类风湿关节炎等。当 T 细胞缺陷时，如给移植同种基因的年轻胸腺，可使自家抗体消失。

3. 恶性肿瘤 老年人免疫功能减退时，恶性肿瘤的发病率明显增加，且常以淋巴瘤为主。多见的是慢性淋巴细胞性白血病、恶性淋巴瘤、恶性浆细胞增殖等。恶性淋巴瘤主要是由于 T 细胞免疫反应的消失，造成 B 细胞过度免疫增殖而致病。

4. 淀粉样变性 实验证明，切除小鼠胸腺后发生的淀粉样变，可以通过胸腺移植或输入淋巴细胞阻止病变的发生，或使已形成的病变消退。因此，老年人多由于免疫缺陷而常发生淀粉样变。

5. 其他疾病 老年人所患的许多疾病与免疫异常有关。例如，恶性贫血、类风湿关节炎、糖尿病、肾上腺皮质功能不全、桥本甲状腺炎等。

由于免疫功能的退化与衰老的密切关系已经被广大学者所公认，所以，随之出现了许多从免疫学角度抗衰老的方法：如有人认为控制饮食可以使免疫系统较长时间保持"青春化"而具有抗衰老作用：适应使用免疫抑制剂如硫唑嘌呤及抗特异性 B 细胞制剂等治疗自身免疫性疾病兼具明显抗衰老作用；使用多核苷酸、2-巯基乙醇、多阴离子（polyanions）、维生素 E 及胸腺素等，可以明显提高非特异性免疫功能、T 细胞依赖体液免疫应答功能及 T 细胞介导的细胞免疫应答功能而呈抗衰老作用；补充青壮年免疫活细胞到老年人体内可以延缓免疫功能的衰退，但需注意解决移植特抗宿主反应及宿主抗移植反应、移植物必须在宿主体内维持较长时间及其他有关问题。

第八节　内分泌功能失调学说

内分泌功能失调学说（endocrine irregulary theory）包括内分泌功能减退和神经功能减退学说。多细胞生物神经内分泌功能与其生长、发育、成熟和衰老有十分密切的关系。一方面，以下丘脑－垂体－内分泌腺－靶器官组成的神经内分泌系统网络，构成了机体高度统一和高度灵活的调控枢纽；另一方面，神经内分泌系统的老化属于自发性的，与神经细胞和内分泌细胞的基因决定簇有关。研究表明，衰老的生理生化过程与神经内分泌系统的增龄性失调、退化和衰竭密切相关。但这些变化究竟是衰老的结果还是衰老的原因，迄今尚无定论。

衰老是遗传因素和环境因素共同作用的结果。机体的环境因素包括机体的内环境和外环境，内环境的稳定性在体内主要受神经内分泌系统的调控。人体的内分泌系统分泌各种激素和神经系统一起调节人体的代谢和生理功能。正常情况下各种激素是保持平衡的，如因某种原因使这种平衡被打破了（某种激素过多或过少），就会造成内分泌失调，引起机体内环境的紊乱，导致机体代谢障碍，最终衰老死亡。也有人将内分泌功能减退学说称为神经内分泌阶段式调节学说，认为衰老的内分泌系统有一个中枢在大脑，脑内有一组控制身体功能而其他物质不能代替的调节系统，如下丘脑－垂体轴，当内分泌功能减低时，机体的内环境失去平衡，功能发生紊乱，代谢出现障碍，衰老随之而来，严重则导致死亡。

一、内分泌功能减低的改变

内分泌系统是通过激素来调节动物的生长发育与衰老过程。老化过程中，内分泌功能的改变主要包括：①靶细胞受体减少且反应性减退；②激素降解率减低，使得血液中该激素浓度相应升高，通过反馈机制导致该激素分泌减少；③酶合成的神经内分泌调节功能减退。

动物在衰老过程中，靶细胞受体减少，而且反应性减低。激素与靶细胞中相应的特殊受体结合，可引起细胞反应。这种反应，随年龄的增长而改变。研究表明，由于动物内分泌功能减低，会导致一系列变化。例如，老年人对药物的敏感性下降。Makman 和 Dvorkin 指出，淋巴细胞经糖皮质激素处理后，产生一种具有抑制作用的蛋白，从而阻止基质进入细胞。老年动物的细胞对糖皮质激素的特异结合部位比成年动物少；成年动物白细胞在其大分子与皮质醇的结合能力上要比老年动物高。

老年动物调节酶合成方面的功能减低，是内分泌系统调节功能下降所致。Finch 等研究发现，不同年龄的小白鼠在受到寒冷刺激时，对肝脏内酪氨酸氨基转移酶（tyrosine amino transferarase，TAT）合成的影响不同。年轻动物的反应很快，老年动物有一个较为明显的潜伏期（无反应期），随后才同年轻动物一样出现 TAT 的增长。如果神经内分泌系统中的某个环节或某几个环节发生了改变，就会引起老年动物在调节酶合成方面的功能减退或障碍。老年动物在合成酶的调节上对外界的刺激反应迟缓。Adelman 研究发现，给予葡萄糖可以诱导大鼠肝脏合成葡萄糖激酶（glucokinase, GK）；用老年大白鼠试验时，发现在给药刺激与出现 GK 活性增高之间有一个较长时间的延缓期。研究还表明，老年大鼠在以肾上腺皮质激素（ACTH）诱导 TAT 之前，用苯巴比妥诱导细胞色素 C 还原酶（也就是用还原型辅酶 II 即 NADPH 为辅酶）之前，都有一个明显的延长期。诱导酶的最高水平在年轻动物与年长动物都是相似的。Britton 等对老年动物在 ACTH 诱导葡萄糖激酶的活性期间体内循环的皮质醇的水平进行了研究。结果发现，注射 ACTH 经过 72 h 后，老年大白鼠血液中皮质醇的水平比年轻大白鼠低 75%。这种现象不是肾上腺本身出现了功能性的变化所致，而是控制激素生成的调节机制的变化。这种变化可能是衰老机体酶合成能力减低的表现。

老年人随着年龄的增加，糖耐量倾向于降低。研究表明 60 岁以上的老年人中超过 60% 的人有糖耐量降低。血糖水平（尤其是餐后血糖）与年龄增长呈正相关，空腹血糖每 10 年增加 $1 \sim 2$ mg/dL，餐后血糖则增加 15 mg/dL。目前认为这是多因素作用的结果，对不同年龄段及口服糖耐量正常（NGT）和异常（IGT）的老年人的糖代谢动力学进行比较显示，$61 \sim 79$ 岁组与 80 岁以上组健康老人的糖代谢指标并无显著差异，而 80 岁以上的 IGT 老人与 NGT 者相比，在进行甲苯磺丁脲辅助的静脉葡萄糖耐量试验（IVGTT）时，表现出糖耐量降低，胰岛素敏感性和降糖效率减低及较高的空腹血糖水平。而空腹胰岛素水平和胰岛素对高血糖快速反应均无升高，说明老年人 IGT 与胰岛素抵抗有关，但胰岛 β 细胞功能减退以至于对外周胰岛素抵抗的代偿作用丧失，亦是引起老年人糖耐量下降的重要因素。

老年人发生胰岛素抵抗的原因可能有：①活动量明显减少，有肥胖趋势，体内脂肪绝对量增多。即使无肥胖，在组织成分的构成上脂肪比例明显增加（如 25 岁时脂肪量约占机体总组织成分的 20%，75 岁则增加至 36%），而细胞物质则有所减少（如 25 岁时细胞物质为 47%，75 岁时减少至 36%）。②饮食中糖类的总量减低。③老年人胰岛素受体、糖感受器和胰岛素调节反馈机制发生变化。虽然老年人（包括非肥胖者）普遍存在胰岛素抵抗，但并不绝对都存在糖代谢异常。对健康百岁老人行口服糖耐量试验和正常血糖葡萄糖钳夹试验，表明他们的糖耐受力和胰岛素效率与较年轻个体相似。

由此可见，内分泌系统有着复杂的生理功能，在任何一个环节出现问题，都可能导致其功能障碍。它的功能减退，是一种整体性的变化，也就是整个系统衰退。

二、内分泌功能减低对机体的影响

内分泌功能减低引起机体衰老的发生并导致许多疾病发生，而这种改变是由于年龄增加而引起的神经内分泌调节功能减低。一些学者认为，衰老不会仅是由于下丘脑功能的改变或激素调节的障碍所致，而是整个内分泌系统功能减低和失调的结果。老年人的各种腺体都随着年龄增加而逐渐减少，重量减轻，分泌功能减弱。胰岛素分泌减少，难以维持和调节血糖的平衡状态。甲状腺功能的不足，使老年人代谢降低。性腺萎缩，性激素分泌减少，使女性老年人阴道分泌物减少，男性生殖细胞逐渐减少直至消失。老年人随着这些变化的产生，其性欲也逐渐下降。

衰老过程可以在多层次改变神经内分泌功能，其中最能反映神经内分泌功能衰退的是性成熟后随着增龄机体的应激能力、生殖能力和性功能的不断降低。这些功能的退化涉及神经内分泌系统内部相互协同和制约的紊乱，其中最主要的环节是垂体、肾上腺和性腺的老化及分泌激素量的减少和节律紊乱等。Brown-Sequard 认为，性腺功能减低而引起了衰老，大量研究发现，男性缺血性心脏病患者睾酮代谢物的分泌减少，女性冠状动脉粥样硬化患者雌激素与雄激素分泌的总量降低。

有研究认为，大脑内存在控制衰老的细胞，这些细胞虽不能决定衰老的启动，但可使得已有的衰老进程加速和减慢。Finah 和 Ereritt 认为，下丘脑是全身自主神经功能的中枢，当其功能减低时，则引起机体的衰老。近来多数学者一致认为，这些控制衰老进程的细胞主要分布在下丘脑和边缘系统，通过垂体 – 内分泌腺来调节内分泌系统的活性，是控制和维持机体内环境稳定的调节中枢。所以，有人将下丘脑和边缘系统形象地比喻为促进衰老的"步伐调节器"或"老化钟"。此外，随着年龄的增长，松果体血管变得狭窄，细胞减少，重量减轻，脂肪增多，致使其产生的激素减少，诸多调节功能亦减退。

某些药物之所以有延缓衰老的作用，与其可调节内分泌功能有关。例如，枸杞就能提高睾酮的分泌量。有学者给 60 岁以上的健康老年人口服枸杞 10 d 后，睾酮在体内的含量就明显升高。枸杞还可使 cAMP 上升，cGMP 下降，从而使 cAMP/cGMP 比值回升，达到可以发挥正常生理功能的水平。

第九节　有害物质蓄积学说

有害物质蓄积学说（accumulation harm substance theory）也称脂褐素累积学说（lipofuscin theory）。脂褐素可由溶酶体、线粒体等细胞器中的铜发生的脂质过氧化产生，所以脂褐素与体内氧自由基生成有关。研究发现，随着年龄的增加，过度加剧的脂质过氧化反应会产生过量的脂褐素，脂褐素可在神经、肌肉等组织器官系统

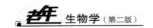

广泛沉着和蓄积，引起衰老发生。所以，有害物质蓄积学说中的有害物质主要是指脂褐素。另外，脂褐质在细胞中的积聚主要是由于溶酶体被激活，造成很强的自身溶解所致。这种自溶过程的触发常受某些组织的内分泌所控制。尽管关于脂褐质沉着对细胞是否具有危害作用尚存在争议，但是，大多数学者认为这种沉着对机体是相当有害的，是机体衰老的原因之一。

一、脂褐素的基本情况

脂褐素是脂质、金属、有机分子和生物分子的沉积物，是老年动物细胞内经常存在的有自发荧光的物质，故有老年色素之称。1842 年，Hannover 在神经细胞内发现此类物质，后来 Borst 将其正式命名为脂褐素（lipofuscin，LF）。脂褐素在动物体内广泛存在，如哺乳动物的大脑、脑干、脊髓、神经节、心血管、肝脏、子宫、肾上腺、睾丸、横纹肌等。单细胞动物和体外培养的细胞内也可见到脂褐素。脂褐素见于浅表皮肤者俗称"老年斑"。能用苏丹黑染色，西夫过碘酸反应阳性，紫外线照射时发射的荧光波长最大值在 430~490 nm，可显示微弱溶酶体酶活性。

脂褐素来源于多种细胞器，如溶酶体、线粒体、高尔基复合体、内质网等，其中来自溶酶体的说法占优势。目前，比较公认的是 Brunk 等提出的脂褐素形成学说，即脂褐素的产生与体内自由基的作用和大分子的交联有关。脂褐素的形成是由于线粒体产生部分还原氧系，脂褐素在次级溶酶体内经历了自我吞噬过程，并与降解的细胞结构中的铁反应，从而产生自由基，诱导脂质过氧化。脂类过氧化物在分解时产生醛类，醛类可与蛋白质、磷脂、核酸发生交联而形成脂褐素。细胞器有大量不饱和脂肪酸构成的膜，膜的脂类成分可因自由基反应而过氧化，产生醛类或羟基，引起生物大分子的交联，形成不溶性的脂褐素。

Siakotos 等对脂褐素成分研究发现，脂褐素的主要成分是脂类，约占 50%，其中 75% 为磷脂；蛋白质约占其总量的 30%；抗水解有色物质占 20%。在脂褐素中含有多种水解酶，有的酶活性很高。在光学显微镜下，脂褐素呈棕色颗粒，有淡黄色或橙红色的自发荧光。它的体积和形状在不同的年龄、不同的器官有所差别。例如，在小脑齿状核的脂褐素为弥漫的颗粒，在大脑锥体细胞内为巨形色素，直径 5~6 μm，内含一个或数个空泡。随着年龄的增加，脂褐素在细胞内含量增加，变密集，体积增大。

Essner 等人用电子显微镜观察，显示脂褐素为自噬溶酶体内未被消化的细胞器碎片残体，其中 50% 为脂质。肝细胞的脂褐素为多叶性的颗粒，局部有铁蛋白样微粒浓聚，有空泡状部位和同心排列的板层结构。Sekhon 等发现，脂褐素为 0.1~5.0 μm 大小、包有单层膜的致密小体。其内部有不同数量的小泡密切相连的致密带，有的小泡是空的，有的则含有不同数量的致密小颗粒。脂褐素沉积在人体各组织器官细胞中，导致细胞代谢减缓，活性下降，从而造成人体器官功能衰退产生衰老。

二、脂褐素的危害

脂褐素生成的要素是：金属或类金属的存在；脂质或蛋白质带有可氧化的基团，如羟基、巯基或胺；过氧化物或其他强氧化分子基团；醛或酮体；细胞成分完整性降低或抗氧化剂水平降低。脂褐素似乎总是与铁、硅铝盐或其他金属、类金属结合在一起，这种有机金属的存在，加速了细胞内的氧化，并干扰了细胞的结构和活性。

Strehler 指出，人的心肌中脂褐素沉积量与年龄成正比。脂褐素对细胞的正常代谢有干扰作用。在外界的一些因素作用下，可促使脂褐素在细胞内的沉积。Terman 等认为，脂褐素主要存在于神经元和心肌细胞有丝分裂后细胞的溶酶体中，随着增龄而逐渐累积。Mrak 等发现，人脑老化往往伴有胶质细胞活性增加，氧化损伤蛋白质和脂质，并可增加阿尔茨海默病和帕金森病的"变性"。Weglicki 研究发现，大鼠体内缺乏维生素 E 时，可引起神经系统中脂褐素的蓄积，出现此种情况是由于体内抗氧化物质的缺乏而使细胞膜自体氧化所致。

Zzeman 认为，脂褐素扰乱了细胞的空间，改变了扩散渠道，挤开了细胞的一些亚微结构，对细胞产生不良影响。Mann 等研究发现，脂褐素形成的早期对细胞无影响，如超过一定的量则会导致胞质 RNA 持续减少，不能维持代谢的需要，细胞出现萎缩或死亡。脂褐素如出现在脑细胞上，便会引起智力和记忆力的减退；聚集在血管壁，则会发生血管纤维性病变，引起高血压、动脉硬化、心脏病等。

三、脂褐素的清除

Nandy 等首先使用氯酯醒（meclophenoxate，centrophenoxin）来抑制脂褐素的生成。使用氯酯醒后，豚鼠神经细胞内的脂褐素的合成被抑制而减少；小鼠大脑皮质和海马区神经细胞内脂褐素减少，学习和记忆能力明显改善。另有研究发现，氯酯醒可使 C57BL/6 品系小鼠细胞内的脂褐素减少，并将其平均寿命延长 25%。此药不仅能抑制机体细胞内的脂褐素沉积，还对体外培养的神经细胞也有一定的作用，能降低该细胞内脂褐素的沉积。Riga 等提出，氯酯醒等神经活化剂可使脂褐素溶解或消失。

此外，维生素 E 能消除自由基，抗氧化，清除体内的"过氧化脂质"，有效地防止脂褐素氧化所产生的老年斑，是公认的抗衰老剂。绿茶中的儿茶素（catechin）、喜德镇（海得琴，hydergine）、精胺（spermine）、双氢吡啶类钙拮抗剂（darodipine）、精氨酸加压素（AVP）、神经降压素（NT）和谷胱甘肽等也可抑制脂褐素的形成和沉积。

第十节 中医衰老学说

关于衰老的机制，古代中医学家通过观察和实践提出了他们的理论，形成了几种衰老学说，主要包括脏腑经络学说、阴阳学说、气血学说、精气神学说、虚实学说等，这些学说相互渗透、相互补充，形成了较为完整的理论体系。

一、脏腑经络学说

与衰老相关的脏腑经络学说的核心是肾、脾、心功能减退学说。

1. 肾虚与衰老相关学说 肾虚的本质涉及多个衰老学说。其中一个学说源于《黄帝内经》。《素问·上古天真论》指出，肾气的盛衰，女子以 7 年为周期，男子以 8 年为周期。女 35 岁、男 40 岁以后，肾气渐衰，生气日减，五脏六腑精华随之日损。女 49 岁、男 64 岁左右，天癸竭，精气难充，生育无能，形体衰颓。《灵枢·天年篇》说，人到 90 岁，肾气焦枯，使肝、心、脾、肺四脏及经脉中元气更加空虚，每见"形骸独具而终矣"，若欲寿臻期颐，实则难矣。

肾的功能广泛，远远越过单纯肾脏功能，如"肾为先天之本，生化之源。肾藏精，肾精产生肾气""肾主骨，生髓，通于脑""肾者其华在发，肾开窍于耳""肾主水，诸水皆生于肾"。因此，肾的生理功能，涉及泌尿、生殖、代谢、内分泌、中枢神经各个系统，并指引这些系统适应年龄的变化进行程序运转。肾虚与衰老相关学说与一部分衰老症状相一致。例如，人之衰老，肾精亏损，不能充养骨髓和脑髓，不能循阳脉上荣耳面发瞳，而致躯体变矮，腰弯背驼，不能久立，行动迟缓，易于骨折，健忘痴呆，面焦形损，耳鸣眼花，发堕齿槁。肾精不能化气，肾气不足，煦养卫外失常，并影响其外腑功能，可出现腰膝酸痛，疲乏喘息，尿后余沥，易感风寒。若肾虚进一步累及肾阴、肾阳，则产生阴虚、阳虚的各种症状。肾虚的人体内往往存在自由基损伤，免疫功能紊乱，神经内分泌功能失调。因此，肾虚实质涉及自由基损伤学说、免疫功能下降学说和神经内分泌功能失调学说等关于衰老的机制。

现代医学通过病理解剖和社会调查发现，老年患者肾的病理变化的发病率为 86.7%，老年人肾虚型占 77.4%，表明肾虚在中医衰老学说中占有重要的地位。

2. 脾胃虚与衰老相关学说 该学说也源于《黄帝内经》，经唐、宋、元、明、清等时期逐步完善。认为"脾胃者，五脏之宗也"。脾胃为后天之本，水谷皆入于胃，五脏六腑皆禀气于胃。若脾胃虚衰，饮食水谷不能被消化吸收，人体所需要的营养得不到及时补充，便会影响机体健康。从而加速衰老，甚至导致死亡。《内经》明确指出阳明为多气多血之经，而"阳明脉衰，面始焦、发始堕"是衰老的开始表现。脾属阴土，具有生发元气、交媾水火、会合金木的作用；胃属阳土，能使"六腑化谷，津液布扬"，百骸皆得其养。故脾胃调和，"元气得继，津液相成，神乃自主，久视耐劳，此其权舆也"（明李时珍《本草纲目》卷三十三）。否则"其肉不石"，可能会"中寿而终"。脾胃由盛转衰的正常规律是：女子"五七"，阳明脉衰于上，面始焦，发始堕。男女寿臻 70 岁，脾气虚，皮肤枯，衰老将更加显著。一般而言，人之衰老，肾精先枯，全仗脾胃运化受纳，吸收精微，以滋全身抵抗外邪，因而元代有邹铉的"脾胃令固，百疾不生"之说，清代有曹廷栋的"脾胃弱而百病生，脾阴足而万病息"之论，均强调了脾胃在抗衰老中的作用。

脾胃虚弱分为：脾气虚、脾阳虚、胃气虚、胃阴虚。脾气虚的症状主要是气短乏力、头晕，大便溏泻，容易出血，血色淡，甚至面色㿠白；脾阳虚主要表现在：胃腹冷痛，食生冷油腻就会腹痛腹泻，大便稀；胃气虚主要表现在胃胀，胃痛，呃逆，食少，饭后胀满；胃阴虚主要表现在虚火上炎，口干、容易饥饿，胃酸、隐痛不适，口舌生疮等。脾胃虚与衰老相关学说与长寿老人的某些特征相符。长寿老人多表现为面色红润，形气康强，饮食不退，尚多秘热，脉大紧数。明代武叔卿谓由"阳虚气盛"而致，阳虚系肾阴不足，乃衰老的本源；气盛系脾气旺盛，水谷精微循环上荣于面，则面色红润；脏腑经脉，四肢百骸皆受其荫，则形气康强，脉大紧数；饮食不退，尚多秘热，是受纳腐熟水谷之功能强健，胃阳偏旺的表现。

北京医院中医科统计了993名老人，脾虚者占23.7%，对62例老年患者进行的尸检表明，胃肠道变化发生率为88.5%，80岁以上患者达100%。从而表明，脾胃功能的优劣对寿命有重要的影响。

3. 心力减退与衰老相关学说 该学说源于战国时期《管子·内业篇》，指出"平正擅胸，论治在心，以此长寿"，即具有平静端正的胸怀，使心境保持安定，有益于康健遐龄。心藏神，主血脉，《素问·灵兰秘典论》称其为"君主之官"。心为生命活动的主宰，协调脏腑、运行血脉。心气虚弱，会影响血脉的运行及神志功能，从而加速衰老，故中医养生学尤其重视保护心脏。认为"主明则下安，以此养生则寿……主不明则十二官危"。

晋代许逊在《灵剑子》提出"心正则神调"，神调则气道足，使精气得以下归肾脏，上达泥丸（脑），从而调节脏腑，平秘阴阳，强己益身。唐代孙思邈和司马承祯对此加以发展，在《坐忘论》中强调"心者，一身之主，百神之师，静则生慧，动则神昏"。而人年五十以后，心力减退，忘前失后，"兴居怠堕，计授不称心"。尤其性情变化，是老化的重要特征。因此，"人若能净心垢开释神本"，日久可使"病消命复"。

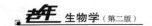

二、气血学说

1. 气滞而馁与衰老相关学说　该学说源于元代邹铉的《寿亲养老新书》，明代韩予、李梴和李时珍等又做了补充。认为人在中年以后，精耗神衰，上则多惊，中则痞塞、饮食不下，下则虚冷，则之气滞而馁，形成"无气滞者夭"的局面。五十以后，其气消者多，长者少，降者多，升者少，尤其是老人，精枯血闭，唯气是资。治疗之法为，气滞宜行，使气机流动以推陈致新；气虚宜补，回气血于若有若无之乡。

2. 元气定分与衰老相关学说　该学说源于清代徐大椿的《医学源流说》，首先对"元气存亡"问题提出了异议，指出"养生者之言曰：天下之人皆可以无死，斯言妄也。何则免哺乳以后，始而孩，既而长，既而壮，日胜一日；何以四十以后，饮食奉养如昔，而日日就衰？或者曰：嗜欲戕之也，则绝嗜欲可以无死乎？或者曰：劳动贼之也，则戒劳可以无死乎？或者曰：思虑扰之也，则屏思虑可以无死乎？果能绝嗜欲、戒劳动、减思虑，免于疾病夭折有之，其老而衰，衰而死犹然也"。徐大椿指出："人之元气寄于命门，当其受生之时，已有定分焉。"如置薪于火，始燃尚微，渐久则烈，"薪力既尽，而火熄矣。其有久暂之殊者，则薪之坚脆异质也"。该学说类似于现代医学的遗传程序学说。

3. 气血衰少与衰老相关学说　该学说始见于《灵枢·营卫生会篇》，认为"壮者之气血盛，肌肉滑，气道通，荣卫之行，不失其常；老者之气血衰，肌肉枯，气道涩，五脏之气相抟搏，其营气衰少而卫气内伐"。因而出现白天精神不清爽，夜间转展难入眠的症候。沈应畅《明医选要济世奇方》所载抗老方剂九仙散，由四君、四物增加枸杞子而成，其制方依据就是这一学说。

三、阴阳学说

1. 阳气衰惫与衰老相关学说　该学说首倡于《素问·生气通天论》，发展于《华氏中藏经》和《扁鹊心书》。认为人身之阳气，若天与日，为生命之根本，"失其所，则折寿而不彰"，故强调"顺阴者多消灭，顺阳者多长生"。特别是人至晚年，阳气衰，故手足不暖；下元虚惫，故动作艰难。治疾延寿之法宜"保扶阳气为根本"。

2. 阴液耗损与衰老相关学说　该学说首先由金元时期的刘完素和朱丹溪倡导，清代徐大椿和王燕昌等将其发展，认为人生至六十、七十以后，平居无事，已有热证。其机制在于阴不足以配阳，导致阳亢，孤阳几欲飞越。"盖行年之木，往往自焚，阴尽火炎，万物尽然也"。因此，"阴精所奉其人寿，阳精所降其人夭"，强调阳能发泄、阴能坚凝。阳固可贵，阴亦未可贱。特别是到垂暮之年，阴易亏而阳易强，阴亏者有十之八九，阳虚者仅十之一二。若投以补阳之品，"老人则危矣"，应当补其阴，有热者宜清火以保阴。

3. 阴阳双虚与衰老相关学说　此学说首倡于明代医家薛己，发展于赵献可、张介宾和天畹庵等，认为女子七七，男子八八，天一之水既绝，真阴自然亏。阴衰不能生阳，终至阴阳双虚，运化维难，加速了衰老的进程。《素问·宝命全形论篇》说："人生有形，不离阴阳。"《素问·生气通天论篇》亦说："自古通天者，生之本，本于阴阳，阴平阳秘，精神乃治。"说明人的生命活动是以体内阴阳为依据，而体内阴阳又必须与自然界阴阳变化相适应。同时也说明阴阳平衡，体内外环境协调统一，人体才会健康无病，不易衰老，寿命得以延长。但随着年龄增长，人体阴阳逐渐失去平衡，也就逐渐衰老。如《内经》说："年四十，而阴阳自半也，起居衰矣。"《千金要方》说："人五十以上，阳气日衰。损与至，心力渐退，忘前失后，兴居怠惰。"可见阴阳失调，可导致衰老。

四、精气神学说

精气神学说首创于《灵枢·本藏篇》，认为"人之血气精神者，所以奉生而周于性命者也"。精气是人体生命活动的基础，人的四肢、九窍和内脏的活动及人的精神思维意识，都是以精气为源泉和动力的。因此，尽管人体衰老的因素繁多，表现复杂，但都必然伴随着精气的病变，精气虚则邪凑之，邪势猖獗则精损之，如此恶性循环则病留之。《素问·阴阳应象大论》曰："年四十，而阴气自半也，起居衰矣；年五十，体重、耳目不聪明矣；年六十，阴痿、气大衰、九窍不利、下虚上实、涕泣俱出矣。"具体阐述了由于阴精阳气的亏损，人体会发生一系列衰老的变化。精气神对于人身而言，犹如灯中之"膏"，生命活动如同灯火之光，若灯芯用"大柱"，则油尽灯熄较快，人寿短；若灯芯用"小柱"，则油尽灯熄较慢，人寿长。尤其是老年人，其精唯恐竭，其气唯恐泄，成为维持和延长寿命的重要物质基础。

五、虚实学说

虚实学说首见于汉魏六朝，明清两代医家如方贤、李梴、武之望、徐大椿和毛祥麟等将其日臻完善，认为老年人如"积秽沟渠"，年代久远，其堤防多溃，亟待修补；泥沙淤积，"必多壅塞"，又当疏浚。其虚者，在肾脾之精、阴血阳气；其实者，乃火动风痰，积滞淤郁。因此，主张在补益的同时，投以祛疾之品，以助保健延寿。总之，只有重视中医学理论的先导作用，才能促进中医药抗衰老研究的长足发展，才能有效地延缓衰老，减少各种由衰老引起的功能下降及疾病。

（张丽娟　田清武　李宏国）

第八章　衰老相关信号通路

衰老是生物界的普遍规律，随着年龄的增长，生物体内各种分子、细胞、组织及器官的损伤会不断积累，从而逐渐丧失功能，并最终导致疾病的发生和死亡。随着年龄的增长，衰老相关慢性疾病的发病率逐步提升，其中包括心血管疾病、糖尿病、神经退行性疾病和恶性肿瘤等。这些疾病不仅影响着老年人的健康和生活质量，同时也为国家和社会发展带来沉重的负担。

研究表明，生物衰老是一个复杂的过程，是多因素共同作用的结果。越来越多的研究表明，炎症相关信号传导通路对衰老过程的调节具有重要作用，其中抑制核转录因子（NF-κB）、雷帕霉素靶蛋白（target of rapamycin，TOR）、晚期糖基化终末产物受体（receptor for advanced glycationend products，RAGE）和胰岛素信号通路，以及激活抗衰老酶 sirtuins 家族成员沉默信息调节因子 1（Sirtuin type 1，Sirt1）等，均能不同程度地调控炎症，延缓衰老。本章将分别对 JAK-STAT 信号通路、mTOR 信号通路、NF-κB 通路、抗衰老酶蛋白家族、低氧信号通路和胰岛素生长因子 1 等相关信号通路在调控衰老过程中的作用进行简单介绍。

第一节　JAK-STAT 信号通路与衰老

JAK/STAT（Janus Kinase/signal transducer and activator of transcription）信号转导通路是近来发现的一条应激反应通路，广泛参与细胞增殖、分化、成熟、凋亡及免疫调节等过程，尤其对神经细胞的衰老产生相关性的影响，是众多细胞因子信号转导的重要途径之一。衰老是一个多因素、多水平、多信号通路的复杂生命过程，主要由中枢神经系统控制，特别是下丘脑作为衰老钟，控制着神经内分泌系统，调节人体生长、成熟、衰老等全过程。

一、组成和功能

JAK-STAT 信号通路是近年来发现的一条由细胞因子刺激的信号转导通路，参与细胞的增殖、分化、凋亡及免疫调节等许多重要的生物学过程，主要由 3 个成分组成，即酪氨酸激酶相关受体、酪氨酸激酶 JAK 和转录因子 STAT。

1. 酪氨酸激酶相关受体　许多细胞因子和生长因子通过 JAK-STAT 信号通路来传导信号，包括白介素 2/7（interleukin2/7，IL-2/7）、粒细胞/巨噬细胞集落刺激因子（granulocyte-macrophage colony stimulating factor，GM-CSF）、生长激素（growth hormone，GH）、表皮生长因子（epidermal growth factor，EGF）、血小板衍生因子（platelet-derived growth factor，PDGF）及干扰素（interferon，IFN）等。这些细胞因子和生长因子在细胞膜上有相应的受体。这些受体的共同特点是受体本身不具有激酶活性，但胞内段具有酪氨酸激酶 JAK 的结合位点，称为酪氨酸激酶相关受体（tyrosine kinase associated receptor）。受体与配体结合后，通过与之相结合的 JAK 的活化，来磷酸化各种靶蛋白的酪氨酸残基以实现信号从胞外到胞内的转递。

2. 酪氨酸激酶 JAK　很多酪氨酸激酶都是细胞膜受体，它们统称为酪氨酸激酶受体（receptor tyrosine kinase，RTK），而 JAK 却是一类非跨膜型的酪氨酸激酶（Janus kinase，JAK）。Janus 在罗马神话中是掌管开始和终结的两面神。之所以称为两面神激酶，是因为 JAK 既能磷酸化与其相结合的细胞因子受体，又能磷酸化多个含特定 SH2（Src Homology 2）结构域的信号分子。JAK 蛋白家族共包括 4 个成员：JAK1、JAK2、JAK3 及 Tyk2，它们在结构上有 7 个 JAK 同源结构域（JAK homology domain，JH），其中 JH1 结构域为激酶区、JH2 结构域是"假"激酶区、JH6 和 JH7 是受体结合区域。

3. 转录因子 STAT　STAT（signal transducer and activator of transcription）被称为"信号转导子和转录激活子"。顾名思义，STAT 在信号转导和转录激活上发挥了关键性的作用。目前已发现 STAT 家族的 6 个成员，即 STAT1-STAT6。STAT 蛋白在结构上可分为以下几个功能区段：N-端保守序列、DNA 结合区、SH3 结构域、SH2 结构域及 C-端的转录激活区。其中，序列上最保守和功能上最重要的区段是 SH2 结构域，它具有与酪氨酸激酶 Src（Proto-oncogene tyrosine-protein kinase Src）的 SH2 结构域完全相同的核心序列"GTFLLRFSS"（图 8-1）。

二、相关研究

与其他信号通路相比，JAK-STAT 信号通路的传递过程相对简单。信号传递过程如下：细胞因子与相应的受体结合后引起受体分子的二聚化，这使得与受体偶联的 JAK 激酶相互接近并通过交互的酪氨酸磷酸化作用而活化。JAK 激活后催化受体上的酪氨酸残基发生磷酸化修饰，继而这些磷酸化的酪氨酸位点与周围的氨基酸序列形成"停泊位点"（docking site），同时含有 SH2 结构域的 STAT 蛋白被招募到这个"停泊位点"。最后，激酶 JAK 催化结合在受体上的 STAT 蛋白发生磷酸化修饰，活化的 STAT 蛋白以二聚体的形式进入细胞核内与靶基因结合，调控基因的转录。一种 JAK 激酶可以参与多种细胞因子的信号转导过程，一种细胞因子的信号通路也可以激活多个 JAK 激酶，但细胞因子对激活的 STAT 分子却具有一定的选择性。如 IL-4 激活 STAT6，而 IL-12 却特异性激活 STAT4。

激酶 JAK 对整个信号通路激活起着关键作用。针对白血病患者的统计结果显

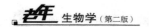

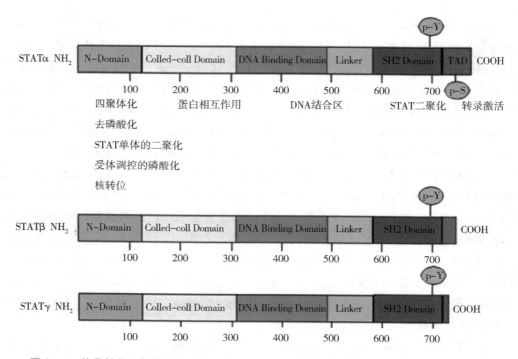

图 8-1　信号转导和转录激活因子（STAT）蛋白的模式结构［引自 Mitchell TJ，John
S. Signal transducer and activator of transcription（STAT）signalling and
T-cell lymphomas. Immunology，2005，114（3）：301-312］

示，222 例急性骨髓系白血病患者中有 4 例出现 JAK V617F 突变，116 例慢性骨髓系
白血病患者中有 9 例出现 JAK V617F 突变。另外，类风湿关节炎是临床常见的自身
免疫性疾病，其病理过程的发生、发展都与细胞因子的信号转到密切相关，而
JAK-STAT信号通路是介导细胞因子信号转导的重要途径，其负反馈调节的重要家族
为：细胞因子信号抑制因子（suppressor of cytokine signaling proteins，SOCS）、蛋白
酪氨酸磷酸酶（protein tyrosine phosphatase，PTP）、STAT 活化抑制蛋白（protein
inhibitor of activated STAT，PLAS）与类风湿关节炎高度相关。

此外，有研究报道，JAK/STAT 信号转导途径与神经细胞的生成、炎症反应及
凋亡之间的关系同样密切，它不仅参与了脑的发育过程，而且可能参与了脑损伤的
病理过程。因此，JAK-STAT 信号通路在未来可能为类风湿关节炎等自身免疫性疾
病或老年性疾病的疾病诊疗和药物研发提供新的途径。

第二节　mTOR 信号通路与衰老

雷帕霉素靶蛋白（mammalian target of rapamycin，mTOR）信号通路失调与许多

衰老相关重大疾病如神经退行性病变、代谢综合征、肿瘤、心血管疾病等的发生发展密切相关。抑制 mTOR 可强化对环境应激的耐受，同时产生有助于保护组织的生理变化。故对 mTOR 信号通路在衰老及衰老相关疾病中的作用机制的研究，对于揭示衰老及衰老相关疾病的发生机制具有重要意义，并将为以 mTOR 信号通路为靶点的抗衰老药物的研发提供新的策略。

一、组成和功能

哺乳动物 mTOR 是一种丝氨酸/苏氨酸蛋白激酶，在调节细胞的生长、增殖和存活中起着重要的作用。mTOR 是一种进化上保守的蛋白激酶，属于磷脂酰肌醇激酶相关激酶（phosphatidylinositol kinase-related kinase，PIKK）超家族，作为 Ser/Thr（serine/threonine kinase）激酶而起作用。它可以汇聚和整合来自于营养、生长因子、能量和环境压力对细胞的刺激信号，进而通过下游效应器始动因子 4E 结合蛋白 1（4E binding protein，4EBP1）和核糖体 S6 蛋白激酶 1（S6 kinse 1，S6K1）调节细胞生长。mTOR 是一种高度保守的丝氨酸/苏氨酸蛋白激酶，参与调控细胞生长、分化、增殖、迁移和存活。mTOR 信号通路还影响胚胎干细胞和早期胚胎发育，并且与肿瘤、肥胖和代谢紊乱等疾病有关（图 8 - 2）。

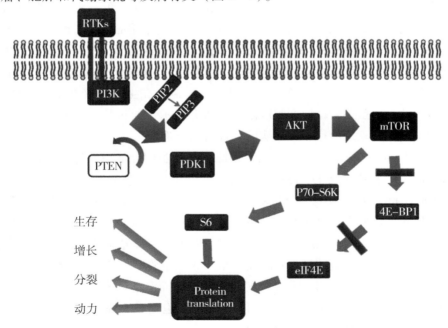

图 8 - 2　mTOR 信号通路［引自 Todd M. Morgan，Theodore D. Koreckij，and Eva Corey. Targeted Therapy for Advanced Prostate Cancer：Inhibition of the PI3K/Akt/mTOR Pathway. Curr Cancer Drug Targets，2009，9（2）：237 - 249］

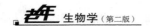

二、相关研究

1. mTOR 与衰老　mTOR 信号通路在胚胎发育期参与细胞生长，在成熟期参与细胞代谢，而到老年期，mTOR 信号通路往往会过度激活，导致多种衰老相关疾病的发生，如肿瘤和神经退行性疾病。mTOR 是较为公认的调节寿命的信号通路。研究表明，当线虫和果蝇的 mTOR 信号下调或失活时，其寿命增加；同样，当注射较低剂量的 mTOR 抑制剂西罗莫司时，可延长小鼠和酵母等物种的寿命。mTOR 信号通路通过活化 NF-κB 而参与炎性衰老过程，导致细胞因子与炎性因子过度产生，引起衰老和老年性疾病的发生。

在哺乳动物中，mTOR 与其他不同的蛋白结合，形成了两种复合体 mTORC1 和 mTORC2。mTORC1 对于雷帕霉素敏感。以往研究主要集中于 mTORC1，证实多种生长因子和营养因子可通过 mTORC1 信号途径参与调控细胞生长。当利用雷帕霉素等 mTORC1 抑制剂抑制其信号时，许多动物包括蠕虫、果蝇和小鼠都倾向于更长寿，表明 mTORC1 参与了衰老过程。康奈尔大学的研究小组证实，当 mTORC1 信号组成性激活时，提高了总体的蛋白质合成，然而却意外地降低了新合成多肽的质量，发现组成性激活的 mTORC1 通过提高核糖体延伸速度而降低了翻译的保真度。进一步研究证实，mTORC1 信号的这一效应可被雷帕霉素所逆转。雷帕霉素主要通过减慢核糖体延伸的速度，而恢复了新合成多肽的质量。随后研究人员调查了 mTORC1 下游效应器 4EBP1 和 S6Ks 在维持蛋白质稳态中的独特作用。证实只有 S6Ks 丧失，才会减弱雷帕霉素对于新翻译蛋白质质量的影响效应。这些研究结果表明，mTORC1 营养信号是通过与蛋白质质量相关的一种分子机制，在生长和衰老中起重要作用。由于不适当的合成蛋白会诱导细胞应激，新研究揭示了通过某种程度上提高蛋白质合成质量，来延缓衰老治疗相关疾病的一种潜在新策略。

2. mTOR 与肿瘤发生　mTOR 信号通路主要在蛋白合成中发挥重要作用，其可调控大量促进细胞周期进行的蛋白质的翻译。mTOR 上游分子磷脂酰肌醇-3-激酶（phos-phatidy linositol 3 kinase，PI3K）和蛋白激酶 B（protein kinase B，AKT），通过调控 mTOR 的活性参与细胞衰老与肿瘤发生过程。PI3K/AKT 可上调 mTOR 活性，活化细胞增殖分化的信号通路，异常活化的信号通路导致造血干细胞加速向各系分化，最终导致造血干细胞的衰老及肿瘤形成。大致过程是：激酶蛋白 mTOR 通过调控 mRNA 翻译成为具有多种细胞功能的蛋白质，进而激活信号转导、转录，再依赖 P13K-Akt-mTOR 途径或非依赖途径，以实现对细胞增殖或凋亡的控制。在 PI3K/AKT/mTOR 信号通路中，抑癌基因 PTEN（Phosphatase and tensin homolog deleted on chromosome ten）磷酸水解酶在出现异常的情况下可解除对 PI3K 的抑制作用，激活 AKT/mTOR 等下游通路，活化 NF-κB，从而调控炎症反应及细胞衰老过程。

3. mTOR 与神经功能　随着神经再生的深入研究，mTOR 信号通路在其中的作用机制也逐渐被揭示。其中三磷腺苷介导的 mTOR 通路，可增加内源性神经干细胞数量，诱导神经轴突生长，促进脊髓损伤大鼠的运动功能恢复。通过使用雷帕霉素抑制脊髓损伤小鼠的 mTOR 通路研究发现，神经组织自噬活性明显增加，同时神经细胞缺失和凋亡明显减少。另外，研究发现，在缺血性脊髓损伤模型大鼠体内使用 mTOR 信号通路抑制剂雷帕霉素（rapamycin）后，受损脊髓中星形胶质细胞数量减少，促进了神经细胞的轴突再生和神经功能恢复。

总之，mTOR 信号通路从诸多方面参与衰老及相关疾病的发生发展，但就目前研究及 mTOR 信号的复杂性，关于其如何通过炎症影响衰老及相关疾病的确切机制还有待进一步研究，这也为研发以 mTOR 信号通路为靶点的抗衰老药物提供新策略。

第三节　NF-κB 信号通路与衰老

核因子 κB（nuclear factor-κB，NF-κB）作为一种核转录因子，能被多种病理因素激活，参与调控众多炎症因子基因表达，是多种促炎基因转录的必需因子。大量研究显示，NF-κB 信号通路主要涉及机体防御反应、组织损伤和应激、细胞分化和凋亡等的信息传递。因此，NF-κB 信号通路对于细胞衰老的调节也具有重要的作用。

一、组成和功能

NF-κB 是由 Rel 蛋白家族成员以同源或异源二聚体形式组成。Rel 蛋白包括 RelA 或者 p65、c-Rel、RelB、p50 和 p52。其两两结合形成不同的 NF-κB 转录因子。其中最常见的形式是 p50/p65 异源二聚体，它可引起基因转录激活。NF-κB 信号通路的组成包括受体和受体近端信号接头分子、NF-κB 抑制剂 IκB 蛋白、IκB 激酶（IKK）复合物和 NF-κB 二聚体。在细胞中 NF-κB 与其抑制蛋白 IκB 家族成员结合成三聚体，以无活性的形式存在于细胞质中。

NF-κB 通路经典途径的激活是由上游 IKK 介导的。IKK 是一个异三聚体，由两个催化亚基 IKKα 和 IKKβ 与一个调节亚基 IKKγ 或者称为 NF-κB 基本调节因子（NEMO）组成。当细胞受到促炎症因子、病原体、氧化应激、生长因子等刺激后，会激活 IKK 并使 IκB 磷酸化，然后 IκB 发生自身多泛素化，并随后被蛋白酶体降解。IκB 降解后解离出 NF-κB，活化的 NF-κB 释放并进入细胞核中与相应的靶序列结合调节基因的表达。依赖 IKK-降解 IκB 的 NF-κB 活化途径被称为经典的 NF-κB 活化途径。

IKK 复合体〔NEMO，IKK1（IKKα）和 IKK2（IKKβ）〕可以被许多刺激和通过共享的信号组件激活。细胞外受体通过 TRAF/RIP/NIK 分子结合其配体和信号，导致

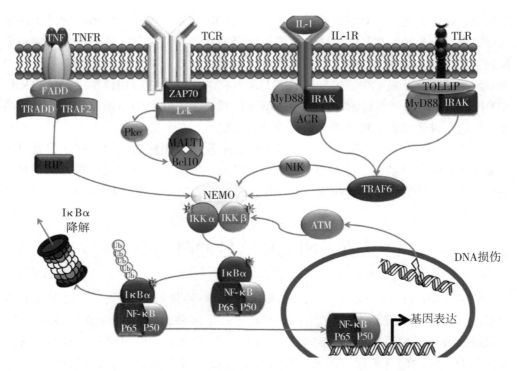

图 8-3 IKK/NF-κB 经典途径的信号传导［引自 Jeremy S. Tilstra，Cheryl L. Clauson，Laura J. Niedernhofer，Paul D. Robbins. NF-κB in Aging and Disease，Aging and Disease，2011，2（6）：449-465］

IKK 亚基的磷酸化随后使 IκBα 磷酸化并导致其泛素化和蛋白体减少。然后释放 NF-κB 进入其作为转录因子的细胞核。此外，ATM 还可以应对 DNA 损伤也激活了 IKK 综合体（图 8-3）。

二、相关研究

1. NF-κB 通路与衰老 NF-κB 信号通路控制许多基因的表达，包括先天性免疫和适应性免疫、炎症和细胞凋亡相关基因的表达。体外实验结果表明，NF-κB 可调节细胞衰老。过表达 NF-κB 的两个亚基之一——c-Rel 或 RelA/p65，会引起培养细胞出现衰老表型。此外，NF-κB 家族成员之一的 p65 基因表达受抑制后，会诱发小鼠胚胎成纤维细胞产生逃避衰老的能力。有研究发现，NF-κB 亚基 p65 作为一个重要的转录因子，在衰老细胞的染色质中聚集，而 p52 和 p65 亚基在衰老的啮齿动物组织细胞核中显著增加。NF-κB 是与衰老密切相关的调节因子，抑制 NF-κB 信号通路有助于延缓衰老及衰老相关性疾病。

NF-κB 信号通路上游的抑制因子单磷酸腺苷活化蛋白激酶（adenosine monophos-phate activated protein kinase，AMPK）和沉默配型信息调节因子 1（silent mating type information regulator 1，SIRT1），是公认的抗炎症因子，对健康和长寿都发挥重要作用。有研究报道，在转基因小鼠的皮肤中，阻断 NF-κB 会逆转与年龄相关基因的表达和组织学的变化，使其恢复到年轻水平。中草药黄芪的根能通过抑制NF-κB P65 活性使受过 UV 照射的人皮肤成纤维细胞得到恢复。这说明NF-κB 激活在皮肤衰老过程中扮演重要角色。此外，阻断内皮细胞的 NF-κB 信号能防止与年龄相关的胰岛素抵抗和血管衰老，并能显著延长寿命。内皮细胞的 NF-κB 信号被认为是能用于治疗代谢综合征和抗老化研究的潜在目标。

2. NF-κB 通路与老年性疾病　NF-κB 信号通路不仅与细胞衰老的发生及调节相关，而且在老年性疾病中也扮演重要角色。研究发现，在早老小鼠模型中，降低 NF-κB 亚基 p65（RelA）的表达水平能延迟衰老相关疾病的发生，包括肌肉萎缩、骨质疏松症和椎间盘退变等。而抑制 NF-κB 活性能减轻椎间盘退变，被认为是与衰老相关的椎间盘退变疾病的治疗靶标。另外，在帕金森病患者的多巴胺神经元上，发现 p65/RelA 的激活是明显增加的。在研究 NF-κB/c-Rel 缺失（c-rel⁻ʹ）的小鼠时发现，小鼠出现与年龄相关的帕金森样的神经病变。在帕金森病的小鼠模型上，应用 IKK/NF-κB 的肽酶抑制剂能改善运动功能和相关病理变化。在衰老相关的骨质疏松及流失的转基因小鼠中研究发现，抑制 NF-κB 可防止骨骼衰老及炎症。以上研究表明，NF-κB 是与衰老密切相关的调节因子，抑制 NF-κB 信号通路有助于延缓衰老及衰老相关疾病的发生。

总之，NF-κB 通路在衰老的发生和调节中扮演重要角色。NF-κB 信号通路还与其他衰老相关的信号通路如 IGF-1、mTOR 和 SIRT 等相互关联，从而参与调控众多炎症因子基因的表达，形成一个影响衰老的网络体系。NF-κB 通路不仅在衰老中被激活，而且直接参与衰老相关疾病的发生发展。由此可见，炎症信号通路的分子开关 NF-κB 在调节衰老过程中起着核心作用，分别以直接或间接的方式影响衰老进程。因此，深入研究 NF-κB 信号通路在细胞衰老中的作用，不仅可使我们更好地理解衰老的分子机制，而且也为延缓衰老和防治衰老相关疾病提供新的思路。

第四节　Sirtuins 信号通路与衰老

抗衰老酶蛋白家族保守的"依赖 NAD⁺-去乙酰化酶"或 ADP-核糖转移酶（Sirtuins）家族是一组可调控生物寿命的Ⅲ类组蛋白去乙酰化酶，在细胞中分布较为广泛，功能也较为多样。这些成员在调节凋亡、脂肪和肌肉分化、能量消耗和糖原异生等生物过程中具有重要作用，是衰老和衰老相关疾病如糖尿病、代谢综合征和神经退行性疾病的重要调节剂。

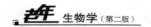

一、组成和功能

Sirtuins 家族主要有 7 个蛋白成员：SIRT1 ~ SIRT7。Michishita 等 2005 年研究发现，SIRT1、SIRT6 和 SIRT7 分布于细胞核中的不同部位，SIRT1 主要分布于核小体内，SIRT7 主要存在于核仁，SIRT2 通常存在于胞质中，而线粒体中存在较多的是 SIRT3、SIRT4 和 SIRT5，其中 SIRT3 主要在线粒体内膜，SIRT5 多分布于线粒体内膜腔和基质中。Sirtuins 蛋白家族在细胞中的广泛分布，参与调控细胞分化与凋亡，细胞周期，新陈代谢与基因组稳定等方面。由于 Sirtuins 是一种 NAD^+ 依赖性组蛋白去乙酰化酶，因而，它通过赖氨酸去乙酰化来改变蛋白质的活性及稳定性来调控衰老过程。

Sirtuins 家族中，目前已知 SIRT1、SIRT3 和 SIRT6 与衰老和长寿有关，其中 SIRT1 和 SIRT6 与调控衰老及长寿的关系最为密切，是探究衰老机制与干预的研究热点和方向，并且已经在许多方面取得了重大进展。抗衰老酶蛋白家族其他成员在调控炎症及衰老方面也起到一定作用，如 Sirt3 可抑制细胞内 ROS 生成，增强抗氧化活性，从而减弱氧化应激。Sirt4 可降低小鼠胰岛 β 细胞所分泌的胰岛素，从而调控炎症和衰老。迄今研究发现，抗衰老酶蛋白家族的多个成员均能调节衰老，使其成为衰老相关疾病研究的潜在靶点。

二、相关研究

1. SIRT1 的研究进展　　Sirt1 通过多种信号通路参与炎症反应、新陈代谢、细胞增殖、凋亡和衰老等过程。过表达 Sirt1 基因能延长果蝇等多个物种的寿命，抗衰老药物白藜芦醇是 Sirt1 的强效激活剂，且白藜芦醇能增强 Sirt1 介导的抗炎反应，这可能与其抗衰老作用相关。Gao 等研究表明，红景天能延长 D-半乳糖致衰老大鼠的寿命，其抗衰老机制可能是通过上调 Sirt1，从而抑制 NF-κB 转录活性实现的。Kauppinen 等发现，在急性炎症时，Sirt1 通过激活 AMPK、过氧化物酶体增殖因子激活受体（peroxisome proliferatoractivatived receptor，PPAR），从而抑制 NF-κB，减缓炎症反应。Xie 等认为，Sirt1 对体内外的炎症反应起负向调节作用，而 NF-κB 正是其中一个靶点。研究发现，SIRT1 的基因表达水平在衰老小鼠的胚胎成纤维细胞、肺上皮细胞、人类内皮细胞及暴露于氧化剂中的巨噬细胞中有所降低。在啮齿动物中，SIRT1 同样呈现出年龄相关性的降低。缺乏 SIRT1 的小鼠比同窝出生的其他野生小鼠体积小且衰老更快。SIRT1 通过防止应激性过早衰老而产生内皮保护功能，从而调节因内皮功能障碍引起的心血管疾病的发展。

Hubbard 等通过对调节 SIRT1 机制的药物研究后发现，Sirtuins 蛋白激活化合物（STACs）存在变构激活 SIRT1 的共同机制，新近研究证实，SIRT1 对于许多与年龄增长有关疾病仍然是一个可行的治疗性干预靶点。有研究报道，存在于葡萄和葡萄酒中的多酚类物质白藜芦醇（Resveratrol，RES）是抗衰老药物。RES 不仅能够发挥抗氧化剂的作用从而可预防肿瘤，最近还被认为是 SIRT1 的活化剂，通过抑制 cAMP 磷酸二酯酶使 cAMP 含量升高，并升高 NAD$^+$，从而激活 SIRT1。RES 能够通过激活 SIRT1，从而模拟出热量限制来延长寿命的效果。尽管 RES 在许多老年性疾病中能够发挥一定的作用，然而根据老年人生理特点，其在人体内生物利用率较低，消除半衰期较短，每天使用量较大。且由于 RES 还能激活除 SIRT1 之外的多种蛋白激酶，因而在使用 RES 时还应注意考虑其可能产生的不良反应。

2. SIRT6 的研究进展　SIRT6 主要存在于细胞核，能调节 DNA 损伤修复、代谢、炎症反应和衰老。研究表明，在三丁基过氧化氢（t-BHP）诱导的 Sca-1$^+$ 造血干/祖细胞（HSC/HPC）模型中，人参皂苷 Rg1 可能通过调节 Sirt6-NF-κB 信号通路发挥其抗衰老作用。Sirt6 的上调或激活能抑制 NF-κB 转录活性，从而抑制炎症，延缓衰老。研究发现，在实验中将小鼠体内 SIRT1-SIRT7 7 个蛋白基因依次敲除，只敲除 SIRT6 的小鼠与其他小鼠相比，出现了寿命缩短的现象，伴有骨密度降低、皮下脂肪减少、淋巴细胞减少等早衰症状，严重者还会出现代谢失调，如胰岛素样生长因子 1（IGF-1）水平急剧降低，血糖下降，并在出生 4 周后因血糖过低而死亡。由此可知，SIRT6 对于维持内分泌代谢稳定及血糖的调节有着重要的作用。此外，SIRT6 缺失的小鼠因缺少了 DNA 损伤后的碱基切除修复（Base Excision Repair，BER）方式，表现出对 DNA 损伤敏感度增高，基因组稳定性降低，容易出现染色体易位和缺失。

目前国际上许多学者将衰老同炎症反应联系起来，认为 SIRT6 能够影响炎症信号通路，尤其是 NF-κB。NF-κB 信号通路存在于宿主免疫应答体系中，参与调控炎症反应、氧化应激和基因毒性应激等，也参与调节细胞凋亡、自体吞噬等几种机体自身稳态机制。进一步研究表明，SIRT6 能够与 NF-κB 的 RELA 亚型相互作用，使 NF-κB 靶基因启动子组蛋白 3 的赖氨酸 9（histone H3 lysine 9，H3K9）位点去乙酰化，以减弱 NF-κB 的信号，减少下游炎症靶基因转录，从而减轻细胞衰老、凋亡及相关炎症反应等生物学效应。目前研究显示，能够促进 SIRT6 蛋白表达或活性的药物分子，在延缓衰老、治疗衰老相关疾病及延长寿命等方面，有可能发挥一定的潜力。

第五节　低氧信号通路与衰老

细胞通过氧感受器和信号转导通路特异地调节某些基因或蛋白的表达来适应低氧。缺氧诱导因子 1α（hypoxia inducible factor-1α，HIF-1α）是哺乳动物维持氧平衡

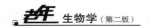

最主要的调节因子。低氧可以增加 HIF-1 的稳定性，促进 HIF-1 与低氧反应元件（hypoxia response element，HRE）的结合，从而诱导低氧靶基因的激活。此外，HIF 通路和其他信号通路间也存在交叉调节，从而影响细胞的衰老过程。

一、组成和功能

HIF-1 的基本结构 HIF-1 是由 HIF-1α（120 kD）和 HIF-1β（91-94 kD）或称芳香烃受体核转位蛋白（arylhydrocarbon receptor nuclear translocator，ARNT）两种亚基组成的异源二聚体，两种亚基均属于 basic helix-loop-helix（bHLH）/PER-ARNT-SIM（PAS）家族蛋白，N 末端均含有 bHLH/PAS 同源区。HIF-1a 是其活性域，由 4 个功能结构域组成，分别是 bHLH 结构域、PAS（Per-aryl hydrocarbon receptor nuclear translocator-Sim）结构域、ODD（oxygen-dependent degradation domain）结构域、TAD（transactivation domains，N-TAD，C-TAD）结构域。bHLH 区与 PAS 区负责参与蛋白二聚体的形成及 DNA 结合。ODD 是氧依赖结构降解域，是 HIF-1 降解的必须物，对其活性起重要作用。TAD 为两个转录活化所需的反式激活结构域，相对独立存在 HIF-1a 的羧基端，分别为 N-TAD 和 C-TAD（图 8－4）。

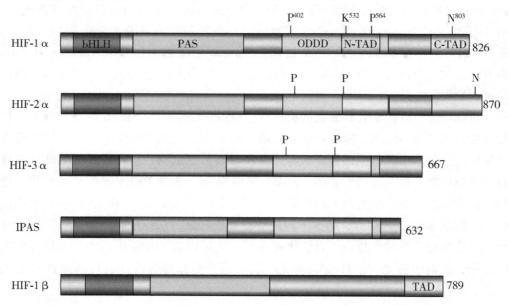

图 8－4　HIF 模式结构［引自 Qingdong Ke and Max Costa. Hypoxia-Inducible Factor-1（HIF-1）. Molecular Pharmacology，2006，70（5）：1469－1480］

HIF-α 亚基包括 HIF-1α、HIF-2α 和 HIF-3α，这 3 种 HIF-α 的亚型都由氧来调节其蛋白的稳定性，在低氧条件下可以与 HIF-1β 结合调节靶基因的转录。HIF-1α 位于细胞质中，在常氧下极易降解，半衰期不足 5 min；但在低氧下 HIF-1α 稳定性和转录活性都显著增加。HIF-1β 在缺氧及正常细胞的胞质和核中均存在，其与

HIF-1α的 N 末端激活域结合，形成二聚体后与 CBP/p300 结合开始转录。HIF-1α 和 HIF-2α 在结构上有 48% 的氨基酸序列是相同的，能识别同样的 DNA 结合区，但各自又有独特的生物学效应。有研究表明，HIF-2α 参与长期慢性低氧反应，而 HIF-1α 则与急性低氧反应有关。因此，低氧信号通路（HIF 通路）被认为参与了血管生成和细胞迁移（与肿瘤有关）等关键生理过程，以及心肌梗死和肾病等老年性疾病的病理进程中。

二、相关研究

1. 低氧信号通路与炎症 低氧信号通路参与到血管生成、细胞迁移、促血细胞生成素（EPO）产生等关键生理过程，以及诸如脑中风、心肌梗死等病理进程中。低氧（氧浓度 <3%）和缺氧（氧浓度 <0.1%）都能诱导细胞自噬甚至凋亡，然而这两种情形有不同的分子机制。低氧引起的自噬是 HIF 依赖的途径，而缺氧引起的自噬则是非 HIF 依赖的途径。在低氧下（氧浓度 1% ~ 3%），HIF 激活 BNIP3 和 NIX（BNIP3L）的转录，进而抑制 Beclin1 和 Bcl-2 的功能，导致细胞凋亡。另外，位于线粒体外膜的 NIX 表达 WXXL 基序，其被 LC3 识别并结合，导致线粒体产生自噬。BNIP3 的转录还可以被转录因子 FOXO3 激活，而 FOXO3 和 HIF 共同被 Sirt1 所调节。此外，发生炎症时，局部血管通透性增强，导致更多的免疫细胞到达炎症部位。因血流减慢，炎症细胞和抗原耗氧量增加导致炎症部位形成局部低氧环境。在关节炎、动脉硬化和自身免疫性疾病患者的相应炎症部位，都发现了低氧环境和 HIF 的激活。

免疫细胞对低氧的应答和 NF-κB 信号通路密切相关。在巨噬细胞、中性粒细胞和一些非免疫细胞中发现，HIF 可以激活 NF-κB。低氧可以抑制 PHD1 的活性，导致 IKK 的激活，进而磷酸化 IκB，解离出的 NF-κB 导致下游基因的转录激活，如炎症因子。在巨噬细胞中 NF-κB 直接调节 HIF-1α 的转录。缺乏 IKK 的巨噬细胞即使在低氧下也不能形成稳定的 HIF-1α 蛋白，但是，只有 NF-κB 的激活同样不能使 HIF-1α 稳定，这些结果显示，HIF-1α 的激活需要 NF-κB 和低氧的共同调节。缺乏 HIF-1 的巨噬细胞表现出迁移能力降低，吞噬细菌能力减弱，炎性细胞因子的分泌降低。

2. 低氧信号通路与癌症 HIF-1 信号通过在癌症发生中也发挥着重要作用。肿瘤细胞的快速增殖导致血液供应不足，使肿瘤细胞经常处于低氧环境，所以肿瘤组织中 HIF 通常高表达。还有一些非低氧依赖激活 HIF 的途径，比如在肾癌细胞中 VHL 的突变，在结肠癌中 Wnt 通路的突变导致 HIF 稳定性的提高。此外，老年人肾脏机能的下降会引起肾组织低氧，从而通过 HIF 信号通路影响肾间质纤维化，加速肾功能恶化，最终引起终末期肾脏病。

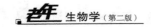
第六节 其他相关信号通路

生物衰老是一个复杂的过程，是多因素共同作用的结果。其中炎症与凋亡相关信号传导通路对衰老过程的调节具有重要作用。除了上述介绍的 JAK-STAT 通路、mTOR 通路和 NF-κB 通路外，还有一些信号通路也能够不同程度地调控炎症，延缓衰老。

一、Notch 信号通路与衰老

Notch 信号通路由受体、配体、DNA 结合蛋白、其他的效应物和 Notch 的调节分子等组成。Notch 信号在生物群体中广泛存在且高度保守，如哺乳动物胸腺的 T 细胞分化和果蝇的成神经细胞的结构都是由 Notch 信号通路介导的。生物体中 Notch 的功能非常复杂，参与多个重要生理过程，且与肿瘤形成、神经系统疾病的发生有密切联系。

1. 组成和功能 Notch 信号通路由 Notch 受体、Notch 配体（DSL 蛋白）、转录复合因子蛋白 CBF1/无毛抑制蛋白/Lag-1（CBF1/suppres-sor of hairless/Lag-1，CSL）和 DNA 结合蛋白等组成。当细胞接触时，Notch 配体与受体相互作用，Notch 蛋白经 3 次剪切，由胞内段释放入胞质，并进入细胞核与转录因子 CSL 结合，形成转录激活复合体，从而激活转录抑制因子家族的靶基因，产生 Notch 信号，调节扩大并固化细胞间的分子差异，最终决定细胞命运。由于 Notch 信号通路在物种进化中具有高度的保守性，其对神经干细胞发育成一系列的神经元和胶质细胞也具有允许和决定作用。

2. 相关研究 研究发现，在冷冻受伤的大脑皮质细胞时，瞬时表达 Notch1 阳性细胞；由于激活的 Notch 信号能调节神经系统发育，故类似的现象可能在成人大脑受伤时存在。Notch 信号通路的激活可调控脑损伤时干细胞的增殖和分化。另外，激活 Notch 信号通路后，表达的 Jagged-1 会抑制中枢神经系统中少突胶质细胞祖细胞（OPC）分化和髓鞘再生。而通过 Jagged-1 依赖的 Notch 信号通路，内皮干细胞能促进脊髓损伤后星形胶质细胞增殖。研究报道，在斑马鱼受损的脊髓中，Notch 信号通路可控制运动神经元的再生。此外，通过 Notch 信号通路，可溶性勿动蛋白（Nogo）受体融合蛋白能调节反应活性，从而诱导神经干细胞的增殖。由于 Notch 信号通路在神经损伤后修复与再生中的作用复杂多变，且又高度保守，故要弄清其机制，需要进一步研究该通路的各个环节。

二、Wnt/β-catenin 信号通路与衰老

1. 组成和功能 Wnt 信号通路分为经典的 Wnt 信号通路和非经典 Wnt 信号通路，其中经典 Wnt 信号通路即 Wnt/β-catenin 通路，亦具有高度保守性。Wnt 蛋白与细胞表面受体 Frizzled（卷曲蛋白，属于 G-偶联蛋白受体家族）家族结合后启动一系列反应，包括散乱蛋白（Dishevelled，DSH）受体家族蛋白质的激活及最终细胞核内 β-catenin（β-连锁蛋白）水平的变化。DSH 是细胞膜相关 Wnt 受体复合物的关键成分，它与 Wnt 结合后被激活，并抑制下游 GSK-3、axin 等蛋白质复合物和 APC（adenomatous polyposis coli）蛋白，促进细胞内信号分子 β-catenin 的降解。当胞质内的 β-catenin 得以稳定存在后，部分 β-catenin 进入细胞核与转录因子作用并促进特定基因的表达，从而调节细胞的增殖分化。

2. 相关研究 Wnt/β-catenin 信号通路不仅在胚胎发育及肿瘤发生中起作用，而且在神经干细胞的增殖调控中也扮演着重要角色。David 等研究证实，Wnt/β-catenin 信号通路可调节脊髓神经干细胞和前体细胞的增殖分化，可能在治疗神经退行性疾病和神经损伤方面发挥作用。Wnt/β-catenin 通路的激活可以调节一种特殊的视网膜神经胶质细胞 muller 细胞的增殖、分化。此外，脊髓损伤后，移植分泌 Wnt 蛋白的成纤维细胞能明显促进轴突再生和功能恢复。因此，弄清 Wnt/β-catenin 信号通路在神经再生中的细胞内机制，对治疗脊髓损伤将有着极为广阔的前景。

三、Eph-Ephrin 信号通路与衰老

1. 组成和功能 Eph（促红细胞生成素产生肝细胞受体，erythropoie-tin-producing hepatocyte receptor）是目前所知最大的生长因子受体家族——受体酪氨酸激酶家族，Ephrin 是其配体，它们之间建立的信号通路可为细胞传递位置信息，调控增殖细胞的迁移分化和正确定位，这些功能主要通过细胞接触而实现。当相邻细胞接触时，它们表面的 Eph 受体和 Ephrin 配体相互作用而产生信号传递，这种传递因是正反双向的，可使细胞相互排斥，从而介导细胞迁移，规范组织结构，并帮助形成组织边界，在成熟期还参与控制组织的动态平衡，保持成熟组织的生理功能。Eph 受体与 Ephrin 配体间存在的复杂的双向信号传递途径，在很大程度上是通过肌动蛋白细胞骨架的重排来调节细胞的黏附和排斥的。

2. 相关研究 实验发现，在中枢神经系统 Eph 蛋白明显表达在脊髓挫伤模型大鼠的神经元、轴突、小胶质细胞、巨噬细胞及反应性星形胶质细胞等处，Eph 受体可能参与脊髓损伤后神经细胞的级联反应。研究还发现，Ephs 和 Ephrins 的受体和配体系统会根据它们所处的中枢神经微环境而产生排斥或黏附反应，在轴突引导及突触的形成和改造中发挥核心作用。

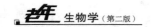

在周围神经，Eph-Ephrin 信号通路也发挥重要作用。Parrinello 等将大鼠坐骨神经纤维切断后，利用荧光显微镜技术观察了修复过程，发现损伤处的雪旺细胞与成纤维细胞通过 Eph-Ephrin 信号通路引发了细胞分化，并调控雪旺细胞发生集体定向迁移，形成细索，从而引导再生的神经纤维穿过伤口；整体实验表明，若阻断 Eph 信号或使用敲除 Eph 基因的动物，神经损伤后的再生纤维则表现为杂乱无章。

四、胰岛素/胰岛素样生长因子信号通路与衰老

1. 组成和功能　胰岛素信号传导通路需要胰岛素及其类似物等信号分子。胰岛素样生长因子（insulin-like growth factors，IGFs）是一类多功能细胞增殖调控因子，在细胞的分化、增殖、个体的生长发育中具有重要的促进作用。IGFs 家族由两种低分子多肽（IGF-I、IGF-II）、两类特异性受体及 6 种结合蛋白组成。IGF-I 是一个有 70 个氨基酸的单链碱性蛋白，分子量 7649 Da，耐热；IGF-II 则为一含 67 个氨基酸的单链弱酸性蛋白，分子量为 7471 Da，对 0.1% SDS 稳定。两者 70% 以上同源，与人类胰岛素原的结构和功能约 50% 相似。

IGFs 的生物学功能是通过与特异性的靶细胞表面的受体结合而实现的。IGF-I 受体和 IGF-II 受体（即甘露糖-6 磷酸受体）分别又称 I 型受体和 II 型受体。前者结构与胰岛素受体（Insulin receptor，Ir）相似，由 α 和 β 两个亚基构成 $\alpha_2\beta_2$ 四聚体的糖蛋白，α 亚基是配体结合部位，β 亚单位具有内在的酪氨酸激酶活性而无酪氨酸酶活性。IGFs 与其他的生长因子不同，在细胞外液、细胞培养液中都与特异性的结合蛋白（Binding Proteins，BPs）结合，以无活性的复合物形式存在。到目前为止，已发现 6 种：IGFBP1，IGFBP2，IGFBP3，IGFBP4，IGFBP5，IGFBP6，其特征性的结构构成了一个相关性分泌蛋白家族，均为低分子肽类，50% 结构相似。它们与两种 IGF 都具高亲和力，而不与胰岛素结合。

2. 相关研究　IGF-1 和胰岛素信号通路又合称为胰岛素/IGF-1 信号（IIS）通路，是进化过程中最为保守的衰老调控通路。在与年龄相关的疾病中，胰岛素受体底物全部缺失的小鼠比野生型小鼠寿命更长。减少胰岛素样多肽可延长线虫、果蝇和小鼠等物种的寿命，延缓其衰老。另外，胰岛素样生长因子影响着哺乳动物的衰老过程。因此，胰岛素样信号对衰老起正调控作用，而对生物体寿命起负调控作用。

由于 IGF-1 影响细胞的复制，许多疾病如肿瘤等的形成与之相关。许多结果也证明，在整个生命过程中，持续的高水平的 IGF-1 可以引起随年龄带来的病理改变。这可以认为在长寿命的个体中，降低的 IGF-1 血浆水平使组织产生最少的有丝分裂原，以减少年龄相关的病理学改变。此外，胰岛素抵抗和高胰岛素血症的病症与炎症标志物的升高相关联，并增加衰老相关疾病的风险。因此，胰岛素/IGF-1 信号通路可以作为新的靶标进行药物研发，以预防和治疗衰老相关性疾病，延长寿命。

五、MAPK 信号通路与衰老

1. 组成和功能　促分裂素原活化蛋白激酶（mitogen-activated protein kinases，MAP 激酶，MAPK）链是真核生物信号传递网络中的重要途径之一，在基因表达调控和细胞质功能活动中发挥关键作用。MAPKs 是丝氨酸/苏氨酸蛋白激酶，主要调节细胞增殖、分化及凋亡，由 3 类蛋白激酶 MAP3K-MAP2K-MAPK 组成，通过依次磷酸化将上游信号传递至下游应答分子。MAPK 可促进血管内皮细胞增殖和新血管生成。新血管生成后可为肿瘤提供更多的营养，加速肿瘤的生长，促进癌细胞的扩散。

MAPK 由 4 条平行的信号通路组成：细胞外信号调节蛋白激酶 1/2（ERK1/2）通路、c-Jun 氨基末端激酶（JNK）、p38 丝裂原活化蛋白激酶（p38MAPK）通路和细胞外信号调节蛋白激酶 5（ERK5）。JNK、ERK5 及 p38 MAPK 信号通路对物理应激产生应答，而 ERK 信号通路由有丝分裂刺激所激活，调控细胞生长和分化。p38 MAPK 信号通路参与了细胞增殖、迁移、分化及凋亡等过程，并在细胞老化中起着重要作用。

2. 相关研究　有关 MAPK 信号通路在氧化应激诱导兔髓核细胞衰老中的作用的研究发现，利用新西兰雌性大白兔制备髓核细胞，结果模型组衰老程度最高，阻断 p38MAPK 时衰老程度则较轻，由此得出结论：氧化应激诱导兔髓核细胞衰老过程与 p38MAPK 信号通路有密切联系。另外，化疗药物能够诱导肿瘤细胞衰老相关异染色质凝集，其中 p38MAPK 信号通路在其中发挥了重要作用。有研究表明衰老大鼠骨骼肌功能减退，可能与 p38MAPK 表达异常有关。

有研究发现衰老对肌肉再生的不良影响，是来自于骨骼肌干细胞（MuSC）的功能性衰退。老年小鼠体内 2/3 的 MuSC 都有缺陷，修复肌纤维和再生能力较低。这样的缺陷与 p38α 和 p38β MAPK 通路活性升高有关。通过对老年小鼠的 MuSC 中的 p38α 和 p38β 进行抑制，并在柔软的水凝胶底物上培养发现 MuSC 中仍有功能的干细胞发生了快速的扩增，恢复了再生和修复受损肌肉的能力。此外，研究发现因培养刺激引起 p38 MAPK 的活化可能是诱导细胞老化的致病因素。因此，在组织工程治疗时使用 p38 MAPK 抑制剂抗老化或可获得足够数量的 HCECs 治疗角膜内皮功能障碍。

（郝　翠　李　慧　胡明慧）

第九章　抗衰老策略

生物的衰老是由先天遗传所决定的、不可抗拒的自然生命过程。但如注意后天的保健和疾病的防治，衰老是可以延缓的。通过各种手段以提高生命质量，达到预期最高寿命是有希望的。若干提高平均寿命的方法对延缓衰老均有一定的作用。但是，目前对衰老的干预实验大部分还处在动物实验阶段。一些能延缓动物衰老的手段能否应用到人体，还需要经过长期的、大量的观察研究，才能最后确定。

第一节　营养与长寿

1934 年，美国学者 McCay 用限食方法证明，大鼠的寿命可通过生长期开始限制热量摄入而得到显著的延长。之后，Ross 等（1969、1971）重复了 McCay 实验。根据与年龄有关的生物化学和病理学改变来判断，证明限食能延缓衰老。一般认为，限食可以降低自由基反应水平，并能延缓免疫系统的衰老。

营养物质是生命的源泉，长寿有赖于合理的膳食调配。因此，在衰老防治中首先要掌握合理饮食。所谓合理饮食就是要节制饮食，防止营养过度。营养过度容易造成体质肥胖和血脂增高，诱发高血压病、糖尿病和动脉粥样硬化症等。人群调查也发现，长寿老人多有节食习惯。

一、合理饮食的原则

1. 热量适宜　能量限制是目前唯一能延缓衰老的有效方法，还可在一定程度上延缓肿瘤、糖尿病、心血管疾病和神经组织退化等多种与年龄相关疾病的发生发展。膳食总热量不宜过高，每餐不要进食过多，以不超过八成饱为限度，宁可少吃多餐，切勿暴饮暴食。要控制糖类食品的摄入，食入过多的糖类若不被代谢利用，将在体内转化为脂肪储存，导致体质肥胖，代谢失衡，体质下降。要注意的是，这种方法不易操作，稍有不当反而导致营养不良，所以不必刻意限制食物，做到"食不过量"便可。

2. 营养平衡　在节制饮食的同时，要注意摄入足量的蛋白质、维生素、各种矿物质和微量元素，以利于机体维持全身器官组织的正常生理功能。老年人应该更注意补充"量足质优"的蛋白质。因此，要避免偏食，经常食用综合膳食，包括粗细粮搭配，多食豆类、蔬菜、水果和坚果类食品等。

3. 积极饮茶　近几年研究发现，茶叶中含有一种茶色素邻醌，能与凝血酶结合阻止纤维蛋白原转化为纤维蛋白，具有显著促纤溶和抗凝作用，减少血栓形成的机会。茶叶中的茶多酚具有降血脂、促使脂质从动脉内膜层析出、缓解动脉粥样硬化的形成、扩张冠脉血管、改善微循环等作用，预防心脑血管疾病的发生。

4. 适量饮酒　饮酒尤其是饮烈性酒对心、肝和动脉可造成损伤。但少量饮低度酒可能有益于健康，如葡萄酒含丰富的营养成分，包括氨基酸和多种维生素，有提高血清高密度脂蛋白（HDL）、降低血液黏稠度的作用。啤酒花有防腐杀菌、清热解毒、健胃利尿和镇静安神的作用。因此，有人主张老年人每天喝白酒 50 mL、葡萄酒 150 mL 或啤酒 300 ~ 500 mL。

二、饮食的合理调配

老年人的饮食调配应按照中国营养学会制订的《我国的膳食指南的要求》，做到食物多样，饥饱适当，油脂适量，粗细搭配、食盐限量、甜食少吃。限制高脂肪、高胆固醇、高热量的三高食物，重点是减少动物脂肪的摄入量。控制糖类总热能的供给量。

（一）主食的选用

老年人主食的摄入量为 250 ~ 350 g，年龄越大，用量越小。如参加体力劳动和体育锻炼，可在原有的基础上适当增加用量。主食的品种应选用淀粉类，并要做到粗、细粮搭配，这样既补充了一定量的糖类和热量，又补充了一部分纤维素和微量元素。老年人不宜食用甜食、甜糕点和白糖等。糖类如蔗糖、果糖等，对血浆中三酰甘油含量有较大影响，摄入糖量越高则影响越大。脂肪摄入量高的情况下，过量的糖类可以使冠心病发病率提高。

（二）副食的选用

1. 动物性食品的选择　动物性食品对老人来说应首选鱼类，每天每人食用精鱼肉 50 ~ 75 g，精瘦肉（瘦猪肉、牛肉、羊肉、鸡肉等）50 ~ 75 g，鸡蛋或鸭蛋 1 个。有条件者要选用一些海产品，如海带、紫菜、海鱼等。动物脂肪的摄入最好保持在总脂肪的 10% 以下，特别是晚餐应少食或不食。胆固醇的摄入量每天应限制在 300 mg 以下。鱼类的脂肪含有大量的不饱和脂肪酸，可以适当多食。

2. 豆类及豆制品的选择　豆类是老年人蛋白质、钙和纤维素的主要来源。在城镇，可用豆制品一份（50 ~ 75 g）代替一种动物性食品。农村老年人更应多吃豆类食品。豆类食品以全豆较好，如黄豆炖肉（鸡）汤，清炒嫩豌豆或蚕豆等，不但补充了优质蛋白质，而且补充了纤维素。

3. 奶类及奶制品的选择　奶类对老年人是很重要的食品，每天早晨应服用

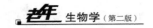
250 mL鲜牛奶或一杯酸奶。无酸奶时也可冲服淡奶粉一杯。也可用豆浆或豆腐脑代替。

4. 蔬菜、水果类的选择 老年人每天可选择 3~4 种新鲜蔬菜，总量 500~750 g。宜选用含维生素 A、维生素 C 丰富的蔬菜，如胡萝卜、南瓜、菠菜、卷心菜、青豆、黄瓜、白菜、西红柿、苦瓜、豆芽及其他绿叶蔬菜。水果可选用苹果、杏、桃、西瓜、甜瓜、橘子、柚子、柑子、杧果、葡萄等，含糖量较高的水果（如香蕉等）要限制用量。

5. 其他食品的选择

（1）坚果类：坚果类食品可作为老年人的零食。根据个人饮食习惯和牙齿健全程度，因人而异地选用花生、瓜子、松子、南瓜子、开心果等。坚果可以补充一些植物蛋白、不饱和脂肪酸、纤维素、钙和微量元素等。同时，还能调节肠道功能，发挥通便作用。核桃被誉为"万岁子""长寿果"，其富含维生素 A、维生素 C，蛋白质、ω3 脂肪酸及锌，常食可增强体质，润肌，补脑，黑须发。

（2）保健类：具有保健、防病、抗衰功能的保健食品很多。可选用大枣、莲子、苡仁、白果、山芋、枸杞、银耳、香菇、黑木耳等，有的用于煮粥，有的可以配菜。蓝莓富含花青素等抗氧化物质，可以提高人体免疫力，保护视力、延缓人体的衰老。蓝莓果胶丰富，可以稀释人体脂肪，保护人体心脑血管的健康。香菇是具有高蛋白、低脂肪、多糖、多种氨基酸和多种维生素的菌类食物；对胆固醇有溶解作用，可降血脂、血清胆固醇，预防骨质疏松、防衰老。

三、饮食的合理烹调

食品的加工与饮食的烹调，也是影响老年人营养的一个重要环节，如食品加工和烹调不合理，则会破坏食物中的营养素，影响老年人对营养素的吸收和利用。

（一）半成品食品的选择

老年人不宜选择烟熏、盐渍等食品，如火腿、香肠、腊肉、熏肉、盐水鸭、泡菜等。这类食品不仅营养素含量不及鲜货食品，而且含盐量很高，甚至可能含有亚硝胺等致癌物质。

（二）主食的烹调

老年人主食的烹调要做到松、软、烂。大米不可过度淘洗，以保留维生素和微量元素等。米饭要软一些，面食也要发得松软可口。对于牙齿脱落或胃肠功能不好者，要以稀饭、面条等为主。尽量少吃油炸类食品。

（三）副食的烹调

1. 动物性食品的烹调　动物性食品的烹调原则是，清淡、熟烂、味美，切忌油腻、冷硬、辛辣等。烹调方法以清蒸、清炖为主，如清蒸鲩鱼、清汤丸子、蒸蛋羹、汽水肉、炖鸡汤、炖排骨汤（去油）、炖牛（羊）肉汤等。鲜瘦肉也可爆炒，但要嫩滑，以利消化和吸收。煮牛奶宜 100 ℃、5 min，不可过久。

2. 植物性食品的烹调

（1）豆类及豆制品：对嫩豆类食品可清炒，干豆类（如黄豆）可与肉类共炖或单独炖烂后食用。豆制品易于消化，烹调方法可依爱好和习惯自选，但不宜过分蒸煮。

（2）蔬菜类：新鲜蔬菜宜急火爆炒，也可大火余汤，以防止蔬菜中维生素 C 等营养素被破坏。

四、合理的饮食制度

1. 老年人的配餐次数　老人可三餐二点，一般是一日三餐，有的老年人由于每次进食量锐减，也可适当增加进食次数，如上午 9—10 时加一杯豆浆和两块饼干等。

2. 老年人摄入热量的分配　老年人早餐宜占全天总热量的 30%，中餐占 40%，晚餐占 30%。对于每天进食 4～5 餐者，可将摄入的总热量均匀地分配到各餐之中。在不少蔬菜、水果、谷类中，均含有一定量的糖。对中老年人来说，要保证体内对糖类的较低需要，只需注意在一日三餐中的摄取即可，完全不必专门去食用。

第二节　运动与长寿

生命在于运动，运动促进健康。运动是延缓衰老的重要因素。适当的体力活动有助于健康长寿之说由来已久。要想长寿，最好的办法是一生坚持体力劳动，世界上一切药物都不能代替运动的作用。现代研究也证实，运动可以调整人体血脂平衡，减少 AS 的发生。

脑力劳动对老年人的健康长寿与体力劳动一样重要。例如，读书、书法、绘画等活动，既是一种积极的生活方式，也是一种脑力锻炼。这种活动常涉及全身器官，包括视觉、听觉及其他感官和全身一系列神经运动反应。根据超声检查探测不同生活方式的人的大脑发现，勤于思考的人的脑血管经常处于舒展状态，脑细胞可得到良好的保养，发生脑动脉硬化的少，大脑也不至于过早衰老。因此，有益的脑力劳动，犹如大脑的体育锻炼，精神上的慢跑，能使脑血管经常处于良好的舒缩平衡状态，从而延缓衰老的发生。

一、健身锻炼的生物学效应

1. 增强心血管系统的功能　心血管问题也是老年人常常面对的健康问题，运动健身可以增强心血管系统的功能。适宜的体育锻炼能够提高心脏兴奋性，增强心肌收缩力，使冠状动脉扩张，改善血液循环，提高心肌氧利用能力。同时，运动也能降低血脂，延缓血管硬化，降低心血管疾病发病率。有资料表明，体育锻炼还能降低血液中的胆固醇（TC）和低密度脂蛋白（LDL），升高 HDL，从而防止 AS 的发生。这不仅可以延缓心血管系统的老化，而且对冠心病、高血压、脑卒中等也有积极的预防作用。

2. 改善神经系统的功能　健身锻炼对延缓神经系统的老化具有明显的效果，主要表现在记忆力较锻炼前明显增强，机体对外界刺激的反应性明显升高，注意力和分析综合能力也有不同程度的改善。

3. 增强呼吸系统的功能　老年人呼吸系统的功能水平较低，有氧运动可以很好地锻炼呼吸系统，增强其功能。运动对呼吸功能的影响主要表现为可以增强呼吸肌的力量和耐力，增加肺通气量，提高肺泡通气率，保持肺组织的弹性和胸廓的活动度，能够延缓肺泡活动不足引发的老化进程。

4. 改善消化系统功能，促进新陈代谢　通过健身锻炼可以增进食欲，促进消化酶的分泌，改善胃肠动力学，提高外源性营养素的吸收和利用。同时，健身锻炼还能加速体内热能的利用，防止并减少体内脂肪的堆积，使机体内的糖代谢、脂肪代谢、蛋白质代谢和自由基代谢等，处于一种稳定平衡的状态。

5. 提高机体的免疫功能　经常性的健身锻炼对机体的免疫功能也有良好的影响。研究证明，运动可以提高淋巴细胞的转化能力，刺激 B 细胞分泌特异性抗体，增强机体的细胞免疫和体液免疫功能。1995 年 Casper 等研究指出，运动还能升高巨噬细胞中维生素 C 的含量，增强巨噬细胞的吞噬功能，并有助于清除体内的自由基。

总之，健身锻炼能帮助老年人保持理想体重，改善机体的生理功能，提高精力，增强体力，延缓衰老进程，预防多种老年病的发生。

二、健身锻炼的原则

1. 循序渐进　老年人由于组织器官的老化，生理功能的减退，机体储备功能的明显下降，对运动负荷的耐受性远不及中、青年人。因此，老年人在进行健身锻炼时，必须遵循"循序渐进"的原则。先从最简单的小量运动开始进行，等到适应一段时间之后，再进行运动量比较大和动作相对复杂一些的锻炼。

2. 坚持不懈　健身锻炼对增进老年人体质，延缓衰老进程，预防老年病发病等方面具有肯定的效果。但是，如果健身锻炼半途而废或时断时续，则原有的锻炼成效会前功尽弃。因此，老年人的健身锻炼应遵循持之以恒、坚持不懈的原则。不管哪种项目都需要持之以恒地进行，这样才能够对健康有益，也才能达到最终的锻炼目标。

3. 因人而异　老年人由于健康状况和衰老程度不同，个体体能的差异较大。因此，在进行体育锻炼选择运动量时，必须做到因人而异。同样年龄的人，身体功能不同，运动习惯不同，采用的运动健身方案也不同。例如，同样是 60 岁的人，一位安静时心率是 60 次/min，另一位是 75 次/min，在体育活动时，就不能采用同样的运动心率控制运动强度。

4. 灵活多样　老年人由于健康状况和爱好的不同，以及客观条件的限制等，在选择运动项目时要灵活多样，不可千篇一律。运动方式要多样化，体育锻炼时，不仅要选择健身走、跑步等有氧运动方式，同时也要选择力量练习、柔韧性练习，在发展心血管、呼吸功能的同时，也要使肌肉力量、柔韧和反应能力得到提高。

三、健身锻炼的方法

老年人的锻炼方法可分为轻微锻炼和强化锻炼，在日常生活中，应坚持每天的轻微锻炼，每周应安排 1~2 次强化锻炼。

1. 晨间锻炼　晨间锻炼是一天中最佳的锻炼时机，在保证每晚 6~7 h 足够睡眠的基础上，坚持天天锻炼。由于老年人对外环境的应激性较差，早晨苏醒后，要在床上静卧 10~20 min，然后缓慢起床，做准备活动，切勿起床后就做剧烈活动，以防心脑血管系统的意外事件。

晨间锻炼内容一般说可有步行、慢跑、打拳、做操及自己喜爱的球类、武术等活动。老年人每天早晨散步 30 min 左右，距离 2~3 km。然后，在空气新鲜的地方做保健体操、太极拳和气功。老年保健操要兼顾全身活动，尤其要做颈部、腰背部、四肢关节的运动。使已发生退行性变的骨关节功能逐步得到恢复和改善。对于高龄老人和心功能不好者，可在房间内或阳台上做轻微的晨间运动。

2. 晚饭后锻炼　晚饭后最好休息 20~30 min，待心、脑等器官血流分布均衡后，再进行户外活动和锻炼。锻炼的方式可根据自身的具体情况选择散步、快步行走、保健操、太极拳等进行锻炼。饭后散步也有讲究，最好就是对症散步。体弱者每小时走 5 km 以上最好，走得太慢则达不到强身健体之目的；失眠者可在晚上睡前进行 15 min 散步，每分钟走 80 m 为宜，每次半小时，会收到较好的镇静效果。

3. 其他锻炼方法　老年人参加集体锻炼是一种十分有益的健身活动，它不仅锻炼了身体，而且交流了感情，对心身健康均有帮助。目前，不少城市与乡镇都组织了老年群体健身活动，应鼓励广大老人积极参与。

保健按摩是祖国医学传统的健身方法，具有良好的保健防病功能。老年人可自行进行保健按摩，每天早、晚以手法或按摩器各按摩一次。按摩的部位依次是：头、面、颈、腰、腹、上肢、下肢、脚底等。研究证实，按摩可促进机体的血液循环，增强机体的免疫功能。

器械锻炼可选择跑步器、健身踏车、划船器、综合性多功能健身器等。进行器械锻炼一定要量力而行，要由轻到重、由简到繁，以防止运动量过大带来负结果。

总之，老年人的健身锻炼是晚年生活不可忽视的一件大事，除了有计划地进行身体锻炼外，还要经常想到"多活动"，根据医疗体育的观察，老年人每天活动状态的时间不能少于 3 h，有条件者，可佩戴计步器，保证每天的步行不少于 8000 步。

4. 强化锻炼 每周锻炼 1~2 次，每次 90 min 左右。锻炼项目可选择跑步、骑自行车、游泳、舞剑、跳交谊舞等。

第三节 精神与长寿

精神状态与健康长寿的关系很大，不良的精神状态和心理状态会加速机体的衰老。情绪是抗衰老的第一因素。人进入老年后很自然地会产生一系列情绪心理变化。这些变化来源于两个方面，即躯体生理因素和社会心理因素。老年人由于躯体生理功能的衰退和应急能力的减弱，很容易引起焦虑、急躁或抑郁等情绪的变化。老年人离（退）休后从工作到社会地位都发生了变化，要面对一些现实的环境问题，如角色转变问题、家庭子女问题、人际关系问题、社会经济问题、养老保险问题等，常促使老年人产生不良情绪。不良的精神心理情绪将导致老年人发病。中医"怒伤肝、忧伤肺、思伤脾、恐伤肾、喜伤心"充分说明了情绪与内脏发病的关系。不良的精神状态，使中枢神经功能失调，体内各器官生理功能失常，出现衰老等不良状态。长寿老人都表现了良好的情绪，这就是乐观开朗，从容温和。他们中没有孤僻忧郁的人，急躁易怒和烦恼的人也极少。为使老年人能保持心理平衡和情绪乐观，可采取一定的措施。

一、生活规律

生活的规律性对老年人保健、防病是至关重要的。在日常生活中，老年人的起居作息要有合理安排，有张有弛，劳逸适度，严格保持生活的规律性。老年人要注意保证充足睡眠时间，坚持午睡半小时，定时进食，定时排便，要戒烟戒酒、节制性欲，纠正其他不良嗜好和不良的生活习惯等。

二、家庭和睦

建立良好的社会环境，通过建立和睦的家庭关系，提供合理的生活环境和娱乐场所，保持老年人精神心理的健康和稳定。同时要求老年人自己培养开朗的性格和恬淡寡欲的情操，这是老年人长寿的必备条件。对于丧偶的老年人，子女应对其更加关心，子女应正确对待老人"黄昏恋"。

三、发挥余热

老年人最大的优势是经验丰富、阅历广泛、技能熟练、知识积累较多。在退休或退出生产第一线后，切不可认为退出了"历史舞台"而意志消沉，应继续关心自己曾经从事的专业和工作，树立积极的参与意识，把自己的知识和技能继续奉献给国家和社会，使余热充分得以发挥。这样一方面，发挥余热，为社会继续做出贡献，实现自我价值；另一方面，使自己精神上有所寄托，使生活充实起来，增进身体健康。当然，工作必须量力而为，不可勉强，要讲求实效，不图虚名。

四、爱好广泛

人到老年之后，不能"饱食终日"、消极地"混日子"，而应该积极培养广泛的兴趣与爱好。适合老年人的爱好与活动有：唱歌或参加老年人合唱团，跳交谊舞或集体舞，练书法和绘画，种花、养鸟（鱼）、垂钓，游山玩水，陶冶情操，参加力所能及的体力劳动，担任青少年的辅导员，以及各行各业的技术顾问等。这些兴趣和爱好对老年人来说非常重要，它不但丰富生活内容，激发对生活的兴趣，而且对大脑是一种具有积极意义的休息，对延缓衰老、预防老年痴呆都有积极的作用。

五、衣着讲究

老年人的衣着是行为方式的一个重要方面。衣着除了其穿着功能之外，它的款式和色调等也是个性美和精神面貌的外在反映。人到了老年，更应注意内心美与外在美的和谐与统一，在一定程度上来说，衣着的美观与大方，代表了老年人内心的自信和向上的精神面貌。老年人的衣着要求：布料质地柔软、通气，款式宽松、大方，色调明快、鲜艳，要显示出老年人热爱生活的活力和旺盛的生命力，切不可着色调灰暗、款式呆板的衣服。

第四节　环境与长寿

环境是人们赖以生存的基本条件，环境质量的优劣与人的健康息息相关。

一、温度与寿命

变温动物的寿命一般随环境温度的升高而缩短。有人估算，如果人的体温能降低 2～3℃，寿命可延长 25～40 年。降低体温延长寿命，不能仅归于代谢减慢，可能还与改善免疫功能有关。限制热量摄入与降低体温对延长寿命有协同作用。与变温动物不同的是，恒温动物尚无实现长期的适当降低体温的方法。

现实情况说明，生活在寒带的人的寿命较生活在热带的人的寿命长。所以，人类生活的环境温度要适中，而且要一年四季分明。长期温度过高和过低，对生物包括人类生活都是不利的因素。温度偏高会使人体静脉扩张、心跳加快；而温度偏低则会使人体血管容易变硬变脆，且使人体对营养的吸收降低。适宜的环境温度有利于人体的生命节奏有条不紊，生理功能处于最佳状态，可以增强体质，延长寿命。

二、光与寿命

用果蝇进行的实验发现，饲养在明－暗周期为 24 h 条件下的果蝇寿命比生活在明－暗周期大于或小于 24 h 及连续光照条件下的果蝇寿命长。过强的光照和黑暗环境，对昆虫都有延缓发育的作用。如丽蝇幼虫在强烈电光下，幼虫期延长 7 d。研究认为，动物只有在接近其内源节律的光照条件下，才能生活得更好。

万物生长靠太阳。在光照充足的地区，生物生长茁壮茂盛，而阴雨、多雾、光照不足的地区的生物生长缓慢、枯萎。同样，长期从事夜班工作的人，其生物节律就会发生变化，当回到正常的白天工作时，需要很长时间才能适应。适当的太阳光照可以帮人体预防癌症，治疗骨质疏松和抑郁症，使人情绪欢畅等。

三、空气湿度与寿命

实验表明，不合适的空气湿度不但诱发病变，而且影响动物的生长发育与寿命。如东亚飞蝗，从蝗蝻到性成熟的时间，以相对湿度 70% 为最快（温度条件：32.2℃），但在此湿度下，飞蝗的寿命也最短。干旱少雨的地区和雨水过多的地区，植物生长缓慢、枯黄，只有在湿度适宜的环境中生物才能健康成长。同样，人类在阴雨连绵的季节和干燥炎热的夏季，也感到很不适应，而在秋高气爽的季节，感到格外舒畅。湿度过高会加重人体肾脏负担且使细菌繁殖增加，而过低则可能引发呼吸道疾病。所以只有空气湿度保持平衡，人体才会觉得舒服，有利于长寿。

四、空气负离子与寿命

空气中带有负电荷的微粒称为空气负离子。在自然界，宇宙射线、紫外线、雷电等都可使空气电离而产生负离子。人工负离子则主要是通过高压放电方法产生的。

研究证明，空气负离子在神经反射和体液调节等方面起一定作用。它被吸入后引起中枢 5-羟色胺（5-HT）含量降低是其生理效应的关键。有人将空气负离子比喻为"大气中的长寿素"，认为它进入肺部通过血液循环到达全身组织器官，对人体产生综合的生理保健作用，有抗衰老作用。大量的临床实践证明，它对多种疾病具有一定疗效，适当浓度的人工空气负离子治疗或改善呼吸系统疾病、神经系统疾病、心血管系统疾病等，从而延缓衰老。我国学者也发现，在近距离、长时间和高浓度人工负离子条件下，会加速果蝇和小鼠的衰老。衰老的加速也可能与伴随高浓度负离子的产生而出现的强静电场、臭氧和离子风有关，需要进一步深入研究。

五、微生物与衰老

在这方面研究较多的是无菌动物与正常饲养动物寿命的对比研究。Gordon 等于 1966 年将无菌小鼠与饲养在普通条件下的同一品系小鼠的寿命及其死因进行了比较，发现无菌小鼠比带菌者寿命长。尸检发现，一般小鼠总死因的 38% 是呼吸系统感染，而无菌动物的呼吸系统感染性疾病为零，其主要死因为肠弛缓症。《Cell Host & Microbe》上的一项最新研究揭示，对于小鼠来说，肠道微生物是与年龄相关的炎症及过早死亡的原因之一。老年小鼠的肠道微生物成分失衡会导致肠道组织易于"泄漏"，使引发炎症的细菌副产物释放出来，并削弱免疫功能。1978 年，日本学者大尺仲昭的实验同样证明了无菌动物寿命较长，但伴有性功能低下、基础代谢降低、甲状腺激素及糖皮质激素功能低下等特点。他认为，这些变化可能与肠道菌群缺乏有关。肠道菌群以多方面机制参与了衰老的过程，但目前对肠道菌群的组成及作用机制还知之甚少。

六、拥挤效应

Lints 用果蝇做实验发现，在拥挤条件下饲养的幼虫，其发育期延长，成虫体形较小，成虫的大小和寿命的长短呈负相关。由此推论，人类居住条件和工作环境会影响人的寿命。因此，我们要爱护环境、建设环境和改造环境，在人口集中的地方要搞好绿化，使居室周围"花草成荫"。只有生活在优美的、无污染的环境之中，才能延年益寿。

第五节　抗衰老药物

目前，抗衰老药物的研究主要是从自由基学说、免疫学说、内分泌学说、交联学说和微量元素学说等方面开展的。抗衰老药物主要有以下几类。

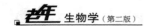

一、抗氧化剂类

凡能抑制或阻断自由基链式（锁）反应的启动和发展过程，从而降低自由基浓度的化合物统称为抗氧化剂（antioxidants，AOA）或自由基清除剂（scavengers）。抗氧化剂的分类很多，各种分类法往往或多或少地存在重叠、包含，很难统一。抗氧化是预防疾病和延缓衰老的重要环节。从营养学的角度来看，机体产生自由基总量越少，抗氧化能力（即清除自由基能力）越强，就越能达到促进健康、延缓衰老的目的，反之亦然。就体内的抗氧化物质而言，有酶类和非酶类抗氧化物质，各抗氧化物质之间相互依赖。其中，酶类包括超氧化物歧化酶、过氧化氢酶、谷胱甘肽还原酶等，这些物质随着年龄增长，抗氧化能力也会随之变弱。

（一）抗氧化酶

可以清除链式反应引发阶段的自由基，也称预防性抗氧化剂。

1. 超氧化物歧化酶　超氧化物歧化酶（SOD）是一类金属蛋白酶，根据其含有的金属离子不同可分为 Cu-Zn-SOD、Mn-SOD、Fe-SOD 3 种。机体细胞质中含有 Cu-Zn-SOD，线粒体中含有 Mn-SOD，Fe-SOD 只存在于某些细菌中。SOD 通过催化消除各种来源的氧自由基，在细胞内使氧自由基转化为 H_2O_2 和 O_2，并减少 ·OH 的产生。

2. 过氧化氢和过氧化物酶　过氧化氢（CAT）主要分布于红细胞和某些细胞的微体（过氧化体）内，是一种具有 4 个亚铁血红素辅基的正铁血红蛋白。CAT 和过氧化物酶（POD）均可催化 H_2O_2 转化为 H_2O 而清除毒性作用。所以，CAT 与 SOD 有协同作用。

3. 谷胱甘肽过氧化物酶　谷胱甘肽过氧化物酶（GSH-Px）有含硒的和不含硒的两种，二者的功能有所不同，前者是以有机过氧化物或 H_2O_2 为基础，后者则只能以有机过氧化物如 ROOH 为基质。GSH-Px 在真核细胞质中占 65% ~ 70%，线粒体中占 35% ~ 40%。在清除过氧化物时需消耗谷胱甘肽（GSH），由谷胱甘肽还原酶（GSHR）配合提供 GSH。反应式如下：

$$SOD：O_2^- + O_2^- + 2H^+ \longrightarrow H_2O_2 + O_2$$
$$CAT：H_2O_2 + H_2O_2 \longrightarrow 2H_2O + O_2$$
$$GSH\text{-}Px：ROOH + 2GSH \longrightarrow ROH + H_2O + GSSG$$
$$GSHR：GSSG + NADPH + H^+ \longrightarrow 2GSH + NADP^+$$

·OH 的氧化能力最强，一旦产生，就在所产生的部位立刻与碰到的分子发生反应，本身自然消失，所以不需要任何酶来清除，体内也不存在清除 ·OH 的酶。

（二）抗氧化剂

抗氧化剂为一类小分子化合物，可以清除或捕捉自由基反应链中的自由基，阻止或减慢连锁反应的进行，也称链式反应阻断剂或自由基清除剂。常见的抗氧化物质包括谷胱甘肽、辅酶Q，以及营养素中的硒、维生素A、维生素C、维生素E等，随着机体的衰老，我们的消化功能不同程度地减弱，也间接导致此类营养素摄入量下降。氧化剂按来源可分为人工合成抗氧化剂（如BHA、BHT、PG等）和天然抗氧化剂（如茶多酚、植酸等）。

1. 维生素E 又称生育酚（tocopherol），是脂溶性维生素，存在于膜相结构内部，在线粒体膜、叶绿体膜和视网膜中含量较多。维生素E多储存在脂肪组织、肝脏、肌肉中，主要在膜的疏水性部位起作用，防止生物膜脂质的过氧化反应。维生素E也集中存在于肾上腺和血浆脂蛋白内，在血浆中起到脂溶性抗氧化剂作用。

维生素E在体内能提供一个酸性氢原子给自由基，它能与不饱和脂肪酸竞争性结合脂质过氧化基（LOO·），解决自由基的未配对电子，使其成为稳定的分子，终止脂质过氧化的连锁反应。维生素E本身则被氧化成毒性较低的醌型自由基，而迅速降解为其他无活性的中间体或非自由基产物，后者与维生素C作用又可还原为氢醌（酸）型。维生素E尚能提供氢原子与多价不饱和脂肪酸竞争性与脂类自由基结合，使之转化为羟脂，从而中断脂质过氧化反应。维生素E还可抑制磷脂酶A_2及脂氧化酶的活性，减少自由基的形成。

2. 维生素C 维生素C又称抗坏血酸（ascorbic acid），是水溶性抗氧化剂，在细胞内液和细胞外液均具有重要的抗氧化性，能有效地清除各种自由基。维生素C五元环上的两个羟基可以脱氢，提供给·O_2^-、·OH或H_2O_2等自由基，使之失活。维生素C脱一个氢后生成半脱氢维生素C自由基，再脱一个氢生成脱氢维生素C。后二者在半脱氢维生素C还原酶和脱氢维生素C还原酶的作用下还原为维生素C，继续发挥作用。此外，被氧化成醌型的维生素E与体内的维生素C相互作用时，可以被还原成酸型维生素E。所以，维生素C能间接发挥抗自由基的作用，与维生素E合用时，其作用更显著。由此看来，维生素E与维生素C抗氧化物的不同功能和协同作用，在联合抗氧化中起关键性作用。

3. 维生素A或胡萝卜素 维生素A的前身是胡萝卜素（βCarotene，β-C）及类似色素，存在于胡萝卜、番茄等蔬菜中，动物摄入体内才能转化为维生素A。在肝脏、蛋黄、乳类及肉类也有存在。β-C能灭活、抑制脂质自由基导致的典型化合物如甲基亚油酸的氧化，它在与脂质自由基的反应中不是提供氢原子，而是加合反应（β-C + ROO·——→ROO-β-C），以保护细胞膜和低密度脂蛋白免受脂质过氧化损伤。

4. 辅酶Q 辅酶Q（coenzyme Q，COQ）一般存在于线粒体、微粒体、溶酶体、高尔基体、过氧化氢体的膜中。COQ对脂质过氧化有明显的抑制作用。COQ也可作为β-生育酚自由基的还原剂清除氧自由基，与维生素E有同样的作用。

5. 氯酯醒 氯酯醒（meclofenoxate）又称遗尿丁，对体内多种氧化酶的活性有明显抑制作用，从而减少自由基的生成。能抑制水溶性蛋白质发生交联，降低脑和肝细胞内不溶性蛋白的含量，清除神经细胞中的脂褐素，使雄性鼠寿命延长27.3%，也可使其最高寿命延长39.7%。研究证明，它能使糖代谢走五碳糖途径，加速细胞代谢。

6. 褪黑素 褪黑素（melatonin，MT）是松果体和视网膜中合成的一种神经激素，有人称之为抗衰老激素（antiaging hormone）或最有效的高脂溶性抗氧化剂。胃肠道、肺、肝、皮肤和脑的核团中也有 MT 存在。MT 不仅可以抑制多种自由基的产生，而且能及时清除已形成的自由基。体外实验证明，MT 比甘露醇、GSH 具有更强的抗氧化作用。

近年的研究发现，MT 的自由基清除能力在众多自由基清除剂中表现特别突出，因而对保护细胞膜及核酸等有明显作用，具有明显的抗细胞凋亡作用。其作用机制在 MT 对自由基的直接清除作用和 MT 对脂质过氧化反应的抑制作用。但老年人在这一点上存在两个突出问题，一个是 MT 分泌量降低的问题，这可以通过适当给予MT 制剂来获得部分解决；另一个是细胞 MT 受体的退化而 MT 利用率的降低，这严重影响了 MT 的利用和作用的发挥。近年来，国外研究 MT 受体的报告很多，如中枢神经系统 MT 受体的研究、MT 受体的体内分布等，其基因序列及其 mRNA 序列已经报道。研究发现 MT 受体在细胞的表面及核膜均具有，特别是核膜 MT 受体可使MT 的自由基清除作用对核内 DNA 起到明显保护作用而不使之在过量自由基作用下损伤或断裂。MT 受体的退化所造成的 MT 利用率降低问题不是药物能解决的，所以，解决 MT 受体退化问题乃是 MT 课题研究的关键。

7. 虾青素 天然虾青素（astaxanthin）是一种抗氧化剂，在港台地区又称为虾红素，是一种红色素，可以赋予观赏鱼、三文鱼、虾和火烈鸟粉红的颜色。其化学结构类似于 β-胡萝卜素，是类胡萝卜素的一种，也是类胡萝卜素合成的最高级别产物。虾青素有着非常好的抗氧化能力，研究表明，它的抗氧化能力是维生素 E 的1000 倍，天然 β-胡萝卜素的 10 倍，葡萄籽的 17 倍，Q10 的 60 倍，茶多酚的 2 倍。

8. 司立吉林 司立吉林（selegiline）是选择性极高的单胺氧化酶（MAO）抑制剂，具有直接或间接的抗氧化作用。主要是限制多巴胺氧化代谢过程中活性氧的形成。

9. 别嘌呤醇 别嘌呤醇（allopurinol）为黄嘌呤氧化物抑制剂，能抑制黄嘌呤氧化物，抑制次黄嘌呤转化为黄嘌呤和黄嘌呤转化为尿酸的氧化过程，防止氧自由基的产生。有保护心肌、抗心律失常的作用。

10. 金属硫蛋白 金属硫蛋白（metallothioein，MT）是一类富含半胱氨酸和金属离子抗氧化剂，主要存在于脊椎动物和无脊椎动物的实质脏器中，有极强的清除·OH的能力。MT 分子呈椭圆形，分子量为 6500 Da，直径 3~5 nm，分两个结构域，每个分子含 7~12 个金属原子，具有特殊的光吸收。MT 构象较坚固，具有较强的耐热性。由于 MT 分子中含有 20 个游离的硫基（—SH）基因及由它们组成的多个巯基簇，从而使它生物体中同时具有多种功能：

（1）清除体内自由基：清除羟自由基（·OH）的能力约为 SOD 和谷胱甘肽（GSH）的 10 000 倍，清除氧自由基（O）的能力约是 GSH 的 25 倍。

（2）解除重金属的毒性：MT 的巯基基因（—SH）能强烈螯合有毒金属汞、银、铅、镉、砷、铬、镍等，其中螯合铅的强度比锌大 200 倍，螯合镉的强度又比铅大 10 倍，并可将之排出体外，从而使它们无法毒害人体，同时对体内锌等微量元素无影响。

（3）锌元素的储存库：每 100 mg 锌金属硫蛋白含 6.9 mg 锌，肝、肾中的锌元素主要是以金属硫蛋白的形式储存，根据机体对锌元素的需求它可迅速释放锌以满足人体中 200 多种酶对锌元素的需要，有利于机体的正常代谢。

（4）防止细胞突变：MT 可消除自由基、重金属（砷、汞、镉、铬、镍）、烷化剂、电离辐射及紫外线对 DNA、RNA、酶、蛋白质及细胞膜的损伤，从而可以防止它们的致癌、致突变作用，以维持细胞的正常代谢和分裂；另外还可以激发机体的免疫功能，增强机体的防癌和抗癌能力。

11. 巯甲丙脯酸　即卡托普利（captopril），是含巯基的血管紧张素转换酶抑制剂。能清除几乎所有的氧自由基。促进花生四烯酸的代谢过程中的环氧化酶途径，增加前列腺素的合成，减少丙二醛的形成。

12. 甘露醇　甘露醇（mannitol）是渗透性利尿药。具有降低颅内压、眼内压和利尿作用。近年来研究发现还有清除自由基的作用。心脏功能不全，因脱水而致尿少者慎用。以清除自由基为目的而应用此药时，一般用小剂量为宜。

13. 丁羟基甲苯　丁羟基甲苯（BHT）有清除自由基的作用，可防止老年脂褐色素形成。

14. 氧杂蒽酮　氧杂蒽酮（xanthone）也称为"呫吨酮"，是一种有机化合物，其分子式为 $C_{13}H_8O_2$。氧杂蒽酮拥有强大的抗氧化能力，对心肌梗死或是脑梗死的形成有显著的抑制作用；能够有效抑制自由基导致的低密度脂蛋白（LDL）氧化，减少心脏疾病的危害如动脉粥样硬化等。许多氧杂蒽酮类化合物都是在山竹（Garcinia mangostana）的果皮中发现的。

15. 黄酮　生物类黄酮（flavone）能够有效清除体内的自由基（free radical）及毒素，预防、减少疾病的发生；具有消炎、抗过敏、广谱抗菌、抗病毒等作用；解除醇中毒、保肝护肝；清热解毒、祛风湿、强筋骨、抗妇女更年期综合征等功效。它们与维生素 C 有协同效应，可以使维生素 C 在人体组织中趋于稳定。

二、增强脑功能类

1. 钙拮抗剂　尼莫地平（nimodipine）为双氢吡啶类钙拮抗剂，可阻断钙离子内流，对脑血管有选择性扩张作用，在不影响外周血流及血压的剂量下就能明显增加脑血流量。能抑制蛛网膜下隙出血所致的脑血管痉挛，对缺血性脑损伤具有保护作用，能增加脑组织对葡萄糖的利用率，维持红细胞变形能力，改善脑循环和供氧，能改善脑血管患者的记忆功能和认知能力，还可促进受损神经的再生、感觉和运动功能的恢复。此外，还有尼卡地平（nicardipine）、尼莫通（nimotop）和氟桂利嗪（flunarizine）等。

2. 扩张脑血管改善微循环类 氢化麦角碱（海的琴或喜德镇，hydergine）能直接激动中枢的多巴胺受体和 5-HT 受体，改善脑细胞代谢；阻断 α 受体，降低外周血管和脑血管阻力，增加脑组织的血流量和对氧的利用；抑制 ATP 酶和腺苷酸环化酶的活性，减少 ATP 分解，恢复脑细胞的能量平衡，增加对葡萄糖的利用；增强神经胶质细胞对氧及营养物质的摄取，改善脑代谢。

阿米三嗪 – 萝巴辛（都可喜，duxil）为新型人工合成的改善脑循环药物。可增强肺泡 – 毛细血管的气体交换，提高动脉氧分压和氧饱和度，尤其在氧供应不足的情况下，可增加脑组织氧含量，改善脑细胞代谢和功能。此外，还有罂粟碱（帕帕非林）、倍他司汀、己酮可可碱和银杏叶提取物等。

3. 胆碱能药物 石杉碱甲（huperzine A）也称福定碱或哈伯因，是一种高效新一代可逆性胆碱酯酶抑制剂，能穿透血脑屏障，选择性抑制胆碱酯酶，提高脑内乙酰胆碱水平。比毒扁豆碱作用时间长、毒性低。可改善老年人的学习和记忆能力。他可林（tacrine）具有相同的作用，同时可抑制钾离子通道，促进乙酰胆碱的释放。

4. 神经肽（VP）类 加压素是腺垂体释放的由 9 个氨基酸组成的多肽，其第 8 位氨基酸为精氨酸，也称精氨酸加压素（AVP）。猪垂体后叶加压素第 8 位氨基酸为赖氨酸而称为赖氨酸加压素（LVP）。加压素能易化记忆和再现过程，临床研究表明，可增强老年人的警觉性、注意力和记忆力。加压素的改构物如脱甘氨酰精氨酸加压素和脱甘氨酰赖氨酸加压素都具有加压素的作用，而且没有抗利尿外周效应的不良反应。此外，生长抑素（SS）和 P 物质等也有增强记忆的功能。

俄罗斯伊万诺夫发现，一种由 9 个氨基酸组成的名为"杰利塔"的脑肽在肌体进化中起着重要作用。在合成脑肽的基础上，研制出了名为"杰利塔兰"的抗衰老药物。动物实验显示，杰利塔兰能够抑制鼠脑细胞因受刺激引起的氧化过程和鼠体内肿瘤的形成，能够调节细胞和组织的新陈代谢，促进脑细胞的呼吸机能。从整体看，杰利塔兰延长了鼠的寿命，具有抗衰老作用。杰利塔兰使老鼠体内肿瘤的形成率降低了 2.1 倍，乳腺癌的形成降低了 4 倍，白血病的形成降低了 6 倍。实验还表明，杰利塔兰对鼠没有不良反应，很安全。

5. 神经营养因子类 主要有神经生长因子（NGF），碱性成纤维细胞生长因子（bFGF）、脑源性神经生长因子（BDNF）、神经营养素-3（NT-3）和神经节苷脂（gangliosides）等。细胞培养表明，NGF 能使胚胎和新生鼠基底前脑胆碱能细胞的乙酰胆碱、胆碱乙酰转移酶、胆碱酯酶活性增加，并促进细胞的成活和纤维的生长。动物实验表明，NGF可逆转老年大鼠空间记忆障碍，减轻中隔、基底核及纹状体的胆碱能神经元萎缩，增强神经组织的可塑性和修复能力，刺激突触的形成。但目前该类药物仍处在动物实验阶段。

6. 神经生长因子增强剂　普立宁钾（potassium pulining）是一种认知增强剂，用于治疗轻、中度阿尔茨海默病（AD），通过提高受损或退化神经元的神经营养生长因子水平来增强神经细胞功能，刺激轴突生长，改善记忆能力，是首个进入Ⅲ期临床试验用于增强神经再生的药物。乙酰L-肉碱是一种胆碱能激动药，能主动通过血脑屏障，在神经退行性及衰老模型中可保护中枢及周围神经突触，提高神经生长因子水平，改善老年大鼠认知缺陷，目前正在美国进行Ⅲ期临床试验。

三、微量元素类

微量元素虽量微但对人体具有极其重要的生理功能，广泛涉及人体生长发育、新陈代谢、神经活动、免疫功能、酶及内分泌活性等几乎所有生命活动过程，一旦这些微量元素摄入不足、在体内过量聚集或者微量元素间比例失调，都将引起严重后果。老年人体内必需微量元素如锌、硒、铜、锰、铁等随增龄而逐渐降低。锌、硒、铜、锰、铁是多种酶的活性中心，直接影响机体的免疫功能而间接发挥抗衰老作用。锌、铜、锰对维持生殖功能和性功能也有重要的作用，从而对衰老过程产生影响。

人体内有约1000种酶，其中70%以上的酶为金属酶，一些微量元素就是某些酶的组成成分或活性基团，一旦相应微量元素摄入不足，这些酶的活性就会下降而出现严重病理变化。以往，人们多注意微量元素的摄入不足，而忽视了微量元素间的比例失调，实际上，微量元素对机体功能的影响正是各种适当量微量元素综合作用的结果。必需微量元素的另一生理功能为构成机体结构成分及电子转移体系（如血红蛋白及细胞色素类），直接关系到人的生命与健康。因此，体内微量元素含量的多少、存在形式、构成的蛋白质复合物的生物学活性的强弱，作用方式、方向及特异性，均直接关系到衰老、早衰及抗衰老的生理及病理过程。

人体步入老年期以后，由于摄入、代谢及排泄等功能的紊乱，微量元素的正常含量、比例都易于发生对机体有害性改变，从而引起一系列衰老性表现。例如，Zn、Mn、Se和Cr等可以从基因表达水平来影响谷胱甘肽过氧化物酶（GSH-pk）、高密度脂蛋白胆固醇（HDL-C）及SOD和IgA等的含量水平，当这些物质含量低于正常水平时，可从多种途径引起衰老。研究证明，Zn、Mn、Se、Cr、Co、Ge（锗）、V等对脂代谢，Cr、Mn、Ni等对糖代谢，Zn、Se等对蛋白质代谢都具有重要作用，一旦这些元素缺乏时，三大代谢将出现障碍，许多生理功能将随之出现紊乱，几乎所有的衰老性症状、体征都可随之发生。

在所有微量元素中，以 Zn、Mn、Se、Cu 等较为重要，它们与保护生物膜、提高人体免疫功能、清除自由基、维护正常的代谢功能、调节血脂代谢防止动脉硬化及维护脑细胞能量代谢和改善脑细胞功能等具有密切关系。硒是机体抗氧化系统组成成分，谷胱甘肽过氧化物酶的必需成分。适当补硒可提高谷胱甘肽过氧化物酶活力，从而提高机体的抗氧化能力。建议的补硒剂量为每天 100～250 μg。

目前常用药物如下。

1. 锌制剂　硫酸锌、葡萄糖酸锌、精蛋白锌胰岛素（长效胰岛素）等。

2. 硒制剂　亚硒酸钠、硒酵母片和硒力口服液等。

3. 铜制剂　硫酸铜、葡萄糖酸铜和含铜复方制剂等。

4. 锰制剂　Mn-SOD 注射剂等。

5. 复方制剂　复方蛋白锌，为蛋白质与锌、硒、碘的有机化合物。

四、生化制药类

1. 高多烯酯酸　高多烯酯酸即高级多不饱和脂肪酸，有二十碳五烯酸（eicosapentaenoic acid，EPA）和二十二碳六烯酸（docosahexaenoic acd，DHA）等，主要存在于海洋生物藻、鱼和贝壳类中。人类摄取高多烯酯酸后，易结合到血浆磷脂、血细胞、血管壁及其他组织中，改变体内脂肪酸代谢。实验表明，口服 EPA、DHA 或富含 EPA、DHA 的鱼油，可使血浆三酰甘油、极低密度脂蛋白明显下降，总胆固醇和低密度脂蛋白也下降，高密度脂蛋白有所升高，并能抑制血小板聚集。长期服用，能预防动脉粥样硬化斑块形成，并能使已形成的斑块消退。具有防治心脑血管疾病和抗衰老的作用。目前临床常用的有多烯康胶丸、DHA 胶丸、精灵鱼DHA、多灵多鱼脑精、海盗 DHA 鱼精、脑元神胶丸等。

2. 氨基酸制剂　氨基酸（amino acid）是治疗蛋白质代谢紊乱和蛋白质缺乏所致疾病的重要化合物，具有高度的营养价值和抗衰老作用。临床常用的有谷氨酸、精氨酸、鸟氨酸、赖氨酸、胱氨酸、半胱氨酸、氨基异硫脲、乙酰谷氨酰胺、γ 氨基丁酸及复方氨基酸等。

吡拉西坦（脑复康）为 γ 氨基丁酸（氨酪酸）的环状衍生物，是新型促思维记忆药。可直接作用于大脑皮质，促进神经细胞代谢，激活腺苷酸激酶，提高 ATP/ADP 比值，促进大脑对氨基酸、磷脂的吸收和蛋白质的合成。提高大脑对葡萄糖的利用和能量的储存，增加脑血流量，保护和修复神经细胞。促进大脑半球经胼胝体的信息传递，提高思维和记忆能力，改善脑缺氧和理化因素引起的脑损伤。

有研究表明，缺乏色氨酸的饮食使大鼠的生长和成熟过程推迟，结果 20 月龄大鼠就像 10 月龄那样年轻，并且具有生殖能力。有人提出，饮食中较高的酪氨酸含量，可以明显阻止衰老和成熟过程。使用左旋多巴（L-Dopa）可使小鼠寿命延长50%。上述氨基酸与脑中重要的神经介质 5-羟色胺、去甲肾上腺素等的合成有密切关系。

3. 核酸制剂　核酸（nucleic acid）类药物根据其化学结构可分为核酸碱基及其衍生物、核苷及其衍生物、核苷酸及其衍生物和多核苷酸四大类。

碱基嘌呤化合物和嘧啶化合物具有抗肿瘤作用，其中巯基嘌呤在体内转变为6-巯基嘌呤核苷酸，可阻止肌苷酸转变为腺苷酸和黄嘌呤核苷酸，也能阻止鸟嘌呤转变为鸟苷酸，故能抑制 DNA 和 RNA 的合成，从而抑制肿瘤的生长。

在核苷和核苷酸的降解产物中，许多组分是天然的代谢激活剂，有助于改善机体的新陈代谢过程，加速受损组织的修复，促使病态的细胞、组织恢复正常的生理功能。常用的药物有：三磷腺苷（ATP）、三磷酸胞苷（CTP）、三磷酸鸟苷（GTP）、一磷酸肌苷（IMP）、一磷酸腺苷（AMP）、腺苷和肌苷（次黄苷）等。

多核苷酸类药物主要有免疫核糖核酸、转移因子和聚肌胞等（参见本节"五、免疫调节剂"）。

五、免疫调节剂

免疫调节剂就是通过调节机体的免疫力来发挥抗病作用的化合物，包括免疫增强剂和免疫抑制剂。针对机体免疫功能低下或亢进的免疫状态，应用免疫调节剂，人为地增强或抑制机体的免疫功能，达到治疗疾病的目的。

1. 胸腺肽　又名胸腺素（thymosin），是胸腺组织分泌的具有生理活性的一组多肽。临床上常用的胸腺肽是从小牛胸腺发现并提纯的有非特异性免疫效应的小分子多肽。具有调节和增强人体细胞免疫功能的作用，能促使有丝分裂原激活后的外周血中的 T 淋巴细胞成熟，增加 T 细胞在各种抗原或致有丝分裂原激活后各种淋巴因子的分泌，增加 T 细胞上淋巴因子受体的水平。欧美等国对胸腺素的研究证明，它在对抗肿瘤和自身免疫性疾病及防止衰老等方面都有作用。给老年人注射小牛胸腺提取物，10 d 后免疫功能有一定的提高。胸腺肽能促进淋巴细胞分化为具有免疫活性的 T 淋巴细胞，调节和增强人体的免疫功能，同时具有明显的抗衰老作用。王亦根等对 29 例健康志愿者，平均年龄 60.5 岁（48～75 岁），应用小牛胸腺肽肌注 8 mg，每 2 周一次，共 3 个月。治疗后显示，脂质过氧化速率显著性减低，SOD 活性显著性升高。提示胸腺肽与维生素 E 有类似的抗衰老作用。

2. 干扰素　干扰素（interferon，IFN）是一类糖蛋白，分为 α、β、γ 三型，人的 α 至少有 13 个亚型。IFN 有高度的种属特异性，具有抗病毒、抑制细胞增殖、调节免疫和抗肿瘤的作用。小剂量对细胞免疫和体液免疫均有增强作用，大剂量则产生抑制作用。

3. 转移因子　转移因子（transfer factor，TF）又称传输因子，国际翻译上习惯译为传输因子，由具有细胞性免疫功能的淋巴细胞产生。它们运送父淋巴细胞的抗原特异细胞性免疫（迟发性过敏反应）到未暴露或原生的淋巴细胞。TF 是从正常

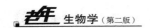

生物学（第二版）

人体淋巴细胞提取的一种核酸肽，不被胰酶、DNA 酶和 RNA 酶所破坏。TF 可将供体细胞的免疫信息转移给受体的淋巴细胞，使之转化、增殖、分化为致敏淋巴细胞，从而具有供体样的免疫力，而且能持久保持。

4. 聚肌胞苷酸 聚肌胞苷酸（聚肌胞，polyinosinic polycytidylic acid）为双链多聚肌苷酸（多聚次黄苷酸）的简称，是人工合成的干扰素诱导剂、广谱抗病毒生化药，可诱导干扰素合成，通过干扰素使正常细胞产生抗病毒蛋白，同时具有增强免疫和抗肿瘤作用。口服不易吸收，必须注射给药。

六、性激素类

1. 雌激素类 作用于女性生殖系统，维持第二性征，促进骨骼发育和维持骨量，协助垂体促性腺激素的分泌。目前，主要用于治疗骨质疏松症和更年期综合征等。常用药物有雌二醇、尼尔雌醇和己烯雌酚等。

2. 雄激素类 除具有雄激素的活性外，并有一定的蛋白同化作用、促进骨髓造血功能、增强免疫功能、促进肾小管对钙磷的重吸收和延缓衰老等作用。常用药物有苯丙酸诺龙、癸酸诺龙、去氢甲睾酮、羟甲烯龙和司坦唑等。

七、膜稳定剂

氢化可的松是人工合成也是天然存在的糖皮质激素，抗炎作用为可的松的 1.25 倍，也具有免疫抑制作用、抗毒作用、抗休克及一定的盐皮质激素活性等。实验证明，氢化可的松可以使成纤维细胞传代次数增加 20% ~ 40%。阿司匹林（乙酰水杨酸）也有延寿效果。Bellamy（1968）发现，泼尼松能延长小鼠的寿命，实验组 LD_{50} 为 700 d，对照组在 440 d 全部死亡，其作用机制可能是通过稳定溶酶体膜，抑制了因溶酶体酶的释放所导致的细胞自我消化损伤作用。

八、抗交联药物

Labella 等实验证明，β-氨基丙腈、青霉胺等可阻止胶原热化，延长大鼠平均寿命。Bjrksten 从衰老的脑中分离出一种不溶物，制成琼脂平板，接种土壤悬液。经培养，分离出能酶解这种不溶物的菌落。将这些细菌进行深层发酵，提取其中的一些酶行小鼠腹腔注射，或做成可溶性肠衣口服，取得了延寿效果。但此项实验没有继续下去。

九、微量毒物

有人用 KCN 处理涡虫，可使其"返老还童"。微量的 DDT 等也有此作用。我国学者发现，微量烟碱（nicotin）能延长果蝇寿命。国外称这种作用为"应激效应"。

十、抗衰老中药和食品

中药很多都具有抗衰老的功效，如何首乌能够促进神经细胞的生长，对神经衰弱及其他神经系统疾病有辅助治疗作用。并可调节血清胆固醇，降低血糖，提高肝细胞转化和代谢胆固醇的能力。人参具有抗氧化、抗衰老、抗疲劳、保肝、调节心血管功能、兴奋造血系统功能等作用。现代研究证实，灵芝对神经系统、呼吸系统、心血管系统功能都有调节作用，具有免疫调节、清除自由基、平衡代谢等功能，直接影响人体衰老进程。有些中药其实也是普通食品。如以银耳、木耳、蜂蜜等为基料的"银耳木耳饮料"，能抑制小鼠心肌脂褐素的随龄积累，延长果蝇寿命，抑制脑单氨氧化酶 B（MAOB）的活性，并能减缓人群生物学年龄的增长。

第六节　抗衰老策略

衰老与抗衰老研究无疑将在未来生命科学研究领域占有十分重要的地位，但是，目前人类在这方面的研究还很薄弱。人类基因组序列图的完成，解读了人类生命密码书中所有章节的秘密，必将推动生命与医学科学的革命性进展，促进人类健康和延长寿命。今后一个时期内，有关衰老与抗衰老的研究重点还应放在以最新生物学技术研究有关长寿与衰老基因的克隆、结构分析及对这些基因的调控机制；机体衰老过程中自由基、突变及其他有害刺激因素启动细胞衰老凋亡的分子机制和这些过程被调控的分子机制；利用衰老基因与长寿基因的研究成果进行的基因治疗方面研究等。在上述研究的基础上，研究开发新一代强有力延缓衰老的制剂或技术性手段也必然成为很有价值的研究热门。同时，充分发掘祖国医学在这方面的潜力和优势，将是抗衰老研究方面极为重要的组成部分。

一、基因克隆策略

衰老与抗衰老研究中的一个核心便是衰老或长寿基因的研究，作为前提和基础，必须先对要研究的衰老或长寿基因进行克隆，这样才能从本质上研究衰老或长寿基因的调控机制及各种内外环境因素对调控的影响，为人类利用这些调控路径造福于健康长寿事业做出贡献。人类染色体 DNA 双螺旋结构中包含了大约 10 万个基因，迄今为止，只有不到 30 种基因被克隆。近年来，基因克隆的新技术、新方法不断涌现，大大加快了基因克隆的步伐。衰老与抗衰老领域完全可以利用这些方法。

1. 依赖 mRNA 或蛋白表达的方法　如果已知某个基因的表达产物，则可以根据其氨基酸顺序合成寡核苷酸探针从 cDNA 文库中调出 cDNA 克隆；利用克隆的 DNA 片段也可直接筛选 cDNA 文库；通过 Northern 杂交法也可得到某一克隆片段内的表达顺序。但实际情况往往是我们不知道待研究基因的表达产物，或不能获得足量的、纯化的表达产物去测氨基酸序列或作为配体利用。而且，一个基因的表达往往要求特异组织。

（1）cDNA 文库筛选法：每种细胞中约 15 000 个基因可以表达，但其含量从几个拷贝到 20 万拷贝不等，所以，就面临一个文库完整性的问题。可以用下述 3 种方法使文库趋于完整：①用基因组 DNA 进行杂交选择；②用二次复性法：将 cDNA 变性后拷贝少的片段复性得慢，去掉双链后各种转录子的拷贝数将会均衡，然后以 PCR 扩增，得到一个完整的 cDNA 文库；③构建各种特异性组织的混合文库池。对于上述完整 cDNA 文库可以单拷贝或用复杂探针来筛选。

（2）Northern 杂交分析筛选法：利用 Northern 杂交法分析，可以迅速得到某一克隆片段，如酵母人工染色体（yeast artificial chromosomes，YAC）、柯斯质粒（cosmid）和噬菌体（phage）内转导序列。YAC DNA 较为复杂，直接进行 Northern 杂交分析难以得到可靠的转录子，故必须先把 YAC 亚克隆为 cosmid 或 phage 的重叠群，以检测到转导顺序的克隆或亚克隆再去筛选 cDNA 文库，以得到 cDNA 克隆。

（3）杂交筛选法：将 cDNA 文库和大片段的基因组 DNA 杂交，通过 PCR（引物与 cDNA 文库载体克隆位点两端序列对应）可以筛选到基因组 DNA 中的表达序列。该法还可用来筛选某一给定大片段内的微卫星 DNA。

2. 不依赖表达的方法　这些方法不用构建某一特定组织某一适当发育时期的 cDNA 文库，它主要是用于对某一小段被认为含有潜在的外显子的 DNA 片段进行研究。这类方法有 CpG 岛筛选法、NotI 连锁片段筛选法、外显子捕获法、Zoo blot 筛选法、剪接位点筛选法等。

3. 其他基因克隆法　由于计算机技术的飞速发展，利用所获得的基因序列在计算机基因组数据库中鉴定那些潜在的外显子成为可能。不同种之间的 DNA 序列可在计算机中进行比较，那些保守的序列意味着可能是某种外显子或者具有某种重要的生理功能。对 cDNA 文库中随机挑选的 cDNA 克隆进行序列分析和染色体定位，也是克隆基因的一种方法。随着 DNA 测序技术的自动化和机器人的使用，DNA 序列分析的速度越来越快，利用 DNA 序列分析软件，可在基因组 DNA 中鉴定候选的开始阅读框架（open reading frames）。

被誉为抗体第三次革命中的抗体工程新技术——噬菌体抗体库技术（technology of the repertoire of antibodies displayed on phages）是克隆人源性抗体基因的新技术，它使人类绕过杂交瘤和预免疫（by-passing immunization and hybridoma）这些杂交瘤单克隆抗体制备技术，而研制任意一种基因工程抗体的梦想终于变成了现实。以该技术所制备的人源性基因工程抗体克服了杂交瘤单抗的不足（如人体应用的异质性问题）。我国王琰、侯景春等已经成功地应用该技术克隆、筛选了人源性抗 HBsAg、HTV（汉坦病毒）的单链抗体基因（ScFv）。应用该技术可以克隆、筛选所有其表达物具有配体的基因，如受体基因等。它在对促衰老基因及抗衰老基因或者某种抗衰老作用物（如受体）等研究方面具有很大潜力。目前，该技术正向全分子抗体基因及高效率表达方向发展。

二、基因治疗策略

对衰老的基因治疗方面目前还研究极少，但可以肯定地说衰老的基因治疗具有诱人的前景。可以从两个方面来考虑这个问题。首先，对于已经阐明的具有促衰老作用而无其他重要生理功能的基因，可以考虑用基因治疗的方法给予抑制或破坏；其次，对于已经肯定的具有长寿作用而对人体又无不利影响的基因，可以考虑以基因工程的方法促其表达。具体方法很多，如反义核酸、基因打靶、转基因技术等。

1. 核酶技术　对于衰老基因可以考虑应用核酶（ribozyme）技术予以破坏其 mRNA 而干扰或中断其表达。目前，该技术已广泛地用于乙型肝炎病毒（hepatitis B virus，HBV）、丙型肝炎病毒（hepatitis C virus，HCV）、人类免疫缺陷病毒（human immunodeficiency virus，HIV）等病毒基因的处理研究。核酶是对特异性 RNA 序列具有剪切催化作用的一类特殊的 RNA，可以人为地设计其结构和特异性。此外，利用核酶可以抑制一些癌基因的表达，抑制肿瘤细胞的增殖，诱导肿瘤细胞的分化。用此技术还可封闭肿瘤细胞耐药基因的表达，增加化疗效果。

2. 转基因技术　对于某种较短的、具有一定独立作用能力的长寿基因片段，可以考虑以基因的细胞内定位表达技术来将该基因予以细胞内定位表达，以缓解或克服衰老机体内该基因的退化性减少。美国约翰逊博士运用基因技术，将一种蛔虫的寿命延长一倍以上，通常这种蛔虫的寿命仅为 20 d 左右，当改变其遗传基因后，其遗传特征即发生特殊变异，生存期甚至超过了 45 d。在实验室进行种系培育和筛选，结果将寿命仅 40 d 左右的黑腹果蝇的生存期提高了 2 倍以上。

目前世界上已开展 100 多项基因治疗的临床研究。基因治疗作为一种全新的疾病治疗手段，将改变人类疾病治疗的历史进程。基因治疗实施中有两种方法：①直接体内法（in vivo），即将外源性基因直接导入受者体内有关器官组织或细胞内，以达到治疗目的，如肌内注射、静脉注射、器官内灌注、皮下包埋等；②间接体内法（ex vivo），即先在体外将外源性基因导入载体细胞，然后将基因转染后的细胞回输给受者，使携有外源性基因的载体细胞在体内表达治疗产物以达到治疗目的。

三、抗衰老研究展望

人类基因组研究能为我们带来什么？今后能不能利用基因药物、基因疗法攻克

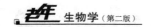

现在的顽症？通过对人体基因的研究，我们都能长寿吗？科学家会不会利用拼接 DNA 造出新生命？现在人类基因组测序工作已经进入尾声，人们更关心的是人类基因组研究将会如何改变我们的生活。

1. 基因检测　基因检测是通过血液、其他体液或细胞对 DNA 进行检测的技术。人类基因组图谱绘制完成之后，将深入认识各种疾病基因，以及这些基因同其他基因和环境的相互作用。美国国家人类基因组研究所所长柯林斯博士说，今后 10 年内，基因检测将成为预测个体对疾病敏感性的例行手段。50 年内，以基因组学为基础的综合卫生保健在美国将成为平常事，在许多情况下可以预防疾病，并设计出个性化的治疗方法。在 2010—2020 年间，基因疗法将成为一种普通的治疗方法，至少对一小部分疾病来说是这样。

2. 基因组图谱　人类基因组的基因序列 99.9% 以上是相同的，不同种族、个体间基因序列的差异不到 0.1%。正是这极少数基因的序列差别，形成了地球上千差万别的芸芸众生。个人基因图谱承载着个人的全部生命秘密，个体今后的兴趣、爱好、体能、饮食习惯、性格及各种潜在的遗传病等都清楚地写在个人的基因图谱上。也许 30~40 年后，如果你去看病，医生会问你是否带了自己的基因图谱档案。或许 10~20 年后，基因组测序所需的时间和成本就能降低到个人可以接受的程度。届时，医生可根据这些信息对某些疾病做出正确的基因诊断和预测某些疾病发生的可能性。

3. 基因药物　人类基因的信息及相应的染色体位置被阐明后，将成为医学和生物制药产业知识和技术创新的源泉。从目前研究来看，一些困扰人类健康的主要疾病，如心脑血管疾病、糖尿病、肝病、癌症等都与基因有关。依据已知的基因序列和功能，可能找出这些基因并针对相应的靶位进行药物筛选，甚至基于已有的基因知识来设计新药。基因药物具有很高的选择性，一种基因药物并不是适用于所有的人种。不同人种的基因存在较多差别，就连我国南方人和北方人都存在基因差异。另外，不同的生活环境也需要不同的基因药物。因此，基因药物要配合基因诊断等方式才能更好地实现个体化的精准治疗。

4. 基因食谱　2006 年，继人类基因组图谱绘制完成后，世界上第一份"个人版"基因组图谱出炉，其主人就是在"人类基因组"计划中发挥了重要作用的美国科学家克雷格·文特尔。这份量体打造的"生命天书"已经改变了他的生活方式。据说，60 多岁的雷格·文特尔，早餐食谱中只有一碗麦片和一杯加了少许红糖的脱脂奶粉。因为他的 DNA 分析报告指出，他患心脏病的概率高于一般人，这一遗传倾向可能承袭自他的父亲（59 岁因心脏病突发而死），因此，他最好选择高纤维和低脂肪的早餐食品。不过，克雷格·文特尔可以放心地享用牛排，因为他拥有一个使他大大减少了感染疯牛病风险的基因。所以，将来人们可以根据"个人版"基因组图谱决定适合自己的食谱。

5. 长命百岁　随着基因和基因组研究的进展，许多疾病在发作之前就能在分子水平上得到治疗，对人类"衰老基因"和"长寿基因"的详细了解也将激发人类为增加自己寿命而努力。美国斯坦福大学的遗传学者 Stuart Kim 领导的研究小组鉴定出一些长寿相关的基因，包括决定血型的 ABO、调控细胞生命周期的 CDKN2B、在果蝇中被证明能够延长寿命的 SH2B3、涉及免疫系统如何辨认自身细胞的 HLA 基因等。这 4 种基因再加上 APOE（先前被证明与阿尔茨海默病有所联系），被认为和长寿的关系最为密切。美国联邦国家人类基因组研究项目负责人柯林斯预测说，到 2050 年，人类的平均寿命将达到 90～95 岁。中国工程院院士、中国医学科学院院长巴德年教授则说，再过 20 年人类有望攻克癌症，心脑血管疾病可望得到有效防治，在 2020—2030 年，可能出现人口平均寿命突破 100 岁的国家。

6. 挑战伦理学　人类基因组研究面临着许多严峻的伦理学问题，比如遗传信息的隐私权问题，基因图谱和信息的使用与人的社会权利问题，基因组信息的医学解释与心理、名誉损害问题，基因资源外流、垄断问题等，都给人类带来巨大挑战。另外，人人都希望自己及下一代更聪明，能否通过基因修改而使自己更聪明，甚至干脆就凭空制造出一个聪明的新生命。这种想法很可能在若干年后变为现实，科学家们或许能够将 DNA 碱基连在一起，生成基因和基因组。如果创造出的基因组能够在其周围制造出细胞，生成的细胞又能够可靠地增殖，那么就有可能凭空制造出全新的生命。我们可以想象，由此带来的社会伦理问题绝不会比克隆少。

（叶学敏　韩敏敏　张国庆）

第十章　抗衰老实验研究

　　抗衰老实验研究方法是一项复杂的系统工程，涉及机体的各个系统。有时为了弄清某些因素，还必须研究衰老发生的机制。但无论怎样研究，最终必须解决寻找能延缓机体衰老的药物，来预防或治疗在机体已经悄然发生的衰老的生物学现象。这一系统工程的几个主要的阶段涉及多个学科和专业，且各学科和专业之间有的相互衔接，有的互为补充，有的互相制约。就抗衰老药物研究而言，可分为临床前研究和临床研究两大工作。抗衰老研究的科技工作者，应了解有关衰老学说与机制，掌握抗衰老研究理论和方法，重视抗衰老药物研究的动态，预测发展的方向，把握研究的目标。

　　我国在抗衰老研究方面，具有非常悠久的历史，特别是在研究传统延缓衰老药物方面可追溯到 2500 多年以前，在远古时代就形成了一套独特的研究方法，这些方法有成功的，也有失败的。总结了前人的经验教训后，至今在抗衰老药物筛选的实验方法学方面有了长足的进步，并正朝着现代分子生物学方向迈进。

第一节　基本程序

　　抗衰老的实验研究包括对延缓衰老药物应用性研究和延缓衰老药物的作用机制的研究，无论哪种性质的研究，都必须遵循研究的基本程序。

一、立题

（一）立题原则

　　立题的过程是科学思维的过程，必须掌握几个重要的原则。

　　1. 创新性　创新始终是科研立题的基本原则和灵魂，要求理论性科研立题有新观点、新理论、新技术，并引出新的结论；应用性科研课题完成后能获得新成果，创造出新产品、新技术。

　　2. 科学性　科研立题应从实际出发，以事实为依据，与现有科学理论、规律、经验相一致。课题研究人员思路清晰，预期数据、指标可信。

　　3. 可行性　研究人员的专业知识结构、学术水平、研究能力、献身精神等为主观条件，实验室的条件、文献资料的来源、研究经费与时间等为主客观条件。应评估两者结合后的可行性情况。

4. 社会和经济效益　一切研究均要从社会和经济效益方面加以考虑，基础理论性研究项目的成果应能指导应用性研究，应用性研究项目完成所创造的新技术、新产品，至少应明显优于现有的，能为国家带来较大的经济效益。

（二）立题类型

就目前情况而言，立题类型不外乎以下几种类型。

1. 从理论到实践的研究　运用以往科研工作的经验，从动物实验开始，观察其所产生的效应，经过深入研究，获取科学数据，逐步接近实际应用。这种由实验研究到产品应用，即由基础理论研究到实际应用的研究在整个研究中所占的比重较大。

2. 调研性研究　以实地考察及其对所取得数据资料统计分析，得出结论称为调研性研究，包括前瞻性调研和回顾性调研两种。

3. 学科专业发展战略的追踪研究　就本学科专业领域国内外的研究现状、存在的问题与发展趋势，经过调研、综合分析，提出未来学科专业发展的见解和建议。

二、设计

设计就是制订出完成研究课题的科学的实施方案。主要包括处理因素的设计，实验方法的选择，动物模型与观察指标的设计，对照品选择与分组设计，实验误差控制的设计，统计学设计等。

（一）医学科学研究分类

抗衰老药物研究通常分为两大类：调查（survey）和实验（experiment）。

1. 调查　调查所观察的单元（unit）受许多环境条件的影响，处于没有人为干预的"自然状态"。例如，调查某地区65岁以上的老年人的冠心病发病情况，研究人员只是根据诊断标准对该地所有65岁以上老年人进行调查（总体），而没有对这些老年人施加任何"干预"，此属全面调查。在更多情况下，我们常常从总体中取出一部分个体（抽样）作为调查对象（样本），再用调查的结果来推断总体的情况，这种研究方式称为抽样调查。例如，不全部调查该地所有65岁以上老年人冠心病的发病情况，而只是从总体中随机抽一部分个体来调查。

2. 实验　实验是研究者人为控制某些条件，将他们施加给单元，观察其变化及结果。例如，研究某抗衰老药物对老年人骨骼的影响，可将样本分为实验组和对照组，实验组服用抗衰老药物，对照组不用该药，一段时间后，对比两组老年人骨骼的变化，此属实验研究。实际工作中，习惯上将以人为对象的实验称为试验（trial），如临床试验。

（二）实验设计的意义

在医学科学研究中，研究设计是必不可少的重要环节之一，它要求研究人员不但具有丰富的专业知识，而且要有熟练的统计学知识。在实验研究中，用尽可能少的实验次数来获得足够有效的资料，从而得出较为可靠的结论，从这个要求出发来考虑问题、安排实验，称之为实验设计（experimental design）。在医学科研工作中，无论实验室研究、临床疗效观察或现场调查，在制订研究计划时，都应根据实验的目的和条例，结合统计学的要求，针对实验的全过程，认真考虑实验设计问题。一个周密而完善的实验设计，能合理地安排各种实验因素，严格地控制实验误差，从而用较少的人力、物力和时间，最大限度地获得丰富而可靠的资料。反之，如果实验设计存在着缺点，就可能造成不应有的浪费，且足以减损研究结果的价值。其意义在于：

（1）合理地控制实验误差并对其进行估计，保证实验结果的可靠性和可重复性。

（2）保证实验结果能切实回答科研题目所提出的问题，即保证预期目的的实现。

（3）使实验能在较少的人力、物力和时间等条件下，得到较为丰富、可靠的结果，从而提高实验效率。

必须强调的是，没有良好的研究设计，就得不到准确可靠的结果，认为不论什么样的实验结果，只要经过统计学加工处理就会科学的想法是完全错误的。统计学处理既不能补偿不良的研究设计，也不能挽救不正确的实验结果。总之，实验设计是实验过程的依据，是实验数据处理的前提，也是提高科研成果质量的一个重要保证。

（三）实验研究的基本要素

实验研究的基本要素包括处理因素、受试对象和实验效应。如用两种降压药治疗高血压患者，观察比较两组患者血压的下降情况，所用的降压药为处理因素，高血压患者为受试对象，血压为实验效应，基本要素的正确与否会直接影响实验结果。

1. 处理因素 处理因素（study factor of treatment）能为研究者人为设置，是实验研究的特点之一。一般是外部所施加的因素，如某种药物、某种手术方法、某种毒物、某种射线的照射、某种物理因素等。若一次实验中只研究一个因素对实验指标的影响，称为单因素试验；若一次实验中要研究两个或多个因素对实验指标的影响，称为多因素试验。一个因素的不同数量等级或不同状态叫作因素水平，简称为水平（level）。实验对象在实验过程中，所具体接受的某一因素或多个因素不同水平的组合称为处理。在单因素实验中，因素的某一个水平就是一种处理；在多因素实验中，多个因素不同水平的组各称为不同的处理。在实验研究中，要正确、恰当地确定处理因素，一般应注意以下几点：

（1）抓住主要因素：实验中的主要因素是按以往研究基础上提出的某些假设和要求来决定的。

（2）找出非处理因素：非处理因素虽然不是我们的研究因素，但其中有些可能会影响实验结果，产生混杂效应，故这些非处理因素又称混杂因素，简称混杂（confounding）。例如，两种降压药治疗高血压的试验，非处理因素可能有年龄、性别等，不同年龄、性别降压效果可能不一样。若两种降压药组的年龄、性别构成不同，则可能影响降压药疗效的比较。在实验设计时明确这些非处理因素，才能设法消除其干扰作用。

（3）处理因素必须标准化：在整个实验过程中处理因素应标准化，即保持不变，否则将影响结果的评价。如处理因素是药物，则药物的质量包括成分、出厂批号等必须保持不变。

2. 受试对象　受试对象即实验对象，简称为单元（unit），是指研究人员施加处理的对象，可以是人或动物，也可以是其他的材料等。其选择十分重要，对实验结果有着极为重要的影响。实验以受试对象来分，有动物实验和人体实验两种。一般是先做动物实验后再进行人体实验，如预防接种实验、药物毒力实验、某些手术等。有些实验则是直接在患者身上观察，如某些临床诊断方法、临床疗法的观察。受试对象的选择对实验结果有着极重要的影响，受试对象一般要求合乎实验目的。例如，病例的选择必须诊断明确、无并发症（同质性）、依从性好、能真实可靠地反映主观感觉。依从性是指受试者在试验过程中对于处理因素的服从程度，如按时服药等。此外，还要求病例由于各种原因退出试验的可能性小。否则，过高的失访率（如大于20%）会影响研究结果的评定。动物的选择往往随着研究课题的不同，其要求也不同。应注意种类、品系、年龄、性别、体重、窝别和营养状况等。

3. 实验效应　实验效应（effect）是指受试对象接受实验处理后所出现的实验结果，通常由人或动物相应的各项指标来反映。因实验的目的不同，一般对指标选择的要求为：

（1）针对性：指标要能够评价实验的效果、验证实验前所提出的假设。

（2）客观性：客观指标是测量和检验的结果，易被接受，也易被重复，故指标的客观性很重要。然而，医学上有一些客观指标不能反映患者的主观感觉，如止痛药的止痛效果，目前尚没有很好的客观指标能够反映，故主观指标也不能完全抛弃。

（3）测量指标：应首选数值变量（亦称定量变量），后选分类变量（亦称定性变量），有序分类变量（亦称等级变量）介于两者之间。

（4）指标的测定方法：要选精确度高、准确度好、特异性强、敏感性好的方法。在临床上还要强调无损害性、经济性、速度快慢、操作是否方便等。

实验效应的观察应避免带有偏信（bias）。如研究者的心理常偏于阳性结果，医

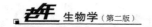

生常偏重于新疗法组，患者常对新疗法持怀疑态度，这些都可能导致实验效应指标测定时带有偏性。为了消除或减少这种测量偏差，在设计时常采用盲法（blind method）。如使受试对象不知设计者的方案，哪组是实验组，哪组是对照组，预期结果如何，此称单盲法。若受试对象及实验执行者均不知道设计方案，称双盲法。

除了处理因素外，实验的效应还受到如前所述的混杂因素的影响。混杂因素在实验过程中也起作用，往往掩盖了处理因素对效应的真实作用。对于混杂因素的控制，常见的方法有二，其一是实验设计控制：①将混杂因素作为一个实验条件来控制，即把它控制在不起作用的水平上或使各组处于同一水平上。例如，医护人员的服务态度是某新药治疗冠心病疗效的一个混杂因素，不可能使其达到毫不起作用的程度，但可以尽量控制在同一水平，即对不同组别的患者态度一样好。②平衡法，如作为研究对象的患者年龄有时成为某药疗效的一个混杂因素，可将试验组与对照组的年龄进行平衡。③转为实验因素，其一是将明显的混杂因素作为一个实验因素来对待。其二是统计学手段控制，即对实验设计无法控制的混杂因素，事后可采用统计学手段来进行控制，常用的有分层分析、协方差分析及多元分析等。

（四）实验设计的基本原则

1. 对照原则　实验效应除了受处理因素的影响外，还常常受到一些其他因素的影响。鉴于医学研究中许多疾病是能不治而愈或自行减轻和缓解的，同时，影响疾病发生发展的因素又是复杂多样的，不同个体间及同一个体不同时期都明显存在着差异，因而在研究设计时，一般都要求设立对照组。对照是比较的基础，要确定处理因素与实验效应的关系，没有对照则不能说明任何问题。

对照（control）的基本要求是，除了对处理因素作有计划的安排外，实验组与对照组的其他条件应尽量保持一致，以减少非处理因素的干扰和影响，便于正确地评价处理因素的效应。为保证对照的合理实施，在设计对照组的过程中应考虑以下几方面与实验组之间均衡：受试对象条件要一致，各组实验对象具有同质性；实验条件要一致，并贯穿于整个实验过程；研究者或操作者对各组的观察、操作要求应一致，最好是同一人员；实验的时间和顺序应一致，比较的各组，其实验时间和顺序应同时进行或随机交叉进行，不能先做一组，后做另一组。

合理的对照还要求对照组与实验组的样本含量尽可能相等或接近，这样实验的效率最高。在科学研究中，给对照组只安排几例的做法是不可取的。对照的形式有多种，可根据研究目的和内容加以选择。常见的有以下几种：

（1）空白对照：对照组不施加任何处理因素。例如，在动物实验中观察某种免疫制品的抗衰老作用（如对外界某刺激的应答反应），实验组每天腹腔注射一定剂量的免疫制品，对照组不用，处理因素完全空白。追踪观察一定时间后，比较两组的对外界某刺激的应答反应情况。需要强调的是，在临床疗效研究中设立空白对照

（即不给任何治疗措施）的做法，一般都是错误的，只有在少数特殊情况下才可能适用。如要鉴定一种新药对某型菌痢疗效如何，就不可设立一个不给予任何治疗的空白对照组。如果是一些病情长期稳定、传统上都不作治疗的疾病（如耳聋、近视眼等），一旦创造了一种新的可能有效的治疗方法，就允许设空白对照。

（2）安慰剂对照：对照组采用一种无药理作用的"假药"，它在药物剂型或处置上不能为受试者识别，称安慰剂。使用安慰剂有助于避免对照组患者产生与实验组患者不同的心理作用，但在使用时一定要慎重，做好"保密工作"。一般适用于小规模的实验研究。

（3）实验对照：对照组不施加处理因素，但施加某些与处理因素有关的实验因素。如观察赖氨酸对儿童生长发育的影响，实验组儿童食用强化赖氨酸的面包，对照组儿童食用未强化赖氨酸的面包，这里处理因素是强化赖氨酸，而面包是与处理因素有关的实验因素。两组儿童除是否添加赖氨酸外，其他条件一致，这样才能显示和分析赖氨酸的作用。由此可见，当处理因素的施加需伴随其他因素时，若这些因素可能影响实验结果，应设立实验对照，以保证组间的均衡性。

（4）标准对照：以标准值或正常值作对照，而不专门设对照组。如临床研究药物的疗效时，可用现有的标准治疗方法为对照组。

（5）相互对照：几种处理（或水平）互为对照。如比较几种药物的疗效优劣。

（6）自身对照：对照和实验在同一受试对象身上进行。如药物治疗前后作比较，身体一侧作对照而另一侧做实验。

（7）历史对照：以过去的研究结果作对照。这种对照在使用时要特别注意资料的可比性，一般实验研究不宜提倡。

2. 随机化原则 在实验研究中，不仅要求有对照组，还要求各组间除处理因素外，其他可能产生混杂效应的非处理因素尽可能保持一致，即均衡性要好。贯彻随机化（randomization）原则是提高组间均衡性的一个重要手段，也是资料统计分析时进行统计推断的前提。所谓随机是包含每个实验单元分配于各组的机会相等，以消除非处理因素对实验指标的影响，控制误差。随机化的方法很多，常用的有：抽签、随机数字表、随机排列表及计算机伪随机数发生函数等。

3. 重复原则 实验对象之间的变异总是存在的、不可避免的。因而，在科学实验中只有一个实验对象是不能说明问题的，常需要有足够的数量，以便在统计学上下结论。像这样在一次实验中，接受一个处理的实验对象多于一个时，称此处理有重复（replication）。重复次数太少，不足以推论总体；重复次数过多，增加大量人力物力，具体工作不易过细，结果反而可能影响科研的质量。究竟需要多少实验对象，这是统计学上的所谓"样本例数"问题，可以通过公式计算，也可通过查表法得到（可参阅有关统计专著）。经查表或估计方法所确定的样本例数，由于其影响因素较多，因而只能作为医学研究中的参考依据。实际工作中，应结合研究对象的

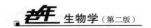

来源是否容易，研究经费和人力状况，以及研究结论所推论的目标总体和应用范围来确定。

4. 均衡原则 均衡是指某因素各水平组中受试对象所受到的非实验因素影响是完全平衡的，即这些组之间的差别完全是由于该因素采取了不同水平所致，并非其他因素取值不同所造成的影响。均衡原则可确保实验因素各水平组间不受其他实验因素或重要的非实验因素的不平衡所干扰，使在考察的实验因素取不同水平条件时，观测结果所受的影响能够真实地显露出来。总之，在明确实验目的、充分考虑实验条件的基础上，根据影响实验指标的不同因素及其对应水平，遵循实验设计的基本原则，进行合理的实验设计，就能有效避免系统误差，控制、降低随机误差，无偏估计处理效应，从而对样本所属总体做出可靠、正确的推断。

5. 盲法原则 盲法（blind method）指按试验方案的规定，在试验结束之前，不让参与研究的受试者或研究者，或其他有关工作人员知道受试者被分配在何组（试验组或对照组），接受何种处理。之所以应用盲法，是因为在临床试验中，患者对治疗的反应除治疗因素的作用外，患者心理状态也有很大影响。若患者知道自己接受了何种处理（被分配入试验组或对照组），会产生各种心理影响，从而使受试者可能产生一些非特异性反应而影响试验结果。另外，研究者或其他相关工作人员知晓受试者的分组情况，可能因他们的主观成见或不自觉偏性而影响对结果的判断，出现较大的估计误差。如研究者知道受试者接受的是试验组处理，可能有意或无意地比对照组更关心，并影响受试者的态度，从而产生偏性。为消除以上偏倚，可采用盲法原则。盲法可分为单盲、双盲和三盲法。单盲法：在研究中受试对象不知道自己接受的是什么处理，而观察者知道，称单盲法。双盲法：受试者和承担观察任务的研究人员均不知道每个受试对象的分组和接受处理的情况，可避免来自受试对象的主观偏差，同时又避免了研究者的人为偏差。三盲法：这种方法是使研究对象，研究人员和资料分析者都不知道研究对象分组及用药情况。这样可避免资料分析上的偏倚，但难以坚持，很少使用。

（五）实验设计方法及统计学处理

一种类型的实验设计就有一种类型的统计分析方法。实际工作中类型很多，本小节重点介绍常用的几种实验设计方法。

1. 完全随机化设计 将实验对象用随机的方法分配到各个处理组或对照组中，以进行实验观察；或分别从不同的总体中随机抽样进行对比观察的设计方法，称为完全随机化设计（completely randomized design）。这是一种单因素设计，因素水平可以是两个或多个。

（1）分组：随机化分组的方法有多种，较为常见的是查随机排列表来解决。

（2）统计：对于完全随机化设计数据的分析，可用完全随机化设计数据方差分析法（单因素方差分析），但如果只有两组作对比，也可用分组比较的 t 检验法。

（3）评价：本设计方法优点是简单、灵活、易理解；统计分析较简单；如果某个实验对象发生意外，信息损失小于其他设计，对数据的处理影响不大。缺点是只分析一个因素，效率不太高；对非处理因素，单纯靠随机的办法来对各处理组进行平衡，缺乏有效的控制，因而其实验误差往往偏高，精确度较低。所以，一般只用于实验对象同质性较好的实验，当实验对象变异较大时，这种设计不提倡使用。

2. 配对设计　配对设计（paired design）是将受试对象按一定条件配成对子，再随机分配每对中的两个受试对象到不同处理组。配对的因素是影响实验效应的主要非处理因素。例如，在动物实验中，常将同种属、同窝别、同性别、体重相近的动物配成对子；临床试验中，常将性别相同，年龄、职业相近，病情、病型（期）相同或相近的两个患者配成对子，这样可提高各处理组间的均衡性。

（1）分组：随机化分组方法。

（2）统计：配对设计根据研究目的可分为计量配对设计与计数配对设计，其结果处理不尽相同，分别可采用配对 t 检验、配对 χ^2 检验等。

（3）评价：配对设计除降低实验误差、提高实验的精确度外，尚可扩展到空间、时间诸方面。如同一对象实验前后（或治疗前后）比较，属自身配对（前后对照），但前后两次测定的时间不能相隔太久，否则可能因为时间因素的影响而不符合配对的定义，再如同一对象可接受两种方法处理，也属自身配对。在实际工作中，配对条件不能过多、过严，否则，按照要求将实验对象配成对子，尤其在临床工作中更为困难。

3. 随机区组设计　随机区组设计（randomized block design）亦称配伍组设计，它是配对设计的扩大，是将几个受试对象按一定条件分成区组或配伍组，再将每一区组的各受试者随机分配到各个处理组中去。每个区组的例数等于处理组个数。区组配伍的条件同配对设计。

对于随机区组设计数据的分析，可用相应的方差分析法（两因素方差分析）。

本设计中把条件一致的研究对象编入同一区组并随机分配于各处理组，使各处理组之间可比性更强，在统计分析中由于扣除了各区组间不同条件产生的影响，因而随机误差比较小，研究的效率较高。这种设计的主要缺点是一个区组内的观察对象发生意外，整个区组只好放弃或者不得已而采取缺项估计。

4. 析因试验设计　在实验研究中常常涉及两个或多个处理因素，这些处理因素间可能存在交互作用，即当某个因素的质或量发生改变时，其他因素的实验效应强度发生改变。例如，矽尘的致癌强度在工人吸烟或不吸烟两种状态下大不相同，表明矽尘与吸烟的致癌性具有交互作用。析因试验设计（factorial design）是将两个或多个因素的各个水平进行排列组合，交叉分组进行试验，可用于分析各因素间的交互作用，比较各因素不同水平的平均效应和因素间不同水平组合下的平均效应，寻找最佳组合。通常用一个数字来表示不同因素和水平数的设计，如 2^3（或 $2\times2\times2$）表示有 3 个因素，每个因素各有 2 个水平的设计；如 2×3 则表示一个因素有 2 个水平，另一个因素有 3 个水平。

本设计主要是将每个因素的所有水平相互结合在一起，研究因素间的交互作用，并可对多个干扰因素加以控制，排除影响，减少误差，提高实验效率。本设计的实验数为各因素水平的乘积，故设计水平不宜过多。

5. 拉丁方设计 完全随机化设计涉及的因素只一个，即处理因素。配对和随机区组设计除了一个处理因素外，还增加了配对或配伍因素。若实验过程中涉及 3 个因素，各因素间无交互作用且水平数相等，可用拉丁方设计（Latin square design）。拉丁方设计是将 3 个因素按水平数 r 排列成一个 $r\times r$ 随机方阵，如 3×3 拉丁方，4×4 拉丁方等，然后按照拉丁方阵型将受试对象分配到各个处理组中去。

拉丁方设计是一个多因素设计方法，可同时安排 3 个因素，效率比较高。同时可将这种设计看成纵横两向皆为配伍组，因而均衡性比较好，且可以用较少的重复次数，获得较多的信息。但拉丁方设计要求各因素的水平数相等且无交互作用，在实际应用中有一定局限性。在试验过程中由于各种原因常会出现缺项，当缺项较多时，分析较为困难，同时也难以达到试验目的。

6. 正交试验设计 当实验涉及的因素在 3 个或 3 个以上，且因素可能存在交互作用时，可用正交试验设计（orthogonal design）。正交试验中各因素的水平数可以相等，也可以不等。析因试验设计不但可以分析各因素的主效应及其交互作用，而且可以挑选各因素个水平的最优搭配条件。但当因素和水平数较多时，实验总处理数及试验总次数则相当大，不但花费大量的人力、物力和财力，而且有时甚至难以实现。在基本不降低试验效率的条件下，能否从全搭配的试验中选取一些有代表性的试验，从而实现试验所提出的目的，正交设计可以实现这样的目的。

正交设计是利用一套规格化的正交表（参见有关统计书籍）对多因素进行设计，它将各试验因素、各水平之间的组合均匀搭配，合理安排，可以用较少的、有代表性的处理组合数，提供充分有用的信息。还可找出较优组合，用以指导实践，因而是一种高效、快速的多因素试验设计方法。

正交设计的数据分析有直观分析法和方差分析法。为了获得数据更多的信息和进行恰当的解释，应将两者结合起来。

7. 序贯设计 一般情况下，在设计进行两个样本率和均数的比较中，我们总是先收集好一批资料，然后进行差别的统计意义检验。这种设计方法最大的优点是能减少实验次数，节省样本的含量，免去不必要的重复，尽早得出结论。在临床研究中可以及时避免应用疗效较差的处理，在病例少时尤为适用。

8. 裂区设计 有时候实验设计可以分成主区和副区后采用裂区设计。先将第一区组按照第一因素的处理数划分为若干个小区，成为主区，在主区里随机安排主处理，然后在每个主处理中按第二因素的处理数再划分若干个小区，称为副区，在副区里随机安排副处理。它和随机区组设计是不同的，随机区组设计是每个区组内 A、B 两因素的处理是完全随机的，而裂区设计的随机化过程只能在 A 因素的 a 个处理和 B 因素的 b 个处理间进行。裂区设计的适用范围：

（1）两个因素要求的精度不一样；

（2）试验单位具有隶属关系或主次关系；

（3）在原有实验基础上，临时加入一个新的因素。

裂区设计最大的优点是第一因素可以获得加高的精度，并且在不改变总体实验设计的基础上可以通过引入新因素进行进一步分析，缺点是除第一因素之外的其他因素精度较低，并且统计分析比较复杂。

（六）研究设计方案的制订

在医学科学研究中，由于其研究对象为人和动物等生物体，个体变异较大；研究方法通常都采用抽样研究，抽样误差不可避免；疾病的发生、发展和人体的生命现象往往是多种因素综合作用的结果，且常涉及多学科领域。因此，一项研究工作为了能用较少的人力、物力和财力获得准确可靠的结论，在实施研究前，研究者应充分运用医学专业知识与研究设计的方法和原则，对所研究的问题经过深思熟虑后，制订出具有一定可操作性的整个研究工作计划和设计方案。一份医学研究设计方案的形成须经历下列步骤：

（1）课题提出：在医学实践中或文献资料的阅读中，或从各类科研招标书中，提出或形成对某一问题进行研究的想法。此阶段往往对感兴趣课题了解不深且不十分具体。

（2）检索与调研：通过各种检索手段如工具书、光盘、计算机网络等，充分调研该专题的国内外研究现状和发展方向，从而避免重复前人的研究工作；找出国内外研究中尚未解决或有争议的问题，建立自身研究工作的基点并明确研究方向；同时还可借鉴前人在该研究方向上的一些实验和检测手段。

（3）假设：在充分调研的基础上，构建本课题的研究思路并形成假说。

（4）初预试验：选取少量研究对象进行初预试验，获得设计所必需的资料。同时，可以此来培训研究操作人员，摸索实验方法和筛选实验效应指标。初预试验的结果还可对前述的研究思路和假说进行验证，以便及时修改或调整研究方向。

（5）开题报告与论证：邀请有关专家对该选题进行论证，并根据论证意见进一步修改和明确选题。

（6）形成研究设计方案：按要求书写投标书或申请书。依据选题目标制订具体实验方案。设计方案的目的是确定一个科学合理的实施计划，使整个研究工作有目的、有步骤地进行，最大限度地降低研究误差。

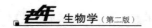

一份良好的研究设计计划或设计方案应该是专业设计、统计设计和组织实施计划三者的有机结合，现将应考虑并明确的问题与内容分述如下：

（1）专业设计：专业设计是保证研究课题具有一定的先进性和良好的社会经济效益的一项重要内容，必须考虑与明确：

1）研究项目的意义：包括本研究项目对医学科学发展、人类健康的意义，预期产生的社会经济效益和推广应用前景。

2）立题依据：包括现有科学知识支持本次选题及所作假说的理论和实践依据，国内外在该方向上的研究现状，存在的问题和发展趋势，本项研究的学术思想是否有创新或特色。

3）研究采用的方法和手段：整个实验的技术路线及本研究的关键问题。

4）完成本课题的能力和现有条件：包括研究人员的水平和结构，以往从事的研究工作和所承担的课题与本项目的一致性，现有实验室的仪器设备等物质条件是否具备，初预试验的结果是否已提示课题值得深入研究。

（2）统计设计：统计设计是保证研究结论的可重复性及如何花费较少的代价获取准确可靠的研究结果之关键。设计时必须考虑与明确：

1）确定设计目的：即阐述在本研究中需要解决的问题和希望达到的目的。目的应明确而具体，一般来说，一项研究工作只要求解决一两个问题，不要涉及太多。

2）确定研究对象：根据研究目的、研究方法及设计类型而定。

3）确定研究对象的数量：指在保证研究结论具有一定可靠性的条件下确定的最少观察例数。实际工作中，应结合人力、物力和财力等条件及研究结论所推断的目标总体和应用范围，在估算的基础上确定研究对象的例数。

4）选择研究方法：根据研究目的选择研究方法，是调查研究（观察性研究）还是实验研究，并确定相应的设计方法。同时还应考虑对照的合理设计及研究对象、实验次序、研究观察者的随机分配等。

5）确定观察指标：一般应尽量选择与研究问题有本质联系的、客观和定量的指标作为研究的观察（效应）指标。同时在指标的选择上应遵循少而精的原则。

6）制订观察记录表或调查表：记录表或调查表应根据研究目的和确定的效应指标来制订。表中应包括检查核对用的备考项目和反映效应指标的分析项目。

7）进行初预试验或小范围的调查。

8）制订研究过程质量控制计划：包括试验操作人员的培训，检测方法的规范化，检测过程的资料收集和疗效标准的制订及资料整理分析时差错控制等。

9）统计分析方法：在设计中要考虑好最后将用什么方法进行统计分析。据此又可对收集资料的方法及内容提出进一步的要求。如果事先不加考虑，可能会导致最后找不到适当的统计分析方法而影响研究工作。所以，熟悉统计方法是做出较好的研究设计的有利条件。

（3）组织实施计划：是保证研究课题顺利开展和按时完成的必要内容。包括：

1）确定任务：明确研究课题有哪些参加单位（协作单位）及各单位的分工，必要时各单位间应签订具有法律效应的协议书。明确课题组成员各自的职责。

2）计划进度：研究工作的总体安排和时间进度。

3）经费预算：应包含科研业务费、实验材料费、仪器设备费、实验室改装费、协作费和管理费等。

4）其他：在研究过程中，应取得各级相关行政的支持；做好研究对象的工作，取得他们的配合，保证研究工作的顺利进行。

三、实施

按照研究计划（方案）所规定的对象、内容、时间、手段、方法和程序等，对研究对象采取一定的行为措施，观察、记录研究对象的反应，以获得研究者所希望结果的过程。要得出一个科学的经验和结论，需要大量的实验来收集有关的资料。通过观察动物实验中所反映的现象去发现科学真理。在整个实验过程中必须坚持客观性和全面性，切忌主观性和片面性，以获取可信的结果。在实验中要考虑各种影响实验有关的环境因素，包括温度、湿度等，以排除各种干扰，保证实验的成功。包括：

（1）实验准备：按照实验方案做好相应的准备，包括文献复习和理论准备、仪器设备、材料准备（动物、药品试剂、实验记录本）、人员准备等。

（2）预实验：在正式实验之前，一般要先进行预实验，从而为正式实验确定可行的实验方法和步骤。

（3）正式实验：正式实施实验，在实验过程中要依据实验的变化及时调整实验计划。

（4）数据资料积累：记录保存实验数据。

四、统计学处理

为了正确统计分析以得出正确的结论，采用恰当统计方法是很重要的。为此，要懂得统计学的基本概念，熟悉各种常用统计公式的含义，并应用这些公式准确无误地得出实验的数据，以保证实验材料的科学性。

五、总结科学结论

是实验研究的最后决定性一步。通过对大量获得的实验资料进行统计学分析，与文献资料的反复论证，进行科学的总结和概括，通过分析、综合、归纳、演绎等思维过程，使假说（论点）和资料（论据）按照逻辑规律结合起来，完成具体论证

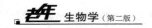

过程，假说成为结论，最终提出论文的工作总结。这种科学的论证应该客观可信，经得起同行专家的推敲和审议。

第二节　抗衰老实验研究方法

抗衰老实验研究方法的建立，取决于研究思路和对衰老机制的认识。目前，有关衰老和抗衰老的理论、学说和假说较多，有效的抗衰老药物的作用方式可以各不相同，由此而产生的抗衰老药物的筛选方法亦多种多样。

一、经典实验方法

迄今为止，经典的研究类型大致可分为两种。

（一）体外实验

美国学者海弗利克（Hayflik）首先将体外培养的人体正常成纤维细胞作为研究细胞衰老和寿命实验的模型，并证明这种细胞样的生命过程可分为三相，即细胞株适应体外的人工培养条件为Ⅰ相（原代培养）；进入活跃繁殖阶段为Ⅱ相（活跃繁殖期）；至衰老期为Ⅲ期（衰老期）。细胞株的寿命长短取决于Ⅱ相，而Ⅲ相是一种细胞水平衰老的表现。二倍体细胞株作为老年学研究的体外模型受到广泛的重视。由于胰蛋白酶消化组织的广泛应用和人工合成培养基的改进，以及液氮低温容器用于储存细胞，因此，建立人源二倍体细胞的技术已不是一件难事。尤其是近年来已应用人胚二倍体细胞作为衰老研究的体外模型，得到了国内外研究工作者的肯定。

这种方法的优点是：具有有限生命期；整个衰老过程有足够的但并不太长的观察时间；生物学性状稳定，有良好的重现性；本身的生存条件可标准化，并可严加控制；有准确的客观检测指标。

（二）整体研究

抗衰老实验研究的最终目标是企求人们的健康长寿，所有延缓衰老的根本措施必须是尽可能地提高生命质量，延长寿命。因此，筛选出一种能延缓衰老的药物，除能在体外实验方法中证明其作用外，应对最重要的整体实验有明显的药理和生物学方面的作用，寿命实验方法就是这一类型。寿命实验通常以哺乳动物为研究对象，因它们比较接近于人，常用的有大鼠、小鼠、豚鼠和猴等。由于哺乳动物的寿命较长（一般2~3年），所以有时亦选用一些寿命更短的昆虫类，如果蝇、家蝇、线虫、家蚕、鹌鹑和真菌等。

二、现代实验方法

随着对衰老基础理论的研究，人类对衰老发生的原因及机制有了较为深刻的认识，尤其是对衰老免疫学和衰老生物学领域研究所取得的重大发展。因此，抗衰老的实验方法技术发生了质的飞跃，目前，已将细胞和分子水平的一些生物学技术应用到了衰老和抗衰老实验研究。

（一）生物化学研究

生物在衰老过程中发生一系列错综复杂的生物化学变化，如人体组织成分、血浆活性成分、酶、微量元素、物质代谢和能量代谢的变化。因此，生物化学研究方法是研究衰老和抗衰老的重要手段。在抗衰老研究的生化领域内，自由基、脂质过氧化物、抗氧化酶、核酸、蛋白质含量测定等生化试验，是抗衰老研究常用的方法。目前主要研究方法（详见第十二章）如下。

1. 自由基测定方法 包括化学发光法，高效液相电化学检测方法，电子自旋共振法，分光光度法和荧光分析法。

2. 氧化性代谢产物测定方法 其中脂质过氧化物，氢过氧化脂类，脂褐质的测定一般使用荧光法，改良硫代巴比妥酸荧光法，比色法，反相离子对色谱法和组织化学法等。

3. 抗氧化酶活性测定方法 其中超氧化物歧化酶测定一般用化学发光法，肾上腺素自动氧化测定法，四氮唑蓝还原法，邻苯三酚法，改良邻苯三酚自氧化法，光化增强法，极谱氧电极法和黄嘌呤氧化酶法等；而超氧化物歧化酶同工酶测定使用亚硝酸法，化学发光法和化学发光免疫法；过氧化氢酶测定一般用钼酸铵显色法，化学发光法，化学发光微量分析法，极谱氧电极法和紫外吸收法等；过氧化物酶测定用愈创木酚比色法和分光光度法；谷胱甘肽过氧化物酶测定使用 DTNB 直接法，改良 DTNB 法，间接比色法，酶偶联法和荧光测定法。

4. 老化相关酶测定方法 其中单胺氧化酶测定方法包括紫外分光光度法，放射性核素法和荧光测定法；钠－钾－三磷腺苷酶测定一般使用分光光度法。

5. 核酸蛋白质测定方法 其中 DNA、RNA 含量测定方法包括紫外吸收法，放射性核素掺入法，UDS 检测法，定磷法检测和二苯胺法检测等；蛋白质含量测定方法一般使用 Folin-酚试剂法，紫外分光光度法，双缩脲法，考马斯亮蓝法和 BCA 法；胶原蛋白测定方法包括氯胺-T 法，改良氯胺-T 法，天狼星红比色法，高效液相色谱法，小鼠尾腱和尾皮热收缩测定法和大鼠尾腱胶原纤维抗张实验等。

（二）免疫学研究

在衰老过程中，免疫器官功能的下降是一个值得注意的问题。伴随衰老，免疫功能的特点是对外源性抗原免疫应答降低，而对自身抗原免疫应答增强。因此，近年来很多学者已注意到免疫与衰老的关系，但仅从对器官水平和整体水平的研究不能从根本上解决问题。由此，研究者试图从分子和基因水平上弄清衰老的机制，进行了衰老免疫实验研究方法及基因调控的研究，并用于对具有抗衰老调节作用药物的探讨，其中包括对衰老与 T 细胞因子表达，T 细胞激活与跨膜信号传导，衰老与细胞因子的关系，抗衰老药物与细胞因子的检测等。这些现代的细胞和分子学技术在抗衰老实验研究中的广泛应用，将推动衰老基础理论研究的发展。详见第十三章。

（三）分子生物学研究

衰老期间的生物大分子，特别是基因及其转录活性亦会出现某些退行性变化，因而，分子生物学和分子遗传学技术已成为研究延缓衰老药物的重要工具。物种的寿命主要取决于遗传物质，衰老过程可能与分化、发育过程相似，系由早已安排好的遗传程序控制。衰老时基因调控能力减退，染色质转录活性下降，活性基因减少。氧自由基可引起 DNA 损伤，生物衰老时修复 DNA 损伤的能力下降，致使损伤的 DNA 累积，进而引起基因及其表达异常。因此，应用现代分子生物学和分子遗传学研究技术，对衰老和抗衰老研究已进入一个崭新的阶段。目前的主要研究方法（详见第十四章）如下。

1. 细胞培养、细胞核与染色质的分离鉴定 如对鼠骨髓细胞悬液制备、细胞株传代培养、细胞核的制备、染色质的制备。

2. 核酸合成速度测定及核酸的提纯与电泳法 如 DNA 合成速率的测定、转录活性的测定、DNA 的提取与电泳法、RNA 的提取与电泳法。

3. 基因探针技术 用已知序列的基因片断作为探针（probe），与待测样品的基因进行分子杂交，以判断二者的同源程度。根据反应方式和用途可分为以下几种：

（1）Southern 杂交：用来检测经限制酶切割后的 DNA 片段中是否存在与探针同源的序列，它包括下列步骤：酶切 DNA 和凝胶电泳分离各酶切片段，然后使 DNA 原位变性；将 DNA 片段转移到固体支持物（硝酸纤维素过滤膜或尼龙膜）上；预杂交过滤膜，掩盖滤膜上非特异性位点；用探针与同源 DNA 片段杂交，然后漂洗除去非特异性结合的探针；通过显影检查目的 DNA 所在的位置。

（2）Northern 杂交：与 Southern 杂交很相似，主要区别在于被检测的对象是 RNA。

（3）斑点杂交：斑点杂交是指将 DNA 或 RNA 样品直接点在硝酸纤维素过滤膜上，然后与核酸探针分子杂交以显示样品中是否存在特异的 DNA 或 RNA。

（4）液相杂交：杂交在溶液中进行，杂交后需要把杂交分子（双链）和未杂交分子（单链）分开，再判断杂交程度，此法敏感性较低。

（5）夹心杂交：使用与待测基因同源但彼此序列不重叠的两种探针，先将一种非标记探针结合到固相上，待其与待测基因杂交后再加入另一标记探针，形成三明治式的杂交分子。

（6）原位杂交：直接在组织切片或细胞涂片上进行杂交反应。

（7）寡核苷酸探针技术：在已知突变的确切位置时，以人工合成对应于该位置正常和突变的两个寡核苷酸探针与样品杂交，可以检测待测基因是否正常或存在突变。

4. 聚合酶链反应　聚合酶链反应（polymerase chain reaction，PCR）技术实际上是 DNA 体外合成放大技术。其基本原理是依据体内细胞分裂中 DNA 半保留复制机制，以及在体外 DNA 分子于不同温度下双链和单链可互相转变的性质，人为地控制体外合成系统的温度，促使双链 DNA 变成单链；单链 DNA 与人工合成的引物退火，以及在 dNTP 存在下，耐高温的 DNA 聚合酶使引物沿单链模板延伸成为双链 DNA。高温变性，低温退火，适温延伸 3 步反应循环进行，使目的 DNA 得以迅速扩增。

5. 单链构型多态性　单链构型多态性（single-strand conformation polymorphism，SSCP）是研究点突变的一种先进方法。首先利用 PCR 技术扩增目的 DNA，扩增时利用引物标记法或碱基掺入法而使扩增产物带有标记物（同位素、荧光物质、生物素等），然后将扩增产物变性并进行非变性聚丙烯酰胺凝胶电泳，区分扩增产物双股 DNA 构型的多态性。在点突变的检测中，SSCP 是极为敏感的，对于 100～300 bp 大小的分子点突变的检出率可达 97%，300～450 bp 大小的分子点突变的检出率是 67%。同时，SSCP 检测点突变是通过电泳条带的变化而不是通过信号缺失体现的，因此，扩增的失败不会导致假阳性结果。

6. 差异显示 PCR 技术　差异显示聚合酶链反应（differential display PCR，DDPCR），也称差异显示反转录 PCR（DDRT-PCR）或 mRNA 差异显示。本法是目前筛选表达基因最有效的方法。完整的 DDPCR 由 3 个基本步骤和 2 个附加部分组成：即反转录将 mRNA 转录成 cDNA；PCR 扩增 cDNA；测序凝胶电泳显示差异片断；差异片断再扩增克隆；确认差异并测序，Northern Blot 分析及序列分析。本法的优点是简单快速，短时间内可同时比较几种组织和细胞的基因表达，找到与疾病或信号刺激相关的基因；灵敏度高，重复性好；可同时检测上调和下调基因。

7. RFLP 连锁分析技术　限制性片断长度多态性（restricted fragment length polymorphism，RFLP）指基因组 DNA 限制性内切酶切割后所造成的 DNA 片断长度差异，这种差异有些属于病理性改变，绝大多数是无害的，因为它不影响基因产物或造成疾病。由于 DNA 是半保留复制，致病基因可连锁在特异性的多态性片断中，故可根据特异性的多态片断在该家系中的存在，来间接判断致病基因的存在情况，由此可见，RFLP 起了致病基因遗传路标的作用。

RFLP 分为单碱基突变（mutation）和顺序重排型（rearrangement），其中单碱基突变占绝大多数。此外，近年发现的高度重复序列（highly repetitive sequence）和微

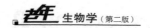

卫星 DNA（microsatellite DNA）顺序，其特点是没有发生识别位点碱基变化，改变的只是酶切点在基因组中的相对位置。RFLP 的作用主要是基因诊断和基因定位。基因定位目前采用的策略主要有配对连锁（pairwise linkage）分析和多位点连锁（multipoint linkage）分析。常用软件有两种，Liped 和 Linkage，通过软件操作，可建立遗传连锁图谱。

8. DNA 序列测定 在衰老和抗衰老研究中，有时需要对 PCR 扩增的可能突变的基因端进行序列测定（sequencing），尤其是对于单碱基突变的情况应用更多，这样可以识别所替换的碱基。DNA 序列测定是在高分辨变性聚丙烯酰胺凝胶电泳技术基础之上发展起来的。变性聚丙烯酰胺凝胶电泳能够分离长度达 300～500 个碱基，而差别仅一个碱基的单链寡核苷酸，并使其一端为一固定的末端，而另一端由于长度不同，称为一系列相差一个碱基的连续末端。无论化学法还是酶促反应法，在 4 种反应体系中，寡核苷酸分别终止于不同位置的 A、T、G、C 碱基。4 种反应体系中寡核苷酸产物，在变性聚丙烯酰胺凝胶电泳中加样于相邻的加样孔进行电泳分离。由于全部可能产生的不同大小的寡核苷酸都存在于 4 种反应产物中，从放射自显影后的 4 种末端寡核苷酸梯子形图谱中，就可以直接读出 DNA 的顺序。目前使用的方法有以下两种：

（1）双脱氧终止法：此方法是利用双脱氧核苷三磷酸（ddNTP）作为链终止剂而发展起来的。ddNTP 与普通 dNTP 不同之处是它们在脱氧核糖的 3′位置缺少一个羟基，它们可以在 DNA 聚合酶作用下通过其 5′三磷酸基团掺入到正在增长的 DNA 链中，但由于没有 3′羟基，它们不能同后续的 dNTP 形成磷酸二酯键，因此，正在增长的 DNA 链不可能继续延伸。这样，在 DNA 合成反应混合物的 4 种普通 dNTP 中掺入少量的 ddNTP 后，链延伸将与偶然发生但却十分特异的链终止展开竞争，反应产物是一系列的核苷酸链，其长度取决于从用以起始 DNA 合成的引物末端到出现过早链终止的位置之间的距离。在 4 组独立的酶反应体系中分别使用 4 种不同的 ddNTP，结果将产生 4 组寡核苷酸，它们将分别终止于模板链的每一个 A、C、G、T 的位置上。

（2）化学降解法：一个末端标记的 DNA 片段在 5 组互相独立的化学反应中分别得到部分降解，其中每一组反应特异性针对某一种或某一类碱基。因此生成 5 组放射性标记的分子，从共同起点（放射性标记末端）延续到发生化学降解的位点。每组混合物中均有长短不一的 DNA 分子，其长度取决于该组反应所针对的碱基在原 DNA 全片段上的位置。此后，各组均经聚丙烯酰胺凝胶电泳分离，放射自显影检测末端标记的分子。

9. 基因芯片技术 基因芯片技术的分子识别原理是利用 DNA 的碱基互补原则进行分子杂交，从而检出突变基因。其中的单个核苷酸多态性（SNP）芯片分析是一个有用而高效的基因诊断手段。

10. 基因工程　基因工程是生物工程体系中的重要组成部分，它是指在体外人为地把 DNA 分子进行切割，并重组于病毒、质粒、噬菌体或其他载体（vector）分子上，构成遗传物质的新组合，并使之转入寄主细胞中持续稳定地繁殖，表达人们所需要的蛋白质。基因工程的核心是 DNA 的体外重组技术，它的出现不仅使基因研究在理论上有了新的突破，而且产生了基因工程工业，这一新兴工业被认为是 21 世纪最有前途的产业之一，称为"朝阳工业"。

第三节　抗衰老研究常用实验模型

由于生物机体的复杂性，目前虽然已经发现了一些生物衰老的规律，但生物衰老机制的研究尚处于初级阶段，绝大部分资料都来源于动物实验，要真正弄清衰老的起因还需做大量的研究工作。因此，动物实验和动物模型仍然是衰老研究领域的重要内容。

一、常用细胞膜型

目前，通过细胞学和分子生物学技术研究生物细胞老化的工作不断深入，现有对细胞老化研究的细胞学系统解析研究方法可分为 3 组，共计有 20 多种细胞模型。

（一）细胞合成障碍组

1. 基因损伤
模型 1：DNA 突变或破损（由合成障碍造成功能减退）。
模型 2：DNA 交连（将 DNA 纤束桥接在一起，使细胞不能再分裂）。
2. 信息合成活力丧失
模型 3：抑制和阻遏蛋白体的积聚（如组蛋白 Histones 和某些金属元素积聚在细胞内，在 DNA 的特定位置上阻止 RNA 聚合酶形成信息作用）。
模型 4：辅助因子的缺乏（如 tRNA、rRNA 和 RNA 聚合酶等信息形成物质减少）。
3. 信息转移力丧失
模型 5：蛋白合成功能的非特异性丧失。
模型 6：转移某些信息活力的丧失（如由 3 个核苷酸组成的密码子 codon 被限制）。

（二）细胞功能障碍组

1. 半自主或共生细胞器被破坏
模型 7：线粒体的破坏。
2. 促发物质的缺乏　激素、生长因子等。

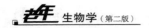

模型8：肾上腺和胰腺激素的变化占引起人类细胞老化因素的20%～80%。

3. 抑制物的积聚

模型9：血清因子的积聚（血清的输入或取出可影响生命期）。

模型10：自身抗体的积聚。

模型11：共生病毒的积聚。

模型12：外源性沉淀物的积聚（钙盐）。

模型13：交连物的积聚（胶原质色素）。

模型14：受热变性物质的积聚（蛋白质、氨基酸）。

模型15：部分水解沉淀物的积聚。

模型16：同分子异构化。

（三）细胞协调障碍组

1. 物理变性

模型17：细胞渗透性降低。

模型18：细胞间空间关系的变化。

模型19：弥散介质黏度的变化。

2. 细胞反应敏感性降低

模型20：细胞受体部位的丧失。

模型21：变换装置的丧失（如肌肉及其他组织的酶原装置）。

模型22：能量储备的丧失（衰老时与肌肉代谢相关的自由脂肪酸减少）。

3. 细胞丧失

模型23：细胞丧失（神经组织和内分泌系统细胞老化时，细胞丧失达10%～40%，肌、心、肝、肾等组织中细胞丧失较少见）。

以上各种研究细胞衰老的细胞模型虽然大部分尚处在实验室工作阶段，但为研究衰老的机制和防治衰老措施提供了广阔的应用前景。

二、实验动物的选择

在抗衰老药物研究中，实验动物的选择和应用，具有十分重要的意义。就实验动物方面来说，应重点解决建立应用于研究人类老化的实验动物模型，积累各种实验动物的正确而详细的生物学资料，供应为抗衰老药物研究用的老化实验动物，特别是老龄实验动物。目前，用于抗衰老药物研究的实验动物以哺乳类动物为主体，有小鼠、大鼠、豚鼠、兔、猪、猴等，其中大鼠使用最多，以细胞生物学、激素、酶、中枢递质、基因等研究为主。小鼠也广泛用于免疫、酶等的研究。非哺乳类动物在抗衰老动物研究中也被选用，如果蝇、家蝇、家蚕等。通过低等生物能够方便地研究衰老的分子机制，如果蝇和线虫，均具有明显的生命周期特征，而且基因组相对较小，易于研究，是研究抗衰老机制的首选动物模型。目前不少与抗衰老有关的基因，都是从这两种动物上发现的，如著名的 sirtuins 家族（Sirt1～Sirt7），WRN，Klotho，FOXO 转录因子和热休克蛋白（HSP），TOR 基因等。而哺乳动物或啮齿动物模型，如有一种快速衰老的大鼠，称为 SAMP8，是常见用于研究衰老的重要动物模型。此外，采用药物诱导，常用 D-Gal（D-半乳糖）等也能够诱导许多种类的动物呈现快速衰老特征。

（一）实验动物的选择原则

在研究衰老机制、衰老过程和抗衰老策略时，首先要考虑实验动物。一般用作衰老研究的实验动物应符合下列要求：

（1）在相对稳定的实验条件下，具有较稳定的寿命。

（2）对传染病和流行病有一定的抵抗能力。

（3）在生理学和病理学方面与人类相似。

（4）食性及营养条件类似于人类。

（5）能施行多项衰老指标的检测。

（6）生存曲线类似于人类。

（7）实验结果容易外推到人。

（8）价格便宜，饲养管理简便。

（9）3R 原则：Reduction（减少）、Replacement（替代）和 Refinement（优化），即尽量减少动物实验的次数和使用动物数量，尽可能使用替代物和善待动物。

（二）衰老研究常用的动物

（1）原生动物：原虫、草履虫。

（2）圆形动物：线虫。

（3）腔肠动物：水螅。

（4）扁形动物：涡虫。

（5）轮形动物：轮虫。

（6）环形动物：蚯蚓和沙蚕。

（7）节肢动物：家蝇、果蝇和猩猩蝇。

（8）鱼类：鲑鱼、鲤鱼和斑马鱼。

（9）两栖动物：蛙。

（10）爬行动物：蜥蜴、龟类。

（11）鸟类：鹌鹑、鸡。

（12）哺乳类：小鼠、大鼠、地鼠、仓鼠、豚鼠、兔、猫、狗和恒河猴等。

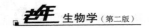

（三） 用实验动物研究衰老的常用方法和内容

（1） 研究种属间寿命的差异。

（2） 研究种内品系间寿命的差异。

（3） 研究正常衰老动物的形态、功能和疾病模型。

（4） 通过实验动物诱发疾病，加速衰老。

（5） 研究延缓衰老的途径和措施。

（四） 实验动物选择时应该注意的问题

（1） 实验动物的年龄、体重：不同品种和品系的实验动物其寿命各不同，有的以日，有的以月，有的以年计算。所以选用实验动物时，应注意到实验动物之间、实验动物与人之间的年龄对应，以便进行分析和比较。同一实验中，动物体重尽可能一致。

（2） 实验动物的性别：性别不同对实验的敏感程度可不同，故注意性别选择。一般来说，实验若对动物性别无特殊要求，则宜选用雌雄各半。

（3） 实验动物的生理状况：动物如果怀孕、哺乳等对实验结果影响很大，因此实验不宜采用处于特殊生理状态下的动物进行。处于换毛季节（如鸡换羽，兔换毛时）动物的免疫功能低下。

（4） 实验动物的健康状况：动物的健康状况对实验的结果正确与否有直接的影响。健康动物从外观看，体型丰满、发育正常、被毛浓密有光泽且紧贴身体、眼睛明亮活泼、行动迅速、反应灵敏、食欲良好。微生物检测符合等级要求。

（5） 实验动物的微生物等级：等级表示实验动物微生物控制的标准化条件。按微生物学控制分类，国外将实验动物分成四级，即普通动物、无特定病原体动物、悉生动物及无菌动物。根据我国实际情况，国家科委将实验动物分为普通动物、清洁动物、SPF 动物和无菌动物（包括悉生动物）4 个级别。各级动物具有不同的特点，分别适用不同的研究目的。

（6） 实验动物的遗传背景：尽量选用遗传背景明确的品系动物，而不选用随意交配繁殖的杂种动物。采用遗传学控制方法培育出来的近交系动物、突变系动物、杂交系动物存在遗传均质性，反应一致性好，因而实验结果精确可靠，广泛用于各科研领域。

三、小鼠和大鼠衰老模型

小鼠（mouse）和大鼠（rat）均属于哺乳纲（Mammalis）、啮齿目（Rodentia）、鼠科（Muridae），其衰老过程接近于人类，而且生命周期短，繁殖快，饲养方便，价格便宜，因而被广泛地用于抗衰老实验研究。

（一）种类

1. 小鼠　小鼠的种类是根据不同的交配方法而获得的遗传特性来区分的，一般分为近交系、突变系、远交系和杂交系。

（1）近交系：近交品系是在兄妹或亲子之间交配 20 代以上，其基因的纯合程度可达 98.6%，它具有个体之间在遗传上一致的特性，用近交品系做实验，易于进行重复和定量比较研究。

（2）突变系：指基因发生突变的小鼠品系。突变基因可能导致某些疾病和早衰。裸小鼠是 7 号染色体上 nu 位点基因突变品系，在老化研究方面可用于免疫和恶性肿瘤的研究。近年培育成功的快速衰老小鼠（SAM）是一个良好的老化动物模型。

（3）远交系：指非近亲交配育成的动物品系。昆明小鼠大多采用随机交配的远交原种。我国引进的原交品系小鼠有 CFW、ICR 和 LACA 3 种。

（4）F_1 杂种：不同品系之间交配而产生的后代叫作杂种（hybrids）。用于实验研究的所谓杂种，是指近交品系之间的杂交一代（F_1-hybrid）。

小鼠品系不同，其寿命也有所差异，一般认为 12 月龄后进入初老年期。表 10-1 列举了几种不同品系小鼠的平均寿命。

表 10-1　不同品系小鼠的寿命

品系	雄　性			雌　性		
	动物数	寿命（d）	标准差（d）	动物数	寿命（d）	标准差（d）
A	68	558	19.7	65	512	21.2
AKR	79	312	9.7	79	350	10.8
A_2G	51	644	19.4	49	640	21.8
BALB/C	33	561	30.3	35	509	26.3
CAB	33	825	32.5	37	486	39.0
CE	23	707	37.3	20	489	43.5
C_3H	193	676	9.8	147	590	18.6
$C_{57}BL$	29	580	35.8	31	645	34.2
$C_{57}BR/Cd$	46	660	22.6	45	577	29.8
$C_{57}C$	26	604	27.6	22	473	30.9
DBA/1	39	686	33.3	35	487	35.9
DBA/2	23	719	35.4	22	629	42.1
NZB	111	441	12.1	110	459	13.3

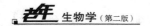

品系	雄　性			雌　性		
	动物数	寿命（d）	标准差（d）	动物数	寿命（d）	标准差（d）
NZW	20	733	42.8	28	802	34.0
129/Rrj	36	666	23.3	35	699	29.8
LACA	40	617	26.2	36	536	38.9
WA	22	749	40.1	25	645	29.9
P	10	782	51.9	14	729	42.9

2. 大鼠　大鼠种类的分类方法与小鼠基本相同，分为近交系、远交系、杂交系和突变系。我国最常用的为远交系中的 Wistar 大鼠和 Sprague-Dawley 大鼠。

Wistar 大鼠，来源于日本和苏联。其主要特征为产仔数多，性周期稳定、早熟、繁殖力强和性格温顺。对传染性疾病的抵抗力较强，自发性肿瘤发病率低。

Sprague-Dawley 白化大鼠（SD 大鼠）比 Wistar 大白鼠生长发育快，产仔也较高。对疾病、特别是对呼吸道疾病抵抗力强。多用于营养试验。

大鼠的平均寿命为 2～3 年，最长寿命为 5 年，一般认为 21 月龄后进入初老年期。

（二）饲养与管理

1. 饲养　鼠用固体饲料的配方：粗面粉 50%，碳酸钙 1%，麸皮 10%，碎米 10%，鱼肝油 1%，鱼粉 5%，盐 1%，豆饼 17%，细粮 5%。老年鼠的饲料应适量增加维生素和矿物质的比例。各料混匀做成团块，烘烤成固体饲料。

一只成年小鼠每日摄食量为 4～8 g，饮水量为 4～7 mL。一只成年大鼠每日摄食量为 12～15 g，饮水量约为 35 mL。

2. 管理　小鼠垫料可用刨花或木屑，每周 1～3 次定期更换鼠笼，更换笼子时，事先将灭菌垫料放进洗净和消毒的鼠笼，再将小鼠移入笼内。饮水瓶中水将用尽时，可更换预先充满水的消毒灭菌的饮水瓶。雌雄应分开饲养。

小鼠体小娇嫩，不耐饥饿，不耐冷热，对环境的适应性差，对疾病的抵抗力也差，因而遇到传染病时往往会发生成群死亡。小鼠特别怕热，尤其是老年小鼠，温度中枢区域较低和较窄，一旦出汗就容易病死。因此，饲养温度要控制在 18～25 ℃，如超过 32 ℃ 常会造成小鼠死亡。实验室湿度控制在 45%～55%。对免疫缺陷衰老小鼠应无菌或 SPF 环境下饲养。

大鼠管理基本同小鼠，但饲养笼需用不锈钢或硬质的合成树脂制成的平底笼。一般饲养一只大鼠所需的笼底面积约 300 cm^2，分娩哺育时约需 1000 cm^2。

大鼠对外环境适应性强，成年鼠很少患病，但对营养、尤其对维生素和氨基酸缺乏敏感，可发生典型的缺乏症状。大鼠肠道较短，而盲肠较大，不耐饥饿，但肠内可合成维生素 C。

（三）繁殖

1. 小鼠　成熟早，繁殖力强。一般 6～7 周龄时性已成熟，体成熟雌性为 65～75 日龄，雄性为 70～80 日龄，所以初配日龄为 65～80 d，性周期为 4～5 d，妊娠期为（20±1）d。哺乳期为 20～22 d，一次排卵 10～23 个，每胎产仔数为 8～15 只，一年产仔胎数 6～10 胎，属全年多发情动物，生育期为 1 年。交配后的动物，每周测量体重 1 次，以进行妊娠与健康状态的检查。

2. 大鼠　在 60 日龄时性已成熟，但一般日龄达 90 d 以上才配种。大鼠性周期为 4～5 d，妊娠期为 19～22 d，哺乳期 21 d，每胎产仔平均 8 只。

3. 鼠种选择条件　生长发育正常，健康无病，被毛浓密而光泽，运动快速有力，雌雄生殖器官正常，雌鼠乳头明显。选出的种鼠应雌雄分笼饲养，精心护理，加强饲养管理，育种期如发现有异常或病态者，应立即淘汰。必要时全笼淘汰。

成年雌鼠在动情周期不同阶段，阴道黏膜可发生典型变化，根据阴道涂片观察性周期中引导上皮细胞的变化，可推知性周期各个时期中卵巢、子宫与垂体激素的变化。小鼠、大鼠动情周期阴道涂片的细胞变化特点见表 10－2。

表 10－2　阴道涂片的组织学变化

阶段	小鼠时间	大鼠时间	卵巢变化	阴道涂片细胞变化特点
动情前期（proestrus stage，P）	18 h	17～21 h	卵泡加速生长	全部是有核上皮细胞，偶有少量角化细胞
动情期（estrus stage，E）	42 h	9～15 h	卵泡成熟、排卵	全部是无核角化上皮细胞或有少量上皮细胞
动情后期（metestrus stage，M）	12 h	10～14 h	黄体生成	白细胞、角化细胞、有核上皮细胞均有
动情期间（diestrus stage，DI）	48～72 h	60～70 h	黄体退化	大量白细胞及少量上皮细胞和黏液

（四）根据中医理论制备衰老模型

衰老动物模型的设计，一是在中医理论的指导下，设计符合中医衰老学说的动物模型，如根据肾虚衰老学说设计出肾虚衰老模型等。二是根据现代衰老学说而设计出的衰老动物模型，如在衰老的代谢学说指导下，采用大剂量 D-半乳糖所致的亚急性衰老模型等。尽管制作动物衰老模型的方法很多，但某一衰老模型仅是反映衰老的某一过程或某一方面，与人类全身各组织器官的全面退行性改变存在一定的差异。因此，我们在进行抗衰老研究时，应选用多模型多指标，综合考虑抗衰老药物的药理作用。

1. 肾虚衰老模型　祖国医学认为，肾虚是衰老的根本原因。提出"肾气盛则寿长，肾气衰则寿夭"，强调延年益寿以补肾保精为第一要旨。若房事不节，耗竭肾精，久之肾虚，衰老加速。因此，可采用大鼠房劳型肾虚模型和小鼠慢性悬吊应激型肾虚模型。观察指标：

（1）外观行为：如精神情况、骑跨次数、交配时间及次数、毛色、食量等。

（2）生殖腺重量指数测定：包括睾丸、精囊腺、前列腺、肛提肌及肾上腺。

（3）用 ^{3}H-TdR 掺入法测定淋巴细胞转化率。

（4）血浆睾酮和皮质醇含量测定。

（5）SOD、LPO 及 MAO-B 等指标测定。

2. 脾虚衰老模型　脾为水谷之海，气血生化之源，为后天之本。因此，脾胃与人体生长、发育、衰老均有密切关系。引起脾虚的病因是多方面的，如饮食不节、劳倦伤脾、苦寒伤胃等。常用的模型为：

（1）小鼠大黄型脾虚模型：除观察食欲、体重、体温、大便等一般情况外，主要观察耐寒能力、免疫功能（如淋巴细胞转化试验、碳粒廓清试验等）及消化道的组织病理学观察。

（2）大鼠灌服精炼猪油加跑步造成饮食失节和过劳型脾虚模型：用于观察能量代谢、免疫功能、游泳试验及心、肺、肝、脾、肾、肾上腺及胸腺的组织形态变化。

（3）偏食型脾虚模型：大鼠灌服50°白酒（第 1 d），第 2 d 起灌服食醋，连续10 d，可造成偏食型脾虚模型，用于观察体重、体温、内分泌功能（如血清 T_3 和 T_4 含量测定）、免疫功能及这些功能性指标相关的组织形态学指标。

3. 阴虚衰老模型　《素问·生气通天论》曰：阴平阳秘，精神乃治；阴阳离决，精气乃绝。由此可见，人体的生长、衰老与阴阳关系密切。甲状腺功能亢进患者表现为阴虚火旺症状，因此常用的模型有：

（1）大鼠阴虚模型：给予大剂量甲状腺素造成的阴虚模型，可用于观察体重、体温、痛阈、耗氧量、血浆环核苷酸含量，组织中 Na^+-K^+-ATP 酶活性及脑内 β 肾上腺素受体等指标的变化。

（2）小鼠阴虚模型：给予大剂量三碘甲状腺原氨酸或氢化可的松造成阴虚模型，除用于观察体重体温、痛阈、耗氧量及血浆环核苷酸外，也可观察对内分泌功能如血清 T_3、T_4、血浆皮质醇、尿 17-OH 类固醇及免疫功能的影响。

4. 阳虚衰老模型　阳虚是指机体内阳气生成不足，也是机体阴阳平衡失调的结果。中医学认为，阳气是人体生命活动的动力源，与寿命关系极大。而肾阳为人体一身阳气之根本，若肾阳一衰，则一身之阳皆衰，从而加速衰老进程。常用的阳虚动物模型有：

（1）**大鼠羟基脲型阳虚模型**：可用来观察药物对体重、肾上腺、脾脏及睾丸重量、DNA 合成率、耐寒冷、尿 17-OH 类固醇和尿 17 酮类固醇的影响。

（2）**大鼠腺嘌呤型阳虚模型**：用于观察体重、体温、肌酐、内分泌功能（如睾酮、雌二醇、甲状腺激素、皮质醇等）及肾与睾丸组织的形态学改变。

（3）**手术致阳虚模型**：手术切除大鼠双侧甲状腺造成甲减型阳虚模型，用于观察体重、体温、耗氧量、血浆环核苷酸、血清甲状腺激素、肾上腺儿茶酚胺、皮质醇含量等指标。

（4）**药物致阳虚模型**：小鼠或大鼠连续 2～3 个月给予甲巯咪唑可产生阳虚动物模型用于观察食量、体重、体温、耗氧量、血浆环核苷酸及脏器（如肾上腺、睾丸、脾脏、胸腺）的重量系数，心、垂体、脾、肝等组织的形态学检查。

5. 血虚衰老模型　血是构成人体的物质基础和生命活动的源泉，对脏腑组织的正常生理活动具有营养和滋润作用。老年人由于脾肾功能减退，使气血生化不足而导致血虚。其某些症状与现代临床上"贫血"相类似，故常将小鼠采用断尾放血法或化学药（乙酰苯肼）溶血法造成血虚模型，观察指标有体重、红细胞数和血红蛋白含量等。

6. 血瘀衰老模型　衰老的气血理论认为，气血是构成人体的最基本物质。生命的本质在于气血，离开气血就无所谓生命。《内经》云：以奉生身，莫贵于此。气血正平，长有天命。因此，从某种意义上可以认为，人体的生长、发育、壮盛的过程，实际上是气血由弱转强的过程，而衰老与气血失调、气虚血瘀有关。目前，用来研究衰老血瘀证的动物模型有直接用老龄大鼠（24～27 月龄）和物理化学法（如肾上腺素＋冰水）致大鼠血瘀模型，观察指标为血液流变性、血小板聚集性、红细胞免疫功能及微循环等。

（五）根据现代衰老学说制备衰老模型

1. 亚急性衰老模型　衰老的代谢学说认为，新陈代谢是生命的本质，也是生命活动的基础，衰老是机体代谢性障碍的结果。长期连续给动物注射大剂量 D-半乳糖（D-galactose），可使小鼠机体细胞内半乳糖浓度增高，引起细胞肿胀，糖代谢发生障碍，进而影响蛋白质和脂质的代谢，破坏并消耗机体抗氧化防御系统，引起机体重要脏器如心、肝、肾、脑等的代谢障碍而产生衰老。观察指标为体重、皮肤弹性、免疫功能、学习记忆功能、单胺类递质及其受体、乙酰胆碱及其受体、Na^+-K^+-ATP 酶、SOD、CAT、GSH-Px、LPO、羟脯氨酸、总胆固醇、三酰甘油及高密度脂蛋白等。

（1）材料和方法

1）材料：D-半乳糖（注射用水配制）；1 mL 注射器、5 号针头（消毒灭菌）。

2）方法：取 3 月龄 ICR（或其他纯种）健康小鼠，雌雄各半、随机分组。模型组各鼠每天眼球后注射 D-半乳糖 0.12 mg/g，连续 6～8 周即可造成亚急性衰老模型，对照组各鼠每天眼球后注射生理盐水。普通饲料常规喂养，自由进水。到设定时间后，取血和有关组织进行各项指标测定。模型组的衰老程度应接近 15～18 月龄老年小鼠水平。

（2）注意事项：为使检测指标恒定，应尽可能缩小个体差异，宜选用纯系小鼠。本模型实验周期相对较长，因雄性鼠长期群居，好咬斗易造成受伤而影响实验结果，故宜选雌性小鼠。因给药时间较长，机体渐进老化，机能状态较差，注射给药必须注意无菌操作，鼠笼垫料与饮水壶定时换洗，保持清洁；让小鼠处于空气新鲜的环境中，实验室应经常通风，室温控制在（25±3）℃为宜。

（3）评价：本模型制作方法简单方便，无须特殊仪器，耗时仅 1.5～2 个月，而且方法可靠，可作为抗衰老药物研究的衰老动物模型。

2. 臭氧损伤衰老模型 臭氧（O_3）为一种强烈氧化剂，本身不是自由基，能与有机物迅速反应生成自由基，常温下几乎能与每一种有机分子迅速反应，生成超氧阴离子自由基（$\cdot O_2^-$）。过量吸入 O_3，体内产生大量的 $\cdot O_2^-$，超出了机体防御性酶系统的清除能力，而使细胞膜上不饱和脂肪酸发生脂质过氧化，过氧化脂质、丙二醛使蛋白质分子交联，酶活性下降，细胞代谢紊乱，导致机体衰老。

（1）材料和方法

1）臭氧发生柜：高 2.1 m、宽 0.9 m、长 0.65 m，顶部安装紫外线灯管，柜外安装电源开关，抽拉式玻璃门（便于观察）；臭氧浓度测定管。

2）方法：将 2～3 月龄小鼠（或 20 月龄大鼠）放入木制 O_3 发生柜内（柜内 O_3 浓度为 1.9 mg/m^3，国家允许最高浓度为 0.3 mg/m^3），紫外线 24 h 照射，让小鼠在此环境中生活 20 d。每天取出鼠笼更换垫料并观察记录动物活动情况，常规喂养。然后立即放入柜内，并保持 O_3 浓度不变。时间越长 O_3 损伤越严重，衰老模型的指标变化越明显。亦可根据实验要求确定 O_3 吸入时间。

3）判断指标：到设定的时间后，从柜内取出小鼠，取血和有关组织进行 SOD、CAT、LPO 及 MAO-B 活性等指标的测定。

实验表明，吸入 O_3 所致的人工衰老小鼠模型，其生理生化等指标的变化与 15 月龄的老年小鼠相似。同时可与 15～18 月龄的自然衰老小鼠进行同指标比较，以验证臭氧衰老模型是否成功。

（2）注意事项

1）昆明小鼠对 O_3 不敏感，造模不理想。雌性鼠反应差异大，宜选用雄性鼠。

2）小鼠体重不宜太小，否则易死亡，一般选用 25 g 左右的小鼠。

3）柜内 O_3 浓度应保持恒定，用臭氧检测管测量，以保证达到所要求的浓度。

4）鼠笼和饮水器要经常清洗，保持清洁，垫料要干燥。

（3）评价：建立此模型方法简便容易，便于操作应用。实验周期短，节约人力物力，尤其解决了老龄动物孵育时间长的困难。本模型用于抗衰老药物研究，有较好的实用价值。

3. 射线辐照的衰老大鼠模型　射线辐照使大鼠体内产生多种自由基，与生物膜中不饱和脂肪酸的弱键和不饱和键有高度的亲和力，启动脂质过氧化物反应链；辐射能使动物出现 SOD 活性显著下降、MDA 含量显著升高，同时辐射也能使氧化酶及非氧化酶活性系统的防御机制减弱，白细胞总数、淋巴细胞和血红蛋白明显降低。该法操作较简单，时间较 D-半乳糖致衰老模型短，是一种快速有效建立衰老动物模型的方法。

（1）方法

1）材料：SOD 试剂盒与 MDA 测定试剂盒，全自动生化分析仪。

2）方法：将 10 月龄 SD 大鼠用 γ-射线进行辐照，辐照吸收剂量为 3 Gy，辐照面积为 25 cm×25 cm，辐照源距动物高度为 80 cm，每次辐照为 4 min 53 s，连续辐照 5 d。每天取出鼠笼更换垫料并观察记录动物活动情况，常规喂养。

3）判断指标：到设定的时间后，取血和有关组织进行 SOD 活力、MDA 含量的测定并进行白细胞总数及分类等指标测定，以验证射线辐照的衰老大鼠模型是否成功。

（2）注意事项

1）γ-射线进行辐照试验时注意辐照高度和每次的时间。

2）SD 大鼠应该选择周龄较大的大鼠，正式试验前应摸索最佳的辐射吸收剂量。

（3）评价：基于衰老自由基学说，把 SOD 和 MDA 作为衰老的生物学指标，辐射后大鼠可作为理想的测定衰老生化指标变化的动物模型。

4. 去胸腺衰老模型　免疫系统负责保护机体可能受到的抗原侵害，因而在成年之后其功能的退化会使身体变得对病原体更敏感，患病频率增高，机体的生理功能逐渐下降。胸腺是免疫系统的中枢器官，又是免疫细胞的生成场所，在性成熟后不久胸腺就开始退化，其重量随着增龄而逐渐减轻。如新生的 BC_3F_1 小鼠胸腺重 10 mg，6 周龄时重 70 mg，至 8~9 周龄已开始减轻，到 36 月龄时胸腺重仅有 5 mg。胸腺萎缩、胸腺激素分泌减少，T 细胞的生成及其功能亦随之下降，结果导致细胞免疫功能低下和衰老的发生。因此，给新生鼠或成年鼠切除胸腺，将造成细胞免疫功能缺损加快老化，从而表现出衰老特征，建立衰老模型。将 2 月龄大鼠或 2.5 月龄小鼠手术切除胸腺分别继续饲养至 8 月龄和 6 月龄时即可形成去胸腺衰老模型，观察指标为细胞免疫和性功能。

（1）材料和方法

1）眼科镊、眼科剪、大鼠解剖台、超净工作台。

2）乙醚、青霉素、链霉素（注射用水配制）。

3）取新生期或 2 月龄大鼠（或新生期小鼠），雌雄各半，乙醚麻醉，仰卧位固

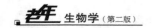

定于大鼠固定台，在无菌条件下，沿胸骨正中线纵行切开皮肤（1.0～1.5 m），用眼科镊分离皮下组织和胸骨后软组织，再用眼科组织剪从颈部下沿胸骨正中线纵行剪开胸骨至第 2 肋间，暴露胸腺，轻轻剥离并小心取出胸腺，然后立即缝合切口并于创口上注射青链霉素 2～3 d，常规饲养。切除胸腺后 3～5 个月出现与老年鼠类似的免疫系统和性激素的功能退变，这时可取血和有关组织测定相关指标。若所测指标与老年动物相似，即可作为衰老动物模型。

（2）注意事项：用剪刀剪开胸骨时，要注意剪刀尖端应紧贴胸骨壁，而且不能偏离正中线，否则动物易出血致死；观察剪下的胸腺是否完整及胸腺部位有无残留，以确定胸腺是否完全切除。

（3）评价：成年大鼠去胸腺手术的死亡率较低（一般在 5% 以下），胸腺残留率也低。本手术操作简单，无须仪器设备，即可获得较理想的细胞免疫缺陷动物模型。小鼠去胸腺衰老模型制作方法相同。

5. 突变系免疫缺陷衰老小鼠

（1）裸鼠：它是 7 号染色体 nu 位点基因突变的品系，先天性缺乏胸腺，故不能分化 T 细胞，细胞免疫功能严重缺陷，IgA、IgG 也只有正常鼠的 5%～65%，IgM 值正常，但对不依赖胸腺的抗原（如 LPS、聚乙烯吡咯酮）的体液免疫反应正常，因此，可作为衰老时 T 细胞功能减退的模型动物。

（2）严重联合免疫缺陷小鼠：它是 BALB/C171cB-17/SCID 小鼠的突变品系，为常染色体隐性遗传。这种小鼠既无 T 细胞也无 B 细胞，主要是缺乏淋巴细胞特有的 DNA 重组酶，故不能发生 T 细胞受体基因和免疫球蛋白基因的有效重排。可作为免疫衰老基因研究的模型动物。

（3）新西兰黑小鼠：它是一种短命小鼠，短命的原因是出现自身免疫综合征，表现为 B 细胞功能亢进，产生天然的抗自身胸腺细胞抗体，使 T 淋巴细胞很早丧失功能，与人类衰老时免疫功能变化的情况相类似，是一种极有用的衰老模型动物。

6. 自然衰老模型　哺乳类动物的生命过程与人类十分相似，自然衰老（natural aging）时出现类似人的生理生化学的改变，如学习记忆能力下降、生殖力减退、胸腺萎缩、下丘脑－垂体－靶腺轴功能紊乱等。随着增龄，动物机体的组织器官出现退行性变化而表现出老化征象；如免疫系统是体内保卫自身的第一道屏障，随着增龄胸腺退化萎缩、T 细胞功能低下、自身抗体增加、对外来抗原的刺激应答能力减弱；在神经系统，脑内神经递质、受体及某些代谢酶发生增龄性变化；呼吸系统方面，老年动物出现肺泡间质细胞弹性蛋白/胶原蛋白比例下降、肺顺应性降低，肺抗氧化功能下降，老年性呼吸系统疾患增多等。因此，在抗衰老药物研究中，常选用老龄大鼠（大于 21 月龄）或小鼠（大于 15 月龄）作为自然衰老动物模型，可测定神经、免疫、内分泌、物质代谢及抗氧化等方面的指标。

（1）材料和方法

1）动物的选择：可按实验设计的要求选择相应的动物。一般常用 1 月龄的昆明小鼠或 ICR 小鼠。取 1 月龄的昆明小鼠，记录好出生时间，雌雄分开或选择单一性别进行饲养，直至实验所需月龄。常用的老年小鼠模型，饲养期为 12～20 月龄（大鼠衰老早期为 21～26 月龄）。

2）饲养条件：选用专门的自然衰老动物室，保证通风及光照良好，室温控制在 18～25℃。配以营养全面的混合颗粒饲料饲养，自由饮水。饮水、垫料每日更换，饮水器及鼠笼隔日清洗，保持清洁。饲养期满后将小鼠取血并处死，取出有关组织测定各项指标，并与 2～3 月龄的青年组小鼠进行比较，观察所饲养的小鼠是否进入老年期。若已到老年期即可进行抗衰老药物的研究。

（2）注意事项：本实验长达 1 年以上，为避免动物中、后期因其他因素死亡，必须严格控制好各种实验条件，以保证动物进入自然衰老过程。进行抗衰老药物研究时，自然衰老动物的年龄很关键，必须严格记录动物出生年月日及实验开始和结束时间，以免有误。

（3）评价：鼠类动物成本低、购买方便、操作简单、饲养容易、无须试剂仪器，而且自然衰老动物比人工造成的衰老模型在衰老生理进程中更符合人类衰老特点，所以最理想。

7. 快速老化模型小鼠 快速老化模型小鼠（senescence accelerated mouse，SAM）简称老化鼠，其前身为 AKR/J 系纯种小鼠，是由日本京都大学胸部疾患研究所老化生物研究室，经过 20 年努力培植成功的突变系衰老小鼠。

（1）分类：根据老化速度和病态特征可将其分为正常老化的 R 系和快速老化的 P 系共 11 个品系，其中，R 系统 3 个品系，P 系统为 8 个品质（表 10－3）。我国引进的老化鼠为 SAM-R/1，SAM-P/1，SAM-P/3，SAM-P/6，SAM-P/8，SAM-P/10 6 个品系。书写时可在品系名后加 c，以表示在中国（China）境内繁殖生长，如 SAM-Rc/1，SAM-Pc/1 等。

表 10－3 SAM 品系及其病态

品系		病态
SAM-R	SAM-R/1	高龄化的非胸腺性淋巴瘤
	SAM-R/2	正常老化
	SAM-R/4	高龄化的学习、记忆障碍
SAM-P	SAM-P/1	老化淀粉样变
	SAM-P/2	老化淀粉样变及继发淀粉样变
	SAM-P/3	变形性颞下颌关节紊乱综合征
	SAM-P/6	老年性骨质疏松症

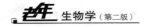

品系	病态
SAM-P/7	老化淀粉样变、胸腺瘤
SAM-P/8	学习、记忆障碍
SAM-P/9	白内障
SAM-P/10	伴随脑萎缩的学习、记忆障碍

（2）繁殖和生长：通过对 SAM-P/1 和 SAM-R/1 的观察，发现个系胎仔生存率、平均着床率和胎仔、胎盘、羊水的重量无差异。但有报道，SAM-P/1 较 SAM-R/1 的繁殖能力低，可能与 SAM-P/1 的受精率低，胚胎异常发生高有关。

SAM-R/1 与 SAM-P/1、SAM-P/3 和 SAM-P/6 相比，其排卵后交配率较高，交配出生率依次为 SAM-R/1 > SAM-P/8 > SAM-P/6 > SAM-P/1 > SAM-R/2，平均产仔率为 SAM-R/1 > SAM-P/8 > SAM-P/6 > SAM-R/2 > SAM-P/1，断乳率为 SAM-R/2 > SAM-R/1 > SAM-P/1。

对分泌催乳素的细胞形态学研究发现，SAM-R/1 的染色强度较强，单个细胞的体积也大。3 周龄、4 周龄、5 周龄 SAM-P/1 系的相对密度明显较同龄的 SAM-R/1 系低。两者的卵泡发育及排卵虽没有差异，但黄体数相差明显，推测 SAM-P/1 系的黄体寿命较 SAM-R/1 系长。

SAM 的生存与周围环境有密切关系。在 30 ℃的高温环境下，P 系小鼠的水分摄入量和氧耗量增加，10 ℃时出现全身代谢亢进，表明 SAM 的温度中性区域非常狭窄，对环境温度敏感性大，尤其在高温下可以缩短寿命。

哺乳期 SAM-P 系的小鼠体重较 R 系增加明显，低龄期的食物和水分摄入量及氧耗量 P 系大于 R 系，但体温 P 系小于 R 系，热灌流率和热放散 P 系明显增加，提示 P 系的热能代谢有无用功，这种无用消耗与寿命缩短直接相关。

（3）SAM 的老化状态：SAM-R 系特点为随着加龄逐渐老化，平均存活时间可达 568 d。SAM-P 系的生长期与普通纯种小鼠无异，而度过了生长期，4 ~ 6 月龄后则迅速出现老化特征，如行动迟缓、活动量减少、被毛无光泽、脱毛、皮肤溃疡、眼睑周围变化、眼裂变小、角膜溃疡、白内障、脊柱弯曲等。这些变化可用老化度评定标准进行评分（表 10 - 4）。

表 10 - 4　寿命和老化度评分

品系	平均存活时间（d）	平均存活时间（月）	评分得分
SAM-R/1	568	18.9	2.63
SAM-R/2	492	16.4	3.70
SAM-R/4	519	17.3	3.29
SAM-R	526	17.5	3.21

续表

品系	平均存活时间（d）	平均存活时间（月）	评分得分
SAM-P/1	374	12.5	7.54
SAM-P/2	304	10.1	7.28
SAM-P/3	507	16.9	3.80
SAM-P/6	321	10.7	4.87
SAM-P/7	336	11.2	8.00
SAM-P/8	364	12.1	3.98
SAM-P/9	323	10.8	7.47
SAM-P/10	333	11.1	5.59
SAM-P	358	11.9	6.07

1）脑老化特征：SAM 的脑老化与人类极为相似，表现为学习记忆力障碍，呈老年痴呆状态。SAM-P/8 和 SAM-P/10 即此种模型的小鼠，称为老年性痴呆鼠。

脑组织学研究表明，伴随增龄 SAM-P/8 出现脑皮质萎缩、海马锥体细胞树状突起纤维密度减小，延髓后索轴索变性，丘脑神经细胞内沉着物形成。此外，在低龄期脑干网状结构出现海绵样变性，海马等组织存在 PAS 阳性颗粒结构；丘脑及属于边缘叶系统的梨状区神经核群也发生变化。脑干网状结构有上行下行投射的较长的通路，特别是上行纤维直接或间接影响边缘系统和大脑皮质，因而与学习记忆有关。这些可以作为 SAM-P/8 的学习记忆障碍的病理基础。SAM-P/10 则随着加龄而出现脑萎缩，特别是以大脑皮质前额区为中心，呈进行性发展，生后 13~15 月龄，与对照组 SAM-R/1 相比脑重量约为 10%，锥体细胞可脱落 35.6%。

生化研究结果表明，SAM-P/8 边缘叶的去甲肾上腺素水平低下，5-羟色胺浓度增高，脑干乙酰胆碱活性降低，胆碱乙酰基转移酶功能低下。氨基酸代谢的研究结果表明，SAM-P/8 系在生后 2 月龄，海马及大脑皮质的谷氨酰胺及谷氨酸的含量与 SAM-R/1 相比呈高值，并随年龄增加而进一步保持高水平，但天冬氨酸和丙氨酸的含量低下，因此，可以认为在 SAM-P/8 的海马及大脑皮质因代谢异常而致谷氨酸及谷氨酰胺蓄积。神经末梢所释放的谷氨酸，对存在于突触后部的谷氨酸受体激活剂（NMDA）受体/通道发生作用，使细胞内 Ca^{2+} 浓度上升，Ca^{2+} 又激活了 Ca^{2+} 蛋白酶，黄嘌呤氧化酶，从而使 Ca^{2+} 依赖性神经末梢释放乙酰胆碱和去甲肾上腺素，引起神经元的功能障碍。

伴随神经系统氨基酸代谢失调，葡萄糖代谢也出现异常，主要表现为脑内代谢增强。此外，由于神经损伤之后就出现修复，因而神经生长因子相应活跃、分泌增加，但脑内神经生长因子增加并不显著，而在胸腺、肾上腺特别是性腺则明显增加，作为神经的营养及修复的神经营养遗传因子，SAM-P/8 系则明显减退。

2）视器老化特征：作为视器老化的动物模型，主要表现为 SAM-P/9（原 SAM-R/3）的自然发生的白内障和 SAM-P/1 的视细胞减少。

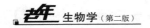

SAM-P/9 的主要表现为在生后 10 周左右，晶状体后极突出，末期的后极晶状体囊崩溃，核向后方偏位，皮质纤维样变、溶解、自然出现白内障。

生化研究证实，此晶状体白内障变性主要因为 β-晶状体总蛋白下降，β-晶状体蛋白随加龄出现水溶性 β-晶状体蛋白下降，不溶性部分上升。这种水不溶性 β-晶状体为非 S-5 结合性 β-晶状体蛋白框架，形成高分子物质和异聚体，从而出现白内障。在白内障晶状体中形成 β-晶状体蛋白框架的谷氨酰胺转移酶的活性为正常晶状体中的 3 倍。D-氨基酸的出现，代表着老化，在 SAM-P/9 的晶状体中有大量的 D-天冬氨酸出现。

眼底老化研究主要用 SAM-P/1 及 SAM-R/1。SAM-R/1 主要表现为伴增龄（12 月龄后）出现的视细胞的减少，其顺序是从周边部开始，但与老化淀粉样变无关。SAM-P/1 的主要表现为 5 月龄后视网膜色素上皮细胞基底内褶、膨化，脉络膜毛细血管基底膜肥厚、细胞间隙增大，胞体内脂褐素颗粒增加，并出现蛋白多糖的变化。

3）骨质疏松特征：SAM-P/6 表现为伴增龄出现的骨质疏松症。形态学的研究指出，SAM-P/6 自成长期（20 日龄）起，小鼠长骨皮质外膜侧吸收亢进，内膜侧形成相对迟缓，从而形成漏斗，造成低骨量骨质疏松症。雌雄之间相比，雌性骨量多。SAM-P/6 自 5～13 周龄起，血液中破骨因素开始增加，如甲状旁腺功能亢进，尿中 cAMP 浓度增高，Ca^{2+}、Pi 上升，尿 Ca^{2+} 排泄增多，总碱性磷酸酶、酒石酸碱性磷酸酶、尿中羟基脯氨酸浓度上升，同时骨源性碱性磷酸酶也上升，表现为骨形成亦活跃。因此，SAM-P/6 有高周转型骨骼特点。进一步研究发现，SAM-P/6 的成骨过程功能低下，破骨增加，因而出现骨质疏松。血清天冬氨酸氨基转移酶（AST）、丙氨酸氨基转移酶（ALT）、维生素 D 及降钙素无明显变化。SAM-P/6 作为一种老化骨质疏松模型，对骨的老化研究是有用的。

另外，SAM-P/3 表现为下颌关节的伴加龄变形破裂，为骨质改变的又一种模型。作为负重关节，SAM-P/3 的这种改变与人类增生性关节炎颇为相似，可以作为此类模型加以利用。

4）其他内脏器官的老化特征

①肝和心：SAM 主要表现为 6 月龄时肝重量增加，17 月龄后重量下降，肝糖原异常蓄积。AST 及其同工酶在 37 周龄后血清浓度增高，肝内浓度相反下降。研究发现，肝线粒体氧化磷酸化阶段 3/阶段 4 的呼吸速率均显著减少，显示线粒体出现功能障碍。脂质和葡萄糖的代谢变化，对心肌线粒体的影响很大，因此，对于心脏内因性猝死的探明有重要意义。

②肺：形态学研究指出，3 月龄肺泡间距显著增大（SAM-P/2 > SAM-R/1），即肺泡扩大。SAM-P/2 系 9 月龄后，肺功能压量曲线向左上方移位，12 月龄后肺内游离细胞活性氧与 3 月龄相比为其 2～3 倍。肺泡灌注液中 GSH 12 月龄后为 3 月龄的 40%，氧化 GSH：总 GSH 之比值为 9 月龄的 1.5～2 倍。

③皮肤：SAM-P/1 主要表现为被毛无光泽，眼周围溃疡。局部病理检查有脂褐素、弹力纤维沉着，此沉着与氧化脂质有关。可以作为老化纤维症的有用模型。

④血液：骨髓和脾脏的各系统血液前驱细胞随加龄出现低下，以脾脏最明显，CFU-S（骨髓多能干分化细胞）随加龄骨髓也低下，但脾脏却没有变化。因此，脾脏的 CFU-S 有着向前驱细胞分化过程的障碍。细胞培养结果证实，SAM-P 随年龄增加显示造血功能下降。SAM-P/1，SAM-P/2 末梢血液中 CD_4^+ 细胞随年龄增加而减少。此外，红细胞生物膜老化研究表明，SAM-P/1 微粒体的 NADPH-细胞色素 C 还原酶活性增高，线粒体的琥珀酸盐细胞色素 C 还原酶活性显著亢进，微粒体、胆固醇有增高倾向。

5）免疫系统的老化特征：SAM-P 系出现伴增龄抗体产生辅助 T 细胞的选择功能消失，2 月龄的 SAM-P/1 与其他品系的小白鼠相比，产生充分抗体所需的必要的抗原量为其 4～10 倍，可见其产生抗体的能力很差。淋巴系的研究证实，SAM-P/1、SAM-P/2 末梢血自 6 月龄开始，CD_4^+ 细胞数明显减少，但 CD_8^+ 无变化，CD_4^+/CD_8^+ 之比逐渐下降。迟发型过敏反应试验显示低下，免疫记忆不佳。但是，SAM-P/1 对结核分枝杆菌 BCG 迟发性过敏反应应答性高，而且持续，显示出结合免疫方面的高反应性。

6）淀粉样变特征：伴随老化而出现的淀粉样变沉着，是以人和小鼠为首的动物界广泛观察到的现象。也是快速老化模型小鼠 SAM-P/1 的最具特征的老化病态之一。

研究证实，血清高密度脂蛋白的载脂蛋白 ApoA-Ⅱ为淀粉样蛋白沉着的物质。影响老化淀粉样变沉着的因素有：沉着的局部环境，可影响活体内淀粉样变聚合速度和沉着速度；ApoA-Ⅱ蛋白结构本身，淀粉样变多发系 ApoA-Ⅱ蛋白的第 5 位为谷氨酰胺，淀粉样变少发系的 ApoA-Ⅱ蛋白的第 5 位为脯氨酸。谷氨酰胺－脯氨酸之别则决定了沉着的难易，但也有人提出异议。

7）氧化与抗氧化研究：SAM-P 系伴随增龄其抗氧化系统各指标有所衰退。氧化物质在红细胞、肝脏、皮肤等组织广泛增加（表 10－5），这可能是其加速老化的原因。SAM 可以作为氧化抗氧化研究的良好模型。

表 10－5　SAM 氧化抗氧化指标的变化

	红细胞	脑灰质	脑白质	小脑	血液	血清	肝	皮肤
超氧化物歧化酶（SOD）		↓	↓	↑			↑	
谷胱甘肽还原酶（GSH）	↓				↓		↓	
脂硫代巴比妥酸		↑	↑	↑				
脂质						↑	↑	↑
氢过氧化物							↑	
胆固醇						↑	↑	↑
过氧化脂质		↑	↑			↑	↑	↑

（4）在抗衰老药物研究中的应用：作为老化的模型动物，SAM 提供了我们众多有价值的参数，可以说 SAM 是一个良好的老化动物模型，它为抗衰老药物研究提供了不可多得的研究素材。使老年医学界在揭示老化之谜、防治老化、治疗老年病的道路上加快了步伐。

四、其他哺乳动物衰老模型

（一）豚鼠

豚鼠（guinea-pig）属哺乳纲（Mammalia）、啮齿目（Rodentia）、豚鼠科（Cavidae）。又名天竺鼠、海猪、荷兰猪。豚鼠成品系有近交系、远交系和突变系。目前，我国使用的豚鼠大多为短毛的英国种豚鼠。

豚鼠用的饲料配方为：玉米面 20%、麸皮 21%、豆饼面 25%、高粱面 10%，大麦 15%，鱼粉 3%，酵母粉 2%，骨粉 3%，食盐 1%。另外，每 50 kg 混合饲料中加鱼肝油 500 g，如做固体饲料，每 50 kg 混合料加草粉 12.5 kg。

一只豚鼠每天的摄食量为 20～30 g，饮水量为 80～150 mL。豚鼠体内不能合成维生素 C，所需维生素 C 来源于饲料中，需要量为 1 mg/（kg·d）。也可用干净的绿草或新鲜蔬菜喂给动物，每次 50 g，每周 2 次，以防止维生素 C 的缺乏。一旦缺乏，可产生坏血症，其症状之一是后肢出现半瘫痪。

集体饲养时，一般每笼可放 3～5 只豚鼠，雌雄宜分开。豚鼠性成熟早，200 g 左右就可能发生交配。饲养室温度以 22～25℃，湿度 50%～60% 为宜。室温持续超过 30℃时可使豚鼠体重减轻，妊娠末期可出现流产或死产，豚鼠本身也可能死亡，低于 15℃时，雌鼠的发情期变为不规则，繁殖率下降，幼小豚鼠发育迟缓。

雌豚鼠生后 30～45 d、雄豚鼠生后 70 d 达到性成熟。豚鼠的性周期为 12～18 d，妊娠期 62～72 d，哺乳期 21 d，产仔 1～6 只，为全年多发情动物，一般豚鼠的繁殖期限为 2～2.5 年，分娩次数可达 16～17 次。

仔豚鼠生后 1 h 开始行走，当天就开始使用软饲料，但数日内仍以母乳为主食。一般在生后 2 周离乳，因性成熟早，离乳时就把雌雄仔豚鼠分开饲育。幼豚鼠体重可增加 5～7 g/d，生后 15 个月为止，雌豚鼠体重达 800～900 g 以上，雄豚鼠达 900～1000 g 以上，寿命 6～7 年。

豚鼠长期被紫外线照射可引起真皮结缔组织的光化性损伤，可用此模型观察抗衰老药物对光老化的影响。

（二）兔

我国供实验用兔（rabbit）主要有来源于日本的大耳白兔、来源于新西兰的大白兔、长期在我国驯化了的青紫蓝兔和中国小型兔（俗称菜兔）。

兔最好分笼喂养，一般每笼收容 2 只较妥；应经常给笼具消毒，有皮肤病或腹泻不正常情况时，兔笼不可混。兔对高温、多湿的抵抗力较低，在妊娠、哺乳期，可将温度调节为 16～24℃，相对湿度调节为 40%～60%。

从离乳到性成熟为止，可自由摄取食物，饲料每日最好控制在 100～120 g。哺乳中需要大量饮水（每日 1 L 以上）。目前，颗粒料的原料组合大多是基础混合饲料 50%（含大麦 23%，麸皮 15%，玉米 27%，豆饼 20%，鱼粉 10%，酵母粉 1%，蛋粉 2%，骨粉 1% 和食盐 1%）和青绿饲料干粉 50%（含苜蓿草粉 60%，脱水蔬菜粉 40%）。

长时间多次反复给家兔注射去甲肾上腺素，可造成血管内皮细胞损伤、血管通透性增加。同时，多次注射外来异体抗原牛血清清蛋白（BSA）可引起变态反应，形成免疫复合物并沉积于血管内皮，加剧血管内皮细胞的损伤。并可出现全血黏度、血浆黏度明显升高，红细胞比容明显降低，红细胞电泳时间延长，血小板聚集率增加，血浆血栓素 A_2（TXA_2）升高，前列腺环素 I_2（PGI_2）下降。红细胞 C_3b 花环率明显降低等生化方面的病理变化，与老年人血淤症的临床表现十分相似。用此模型可了解抗衰老药物对家兔血淤模型症状是否可以得到改善。也可采用注射抗体诱导兔产生球状红细胞贫血，建立一种在接近正常生理条件下，同步生长的红细胞衰老模型。

（三）小型猪

小型猪（miniature swine）的主要品种有明尼苏达 – 菏曼系小型猪（*Minnesota-Hormel strain*）、毕特曼 – 摩尔系小型猪（*Pitman-Moor strain*）、海福特小型猪（*Hanford strain*）、葛廷根系小型猪（*Gottingen strain*）和我国选育的贵州香猪。

小型猪多采用围栏饲养，室内应保持清洁卫生，每天更换垫草一次，所有实验用猪应驱虫。每天至少 8 h 低度光照，新生仔猪需保暖，24 h 光照。

猪为杂食性动物，饲喂可用混合饲料或固形饲料，饲喂量按体重的 2%～3%，每日喂食 1～2 次。仔猪自由采食。生长期饲料含蛋白质 16%，脂肪 3%，粗纤维 5.5%；维持期饲料含蛋白质 16%，脂肪 2%，粗纤维 14%。对供实验用的小型猪，应在每天摄食量大于 1 kg 时开始限食。饮水供应要充分，最好用自动饮水器。

小型猪的冠状动脉循环在解剖学、血流动力学方面与人很相似，对高胆固醇食物的反应与人一样，很容易出现动脉粥样硬化的典型病灶，而且幼猪和成年猪均可自发动脉粥样硬化，已成为研究动脉粥样硬化极为理想的实验动物模型。并可用于肾功能、胰脏、皮肤、繁殖、体温调节等的研究，是老化研究上极为理想的动物。

（四）比格犬

比格犬（Beagle）（又称猎兔犬、米格鲁猎犬），身高一般为 30～40 cm，体重为 7 ~ 12 kg。原产于英国，被毛短而密实，不沾水，毛色多为棕黄、黑、白三色。易于驯服和抓捕，外形可爱，性格开朗，动作惹人怜爱，日渐受到人们的欢迎而成为家庭犬，属群猎犬类，在英国一直用作狩猎野兔的好帮手。比格犬种为狩猎犬中最小型。头部呈大圆顶的形状，榛色的大眼睛，广阔的长垂耳，肌肉结实的躯体，尾更粗像鳅鱼状。浓密生长的短硬毛，毛色有白、黑及棕黄色，也有白茶色、白柠檬色。

家庭饲养的比格犬，一般到了 10 岁以后就开始逐步衰老。犬衰老的主要特征表现在：发情期表现淡化、生殖能力完全停止、皮肤变得干皱、肌肉老化僵硬失去弹性、体毛缺乏光泽、开始变稀和杂乱。口腔、耳朵、皮肤等部位散发出与以前不一样的难闻气味。如果是毛色较深色的犬，可发现毛中夹杂着白毛。嘴边上的胡须开始稀疏、牙齿脱落，吃东西时咀嚼困难，食欲减退。视力和听力衰退，反应较迟钝，有时在行走中会失控撞到其他物体上。除了自然衰老，还可以通过化学损伤，高脂饮食和药物处理来建立比格犬的急性与慢性衰老模型，研究动脉粥样硬化和老年痴呆等老年性疾病。

（五）恒河猴

恒河猕猴（*Macaca mulatta*），又称为普通猕猴，是仅次于猩猩最接近人类的动物。恒河猴体长 47 ~ 64 cm，体重 5.4 ~ 7.7 kg，是猴科动物中最为有名的一种。原产于印度北部、孟加拉、巴基斯坦、尼泊尔、缅甸、泰国、阿富汗、越南和中国南部。该物种是世界各国用于科学试验的重要品种，甚至是太空之旅的参与者。恒河猴自然衰老时出现的一系列生理病理学变化与人体极为相似。其他动物无法与之相比，是抗衰老药物研究理想的动物模型。

1. 方法

（1）环境：取人工环境饲养的恒河猴 3 ~ 5 岁为成年组、8 ~ 10 岁为老年组（由供应者提供每只恒河猴的健康记录及详细的出生时间和地点），在相同环境不同条件下饲养：一般不足 7 kg 体重的恒河猴需要 0.4 m^2 的笼底面积和 0.9 m 的高度，体重超过 15 kg 的恒河猴需要 0.75 m^2 的笼底面积和 1.2 m 的笼高，若是群养，每只猴须保证 2 ~ 3 m^2 的面积，笼内还要备有栖木。

（2）光照：所提供的光亮和黑暗周期最好是类似于原来所处的环境，或者给予 12 h 的光亮和 12 h 的黑暗。

（3）通风：15 次/h（如果房舍内动物密度高，通风次数可增加到 20 次左右）。空气不应反复循环，而应通过 HEPA 或活性炭过滤，再排到室外。

（4）室温：可维持在 22 ~ 26 ℃，相对湿度在 45% ~ 60%，不低于 30%，因为低湿度易使动物感染呼吸系统疾病。

（5）喂养：每天 2 次喂饲猴用商品口粮（市场可以购买），并以新鲜水果如香蕉、柑橘等作为补充饲料。自然饮水装置供水或用一般饮水器饮水。饲养过程中尽量避免饲料成分的改变，以免引起猕猴肠功能紊乱。

在笼养条件下，恒河猴 10 岁左右就明显衰老，饲养至一定时间后，可分别将成年组和老年组恒河猴取血液测定相关指标，以比较老年恒河猴的衰老程度。亦可取猴毛用原子吸收光谱仪测定相应微量元素含量，评价恒河猴的衰老程度，以进行相关实验。

2. 注意事项

（1）对于笼养恒河猴，要及时冲洗笼下底盘，以保持卫生。冲洗时应注意不要弄湿猴身。消毒底盘或周围环境使用消毒液时，不要溅到猴子身上，以免引起恒河猴皮肤和眼睛的化学灼伤。

（2）恒河猴与所有灵长类动物一样，在饲料中也需要维生素 C。若饲料储存不当或放置过久，就会发生维生素缺乏症，因此必须喂饲新鲜饲料。饲料在干燥、低温时可放置 3 个月。

（3）抓取较小的恒河猴时，应先握紧其肘部以上的前臂，并将其臂部反扭到背后，同时使其腿伸直，制止其活动，使之无法撕、咬、抓人；另外，从笼中取出时，小心不要折断其臂和腿。当要把较大的猴子从笼中取出时，通常先用化学药物（盐酸氯胺酮）使其制动后再进行抓取。

（4）实验中必须认真记录恒河猴的年龄与健康状况，注意年龄段的区分。

（5）对采用自动饮水、冲洗系统而不能对环境进行控制的设施，需要使用吸湿器使湿度相对恒定。

3. 评价　恒河猴自然衰老模型作为评价抗衰老药物的指标，最具有说服力，也是最理想的动物模型。恒河猴来源困难，饲养烦琐，成本较高，加之捕捉固定也都因恒河猴的凶顽有一定的危险，因此，其应用受到很大的限制。

（王少增　叶学敏　杨丹丹）

第十一章　衰老的生物学检测

衰老的生物学检测意义在于通过研究各种衰老指征，进一步研究生物衰老过程及其规律，揭示衰老的本质；通过对生物衰老指标的检测，评价各种抗衰老措施的效果。测定衰老的指征很多，通常可分为3个水平：

（1）个体衰老：观察个体的衰老，包括对外貌、形态和精神方面的衰老变化，老年病的发生率、病死率和主要死因的统计，以及生物寿命的调查研究等。研究个体的衰老为衰老的遗传、程序学说提供了理论依据。

（2）脏器衰老：从人体脏器的形态、功能和代谢的衰老变化，以及脏器之间的协调功能和维持人体整体内环境的稳定性等方面研究衰老。研究脏器的衰老使衰老的免疫学说、代谢学说、内分泌功能减退学说和神经精神领域等方面的研究得到了发展。

（3）细胞、亚细胞和分子水平衰老：从细胞、亚细胞和分子水平研究衰老，为衰老的细胞结构改变学说，即体细胞突变学说和自由基学说等研究提供了更为确切的实验依据。

第一节　衰老的形态学指征

一、一般外形

通过长期的观察、测定、比较和分析，目前找到了一些随年龄增长而发生显著变化，并且易于检测的形态学指标。

1. 身高　老年人因骨质疏松、椎体压缩、椎间盘退变、脊柱前弯、下肢弯曲及机体组织萎缩性改变，导致身高下降。

从幼儿期开始，躯干长度不断增长，直至成熟期。进入老年期后，站高与坐高均逐渐减低，坐高与站高之比也逐渐减小。据统计，30~90岁男性身高平均降低2.25%，女性平均降低为2.5%。伴随这一变化，老年人会出现弯腰驼背等体征。

2. 体重　一般而言，体重随增龄而逐渐减轻，这是因为老年人细胞内的液体含量比年轻人减少30%~40%。但有些老年人活动过少、营养过剩、脂肪组织堆积，所以，体重减轻不明显，甚至增加。这是因为脂肪代谢功能减退导致脂肪沉积增加，尤其是在更年期内分泌功能发生退化以后更为显著。

3. 指距　成年人指距等于身高，老年期指距常大于身高，但随增龄逐渐减小。

4. 胸围及呼吸差　老年期脊柱后凸、胸骨前突，使胸廓前后径增加，上部肋间隙增宽，胸围随增龄逐渐减小。由于乳腺萎缩、肌肉松弛，女性变化更为明显。胸廓通气功能随增龄逐渐减弱，呼吸差与年龄呈负相关。

5. 腹围　由于性别、营养、运动等因素的影响，腹围随增龄的变化差异较为明显。一般男性如体力活动过少、营养过剩，腹围可轻度增加或无明显变化，80岁以后则减小。女性到60~70岁时，腹部脂肪明显增加，腹围增大，70岁以后则逐渐减小。

6. 体表面积　老年人的体表面积随增龄逐渐减小，女性更为明显。

7. 皮下脂肪　老年期皮下脂肪厚度变薄，与性别、营养、活动因素关系较大。一般女性随着增龄臀部腹部（尤其下腹部）脂肪增多，面部脂肪减少，至老年期皮下脂肪又逐渐减少。男性皮下脂肪随增龄变化不甚明显，80岁以后则明显减少。

8. 脊柱变形　老年人脊柱弯曲、驼背，女性变化尤为明显。

二、皮肤

1. 老年斑　也称寿斑或褐色斑，境界清楚不隆起或稍隆起，因脂褐素沉积于皮下而形成。可分布于全身，多见于面、颈、胸、背及四肢皮肤，随增龄而逐渐增加。

2. 白斑　一种皮肤脱色斑块，片状分布，随增龄逐渐增多，分布于全身，以四肢、胸背部常见，分布密度较老年斑小。

3. 皱纹　老年人因皮肤营养障碍、皮下脂肪减少、皮肤胶原纤维交联增加、结缔组织收缩而出现皮肤皱纹，以前额、外眼角最明显。

4. 皮肤松弛　因皮肤水分减少、结缔组织老化、弹性纤维和皮下脂肪减少而致。

5. 眉毛　对我国10~90岁以上近千例男性眉毛测定结果显示，40岁以下未发现眉毛白化及增长者，40岁以后则随增龄而逐渐增多。40~49岁白化率约7%，增长率2.8%，90岁以后白化率达72%，增长率为84%。女性变化不及男性明显。

6. 头发变白稀少　随着年龄增长，在两鬓首先出现白发，并逐渐增多、扩展，使头发变得花白，最后可全白。同时，头发逐渐脱落变得稀少，甚至出现秃顶。

三、眼

1. 眼裂　老年人因眼球下陷、上睑提肌无力，使眼裂逐渐变窄。

2. 老年环　因角膜变性在角膜外周出现的一种灰白色弓或环，也称老人环或角膜弓。在我国，有人30岁即开始出现，40~80岁几乎直线上升，90岁以上出现率达 98%。角膜环的出现早晚和程度与性别无关，有人认为可能与视网膜动脉硬化的程度相关。

3. 角膜混浊　是一种角膜变性的表现，称原发性角膜混浊或带状角膜混浊。多发生在正对睑裂处的角膜，为前弹力层的石灰变性，随增龄出现率逐渐增多。

4. 晶体混浊　随增龄逐渐发展的一种晶状体退行性变，70 岁以上出现率可达 80%，一般称为老年性白内障，是老年人致盲的主要原因。

四、耳

1. 耳长　耳的长度随增龄而逐渐加长，70 岁以后更为明显。

2. 耳垂皱褶　一般随增龄而逐渐出现。有人认为与动脉硬化有关，可作为冠状动脉硬化的指征之一。

五、鼻

1. 人中　人中的长度随增龄而逐渐增长。

2. 鼻毛　有人认为，毛发变白的最初部位是鼻毛。有资料表明，男性 30 岁以后鼻毛白化率急剧上升，60 岁以后达 100%，白化程度也逐渐加重。女性变化不明显。

六、牙

人类 50 岁开始出现牙龈萎缩、牙根外露、牙齿松动、齿隙增宽，并易发生牙齿脱落。唇、颊、下颌等也发生改变，开口笑时，牙白部分变多，呈典型的老年貌。

七、甲

1. 外形　随增龄逐渐变平，甚至呈匙状，并可见纵行稍隆起条形指纵纹。

2. 甲皱微循环　老年期与老年前期，血管襻的轮廓模糊、畸形、数量减少，A/V 大于 1/2，襻顶扩张，粒缓（摆流），襻周出血等。其中除血管襻减少、A/V 大于 1/2 无明显差异外，其他各项指标均随增龄而增加或明显。

八、手足变化

老年人由于手部脂肪非常少，缺乏足够的组织支撑，因此皮肤很容易变薄，导致青筋突出。青筋和老年斑都是衰老的征象。此外，老年人双足粗糙、变形，这是由于足部肌腱和韧带的弹性和灵活性会随着年龄增大逐渐降低，导致足部骨骼承受的压力变大，容易变形。

第二节 衰老的生理学指征

人体生理功能变化的测定主要包括休息时的基本功能、某些器官或系统的储备能力。人体衰老过程中的生理变化主要体现在机体组织细胞和构成物质的丧失，机体代谢率的减缓，机体和器官功能减退等。常用的生理功能测定指标如下。

一、神经系统指征

由于老年人在中枢神经系统和外周神经系统的变化，使老年人的兴奋和抑制过程转换变慢，灵活性很差，对外界反应迟钝，动作协调性差，注意力不集中，技巧的记忆力衰退，而为逻辑性的记忆力所代偿，对高水平的智力活动保留较久。此外，触觉、听觉、嗅觉、味觉等功能伴随老化也日渐降低。

1. 听觉和听力 大多数人从50岁开始对音叉的骨导听力就有不同程度地减退，逐渐发展为对钝音的听力减退，尤其是对高频音感音障碍明显，一般称为重听。通常老年性耳聋先是辨音能力丧失，然后是语言接受阈值增加，最后是单音阈值增加。

人的听力水平在20岁左右达到顶点，以后逐渐下降。40岁以后高频听力减退尤为明显。测定方法是用电测听器测听阈，或用音叉、秒表等声源测定所能听到的最大距离。听力减退是因内耳尤其是耳蜗内毛细胞和耳蜗神经节细胞变性所致。

2. 视觉和视力 老年人视力障碍多数由于晶状体性混浊，如老年性白内障等。一般从50岁开始近点调节能力逐渐减弱，晶状体弹性下降，造成老视。另外，老年人暗适应能力明显减退，视野范围缩小。

（1）视记忆：准备一套风景、人物或其他图片，令受试者在限定的时间内翻看，然后出示另一套图片，其中有受试者刚看过的。记录其认准率。

（2）视敏度：反映一个人的视调节功能，成年人随增龄而逐渐降低。可用视调节计或近视力表测定。操作时，用不透光物体挡住一只眼，测定；另一只眼在一定量读下自由调节距离所能看清的视力表上最小一排的距离 D_1，然后将视力表近移，测其看清这一排符号所需的最短距离 D_2。视敏度 $= D_1 - D_2$。

3. 嗅觉和味觉 大约60%的老年人嗅觉和味觉减退，尤以甜味觉减退明显。

4. 皮肤感觉 感觉功能也随增龄逐减，触觉及温觉的两点辨别觉及震动觉值从40岁开始，随增龄而增加，一般以深部感觉减低明显。

5. 本体感觉 位置觉和震动觉表现为下肢关节位置觉随增龄逐渐减退。

6. 周围神经传导速度和反应时间 可测正中神经经肘腕段运动纤维和混合纤维传导速度。成人上下肢的神经传导速度从50岁开始均逐渐减慢，60岁更明显，其中正中神经比尺神经、腓浅神经比腓深神经减慢更显著。由于神经最大传导速度减慢，周围神经的反应时间而随之延长。由于神经突触囊泡内储存的神经递质，如乙酰胆碱、去甲肾上腺素、多巴胺、5-羟色胺及γ-氨基丁酸等有不同程度的减少，并且神经递质从囊泡经突触前膜释放发生障碍，或由于突触后膜存在的受体减少等，神经递质不能及时与受体结合，影响了突触与突触间的信息传导。这些变化导致行动迟缓、记忆力下降等。

二、心血管系统指征

1. 心率和血压　心率随增龄逐渐增加，心肌兴奋性、自律性、传导性和收缩性均降低。动脉弹性降低，硬度增高，血压增高且多为收缩期高血压。成人收缩压平均每年增加0.5%，舒张压增加0.37%，尽管血压的个体差异很大，但坚持定期测量血压是很有意义的。

2. 心输出量　心脏的衰老变化导致射血能力降低，心输出量（包括每搏输出量和每分输出量）降低。可用超声心动图或同位素法进行测量。心输出量正常值一般用体表面积校正心脏系数，正常人心脏系数为 $3.0 \sim 4.0$ L／（$min \cdot m^2$），超出 $2.5 \sim 4.5$ L／（$min \cdot m^2$）范围则为异常。一般每年下降约1%，$60 \sim 70$岁的老年人心输出量比 $20 \sim 30$ 岁的年轻人下降30% $\sim 40\%$。

3. 心电图　老年人与年轻人有一定差别，且随增龄异常心电图检出率逐渐增加。主要表现为传导阻滞、窦性心动过缓、窦性心律不齐、窦性停搏和窦房阻滞等。老年人心电图的特点是P-R间期，QRS复合波、Q-T间期均轻度延长、Q波较深、ST偏移率可增高。

4. 超声心动图　随增龄主动脉根部、左房内径、室间隔及室后壁的厚度均增加。在老年期，代表左室舒张功能的指标，如左室A波（VAW）、左室内经变化指数、左室后壁舒张速率（VDLVPW）等，均可发生变化。静息时左心射血功能随年龄的变化不明显。心电图发生异常改变者达一半以上，其中以ST-T明显改变及心律失常者较多。

三、呼吸系统指标

1. 肺活量　随增龄逐渐减小，$30 \sim 80$岁可减少50%，$50 \sim 60$岁时减少最明显，每年减少0.6%，男性较女性更为明显。

2. 最大通气量　一般30岁开始随增龄逐渐减少，至90岁时可减至青年期的50%，每年约减少0.55%。氧消耗量和最大通气量随增龄减少，弥散功能降低。

3. 深吸气量　随增龄逐渐减少，尤其在60岁以后更为明显。

4. 一秒时间肺活量与时间肺活量百分比　一般成年男性一秒时间肺活量为肺活量的82.14%，女性为84.11%，一般3秒内基本可呼出全部肺活量的气体。一秒时间肺活量与时间肺活量百分比与年龄呈负相关。

5. 闭合气量与肺活量百分比　闭合气量随增龄逐渐增加，而肺活量逐渐减少，因此，二者之百分比与年龄呈正相关。

6. 功能残气量与肺活量比　功能残气量为平静呼气后存留在肺中的气体量，与年龄呈正相关，而肺活量与年龄呈负相关，因此，二者之比随增龄逐渐增加。

四、消化系统指征

1. 口腔　口腔衰老最明显的变化是牙和牙周组织的退行性变。牙齿脱落导致上、下颌骨和颞下颌关节的改变，关节周围韧带松弛导致下颌关节半脱位，骨质疏松，牙轴质和牙本质磨损脱落。牙槽骨和牙龈萎缩，舌乳头消失，味蕾减少导致味觉减退，味觉障碍。唾液腺萎缩导致唾液分泌减少，涎腺分泌液中的溶菌酶下降，口腔杀菌能力下降，局部口腔自净能力减退，口腔感染增加。残留牙冠及残根长期机械性刺激致口腔黏膜病，老年牙硬体组织物质代谢能力下降，硬体组织变脆弱，抗酸抗龋蚀能力减弱，咀嚼能力减弱。

2. 食管、胃和肠　衰老可导致食管下括约肌退行性变，食管括约肌的收缩压力下降和松弛延缓，食管收缩幅度减少，食管体部多相收缩波，食管下括约肌松弛不完全，食管扩张减退。随着年龄的增加，胃黏膜组织中血管扭曲，胃黏膜退行性变，胃供血不足，胃黏膜的营养因子减少，胃黏膜受损敏感性增加，腺体分泌胃酸功能减退，胃内消化酶激活减退，胃纳减少，细菌繁殖增加。随着年龄的增加，肠道的衰老可表现为消化道结缔组织退化、黏膜萎缩、肠黏膜血供不畅、神经肌肉解剖或功能改变、结肠运动减弱、肠系膜动脉粥样硬化增加，小肠绒毛变短、变宽，小肠黏膜中酶活性降低，在70岁以后回肠的乳酸酶双糖酶活性下降，对脂肪吸收能力下降，对脂溶性维生素D的吸收下降，并且结肠组织中隐窝细胞生长率增高，恶变率增加。

3. 肝和胆　肝脏衰老可以表现为细胞数量减少，肝细胞萎缩，肝血流量减少，再生能力减弱，从而影响肝脏的摄取、运转、代谢及排泄功能。中老年脂质代谢紊乱容易产生脂肪肝，胆囊壁增厚，胆汁浓稠，胆固醇较多，胆囊胆固醇结晶易形成结石，胆结石是老年人梗阻性黄疸的常见原因。老年人肝血管退行性变。

4. 胰腺　随着年龄的增加，胰腺位置下移，胰腺上皮细胞增殖退化，70岁以后有胰腺重量减轻。胰腺血管硬化，腺体和腺泡萎缩20%，导致脂肪吸收减弱。老年人胆道疾病增加，导致胆源性胰腺炎化、钙化，炎症还可致胰管狭窄、阻塞，胰组织炎症、水肿及坏死。

五、泌尿系统指征

1. 标准肾血流量　随增龄逐渐减少，至90岁减少高达53%。

2. 标准肾小球滤过率　随肾血流量的变化而逐渐减低，一般 40 岁以后肾小球滤过率平均每年减少 1%，至 90 岁减少高达 46%。

3. 内生肌酐清除率　随增龄逐渐降低，从 50 岁开始，每增加 10 岁约下降 10 mL/min，但血肌酐并不增高。

4. 血尿素氮　血尿素氮浓度随增龄而升高，80 岁时增幅可达 21%。

5. 尿 β_2-微球蛋白　尿 β_2-微球蛋白阳性率和浓度均随着增龄逐渐增高，60 岁以上更为明显，但无明显的性别差异，这可能与肾小管再吸收功能减低有关。

6. 肾小管排泄和再吸收　随增龄逐渐减低，因肾小管发生退行性变所致。

7. 尿渗量　可用渗透计的冰点下降法测定。老年人尿渗量随增龄逐渐下降，60 岁以上比 20 岁时约下降 100 mOsm/（kg · H_2O）。

8. 酸负荷　可用血浆对氨基马尿酸试验测定，随增龄马尿酸清除值逐渐降低。

六、免疫系统指征

1. 细胞免疫　外周淋巴细胞绝对值随增龄逐渐减少，而 T 细胞和 B 细胞并不减少。但用外周血涂片酸性非特异性酯酶（ANAE）标记淋巴细胞可见随年龄的改变。

（1）标记 T 细胞方法观察：ANAE 总阳性率青年期最高，中年期显著下降，老年期最低。ANAE 阳性 T 细胞分为圆点状颗粒型、散在颗粒型和大小不等颗粒型。圆点状颗粒型含 1~3 个颗粒的细胞随增龄逐渐减少，含 4 个以上颗粒的细胞逐渐增多；散在颗粒型细胞随增龄变化不明显；含单核弥散的细胞随增龄而逐渐增加。

（2）刀豆素 A（Con A）诱导 T 抑制细胞功能的检测，提示随增龄抑制率逐渐降低，说明 T 细胞抑制功能逐渐减弱。

（3）Con A 淋巴细胞诱导的 ^{3}H-胸腺嘧啶核苷（^{3}H-TdR）掺入量也随增龄而降低。

（4）总 E 花环形成试验、活性 E 花环形成试验和稳定性 E 花环形成试验均随年龄的增长而逐渐降低。

2. 体液免疫

（1）免疫球蛋白总量随增龄无明显变化，但类型分布异常，IgA、IgG 含量逐渐增高，IgM 逐渐减少。

（2）血清中天然抗体，如同族凝集素含量、羊红细胞抗体和沙门菌鞭毛抗体均随增龄而减少，单株细胞系免疫球蛋白则增加。总补体活性（CH_{50}）下降。

（3）自身抗体增加，如抗核酸抗体、抗平滑肌抗体、抗线粒体抗体、抗淋巴细胞抗体、抗胃壁细胞和抗甲状腺球蛋白等自身抗体，随增龄均逐渐增加，故易患自身免疫性疾病。

3. 细胞因子　细胞因子为辅助 T 细胞活化后产生的淋巴因子，如白细胞介素-2（IL-2）和白细胞介素-3（IL-3）等，随增龄逐渐减少。

七、内分泌系统指征

1. 垂体 重量无明显变化，分泌生长激素和泌乳素的细胞并不减少，但生长激素对机体生理学的影响反应迟钝，甚至消失。老年人的催乳素（PRT）、促卵泡激素（FSH）及黄体生成素（LH）均明显增高。

2. 甲状腺 体积随增龄变小，甲状腺素变化较大，至今尚无统一的意见。因甲状腺素在外周组织的降解率降低，四碘甲腺原氨酸（T_4）的半衰期逐渐延长，使甲状腺素分泌量减少，因而血清甲状腺素 T_4 浓度随增龄未见明显改变。促甲状腺激素、甲状腺激素、三碘甲腺原氨酸（T_3）的合成和分泌均减少。T_4 减少对动脉硬化的形成有促进作用。促甲状旁腺激素（PTH）的变化不定，但绝经后出现的骨质疏松可能与雌激素减少、PTH 效应增加有关。

3. 肾上腺 肾上腺皮质随增龄重量而逐渐减轻，对促皮质激素反应性下降，皮质醇的分泌量和排泄率均降低。醛固酮分泌量也下降，肾上腺激素直线下降。肾上腺皮质激素分泌降低，但血中含量并不低，这可能是因为皮质醇从血中消失速度减慢。

老年人的儿茶酚胺廓清率和神经末梢对儿茶酚胺的重吸收减少，故血中儿茶酚胺尤其是去甲肾上腺素的含量随增龄而升高。24 h 尿游离皮质醇排泄量逐渐下降，而且早于血浆皮质醇的下降。

4. 胰腺 老年人胰岛功能和对糖负荷能力随增龄逐渐减退，细胞膜上胰岛素受体数目减少，对胰岛素的反应性降低，血清胰岛素浓度与糖耐量表现不完全一致。

5. 性腺 男性促间质细胞激素（ICSH）及雌二醇（E_2）随增龄增加，而睾酮（T）无明显变化。女性激素 35~40 岁开始降低，60 岁最低。T/E_2 比值变化不明显。老年期血中的前列腺素 G1 含量减少，为动脉粥样硬化的原因之一。

6. 生长激素 生长激素的分泌随增龄逐年减少。测定胰岛素样生长因子-1（IGF-1）可反映生长激素的水平，30~40 岁时血浆 IGF-1 的含量为 500~1500 U/L。

八、生殖系统指征

1. 女性 绝经后，卵巢缩小、原始卵泡减少，结缔组织相对增加；外阴皮肤萎缩，皮下脂肪减少。生殖道黏膜变薄，弹性纤维减少，结缔组织增生；子宫颈、体退化萎缩。

2. 男性 附睾、精囊、前列腺上皮细胞丧失和萎缩，阴茎退化。一般 40 岁以后血浆睾酮开始下降，性欲减退，个别人阳痿，可出现更年期综合征。前列腺因激素平衡失调而增生。

有研究表明，体内性激素比例的变化是导致疾病的原因之一，如男性冠心病与

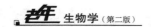

雄激素的减少有关，女性冠心病与雌激素和雄激素的分泌总量减少有关。

九、运动系统指征

1. 骨皮质厚度与骨小梁 老人随增龄骨皮质逐渐变薄、变细，骨密度降低，如正常椎体松骨质的密度约 0.22，至 70 ~ 80 岁约减少一半。骨质疏松的老年人骨密度低于 0.22。骨骼中有机物质如骨胶原、骨黏蛋白质含量减少或逐渐消失。长骨及骨盆成海绵样变或发生骨质疏松，骨骼变脆，椎间盘退行性变，脊柱弯曲，老人发生驼背，身高下降。关节软骨纤维化，滑囊变僵硬，关节僵硬，活动不灵活。

2. 骨骼肌 老年人骨骼肌的肌细胞内水分减少，细胞间液体增加，肌肉失去弹性，肌肉组织间有脂肪和纤维组织的生长，使肌肉的功能降低，易疲劳；肌腱韧带萎缩，并收缩而变僵硬。

3. 肌力 25 ~ 30 岁时肌力最大，至 60 ~ 70 岁可减弱到 20 ~ 30 岁时的 80%。握力计测定：人一生中 20 ~ 30 岁时握力最大，成年后每年约减少 5%。

4. 运动试验

（1）闭目单腿直立试验：测定机体保持自我平衡能力的指标，主要测试小腿肌力。

（2）弹跳试验：弹跳能力随增龄逐渐降低。

（3）敲击试验：坐正，用手敲击大腿，测 15 s 内敲击的次数。

（4）弯曲试验：用量角器测量能保持平衡的躯干侧弯和后弯的最大角度。

第三节　衰老的生物化学指征

一、脂质过氧化

1. 血自由基测定 可用自旋共振波谱（ESR）直接测定，随增龄逐渐增多。

2. 血清过氧化脂质和脂质过氧化代谢产物的测定 人体的细胞膜尤其是神经细胞膜含有较多的脂质，体内的自由基可以不同程度地破坏细胞膜，使脂质变成丙二醛而进入血液，所以血中丙二醛的含量可以间接反映细胞膜受到自由基损伤的程度。详见第十二章。

3. 红细胞中超氧化物歧化酶测定 超氧化物歧化酶具有抗自由基的作用，因而也具有延缓衰老的作用。详见第十二章。

4. 细胞脂褐质的测定 脂褐质是实质细胞胞浆内出现的一种棕褐色色素颗粒。它是细胞器碎片中不饱和脂肪过氧化的产物。详见第十二章。

二、羟脯氨酸的检测

羟脯氨酸是胶原蛋白特有的一种氨基酸。胶原蛋白是生物体中含量最多的蛋白质，占总蛋白量的 $1/4 \sim 1/3$，皮肤干重的 70% 为胶原蛋白，以胶原纤维的形式存在于体内。利用羟脯氨酸在胶原蛋白中含量最高这一特点，通过血液和尿液对羟脯氨酸的测定，可了解体内胶原蛋白分解代谢情况，即可作为结缔分解情况指标。测定羟脯氨酸的方法很多，详见第十二章。

三、单胺氧化酶的检测

单胺氧化酶（MAO）是广泛存在于动物不同组织如脑、肝中的胺氧化酶，催化各种不同类型的单胺的氧化脱氨作用。血清中 MAO 和结缔组织中的 MAO 性质相似，能促进结缔组织的成熟，在胶原形成过程中，参与胶原成熟的最后阶段架桥形成，使胶原和弹性硬蛋白结合。临床上测定血清 MAO 主要用于诊断肝硬化。其测定方法详见第十二章。

四、血脂的变化

1. 总胆固醇 血总胆固醇（TC）随增龄有逐渐增高的趋势，一般男性在 $60 \sim 70$ 岁达高峰，女性稍晚，在 50 岁左右达高峰。

2. 三酰甘油 一般三酰甘油（TG）女性高于男性，但随增龄无明显变化规律。

3. 脂蛋白 包括极低密度脂蛋白（VLDL）、低密度脂蛋白（LDL）和高密度脂蛋白（HDL）。前二者变化规律与总胆固醇相似；后者则随增龄逐渐减低，在 60 岁前女性显著高于男性，60 岁后两性均逐渐下降，且性别差异消失。在 $30 \sim 50$ 岁时，TC/HDL 比值女性低于男性，但 50 岁以后反而高于男性。

老年人至 90 岁以后，血总胆固醇、三酰甘油、低密度脂蛋白均低于老年前期的水平，而高密度脂蛋白反而高于老年前期的水平。

五、血浆蛋白的变化

1. 清蛋白 人血浆清蛋白（albumin）是人血浆含量最多的蛋白质，约 45 g/L，占血浆总蛋白的 60%。血清清蛋白随增龄逐渐降低，因合成下降所致。

2. 球蛋白 血清 α、β、γ 球蛋白，尤其是 γ 球蛋白随增龄逐渐增加，90 岁以上更为显著，可能与老年人自身抗体增加有关。

六、血液的其他指征

1. 血浆 β 血小板球蛋白 β-血小板球蛋白（β-thromboglobulin，β-TG）是一种

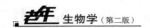

血小板特异性球蛋白，在诱导剂刺激下，由血小板 α 颗粒释放至血浆中，测定血浆中 β-TG 的含量可反映血小板特异的释放反应。可用放射免疫分析法测定，其血浆浓度随增龄逐渐升高，性别之间无显著性差异。

2. 血丙酮酸和镁　老年期血丙酮酸含量逐渐升高，常伴有维生素和镁的缺乏。血中丙酮酸增高还见于糖尿病、心力衰竭、腹泻，严重肝损伤、急性感染等。

3. 血清铁、铁蛋白和总铁结合力　血清铁含量随增龄逐渐降低；铁蛋白逐渐增加，且女性高于男性；总铁结合力可保持正常高值。

七、唾液变化

老年期唾液量明显降低，唾液中钾离子浓度随增龄明显升高。唾液中包含了血浆中的各种成分，以及 10 多种酶和近 10 种维生素、多种矿物质及有机酸和激素。还有一种唾液腺激素，能刺激人体的造血功能，能促进细胞的生长和分裂，并能加速核糖酸蛋白质的合成，调节身体的新陈代谢，维持身体的酸碱平衡，延缓身体各个组织器官的衰老，预防老年性疾病，有利于人的健康长寿。

八、尿液变化

在 24 h 尿中，青年人白天去甲肾上腺素含量增多，昼夜节律明显，但老年人昼夜节律不明显。老年人肾上腺素仅在清晨 2—6 时含量增多。

老年人尿中去甲肾上腺素和肾上腺素，在 24 h 排出量有高排出型和低排出型，高排出型的老年人精力和行动接近青年人，低排出型则衰老现象明显。尿液中还有衰老相关的很多指标如 8-羟基鸟嘌呤、明胶酶、尿微量清蛋白、Tamm-horsfall 蛋白、尿钙等。

第四节　衰老的细胞学指征

一、二倍体细胞离体培养试验

Hayflick 利用人胚肺成纤维细胞进行体外培养，细胞分裂传代达 40～60 次，若用成年人或 87 岁老年人肺的成纤维细胞体外培养，细胞只能分裂 29 代或 14 代。说明随着年龄增加，细胞分裂次数减少。Hayflick 认为，细胞株的生命过程可分为三相，即细胞株适应体外人工培养条件 I 相（原代培养）；进入活跃增殖阶段为 II 相，细胞株寿命的长短取决于此相；至衰老期为 III 相，此时表现出细胞衰老的各种特征。

1. 细胞的形态变化　体外培养的鸡胚脑神经细胞，在 II 相期细胞体多突起，胶质细胞减少；在Ⅲ相期细胞体突起减少，随增龄逐渐减少，胶质细胞则越来越多。取不同年龄动物的神经细胞直接观察发现，与体外培养的神经细胞形态变化相似。

2. 细胞 DNA 合成量和 DNA 修复能力　在幼年或年轻动物体内，细胞 DNA 合成速度较快，DNA 修复能力较强。随着年龄增长，DNA 合成速度减慢，修复能力减弱，同时 RNA 合成也减少，但 RNA 黏聚增加。

3. 细胞群体倍增速度的检测　随着细胞繁殖速度的下降，体外培养的细胞丧失在培养瓶内形成单层细胞的能力，直至整个体外培养群体的死亡，称为二倍体细胞的体外衰老。通过计算体外培养细胞的群体倍增的速度，可观察到群体衰老的过程。

4. 细胞分裂周期变化的检测　体外培养细胞生命的末期，细胞繁殖活性明显降低，G_1 和 G_2 期相应地延长，因而细胞分裂周期是生物衰老的重要指标。当生物机体衰老时，细胞分裂周期时间延长。细胞周期停滞，细胞复制能力丧失，对促有丝分裂刺激的反应性减弱，对促凋亡因素的反应性改变。

二、细胞衰老的指征

1. 细胞、核、染色质　老年细胞大小不等，有的较大变圆，并且与血管关系疏远，甚至与血管关系分离，漂浮在间质中；细胞内水分减少，空泡形成，体积变小，细胞内酶的活性降低，新陈代谢速度减慢；细胞核边缘呈不同程度的锯齿状，核膜凹陷、不规则，核和核仁变大，核仁数量增加，最终导致核膜崩解；染色质结构变化，超二倍体和异常多倍体的细胞数目增加；染色质凝聚、缩小、碎裂和分解等形态异常，染色体染色变深，核内包涵体增多等。

2. 内质网　大鼠活体资料研究表明，衰老细胞的粗面内质网和核蛋白体群逐渐减少，板层结构排列散乱，呈崩解现象。大鼠肝细胞中滑面内质网呈泡状，在小鼠神经－肌肉接头部位的突触前膜终末处增加。

3. 线粒体　线粒体为细胞的能量转换系统，其数量随增龄逐渐减少，体积增大或膨胀，线粒体的 DNA 减少、蛋白质合成减少。

4. 膜相结构　溶酶体内容和活性增加，溶酶体膜的通透性因脂质过氧化而升高，释放各种酶类引起细胞的破坏。细胞膜黏度增加、流动性降低，膜受体种类、数目和对配体的敏感性等发生变化；神经元突触数量也减少，突触前后膜凹凸不平，前膜的突触囊泡数减少，后膜出现裂孔。

5. 老年色素　细胞质出现色素、脂肪和脂褐素沉着，糖原减少，透明物质增加，并出现空泡，嗜色小体异常。

6. 细胞微细突起指数　扫描电镜观察可见成纤维细胞表面有大量微细绒毛。如肾小球足细胞随增龄微细突起增多，这些突起可增加膜的运输、表面积，为细胞运动和分裂储备细胞膜，这种表现可能与细胞老化后代偿有关。

第五节　人体衰老的检测

人体衰老的测定也称为生物学年龄测定，其意义在于进一步认识衰老的过程和机制，评价各种抗衰老措施的效果。

一、时序年龄

指出生以后所经历的时间，是人们习惯上所公认的衰老标准。由于遗传因素和环境因素的影响，衰老程度在个体之间差异较大，所以，时序年龄只能反映老年人的年岁、总的老化程度和状态，但有时不能真实地反映各人机体组织结构和生理功能的不同状况，不能确切地反应生物机体的老化程度。

二、生理年龄

生理年龄或生物学年龄是机体各组织、器官和系统生理功能的函数，以生物学能力或生命力等内容反应个体的老化程度，能更准确地反应个体的衰老状况。有的人时序年龄较大，但机体的功能衰老程度却较慢，即生理年龄较时序年龄为小，外貌看上去显得年轻；有的人却相反，时序年龄尚较小，生理年龄已较大，看起来就显得苍老一些。

三、心理年龄

老年人由于受到不同社会方面和心理因素的影响，主观感受的年龄也不一样，这就是心理年龄。某个老年人如果心旷神怡和心情愉快，时序年龄虽已较大，但心理年龄会显得年轻而精力充沛；反之，若经常情绪抑郁、孤独、不安和消沉，时序年龄不大，也显得精神萎靡苍老，未老先衰。心理年龄系根据标准化智力测验表来衡量个体的智力水平，以表示人的心理发展的绝对水平，将其与时序年龄对照，就能看出个体智力绝对水平的高低。

四、机体老化的自我评测

随着年龄的增长，人体的生理功能已在不知不觉中逐渐衰退，这是不可抗拒的自然规律。以下3个方法可以用于对身体功能的衰老进行自我检测。

1. 鞠躬 vs 心脏　测试前先静坐5 min，测得每分钟脉搏数a；然后身体直立，上体微向前屈，再还原，其实就是鞠躬的姿势，连续做20个（频率适中），测得脉搏数b；休息1 min，再测脉搏数c。将3次脉搏数相加，减200，再除以10。

得出的结果在0~3，说明心脏强壮；在3~6，说明心脏良好；在6~9，状态一般；在 9~12，恐怕你要时刻关注心脏的问题了，若是在 12 以上，还是尽快去看医生吧。心脏功能较弱的人可以多进行些轻微的有氧运动，并注意心态的调试。

2. 单脚立 vs 人体老化 被测者双手自然下垂，紧贴大腿两侧，闭上眼睛，用一只脚站立，另一人看秒表。根据其单脚独立稳定不移动的时间，来判断老化程度。

测定标准为：30~39 岁男性为 9.9 s；40~49 岁男性为 8.4 s；50~59 岁男性为 7.4 s；60~69 岁男性为 5.8 s。女性比男性推迟 10 岁计算。站立时间越长，老化程度越慢。未达标准者，你的生理年龄已经高于你的实际年龄了，需要保养身体，保持心情愉悦。

3. 屏气 vs 肺 虽然一刻不停地仰仗肺来呼吸，但没有什么能比 SARS 突袭时更让人们意识到肺的重要。通过屏气的测试可以让你察觉你的肺是否健康。

游泳的时候或者盆浴的时候，先深吸一口气，然后将头埋进水里，屏住呼吸，再慢慢吐出，看能维持多长时间，当然是越长越好。如果在 30 s 以上，就说明你的肺很健康；能达到 1 min，你的肺就十分强壮了。一个 20 岁左右的健康人，甚至可以持续屏气 90~120 s，想提升肺的质量，可以在空气良好的环境里做深呼吸，并主动咳嗽，这样可以排出沉积在肺中的杂质。

五、心理老化的自我判断

以下是心理学家提出的两种判断人类心理老化程度方法（问答卷）。

1. 第一套

（1）即使戴上眼镜也看不清东西；

（2）没有一个年轻的朋友；

（3）不喜欢看报刊的"智力园地"栏目；

（4）不能一下子说出水的 5 种不同用途；

（5）别人与你讲话必须凑近耳边大声喊；

（6）不能一下子顺背 7 位数或倒背 5 位数；

（7）做事情不能坚持到底；

（8）看小说时对描写爱情的内容不感兴趣；

（9）害怕外出；

（10）在 2 min 内不能从 100 连续减 7 直到 2；

（11）喜欢一个人静静地坐着；

（12）不能想象出天上变幻着的云块像什么；

（13）常常和别人吵架；

（14）吃什么东西都感到味道不好；

（15）不想学习新知识和新技能；

（16）常把一些立体图看成平面图；

（17）不喜欢下棋、打牌等需要动脑之类的游戏；

（18）总认为自己比别人高明；

（19）以前的许多兴趣和爱好现在都没有了；

（20）记不清今天是几号，明天是星期几；

（21）钱几乎都花在吃的方面；

（22）老是回想过去；

（23）常常无缘无故地生闷气；

（24）不喜欢听纯粹的音乐；

（25）喜欢反复地讲一件事；

（26）看书或电影、电视后回想不起内容和情节；

（27）别人的劝告一点也听不进去；

（28）对未来没有计划和安排；

（29）常常看错东西、说错话；

（30）走路离不开拐杖。

判断标准：以上情况如果有 10 种以内，基本无衰老；11～15 种，有点衰老；16～20 种，比较衰老；21～25 种，很衰老；26～30 种，极度衰老。

2. 第二套

（1）记不清最近发生的事情；

（2）如有急事在身，总感到心情焦急；

（3）事事总先考虑自己为主、以我为主；

（4）总想过去的事；

（5）对过去的生活总是后悔；

（6）对眼前发生的任何事情都感到无所谓；

（7）愿意自己生活，总不想麻烦别人；

（8）很难接受新事物；

（9）对噪声十分烦恼；

（10）不喜欢接触陌生人；

（11）对社会某些变化常惊恐不安；

（12）过分关心自己的健康；

（13）喜欢讲自己过去的本领和功劳；

（14）好固执己见；

（15）喜欢做无聊的收藏家。

判断标准：以上情况如果有 3 种以内，基本无衰老；4～6 种，有点衰老；7～9 种，比较衰老；10～12 种，很衰老；13～15 种，极度衰老。

（王　伟　曾鹏娇　赵　鹏）

第十二章　抗衰老生化研究

随着衰老基础理论研究的不断提高，对衰老过程中所发生的生物化学变化的认识逐步深入。在抗衰老研究的生化领域内，自由基、脂质过氧化物、抗氧化酶、核酸、蛋白质含量测定等生化试验，是抗衰老研究常用的方法。

第一节　自由基测定

在生命活动的新陈代谢过程中，体内不断产生各种自由基（free radicals）。这些自由基与机体发生的疾病和功能障碍，如炎症、肿瘤、辐射损伤、衰老等密切相关。超氧阴离子自由基（$\cdot O_2^-$）、羟自由基（$\cdot OH$）和脂自由基（$ROO\cdot$）是 3 种具有代表性的自由基，$\cdot O_2^-$ 形成最早，$\cdot OH$ 的作用最强。因此，$\cdot O_2^-$、$\cdot OH$ 自由基的检测，对于其生物学作用的研究及对抗衰老机制的研究非常重要。

自由基的检测方法较多，主要有化学发光法、高效液相电化学方法、电子自旋共振法、分光光度法、荧光分析法等，本节主要介绍化学发光法、电子自旋共振法、荧光分析法。

一、化学发光法

在抗坏血酸-Cu^{2+}-H_2O_2 体系中，Cu^{2+} 作为催化剂，H_2O_2 是 $\cdot OH$ 的前体，酵母是很好的化学发光底物，可有效地扩增化学发光。在发光体系中加入待试药物后，由于药物对 $\cdot OH$ 的抑制作用，从而使发光强度减弱。过氧化氢酶虽然不直接清除 $\cdot OH$，但它能清除 $\cdot OH$ 的前体 H_2O_2，从而抑制了大部分发光。这一反应可用化学发光仪进行检测。

1. 材料　用重蒸馏水预先配制 50 mmol/L 磷酸盐缓冲液（pH 7.4），临用前用此缓冲液配制 0.9 mmol/L 抗坏血酸溶液、1.8 mmol/L 硫酸铜溶液、60 mmol/L H_2O_2 溶液；取酵母加重蒸馏水于沸水浴中加热溶解，配制 50 mg/mL 的酵母浸膏溶液，冷却后备用。

2. 方法　将所用的试剂 37 ℃预温，取 1.2 cm × 5.0 cm 试管，加抗坏血酸 0.2 mL、硫酸铜（$CuSO_4$）0.4 mL、酵母 0.2 mL 及磷酸盐缓冲液（pH 7.4）0.5 mL，于化学发光光度计测出本底后，加入 0.6 mL H_2O_2，快速混匀，置于样品池，延迟 10 s 后，测出后 10 s 的平均发光强度，作为本体系的发光强度。相同条件下，用待试药物代替反应体系中的缓冲液，检测发光强度，计算该药物对·OH 的清除率：

清除率 =（本底发光强度 − 药物组发光强度）/本底发光强度 × 100%。

3. 注意事项 抗坏血酸-$CuSO_4$-H_2O_2 化学发光体系·OH 检测法稳定性好、灵敏度高。与电子自旋共振法比较，无须昂贵的仪器，操作简便，检测快速，适合一般研究室开展工作。本法对筛选清除·OH 的药物，防治与·OH 有关的疾病有一定的应用价值。

（1）测量数据处理：所有实验计数需扣除空杯的本底水平进行处理。

（2）本实验随酵母浓度增加，发光可近似线性增大，但浓度过大时，发光强度反而下降，可能是酵母过于浓稠影响发光。

（3）pH 对发光强度的影响：pH 为 7.0 时发光强度最大，pH 增大或降低，发光强度均下降，为模拟人体血液环境，通常选择 pH 7.0 为检测条件。

二、电子自旋共振法

电子自旋共振（ESR）也称电子顺磁共振（EPR），可用于检测和研究具有未成对电子（unpaired electron）的化合物。ESR 主要用于研究含有未成对电子的自由基和过渡金属离子及其化合物。自旋捕集（spin trapping）技术是利用捕集剂（trap）与短寿命自由基结合生成相对稳定的自由基，即自旋加合物（spin adduct），然后进行 ESR 测量。由于自旋加合物的寿命仍然较短，因此，必须在捕集自由基后立即进行 ESR 测量，从而限制了许多实验研究。研究表明，采用液氮保存·OH 和·O_2^- 与捕获剂形成的自旋加合物，可延长了自旋加合物的寿命，在低温下自旋加合物的浓度基本不变。

1. 材料 ESR 波谱仪 ESR 设置条件：微波功率 25 mV，调置幅度 1 G，时间常数 1 s，扫描范围 100 G，扫描时间 100 min，温度控制 25 ℃。

2. 方法

（1）自旋捕集剂：自旋捕集剂本身是一种抗磁性化合物，常用亚硝基类捕集剂和硝酮类捕集剂，包括 α-苯-叔丁基硝酮（PBN）和 5，5′-二甲基-吡咯啉-N-氧化物，或 5，5′-二甲基-吡咯啉-1-氧化物（DMPO）。

（2）自旋捕集剂与自由基发生加成反应，生成寿命较长的自由基产物（自旋捕集剂 + 自由基 + 自旋加合物）。

（3）利用加合物的 ESR 波谱具有特征信号的特点，可以鉴定短寿命自由基的性质。

3. 应用 ESR 法检测动物肝脏受 CCl_4 等卤代烃类损伤后产生 C 核自由基（carbon centered）。

（1）实验前取 SD 大鼠，禁食 24 h，然后按下列步骤操作。

（2）取 0.05 mol/L PBN 1.0 mL，加去皮玉米油 0.3 mL，匀浆，制成乳化液。

（3）吸取 CCl_4 加入乳化液中混匀，给大鼠灌服（按 CCl_4 80 μL/100 g 体重）。

（4）灌服后 15 min 至几小时内处死大鼠，迅速取出肝脏，用氯仿：甲醇（V/V，2/1）制成匀浆，静置 30 min。加 1/5 生理盐水。

（5）进行相分离→回收氯仿层→真空干燥→脂残渣用少量氯仿溶解回收→吸入一端封闭的毛细管中→置于 ESR 样品室中。

4. 波谱观察　不配对电子的 ESR 波谱是一个单峰。当一个不配对与一个无自旋的核相互作用时，波谱不变。但与一个有自旋的核相互作用时，单峰将被核再次分裂。上述两类捕集剂都是氮氧化合物，其不配对电子位于氮和氧原子的 π 轨道上，不配对电子的自旋将与两个核发生相互作用，但是由于氧核无自旋，所以只与氮原子核发生作用，因此，出现一个等距离、等强度的三线谱。

对照组 1：仅给大鼠 PNN-玉米油乳液，不给 CCl_4，则没有 CCl_4 的 ESR 信号。

对照组 2：给大鼠 PBN-玉米油乳液，但在制备肝匀浆时加等量的 CCl_4。结果也没有 CCl_4 的 ESR 信号，说明自由基非在提取过程中形成和捕集的。

5. 注意事项　捕集剂应对动物无毒和无有害效应。捕集剂可能由于杂质、水解物或易于氧化/还原而出现假信号，所以，对得到的信号应该分析其副产物参与的可能性。如果没有 ESR 信号，并不一定意味着没有自由基存在。因为许多因素会阻碍自由基的探测，例如，大多数自由基与氧的反应速度大于与捕集剂的反应速度，自旋加合物信号太弱、波谱太宽等。

6. 评价　ESR 与自旋捕集相结合的技术是自由基测定可靠且有力的鉴定方法，而且可以研究那些缺乏特异性防护体系的其他类型介导的自由基中间体代谢产物。

三、荧光分析法

荧光分析法又称为荧光探针法，其技术核心是应用荧光探针。探针本身没有荧光或者只有很弱的荧光，能很容易透过细胞膜，然后在细胞内或者细胞器内被自由基氧化后发出很强的荧光。常用的荧光探针有 2，7-二氯荧光黄乙酰乙酸（DCFH-DA）、DAF-FMDA（4-Amino-5-Methylamino-2′，7′-DifluorofluoresceinDiacetate）、双氢罗丹明 123（DHR）、二氢乙锭（DHE）等，可以用于检测·O_2^-，·OH，NO 等。荧光分析法测定活性氧自由基的方法具有灵敏度高、选择性好、操作简便等优点。

1. 常用荧光探针性质及其用途

（1）DCFH-DA：具有亲脂性，很容易透过细胞膜，进入细胞后在细胞内脂酶的作用下脱去乙酸盐基团成为极性的 DCFH，但不发荧光；其后在细胞内氧化物如自由基的作用下将之氧化成能发很强荧光的 2，7-二氯荧光素（DCF），激发波长和发射波

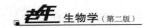

长分别为 488 nm 和 525 nm。因此，DCF 形成量与细胞内的氧化物的水平呈现正相关，故其荧光强弱能够反映细胞内氧化物的水平高低。一般用于检测 $\cdot O_2^-$ 和 $\cdot OH$。

（2）DAF-FMDA：可以穿过细胞膜，在细胞内被内酯酶催化生成不能有过细胞膜的 DAF-FM，本身荧光很弱；遇到 NO 后能够发生反应并释放出强烈的荧光，其激发和发射波长分别为 495 nm 和 515 nm。因此，DAF-FMDA 一般用于 NO 的检测。

（3）DHR：本身也没有荧光，但是能够与单线态氧结合而被氧化成具有强荧光性质的 RH。其激发和发射波长与 DCFH-DA 相同，但是 DCFH-DA 一般用于检测细胞质内的自由基，而 DHR 一般用于检测线粒体内的自由基。一般用于检测 $\cdot O_2^-$ 和 $\cdot OH$。

（4）DHE：能够自由透过细胞膜，可被细胞内的 $\cdot O_2^-$ 直接氧化成溴化乙锭（EB），EB 产生的荧光强度与 $\cdot O_2^-$ 浓度成正比，从而间接反映 $\cdot O_2^-$ 浓度。其激发波长为 488 nm，发射波长为 610 nm 或 650 nm。一般用于检测细胞内的 $\cdot O_2^-$ 自由基。

2. 注意事项

（1）检测荧光探针的仪器：荧光显微镜、共聚焦显微镜、流式细胞仪和荧光酶标仪等。

（2）探针试剂如 2-吡啶甲醛苯并赛唑啉对于 $\cdot O_2^-$ 一般具有检测的专一性。

（3）激光诱导荧光成像法是目前唯一的 $\cdot OH$ 的直接检测方法，与 DCFH-DA 法不同。

第二节　氧化性代谢产物测定

一、脂质过氧化物

脂质过氧化物（lipid peroxide，LPO）是自由基作用于多不饱和脂肪酸的产物，含量与自由基的生成呈正相关，由于机体有抗氧化作用的酶系及非酶系的保护作用，使自由基不断产生又不断被清除。随着增龄，体内抗氧化剂不断下降，清除自由基能力逐渐减弱，脂质过氧化作用则增强，脂质过氧化产物增多。因此，测定脂质过氧化产物是评价抗衰老药物的重要指标之一。脂质过氧化物检测方法主要有荧光法、比色法、改良硫代巴比妥酸荧光法、反相离子对色谱法等，本节主要介绍后 3 种。

（一）改良硫代巴比妥酸荧光法

脂质过氧化物在稀酸中加热水解生成丙二醛（malondialdehyde，MDA），MDA

与硫代巴比妥酸（thiobarbituric acid，TBA）反应，形成红色缩合物。反应产物具有荧光，经正丁醇抽提，用荧光分光光度计可测定荧光强度以进行定量分析，MDA 的实际含量反映了 LPO 在组织中的浓度。四乙氧基丙烷（1，1，3，3-tetrar-thoxypro-pane，TEP）与 TBA 在同样条件下反应也生成具有荧光的红色缩合物，故以它作为标准品。

在 TBA 荧光测定 LPO 法的基础上进行改进，血清样本在冰醋酸存在的条件下，100℃水解 60 min，LPO 释放的 MDA 与 TBA 形成复合物，用甲醇沉淀血清蛋白质减少非特异性干扰，以 λ_{ex} =515 nm、λ_{em} =550 nm 测定 MDA-TBA 复合物的荧光强度。

1. 材料

（1）TEP 标准储存液：吸取 100 μL TEP，加乙醇至 50 mL，含量为 8 mmol/L，作为储存液，4℃冰箱可保存 1 个月，临用前用双蒸水稀释成 8 μmol/L 的标准应用液。

（2）20 mmol/L TBA 溶液：称取 TBA 576.6 mg 溶解在 80 mL 双蒸水中，60℃以下加热助溶，冷却至 25℃用双蒸水稀释至 100 mL，再与冰醋酸等量混合。

2. 方法　实验动物连续给药（时间自定），末次给药后 1 h，取血分离血清。取 10 mL 带塞试管，分别标明测定管、标准管和空白管。测定管加 20 μL 待测血清，标准管加 20 μL TEP 应用液，空白管加 20 μL H$_2$O。各管依次加 H$_2$O 2 mL、TBA 试剂 1 mL，混匀，100℃加热 60 min，流水冷却至室温。各管分别加甲醇 1 mL，充分混匀，3000 g 离心 10 min，取上清液，以 λ_{ex} =515 nm、λ_{em} =550 nm 测定各管荧光强度（F），计算 MDA 含量：

$$\text{MDA 含量}（μmol/L）=（F_{测}-F_{空}）/（F_{标}-F_{空}）×8。$$

3. 注意事项　本改良法克服了原荧光法操作复杂、预处理时间长、抽提反应产物所用的正丁醇具刺激性气味、有害健康等缺点，操作简便、快速准确、荧光稳定、干扰因素少，可满足科研与临床的需要。实验用玻璃仪器须用 50% 硝酸浸泡除荧光，否则空白测定值偏高，干扰测定。实验用水须为双蒸水。供测试的血液样品应避免溶血。

（二）比色法

LPO 在酸性条件下，加热分解生成 MDA，MDA 与 TBA 反应，反应产物呈紫红色，用比色法进行测定。

1. 材料

（1）10 μmmol/L TEP 标准储存液配制：TEP 110 mg，加甲醇至 50 mL。

（2）10 nmol/L TEP 标准应用液：取上述储存液 0.1 mL，加甲醇到 100 mL。

（3）1.0% TBA 试剂：取 1.0g TBA 加 H$_2$O 至 100 mL，50℃水浴中助溶 5～10 min。

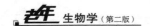

2. 方法

（1）大鼠血清 MDA 测定：取分离的血清 0.3 mL，加 1/6 mol/L H_2SO_4 2.4 mL，混匀，滴加 10% 钨酸钠 0.3 mL，混匀，放置 10 min 后离心，弃去上清液，将试管倒置在滤纸上滤去水分。于沉淀中加入 0.5 mL 蒸馏水，将沉淀搅匀，再加入 0.05 mol/L 盐酸 3.0 mL，边加边摇，再滴加 1% TBA 溶液 1.0 mL，混匀后置沸水浴 60 min。取出后流水冷却至室温，3500 g 离心 10 min，取上清液于分光光度计 535 nm 波长处测吸光度（A）值。标准管（As 管）加入 0.3 mL 应用液、0.5 mL H_2O_2、0.05 mol/L 盐酸 3 mL 及 1% TBA 试剂，反应条件操作同上，测定标准管的吸光度（As），计算 MDA 浓度：

$$MDA 浓度（nmol/L）= Au/As \times 10。$$

（2）大鼠组织 MDA 测定：（200 ± 10）g 大鼠，禁食 24 h 后断颈处死，迅速剖取肝、心、脑、肾组织，生理盐水（0℃）洗净血液，称取一定重量后剪碎，用生理盐水制成 50 g/L 匀浆。取 0.1 mL 匀浆加入维生素 E 0.5 mL，37℃ 孵育 90 min，再加入 0.02 mol/L 半胱氨酸（cysteine，Cys）10 μL 和 0.02 mol/L $FeSO_4$ 20 μL，混匀，37℃ 孵育 30 min。TBA 显色法测定 MDA 生成量（表 12-1）。

表 12-1 维生素 E 对大鼠组织匀浆脂质过氧化的抑制作用
（$X \pm S$，$n = 3$，MDA 含量 nmol/L）

组别	肝	脑	心	肾
自氧化对照组	278.5 ± 8.3	268.9 ± 7.6	248.0 ± 8.2	225.9 ± 8.15
治疗组	158.6 ± 6.3*	174.2 ± 7.8*	196.5 ± 4.48*	158.6 ± 6.3*

注：与对照组比较 *$P < 0.05$。

（三）反相离子对色谱法

LPO 在酸性条件下加热，水解产物 MDA 与 TBA 缩合形成紫红色产物，在 532 nm 处有最大吸收率。反应缩合比为 MDA：TBA = 1：2，从 MDA 浓度可推算 LPO 含量。

1. 试剂 TEP 标准储备液（0.02 mol/L）；LTEP 标准应用液（10 μmol/L，储备液稀释 2000 倍）；Britton-Robinson 缓冲液（正磷酸 2.71 mL，冰醋酸 2.36 mL，硼酸 2.47 g，NaOH 1.12 g，定容至 1 L，pH 2.5）；0.3% TBA 溶液（Britton-Robinson 缓冲液稀释）；0.025 mol/L 磷酸盐缓冲液（0.05 mol/L KH_2PO_4 溶液 500 mL，0.05 mol/L NaOH 溶液 139 mL，定容至 1000 mL，pH 6.5）。

2. 色谱条件

（1）色谱柱：Φ4 mm × 200 mm phase-sep C_{18} 柱（大连色谱开发中心）。

（2）流动相：甲醇 + 磷酸盐缓冲液 = 53：47（V/V），含 15 mmol/L 四丁基溴化铵，使用前以超声脱气 15 min。

（3）检测波长 532 nm，流量 1.2 mL/min，进样定量管体积 30 μL。

3. 步骤

（1）制备兔脑组织匀浆：将实验动物处死，立即开颅分离出左右海马，用经 N_2 饱和的预冷 Tris-HCl 缓冲液（含 1.2 mmol/L EDTA，pH 7.4）冲洗 2~3 次后，再加该缓冲液 4 mL 研制成匀浆，2000 g 离心 10 min，静置，取上清液于 4 ℃ 冰箱放置 12 h。按 1500 g 再离心 20 min。吸出上清液测定蛋白及 LPO 含量。

（2）LPO 测定：取上清液 100 μL，加 0.90 mL TBA 试剂，混匀，在 95 ℃ 水浴中加热 35 min，流水冷却至室温，取显色后溶液 0.5 mL 加入 0.5 mL 乙腈，混合 30 s 后，4000 g 离心 10 min，取上清液 30 μL 加入进样管，于 532 nm 波长，按上述色谱条件检测。

（3）Lowry 法测定组织蛋白质含量。LPO 含量以组织匀浆中每毫克蛋白所含 LPO 量表示。结果表明，缺血 20 min 组与对照组之间无显著差异。而缺血 20 min 再灌流 30 min 后 LPO 含量显著升高，与对照组比较 $P < 0.01$（表 12-2）。

表 12-2　兔脑匀浆中 LPO 的变化

组别	LPO 含量（MDA nmol/mg 蛋白）
未缺血对照组	0.832 ± 0.259
缺血组 20 min	0.865 ± 0.407
20 min + 再灌流 30 min	1.876 ± 0.399
20 min + 再灌流 120 min	1.420 ± 0.794
20 min + 再灌流 360 min	1.253 ± 0.889

4. 注意事项　由于动物组织中成分多而复杂，LPO 含量又很低微，前述 TBA 比色法、荧光法有一定的实用价值，尚存在着受共存物的干扰多、预处理步骤烦琐等问题。反相离子对高效液相色谱分析方法受生物样品中共存物干扰少，是一种较为灵敏、准确的测定方法。反应产物显色可稳定 1 h，但当日光较长时间照射后易逐渐变色，故应避免日光直接照射。

二、氢过氧化脂类

以四甲基对苯胺（tetramethyl-p-phenylenediamine）作为供氢体，利用血红蛋白的过氧化物酶作用，使氢过氧化脂（hydroperoxilipids）还原成羟基衍生物，而四甲基对苯胺则被氧化为有色物质，显色的深浅与氢过氧化脂类的含量成正比，称为比色法。

1. 材料

（1）标准溶液：取氢过氧化枯烯用无水乙醇配成 2.0 nmol/L，临用前用 PBS 稀释 5 倍，使之成为 400 μmol/L 的标准应用液。

（2）67 mmol/L 磷酸盐缓冲液（pH 5.4），每 100 mL 加 TritonX-100 0.05 mL。

（3）四甲基对苯二胺盐酸盐：取二甲基甲酰胺配成 1.6 mmol/L，置棕色瓶于 4℃保存。

（4）血红蛋白液：用生理盐水将红细胞洗涤 2 次，用前用双蒸水配成 1 mg/mL。

（5）样品制备：将各组实验动物于末次给药后 1 h 取血分离血清供测定。

2. 方法 取 4 支试管，于标准管和测定空白管中加入 0.10 mL 400 μmol/L 标准应用液、测定管中加 0.10 mL 血清样本，分别于各试管中加入 67 mmol/L PBS 2.90 mL（空白管中加 3.00 mL）、血红蛋白溶液 0.10 mL，充分混匀后加入 1.6 mmol/L 四甲基对苯二胺 0.20 mL，充分摇匀，置 37℃水浴 15 min，取出后各管分别加入冰乙酸 0.05 mL，于测定空白管中加入 0.10 mL 血清样本，充分混匀。分光光度计 610 nm 波长处比色，读取各管 OD 值按下列公式计算血清脂质过氧化氢含量：

血清脂质过氧化氢（μmol/L）$= (OD_{测} - OD_{测空}) / (OD_{标} - OD_{空}) \times 400$。

3. 评价 血红蛋白法测定脂质过氧化氢的灵敏度取决于各种供氢体的摩尔吸光度，本法采用四甲基对苯二胺作供氢体，在本实验条件下其摩尔吸光度为 1.848×10^4，灵敏度较高。

三、脂褐质

随着年龄的增长，机体对自由基的防御能力降低，自由基的积聚使生物膜发生过氧化反应生成脂质过氧化物，脂质过氧化物自动分解产生 MDA，MDA 与蛋白质、核酸及某些磷脂交联形成 Schiff 碱，无活性的大分子复合物，这些破坏了的细胞成分被溶酶体吞噬后形成的残余物质，累积形成脂褐素（lipoprotein）。这种标志老化的色素随增龄而增多，是生物体老化的主要标志之一。抗衰老药物氯酯醒减少脂褐素蓄积的报道很多；有报道，氯丙嗪也能减少培养的脑神经细胞中脂褐素的含量。

（一）荧光测定法

脂褐素（老年斑）即脂质过氧化物与蛋白质结合的产物，脂褐素的化学本质是 Schiff 碱，Schiff 碱能溶于有机溶剂。将实验动物组织制备成匀浆，经有机溶剂抽提，用荧光分光光度计测定出提液中的 Schiff 碱，则可反映组织中脂褐素的含量。

1. 方法

（1）取 3 月龄（幼年）和 18 月龄（老年）雄性瑞士小白鼠，随机分组，每组 10 只，幼年、老年对照组喂饲基础饲料，其中含维生素 E 30×10^{-6}（日均摄入量分别为 2.5 mg/kg 体重和 1.8 mg/kg 体重）；幼年和老年实验组在基础饲料中添加维生素 E 至 500×10^{-6}（日均摄入量分别为 42 mg/kg 和 30 mg/kg 体重），各组动物自由进食和饲水。

（2）8周后将动物处死，取出所需组织在生理盐水中浸泡，用滤纸吸干表面的血液，称取一定量组织用氯仿：甲醇＝2∶1（*V/V*）混合液制备10%组织匀浆。匀浆中再加入等体积蒸馏水，充分振摇3 min，3000 g离心10 min。吸出氯仿层置干燥试管中，再加氯仿至5 mL，用荧光分光光度计测定其荧光强度。测定条件为激发波长365 nm，狭缝10 nm；发射波长435 nm，狭缝10 nm。结果表明，老年对照组心、脑脂褐质含量较幼年对照组显著增高；老年实验组膳食中补充维生素E后，心、脑组织脂褐质含量显著降低（表12–3）。

表12–3 小鼠心、脑组织脂褐质含量

组别	鼠数（只）	维生素E [mg/（kg·d）]	心（脂褐质荧光读数）	脑（脂褐质荧光读数）
幼年对照组	10	2.5	55 ± 11	31 ± 12
实验组	10	42.0	51 ± 10	30 ± 9
老年对照组	10	1.8	285 ± 22*	83 ± 11*
实验组	10	30.0	137 ± 13#	53 ± 11#

注：老年对照组与幼年对照组比较显著升高，* $P < 0.05$；老年实验组与老年对照组比较显著降低，# $P < 0.05$。

2. 注意事项 本方法操作简单方便，灵敏度高，已广泛应用于脂褐素的定量研究中。制各组织匀浆时，若是机械研磨，各组研磨时间、配制浓度等条件应一致，避免操作上的误差；抽提时要充分震荡。

（二）组织化学法

不同年龄生物体的组织切片脂褐素组化反应不完全一致。据此Nandy将之分为两类：一是主要存在于年轻动物，易被苏丹黑（Sudan black B）和过碘酸雪夫（periodic acid Schiff，PAS）染色，细胞质中含量较少；而另一类则主要存在于老龄动物，易被Nile蓝和铁氰化铁法染色。酸性磷酸酶是象征脂褐素的一个可靠指标，用酸性磷酸酶法可将其染成黑色。由于细胞内脂褐素随增龄而增多，一般用老龄动物来观察药物对脂褐素含量的影响。

在衰老动物组织细胞内，脂褐素由散在分布到聚积于核的附近，颗粒由小融合变大成团，占据较多的细胞质。油镜下观察：含脂褐素的细胞百分率；平均每个细胞所含脂褐素颗粒数目与大小；平均每个细胞所含脂褐素占胞质面积的百分率。按含脂褐素的细胞百分率、细胞含脂褐素的面积及脂褐素颗粒数进行统计，从而评价抗衰老药物抑制脂褐素生成的作用。

与荧光测定法等方法比较，组织化学方法用于脂褐素的定性研究是筛选抗衰老药物的可靠方法。

第三节　抗氧化酶活性测定

生理情况下，机体内的活性氧（active oxygen species）不断产生，在抗氧化剂（antioxidants）作用下又不断被清除，从而维持在有利无害的水平。疾病或衰老时内源性活性氧产生增多或清除能力下降，通过直接补充或通过各种治疗措施（包括药物）间接提高机体内抗氧化酶含量和活性，是老年人健康保健和延缓衰老的重要方面。在筛选或评价抗衰老药物或其他抗衰老及保健治疗措施的有效性时，通常需将机体内抗氧化酶的含量或活性作为重要的指标。

一、超氧化物歧化酶

超氧化物歧化酶（superoxide dismutase，SOD）广泛存在于生物体的活细胞中，特异性地催化氧自由基的歧化反应，是机体超氧阴离子自由基 $\cdot O_2^-$ 的清除剂。近来研究表明，抗氧化酶类缺乏可能是短寿的分子基础，氧化还原酶类活性随增龄而降低的现象亦较为常见，清除氧自由基的酶类有一定的延缓衰老作用。因此，测定SOD的活性是抗衰老药物研究一个重要的定量指标，根据所含金属离子的不同，将SOD分为 Cu-Zn-SOD，Mn-SOD 和 Fe-SOD。

测定方法常用的有化学发光法、肾上腺素自动氧化测定法、四氮唑蓝还原法、邻苯三酚法、改良邻苯三酚自氧化法、光化增强法、极谱氧电极法、黄嘌呤氧化酶法等，此处主要介绍化学发光法、改良邻苯三酚自氧化法、黄嘌呤氧化酶法。

（一）化学发光法

黄嘌呤氧化酶（XO）在有氧条件下催化次黄嘌呤（HX）或黄嘌呤（X）氧化生成尿酸，同时产生 $\cdot O_2^-$，$\cdot O_2^-$ 进一步与化学发光剂3-氨基邻苯二甲酰肼（鲁米诺，luminol）反应，使之受激发，当它返回基态时，则发出光子，通过光电倍增器放大，便于仪器探测。SOD可使 $\cdot O_2^-$ 歧化淬灭，故抑制了 Luminol 的发光，且发光下降程度与酶含量或活力变化成正比，故可间接反映生物样本中 SOD 活力。

1. 材料

（1）SOD标准品：酶活力 4000 U/mg 蛋白，实验时用 0.05 mol/L 磷酸盐缓冲液（pH 7.8）配制成 2 ng/mL、4 ng/mL、6 ng/mL、8 ng/mL、10 ng/mL 标准梯度浓度。

（2）XO：根据 Massey 法从牛奶中提取，储存在 60% 饱和度的硫酸铵中，浓度为 1 mg/mL。用时摇匀，吸取悬液，4000 g 离心 10 min，弃去上清液，浅棕色沉淀用 0.05 mol/L，磷酸钾缓冲液溶解成一定浓度。

（3）HX、Luminol：每次实验前用 0.05 mol/L 碳酸钠缓冲液（pH 10.2）配成 0.1 mmol/L 混合液。

2. 方法

（1）家蝇：纯种家蝇按常规方法繁殖与饲养：收集 10 h 内羽化的成蝇，分为对照组和 D-半乳糖（D-gal）组，分别由饮水中给予 D-葡萄糖（D-glu）和 D-gal 200 mg/L，定时更换饮水和饲料，于日龄第 10、第 20、第 30 和 40 d，各组随机抽取雄性家蝇 10 只，立即剪头称重，生理盐水制成匀浆。

（2）测量：样品管加入 10 μL 匀浆，对照管加入等量缓冲液（0.05 mol/L 磷酸钾缓冲液、pH 7.8），标准管加入 10 μmol SOD 溶液。然后分别加 XO 50 μL，混匀，放入化学发光测定仪或液体闪烁计数仪，再加入 HX 和 Luminol 混合液（使最终反应体积至 1 mL）启动反应。从启动反应开始，分别以 1 min 末的发光强度值（pH 10.2 碳酸钠缓冲体系）和峰值读数（pH 7.8 磷酸钾缓冲体系）为准进行计算。

（3）SOD 活力测定及比活力计算：发光体系中加入 SOD 后发光强度下降。以空白对照管的发光强度值为 100%，可以计算出加入 SOD 后抑制发光的程度，以此对 SOD 浓度作图，得到 SOD 对 Luminol 发光的抑制图。根据图可以求出 SOD 抑制 50% 发光程度时的浓度，用 IC_{50} 表示（单位：ng/mL）。

SOD 的比活力测定：可采用 0.1 mol/L pH 7.8 的磷酸钾缓冲液（含 0.1 mmol/L EDTA），新鲜配制的 0.1 mmol/L HX 和 Luminol 混合液 940 μL，XO（1 mg/mL）50 μL，一定浓度的 SOD 10 μL（25℃）。在此条件下，抑制 50% 发光程度所需的 SOD 浓度（IC_{50}）定义为一个活力单位。因在此条件下，标准 SOD 的 IC_{50} 为 100 ng/mL，它与细胞色素 C 还原法规定的活力单位相同，而且 SOD 的标准比活力（3300 活力单位/毫克蛋白）正是根据细胞色素 C 还原法定出的。若所测样品的 IC_{50} 大于 100 ng/mL，则实际样品的比活力可按下式计算。结果表明（表 12-4），D-半乳糖使果蝇头匀浆中 SOD 活力明显下降。

$$SOD（U/mg）= 100/实测样品 IC_{50} \times 3300。$$

表 12-4　D-gal 对家蝇头 SOD 含量的影响（$\bar{X} \pm S$，U/mg）

时间（d）	D-葡萄糖	D-半乳糖
10	16.4 ± 0.9*	12.9 ± 0.6
20	19.2 ± 1.1*	15.3 ± 0.6**
30	18.2 ± 0.9*	12.7 ± 0.5**
40	11.7 ± 0.7*	9.1 ± 0.4**

注：与对照组比较 *$P < 0.05$，**$P < 0.01$。

3. 注意事项　本法灵敏度高、特异性强、样品用量少、分析快速，是测定 SOD 活力最常用的方法。为使实验结果准确，样品管加入化学发光剂启动反应后，必须立即测定，精确计算 1 min 末的发光强度，最好是加一管测定一管。

（二）改良邻苯三酚自氧化法

邻苯三酚（pyrogallol）即焦性没食子酸（pyrogallic acid）在碱性条件下迅速自氧化，释放出 $\cdot O_2^-$ 生成带色的中间产物。中间产物在 420 nm 波长处有强烈光吸收。当有 SOD 存在时，它能催化 $\cdot O_2^-$ 与 H^+ 结合生成 O_2 和 H_2O_2，从而阻止中间产物的积聚，通过计算 OD 值可求出 SOD 的活性。

1. 方法

（1）邻苯三酚自氧化速率测定：在 25 ℃ 取 50 mmol/L K_2HPO_4-KH_2PO_4 缓冲液（pH 8.3）4.5 mL，再加入 150 mmol/L 邻苯三酚 10 U，迅速摇匀，倒入直径 1 cm 的比色杯，在 325 nm 波长下每隔 30 s 测一次 OD 值，要求自动氧化速率控制在 0.07 OD/min 左右。

（2）酶活性测定：测定方法与测邻苯三酚自氧化速率相同。在加入邻苯三酚前加入待测 SOD 样品液，同时测定 SOD 标准品，对所测样品 SOD 活性进行校正。测得数据按下列公式计算酶活性。酶活性定义：在 1 mL 反应液中，每分钟抑制邻苯三酚自氧化速率达 50% 时的酶量为一个酶活性单位，即 325 nm 波长下 0.035 OD/min 为一个酶活性单位。

SOD 酶活性（IU/mL）＝（0.07 − A_{325}/min）/0.07 × 100% ÷ 0.5 × 反应液体积（V）×（样品稀释倍数/样品液体积）；

校正的酶活性（McCord U/mL）＝ 酶活性（IU/mL）×［Sigma 公司标定的 Cu-Zn-SOD 酶活性（McCord U/mL）/测定的 Sigma 公司 Cu-Zn-SOD 酶活性（IU/mL）］。

2. 注意事项 改良邻苯三酚自氧化法具有操作简便、试剂简单等优点，在测定比较纯的 SOD 样品时重复性较好，但测定纯度不高的 SOD 样品时，由于样品中的一些杂质对活性测定干扰较大，因而对于纯度不高的 SOD 样品应经纯化（如层析、透析、离心等）后，用此法测定酶活性。若同时以标准 SOD 样品（如 Sigma 公司的 SOD）作为对照，对该方法所测酶活性进行校正后，再按材料和方法中所列公式计算其 SOD 酶活性，便可较准确测得样品的 SOD 酶活性。

（三）黄嘌呤氧化酶法

1. 原理 黄嘌呤氧化酶催化黄嘌呤产生超氧阴离子自由基，后者氧化羟胺成亚硝酸盐，亚硝酸盐在对氨基苯磺酸与甲萘胺作用下呈现紫红色，用可见光分光光度计测其吸光度。当被测样品中含 SOD 时，则对超氧阴离子自由基有专一性抑止作用，使可形成的亚硝酸盐减少，比色时测定管的吸光度值低于空白管的吸光度值，通过公式计算可求出被测样品中 SOD 的活力。

2. 材料 硫酸盐缓冲液，盐酸羟胺，黄嘌呤，黄嘌呤氧化酶，醋酸等。

3. 步骤　如表 12-5 所示，依次加入实验试剂和制备的血清或组织匀浆液，然后混匀后在 37℃ 水浴恒温反应 30 min，其后加入显色试剂，再室温反应 10 min，最后在 530 nm 测定光吸收值，然后按照本小节 "4. 计算方法" 中的公式计算酶活。

表 12-5　黄嘌呤氧化酶法的测定程序

试剂	测定管	对照管
75 mmol/L 磷酸盐缓冲液 （pH 7.8）	0.55	0.55
待测样品 （mL）	A （取样量）	0
0.1 mol/L 盐酸羟胺溶液	0.05	0.05
75 mmol/L 黄嘌呤溶液	0.05	0.05
0.037 U/L 黄嘌呤氧化酶	0.05	0.05
双蒸水	0.2 ~ A	0.2
用漩涡振荡器充分混匀，置 37℃ 恒温水浴 30 min		
湿色剂 （mL）	1	1
总体积 1.9 mL，混匀，室温放置 10 min，蒸馏水调零，测 A530		

4. 计算方法　活力单位定义：每毫升反应液中 SOD 抑止率达 50% 时对应的 SOD 量为一个 SOD 活力单位 （U）。待测样品中的 SOD 活力由下列公式计算：

$$SOD 抑制率 （\%） = (A_2 - A_1)/A_2 \times 100\%;$$

SOD 活力 （U/mL） = $(A_2 - A_1)/A_2 \times 100\% \div 50\% \times$ 反应体系的稀释倍数 × 样本测试前的稀释倍数。

式中：A_1：测定管的吸光值；A_2：空白管的吸光值。

5. 注意事项

（1）试管要洗干净，在测定微量样品时尤为重要。

（2）要做空白管，并且放在所有测试管的中间做，取平均值。

二、超氧化物歧化酶同工酶

在哺乳动物组织中，超氧化物歧化酶（SOD）存在 3 种同工酶：Cu，Zn-SOD（SOD1）、Mn-SOD（SOD2）和 EC-SOD（SOD3）。Cu，Zn-SOD 是一种结合 Cu 或 Zn 的细胞蛋白，大量存在于胞质、细胞核、过氧化物酶体及线粒体内膜中。Mn-SOD 是一种线粒体酶，存在于线粒体基质中。EC-SOD 又称细胞外 SOD，作为分泌物存在于组织间歇中，是胞外环境的主要抗氧化酶类，在一些特定组织中高效表达，如血管、心脏、肺、肾脏及胎盘等。机体的不同病理生理状态会引起 SOD 同工酶在不同组织器官中分布表达和酶的活性各有特点。

（一）亚硝酸法

核黄素光照产生的超氧阴离子自由基与羟胺反应生成亚硝酸盐。酸性条件下，亚硝酸、氨基苯磺酸和 N-甲萘基乙烯反应生成玫瑰色重氮化合物。SOD 歧化超氧阴离子能抑制此反应，根据抑制率高低可间接测得 SOD 活力。由于 Cu-Zn-SOD 在 $1 \sim 2$ mmol/L 氰化钠存在下完全失活，而 Mn-SOD 活力不变。因此，在测定体系中，加和不加氰化钠情况下，分别测出 Mn-SOD 和总 SOD（T-SOD）活力，即可计算Cu-Zn-SOD。

1. 材料　① 0.12 mmol/L 核黄素，置棕色瓶，4 ℃冰箱保存。② 1 mmol/L EDTA-Na$_2$。③ 8 mmol/L 羟胺，4 ℃冰箱保存。④ 20 mmol/L 氰化钠，置棕色瓶，4 ℃冰箱保存。⑤ 1/15 mol/L 磷酸盐缓冲液，pH 7.8。⑥ 0.9 mg/mL 氨基苯磺酸，含16% 乙酸（HAC）。⑦ 15 μg/mL N-甲萘基二氨基乙烯，含 16% HAC。

将①②③④⑤试剂按 1∶1∶2∶1∶5 体积比混合，作为测定 Mn-SOD 活力的光照剂Ⅰ。

将①②③⑤试剂按 1∶1∶2∶6 体积比混合，作为测定 T-SOD 活力的光照剂Ⅱ。

将⑥⑦按体积比1∶1 混合作为显色剂Ⅲ。

2. 方法

（1）Mn-SOD 活力测定：取血清10 μL、20 μL、50 μL、100 μL 加入各测定管，取空白管（不含任何试剂）和测定管（加 1 mL 试剂Ⅰ），30 ℃，距光源6 cm 光照5 min。再加2 mL 试剂Ⅲ，30 ℃恒温20 min，于分光光度计550 nm 波长处测定各管吸光度值。以空白管调零。

（2）T-SOD 活力测定：取 3 倍稀释后的血清10 μL、20 μL、50 μL、100 μL 加入各测定管中，取空白管（不含任何试剂）和测定管（加 1 mL 试剂Ⅱ），距光源6 cm光照5 min，再加试剂Ⅲ 2 mL，30 ℃保温20 min，测定各管吸光度值。

（3）计算抑制率：绘制抑制曲线（以抑制率为纵坐标，以血清量为横坐标），查出抑制率50% 时所需血清量即为一个酶活性单位，结果以 SOD（U/mL）表示。

3. 评价　本方法用于 SOD 活力测定，操作简便，步骤少，不需特殊设备和试剂，测定性能良好，适用于临床和科研。

（二）化学发光法

黄嘌呤氧化酶（XO）在有氧条件下，催化底物黄嘌呤发生氧化反应，生成尿酸和超氧阴离子（$\cdot O_2^-$），$\cdot O_2^-$ 进一步与化学发光剂海萤荧光素诱导剂（CLA）反应，使 CLA 受激发呈激发态，当它返回基态时就向外发光。SOD 可催化$\cdot O_2^-$发生歧化反应，产生 H_2O_2 和 O_2 以清除$\cdot O_2^-$，抑制 CLA 化学发光，根据抑制程度即测得 SOD 活力。利用一定浓度的氰化钾络合铜锌离子，使铜锌超氧化物歧化酶（Cu-Zn-SOD）

失活，而锰超氧化物歧化酶（Mn-SOD）不受影响，可测得 Mn-SOD 活力，再由总 SOD（T-SOD）活力减去 Mn-SOD 活力，即得 Cu-Zn-SOD 活力。

1. 材料　磷酸盐缓冲液（KH_2PO_4-NaOH，0.05mol/L，pH 5.6）；EDTA-Na_2 溶液（1 mmol/L）；黄嘌呤溶液（1 mmol/L）；CLA 溶液（5 μmol/L）；氰化钾溶液（600 mmol/L）；SOD 标准液（0.1 g/L）；XO 应用溶液（45 mU/mL）。

2. 方法

（1）样本处理：血浆或血清样本用生理盐水稀释 10 倍待测。

（2）红细胞测定：取比容红细胞（2000 g 离心 5 min）100 μL，用生理盐水洗涤 2~3 次，取洗涤后的比容红细胞 10 μL 测血红蛋白含量（氰化高铁法），另取 10 μL 以预冷双蒸水 400 μL 溶解后，加无水乙醇及三氯甲烷各 200 μL，旋涡混匀器混匀1 min，4000 g 离心 5 min，上清液供 SOD 测定用。

（3）发光测试参数设置：温度 25 ℃，感度×1，待测时间 0 s，读数间隔时间 1 min，总测量时间 1 min。

（4）各管分别加磷酸盐缓冲液 600 μL，EDTA-Na_2 溶液 100 μL，黄嘌呤溶液 100 μL，CLA 溶液 100 μL，测试管再加 10 μL 经处理的样本，对照管中加 10 μL 生理盐水，放入发光仪，作为 T-SOD 测定。若测 Mn-SOD，在测定管及对照管中再加 40 μL 氰化钾溶液，供 Mn-SOD 测定。最后加入 XO 应用液 100 μL 启动反应，立即测定，仪器自动记录并打印出样本及对照管发光强度值。计算公式：

抑制率 =（对照管发光值 – 样本管发光值）/对照管发光值×100%。

根据抑制率大小可从标准曲线中查得或通过回归方程求得 SOD 活力。最终结果乘以样本稀释倍数，并作相应的单位转换，血浆（血清）以 SOD（U/L）表示，红细胞以 SOD（U/g）血红蛋白表示。

（5）标准曲线的制作：将 SOD 标准溶液稀释成 0.5 μg/mL、1.0 μg/mL、1.5 μg/mL、2.0 μg/mL、3.0 μg/mL、4.0 μg/mL、6.0 μg/mL 系列标准液进行测定，以 SOD 浓度对抑制率作标准曲线。

3. 注意事项　本法测定 SOD 活力具有时间响应快、分析精确、灵敏度高、专一性强、样品用量少等优点。XO 催化黄嘌呤氧化反应在反应开始后 1 min 发光达峰值，此时 SOD 抑制 CLA 的化学发光作用最强，所以，要在 1 min 末测定发光强度。

三、过氧化氢酶

过氧化氢酶（catalase，CAT）存在于红细胞及某些组织细胞内微粒体中，是生物体内抗氧化酶之一。其主要生理作用是催化 H_2O_2 分解为 H_2O 和 O_2，使 H_2O_2 不至于生成非常有害的·OH，从而对机体起重要的保护作用。随着年龄的增长，机体的 CAT 活力下降。研究表明，长寿群种常伴有丰富的 CAT 和 SOD。因此，测定新近的活力是衡量抗衰老药物的一个重要指标。常用测定方法有钼酸铵显色法、化学发光

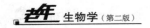

法、化学发光微量分析法、极谱氧电极法、紫外吸收法等，此处主要介绍钼酸铵显色法、紫外吸收法。

（一）钼酸铵显色法

在最佳酶促反应条件下，CAT 酶促反应后剩余的 H_2O_2 与钼酸胺形成稳定的黄色复合物，反应产物颜色的深浅与酶活性成反比，通过反应物比色测定可以计算 CAT 的活性。

1. 材料　配制 65 mmol/L H_2O_2 基质液，32.4 mmol/L 钼酸铵。

2. 方法　取 O_3 损伤或亚急性实验性衰老小鼠，随机分为对照组与给药组，分别按体重等容积给予生理盐水和待试药物 4~6 周，末次给药 24 h 后，各组动物分别取血，按常规分离血清，供测定。将 H_2O_2 基质液 37 ℃ 水浴预温 5 min，按表 12 – 6 程序操作。

10 min 后于分光光度计 405 nm 波长处，以蒸馏水调零，进行比色测定。单位定义：在最适反应条件下，CAT 每分钟分解 1 μmol H_2O_2 为一个活性单位。

血清 CAT 活性（kU/L）＝（Ak_1 – Ac）／Ak_2 ×（65 × 1 × 1000）／（0.2 × 1000）×（Ak_1 – Ac）／Ak_2 × 325。

式中：65 = H_2O_2 浓度，1 = 基质液用量，分子 1000 = 1 L 血清，分母 1000 = 换算为 kU，0.2 = 血清用量。

表 12 – 6　CAT 活力测定操作程序

	空白管（k_1）	空白管（k_2）	测定管（c）
H_2O_2 基质液（mL）	1.0	1.0	1.0
钼酸胺（mL）	1.0	1.0	—
血清（mL）	0.2	1.0	0.2
pH 7.4 缓冲液（mL）	—	0.2	—
37 ℃ 水浴保温 60 s（准确计时）			
立即加钼酸胺（mL）			1.0
充分混匀			

3. 注意事项　因红细胞破坏释放出血红蛋白而干扰 CAT 测定，血红蛋白本身颜色对反应体系中的黄色产物也有干扰。因此，对血清游离血红蛋白高于 100 mg/L 的样本应舍去。溶血样本中释放出的 CAT 可能更高些，因此溶血样本一律不应采用。肝素钠可使酶活性下降，如用血浆样本时，应考虑到这一因素。加入钼酸胺后，释放 O_2 所致气泡干扰比色，宜在显色后 10 min 比色。酶反应时间仅 1 min，每次实验样本数不宜太多。

（二）紫外吸收法

H_2O_2 在 240 nm 波长下有强烈吸收，过氧化氢酶能分解过氧化氢，使反应溶液吸光度（A_{240}）随反应时间而降低。根据测量吸光率的变化速度即可测出过氧化氢酶的活性。

1. 材料

（1）仪器器具：紫外分光光度计；离心机；研钵；250 mL 容量瓶 1 个；0.5 mL 刻度吸管 2 支，2 mL 刻度吸管 1 支；10 mL 试管 3 支；恒温水浴。

（2）试剂：0.2 mol/L pH 7.8 磷酸缓冲液（内含1%聚乙烯吡咯烷酮）；0.1 mol/L H_2O_2（用 0.1 mol/L 高锰酸钾标定）。

2. 方法

（1）样品制备：实验动物给药结束后，按常规取血分离血清或血浆，也可取相关组织制备成一定浓度的组织匀浆，供测定用。

（2）测定：取 10 mL 试管 3 支，其中 2 支为样品测定管，1 支为空白管，首先分别加入待测样品或蒸馏水 0.2 mL，pH 7.8 的磷酸缓冲液 1.5 mL，蒸馏水1.0 mL，然后逐管加入 0.3 mL 0.1mol/L 的 H_2O_2，加完立即计时，并迅速倒入石英比色杯中，240 nm 下测定吸光度，每隔 1 min 读数 1 次，共测 2 min，记录数据。酶活力计算：以 1 min 内 A_{240} 减少 0.1 的酶量为 1 个酶活单位（U）。

3. 注意事项　凡在 240 nm 下有强吸收的物质对本实验有干扰。

四、过氧化物酶

过氧化物酶（peroxidase，PO）属抗氧化酶类，在体内分解有害的 H_2O_2，对体内的自由基清除具有重要作用。动物试验表明，随着年龄增加，PO 的活性明显降低，提示 PO 也是动物衰老的客观指标之一。

PO 可催化 3，3′-二氨基联苯胺四盐酸盐（DAB-4HCl）并被 H_2O_2 氧化，生成稳定的有色物质二氨基联苯胺，用分光光度计于 470 nm 波长处测定二氨基联苯胺的吸光度，可以计算血清 PO 的活性。其反应式为：

$$DAB\text{-}4HCl + H_2O_2 \rightarrow 二氨基联苯胺 + 2H_2O$$

1. 材料

（1）反应缓冲液：0.05 mol/L Tris-HCl 缓冲液（pH 7.6），反应终止液 0.57 mol/L氯化钾含 0.5 mol/L 氢氧化钠，0.1%牛血清清蛋白（BSA）溶于 pH 7.6 0.05 mol/L Tris-HCl 缓冲液，0.05% DAB-4HCl 临用前配制，将 10 mg DAB-4HCl 溶入 20 mL 0.05 mol/L Tris-HCl 缓冲液，避光，搅拌 20 min，过滤后使用。标准品辣根过氧化物酶（HRP）。

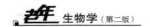 生物学（第二版）

（2）标准曲线的制作：标准品含量分别为 100 μL 含 0 mU、10 mU、20 mU、30 mU、40 mU、50 mU、60 mU HRP，37℃水浴 1 h，15 min 振摇一次。加入反应终止液 250 μL，30 min 后用分光光度计于 470 nm 波长处比色，将 OD 值与对应的酶活性作标准曲线。

2. 方法

（1）实验动物于末次给药后 1 h 取血分离血清供测定用。取待测血清 100 μL，依次加入 0.1% BSA 1000 μL，反应缓冲液 1000 μL，0.01% H_2O_2 200 μL，0.05% DAB-4HCl 1000 μL，37℃水浴 1 h，15 min 振摇一次。然后加入反应中止液 250 μL。

（2）30 min 后用分光光度计在 470 nm 波长处比色，记录 OD 值，代入标准曲线中查得相应的酶活性单位。比较给药组与对照组的差异，评价药物对 PO 活性的影响。

3. 注意事项　本法操作简便、稳定，不需特殊设备，适用于一般实验室。血液放置过久或分离血清时离心速度太快均可引起溶血，释放出红细胞内的 PO 和血红蛋白，影响血清 PO 的测试结果，所以应该避免引起溶血。

五、谷胱甘肽过氧化物酶

谷胱甘肽过氧化物酶（glutathione peroxidase，GSH-Px）几乎存在于动物的所有组织中，尤其以肝和红细胞中的活性为最高。是体内存在的一种含硒的清除自由基和抑制自由基反应的酶系。它不仅对由活性氧和·OH 诱发的脂氢过氧化物有很强的清除能力，延缓细胞衰老；并可清除核酸氢过氧化物，胸腺氢过氧化物以减低细胞突变的发生率；而且对组织中产生的 H_2O_2 亦有较强的清除能力。所以，体内即便缺乏过氧化氢酶，由于有 GSH-Px 对 H_2O_2 的清除力，故不会造成 H_2O_2 对组织产生明显的损伤。因此，测定该酶活性对于了解体内抗氧化状态，研究自由基与衰老及抗氧化药物的作用具有重要的意义。

检测方法主要有 DTNB 直接法、改良 DTNB 直接法、间接比色法、酶偶联法、荧光测定法等，此处主要介绍改良 DTNB 直接法、酶偶联法。

（一）改良 DTNB 直接法

GSH-Px 在有谷胱甘肽（GSH）存在时，可清除过氧化物如 H_2O_2，同时消耗 GSH。DTNB（5，5'-dithibis-nitrobenzoic acid）是一种可被 GSH 还原的二硫化物，还原后的 DTNB 呈黄色，在 412 nm 处有最大吸收峰，通过测 DTNB 被还原的量而估计 GSH 的消耗，以 GSH 的消耗量可以推算 CSH-Px 的活性。

GSH-Px 可特异性地催化 GSH 与过氧化物的氧化还原反应，反应式如下：
$$2GSH + H_2O_2 \rightarrow GSSG + 2H_2O$$
$$2GSH + ROOH \rightarrow GSSG + ROH + H_2O$$

在合适的 pH 条件下，DTNB 可与 GSH 反应生成浅黄色 5-硫代-2-硝基苯甲酸阴离子，在 423 nm 处有最大吸收。它的颜色深浅程度在一定的浓度范围、一定的时间内与剩余的 GSH 浓度成正比，与 GSH-Px 的活力成反比。因此，可利用反应底物的量改变来测定 GSH-Px 的活力。方法如下：

(1) GSH 标准曲线的制作：用 0 mL、0.02 mL、0.04 mL、0.06 mL、0.08 mL、0.10 mL、0.12 mL、0.14 mL、0.16 mL、0.18 mL、0.20 mL 1.0 mol/L GSH 加 0.61 mol/L 三氯醋酸溶液 (TCA) 1.60 mL，用双蒸水稀释配制成浓度为 0 μmol/L、10 μmol/L、20 μmol/L、30 μmol/L、40 μmol/L、50 μmol/L、60 μmol/L、70 μmol/L、80 μmol/L、90 μmol/L、100 μmol/L 的 GSH 标准液，分别取 GSH 标准液各 2 mL，再在各管内依次加入 0.32 mol/L Na_2HPO_4 2.5 mL，4 mol/L NaOH 120 μL，1.0 mol/L DTNB 0.5 mL。以空白管调零，于分光光度计 423 nm 波长处比色，读取吸光度值 A，以 GSH 浓度作横坐标，吸光度为纵坐标绘制标准曲线。

(2) 样品制备：取 D-半乳糖实验性衰老小鼠，随机分为给药组和对照组，分别给予待试药和生理盐水，给药时间根据设计而定。末次给药后 1 h 经眼球后取血，肝素抗凝，取 10 μL 全血加入到 1 mL 双蒸水中，充分振摇，使之全部溶血成为 1:100 溶血液，即为待测样品。若当天无法全部测定，则将肝素抗凝全血 –20 ℃ 速冻，3 d 内必须测定。测定前取出样品于室温自然解冻后，同样按 1:100 制备溶血样品。

(3) 样品测定：取试管分别标明测定、对照和空白管。测定管中加血清 400 μL，1.0 mmol/L GSH 溶液 400 μL；对照管中加 1.0 mmol/L GSH 和磷酸盐缓冲液各 400 μL；空白管加水和 pH 7.0 磷酸盐缓冲液各 0.4 mL。各管置 37 ℃ 水浴预温 5 min，然后加入已预温至 37 ℃ 水浴的 1.25 mmol/L H_2O_2 溶液 0.2 mL，混匀，继续保温 5 min 后，立即加入 50 g/L 三氯乙酸 4 mL，混匀放 10 min 后，3000 r/min 离心 10 min。各管取上清液 2 mL，加碱液 2.5 mL 和 DTNB 显色液 0.5 mL，反应 1 min，用 1 cm 光径石英皿，在分光光度计上于 422 nm 波长处，读取吸光度值。

酶活力单位定义：1 μL 小鼠全血，37 ℃，pH 6.5 条件下反应 1 min，扣除非酶反应后，使 GSH 浓度下降 1 μmol 为 1 个酶活力单位。

鼠全血 GSH-Px 活力单位数 = ([GSH] B – [GSH] C – [GSH] D) / (3×4)。

式中：[GSH] B、[GSH] C 和 [GSH] D 均为酶反应结束后剩余的 GSH 浓度，可根据测得的吸光度值从 GSH 标准曲线上查到相应的 CSH 浓度。实际工作中为简便起见，可通过上述公式将 GSH 标准曲线中的横坐标折算成酶活力单位数，根据样品管和试剂空白管的吸光度差值直接查出相应的酶活力。酶反应时间 3 min。每份标本全血为 4 μL。

考虑到 GSH、H_2O_2 在没有酶的条件下亦可进行上述反应，故最后计算 GSH-Px 活力时，必须扣除非酶反应所引起的 GSH 减少。本法的灵敏度优于 DTNB 直接法。

（二）酶偶联法

酶偶联连续监测法是利用 GSH-Px 催化 H_2O_2 或脂质过氧化物使 GSH 氧化，又在 NADPH 及 GSSG-R 作用下，使氧化的 GSSG 重新转变为 GSH，NADPH 转变成 NADP$^+$ 时，以 340 nm 光吸收降低量确定酶活性。

1. 材料

（1）0.1 mol/L 磷酸钾缓冲液（pH 7.0）：称取 KH_2PO_4 5.31 g，K_2HPO_4 10.63 g，EDTA-Na$_2$ 0.744 g，NaN$_3$ 0.12 g，用重蒸馏水溶解并稀释至 1000 mL，调 pH 至 7.0。

（2）过氧化物酶 GSH 底物溶液：0.24 mmol/L NADPH：称取 10.0 mg NADPH；1.5 mmol/L GSH：称取 23.05 mg GSH；取 102.6 U/mL GR 液 0.3 mL（Sigma 公司产品）。上述 3 种物质溶于 0.1 mol/L 磷酸钾缓冲液 50 mL 中。

（3）H_2O_2 底物液：2.25 mmol/L H_2O_2 溶液。

（4）Drabkin 试剂：1.2 mmol/L $K_3Fe(CN)_6$：称取 0.395 g；1.6 mmol/L KCN：称取 0.104 g；23.8 mmol/L NaHCO$_3$：称取 1.999 g。将上述 3 种试剂用重蒸水溶解并稀释至 1000 mL。

2. 方法

（1）溶血液的制备：取实验动物血，肝素抗凝，用冷等渗盐水洗涤红细胞 3 次，第 3 次 3000 g 离心 10 min；弃去上清液，取比容红细胞 0.05 mL 加至 2.5 mL 重蒸水中摇匀，静置 10 min 后，再加入 Drabkin 试剂 2.5 mL，即得 1∶100 溶血液。将此液 3000 g 离心 10 min。取上清液待测。

（2）血红蛋白测定：取 1∶100 溶血液 1 mL，加重蒸水 0.75 mL，Drabkin 试剂 0.75 mL，以 1 cm 光径比色杯在 540 nm 波长测得的吸光度乘以 367.7，即为该溶血液的血红蛋白。

（3）酶活性测定：取 2 支试管标明对照管及测定管。对照管加入 GSH 基质液 1.9 mL，重蒸水 0.8 mL；测定管加 GSH 基质液 1.9 mL，1∶100 溶血液 0.8 mL；在 25 ℃ 恒温条件下预温 3 min，分别在对照管与测定管中加入 H_2O_2 底物溶液 0.3 mL，在 340 nm 处平衡 30 s，开始记录 0 时，1 min，2 min 吸光度值（ΔA），按下式计算：

GSH-Px 活力单位 = 每毫克 Hb 氧化 NADPH μmol/L 数 = （测定 ΔA − 对照 ΔA）× 1000/［6.22 ×（每毫升溶血液 Hb 毫克数 ×0.8）/100］。

3. 注意事项　测定用的溶血液需新鲜配制，即使在 4 ℃ 下酶活性降低也很快，应在最短时间内测定。如不能立即测定时，洗涤后的比容红细胞在 −20 ℃ 下仅能保存 48 h。该法专一性强，灵敏度高，适用于酶含量不高的生物样本。

第四节 老化相关酶测定

一、单胺氧化酶测定

1980 年，Fowler 发现人脑 B 型单胺氧化酶（monoamine oxidase-B，MAO-B）活性 45 岁后随增龄而急剧升高，与年龄呈正相关，与衰老有密切关系，MAO-A 无这种相关性。脑儿茶酚胺变化是下丘脑的中央寿命钟的主发条。单胺氧化酶抑制剂（MAOI）可通过影响脑儿茶酚胺的水平而调节衰老过程，因此，MAO 活性测定是抗衰老研究和判断衰老程度的常用指标之一。

（一）紫外分光光度法

以苄胺为酶反应底物，在 MAO-B 作用下生成苄醛，该反应物经环己烷抽取，在 242 nm 处有最大吸收峰，测定苄醛的 OD 值，即可推算 MAO-B 活性。下面介绍利用紫外分光光度法测 MAO 活性来研究丙酸睾酮、己烯雌酚对小鼠脑 MAO-B 活性的影响的例子。

（1）取小鼠随机分为老年前期对照组，老年对照组（给生理盐水）及老年丙酸睾酮、己烯雌酚、山楂液给药组，每组 30 只，各组分别连续腹腔注射给药 30 d，末次给药后 1 h，处死小鼠，取脑组织加入 10 倍体积预冷的磷酸缓冲液（0.2 mol/L，pH 7.4），制备成匀浆，再经两次超声粉碎（24 kHz），20 s/次，间隙 30 s 后 1000 g 离心 10 min（0℃），去沉淀，取上清液 17 000 g 离心 30 min（4℃），取沉淀，加 0.2 mol/L 磷酸缓冲液使之重新悬浮，此为酶液，立即或 5 d 内（−20℃储存）测定 MAO-B 活性及蛋白质浓度。

（2）取预制的酶液 0.5 mL，加入 8 mmol/L 苄胺 0.3 mL，用 0.2 mol/L 磷酸缓冲液补足总量至 3 mL（空白管只加缓冲液）。将反应管置 37℃水浴保温 3 h，每隔 15 min 振荡一次。取出后空白管加 0.3 mL 苄胺，然后各管分别加 60% 高氯酸（PCA）0.3 mL 中止反应，再加入 4.0 mL 环己烷振摇提抽，3000 g 离心 10 min，取上清于 242 nm 波长处测定 OD 值。

（3）酶液蛋白含量测定：采用 Lowry 法，以小牛血清清蛋白为标准蛋白。以 3 h 产生 0.01 个光密度改变为一个酶活性单位，用 U/（mg·h）表示。

（4）结果显示，老年组鼠脑 MAO-B 活性明显高于老年前期组，两者具有显著性差异。丙酸睾酮、己烯雌酚对老年鼠脑 MAO-B 活性具有不同程度的抑制作用，己烯雌酚强于丙酸睾酮。两者的作用均较阳性对照组山楂液强（表 12 − 7）。为了消除存在于酶液中单胺底物的干扰，空白管在保温后再加入苄胺。

表 12 – 7　丙酸睾酮、己烯雌酚对小鼠脑 MAO-B 活性的影响（$\overline{X} \pm S$）

	脑 MAO-B 活性 [U/（mg·h）]	MAO-B 相对活性（%）	酶抑制 百分率（%）
老年前期对照组	5.5 ± 1.4	51.9 ± 2.58	—
老年对照组	10.6 ± 1.2	100.0 ± 11.42	0 ± 0.1
给药组：丙酸睾酮组			
80 μg/kg	2.4 ± 1.6	22.8 ± 6.5	77.2 ± 14.9
320 μg/kg	2.1 ± 1.4	19.8 ± 6.7	81.0 ± 13.2
己烯雌酚组			
16 μg/kg	1.3 ± 0.6	11.8 ± 5.1	88.2 ± 6.1
64 μg/kg	0.7 ± 0.1	6.8 ± 1.8	93.2 ± 12.0
山楂液组			
0.05 mL/10 g	3.4 ± 1.0	32.3 ± 3.0	67.7 ± 10.0
0.1 mL/10 g	2.7 ± 1.2	25.5 ± 4.6	74.5 ± 11.7

（二）放射性核素法

采用 ^{14}C 标记的苯乙胺（phenylethylamine，PEA），加入反应体系，经一定时间保温，在 MAO-B 作用下氧化脱氨基，以有机溶剂将脱氨基产物转入闪烁液中，用液闪计数，根据产物的放射活性，求出 MAO-B 的活性。

1. 材料　50 mmol/L H_3PO_4 缓冲液（pH 7.4）；6 mol/L 盐酸；50 mCi/mmol β[乙基-1-^{14}C]-苯乙胺盐酸盐（β-[ethyl-1-^{14}C]-phenylethylamine hydrochloride,^{14}C-PEA）；10^{-4} mol/L PEA；甲苯。

2. 方法

（1）制备脑组织匀浆：取老年大鼠，连续给待试药 6 ~ 8 周，末次给药后 24 h 断头处死动物，迅速取出全脑置冰浴中，分离大脑皮层加 40 倍体积预冷的 50 mmol/L磷酸盐缓冲液（pH 7.4）制成匀浆。

（2）MAO-B 测定：在样品管 1 mL 工作液中加入 ^{14}C-PEA（含 1.85 GBq/mmol），依次加入 50 mmol/L 磷酸缓冲溶液 0.9 mL，皮质匀浆 0.1 mL，空白管不加匀浆。置 37 ℃ 水浴振荡器中孵育 20 min，取出后放入冰浴中加入 6 mol/L 盐酸终止反应。每管各加 6 mL 甲苯萃取反应产物（剧烈振摇 30 s）。2000 g 离心 10 min。吸取上清液 4 mL，置液闪瓶中，加入闪烁液 5 mL，测定放射活性。

（3）采用 Lowry 法测定蛋白含量。

　　酶活性表示：MAO-B（nmol）/时间（min）/mg 蛋白质。

放射性核素测定法操作简便，结果准确，灵敏度高，较为常用。

（三） 荧光测定法

除了紫外分光光度法和放射性同位素标记法之外，倪逸声等利用荧光光度法测定在 MAO 催化下，单胺底物氧化脱氨生成的过氧化氢（H_2O_2）。原理是将单氨氧化脱氨反应与过氧化物酶催化的高香草酸与 H_2O_2 生成荧光产物的反应相偶联。

1. 材料

（1）试剂：辣根过氧化物酶，高香草酸（德国 Merck），酪胺（瑞士），节胺（国产），腐胺（美国 Sigma）。

（2）仪器：荧光分光光度计。

2. 方法

（1）样品制备：取瑞士种小鼠 10～15 只，用断头法处死，立即剥取全脑、入液氮中固定，加入 5～10 倍体积预冷的 0.1 mol/L Na-K 磷酸缓冲液（PH 7.4）中，匀浆，超声（12 kHz）20 s（共 2 次，间隔 1 min），于 0℃ 10 000 g 离心 10 min，取其沉淀部分，重新以 2 倍体积的 Na-K 磷酸缓冲液（PH 7.4）悬浮，保存于 -20℃，以备测定用。

（2）MAO-B 测定：取酶液 0.1 mL 加入 0.1 mL 过氧化物酶（0.4 mg/mL），再加入 0.1 mL 高香草酸（2.5 mg/mL），适量底物（酪胺等），使其终浓度为 0.1 mmol/L 或 1 mmol/L。总体积为 3 mL（以 pH 7.8 的 0.1 mol/L Na-K 磷酸缓冲液补足）。在加入高香草酸之前，将反应体系在 37℃ 下，保温 10 min，去除匀浆中能被催化而产生的 H_2O_2 的底物干扰，以降低测定的空白值。保温后立即放在 0℃ 下，冷却后再加入高香草酸和底物，在 37℃ 下振荡保温 1 h，保温后立即放入 0℃ 冰浴中以终止反应。空白组反应时不加底物，待反应终止后再加入等量的底物。反应物于 0℃ 12 000 g 离心 20 min，上清液用于荧光测定。

（3）酶活计算：MAO 的活力以 μg（底物）/g（鲜重组织）/hr 或 μg（底物）/mg（空白）/hr，亦可用 nmol/L（H_2O_2）/g（鲜重）/hr 或 nmol/L（H_2O_2）/mg（空白）/hr 表示。

二、钠 - 钾 - 三磷腺苷酶

钠 - 钾 - 三磷腺苷酶（Na^+-K^+-ATPase）广泛分布于动物的细胞膜上，催化三磷腺苷（ATP）水解反应而释放出能量供机体利用。老年人怕冷畏寒的现象可能与 Na^+-K^+-ATPase 活性变化有关。有研究表明，动物随着年龄增加，机体的组织及红细胞膜上的 Na^+-K^+-ATPase 活性逐渐降低，研究抗衰老药物对 Na^+-K^+-ATPase 活性的调节作用，对延缓衰老具有重要意义。

将 ATP 和酶制备液加入到含有 Na^+、K^+、Mg^{2+} 的反应体系中，37℃ 温育 10 min，ATPase 将 ATP 分解为 ADP 和无机磷（P_i）。测定 P_i 含量，以每毫克蛋白/h

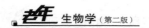

水解 ATP 产生的 P_i 量为酶的活性单位，结果为总 ATPase 活性。反应液中含 Na^+、K^+、Mg^{2+} 时，总 ATPase 活力与反应液中加入 Na^+-K^+-ATPase 特异性抑制剂毒毛花苷的酶活力之差为 Na^+-K^+-ATPase 活性，称为分光光度法。

1. 材料

（1）Tris-HCl 缓冲液（10 mmol/L 和 250 mmol/L, pH = 7.5）；HS 溶液（0.25 mol/L 蔗糖溶液，5 mmol/L 组氨酸，5 mmol/L Na_2-EDTA, pH 7.0）；RSS 溶液（含 0.25 mol/L 蔗糖溶液，5 mmol/L 组氨酸，1 mmol/L EDTA, pH 7.0）；NaI 溶液（pH 7.5）；EDTA 溶液（10 mmol/L）；HSa 溶液（pH 7.0）；HSb 溶液（pH 7.0）；RSS-DTT 溶液（pH 7.0）；Na-ATP-DTT 混合液（pH 7.3）；Na^+、K^+、Mg^{2+} 溶液（1000 mmol/L NaCl, 150 mmol/ LKCl, 50 mmol/L $MgCl_2$）；毒毛花苷（10 mmol/L）；ATP 溶液（40 mmol/L）；15% 三氯醋酸（TCA）。

（2）标准磷溶液：恒重无水的 KH_2PO_4 27.2 mg，加蒸馏水溶解成 100 mL（2 mmol/L）的标准磷母液，再稀释成 0.2 mmol/L 应用液。

（3）显色剂：1 g 钼酸铵加 85 mL 水溶解，再加入 3.3 mL 浓硫酸，混匀后加 4 g 硫酸亚铁，溶解后加水至 100 mL（用前配制）。

2. 方法

（1）制备酶测定液：取小鼠 40 只，随机分为对照组、模型组、螺旋藻多糖（PSP）高、低剂量组，模型组及 PSP 两个剂量组颈背部皮下注射 D-半乳糖 80 mg/（kg·d），对照组给同容积生理盐水，同时，PSP 高、低剂量组分别灌胃 PSP 200 mg/（kg·d）、100 mg/（kg·d），对照组与模型组灌胃等容积生理盐水，共 6 周。末次给药后 24 h，处死小鼠，于 0℃迅即取出心、脑组织，称取一定重量，分别加 10 倍体积预冷的 HSa 粗酶提取液，制备成心肌和脑组织匀浆，制备酶测定液。

（2）磷标准曲线：加样程序见表 12 – 8。

表 12 – 8　磷标准曲线测定加样程序

试剂（mL）	标准磷浓度（mmol/L）				
	0	0.05	0.1	0.15	0.2
H_2O	2.0	1.5	1.0	0.5	0
0.2 mmol/L KH_2PO_4	0	0.5	1.0	1.5	2.0
显色液	2.0	2.0	2.0	2.0	2.0

（3）酶活性测定：按表 12 – 9 加样，于 700 nm 波长处比色，用双蒸水做空白，以标准磷浓度为横坐标，所得 OD 值为纵坐标，绘制标准磷曲线。取样品管加 1 mL H_2O，加入 1 mL 样品上清液混匀，加显色液 2 mL，充分摇匀，于 700 nm 处测 OD 值。

表 12 - 9 酶反应加样程序

试剂（mL）	Mg-ATP 酶				终浓度
	空白管	总酶管	A 管	B 管	（mmol/L）
250 mmol/L Tris-HCl	0.2	0.2	0.2	0.2	50
50 mmol/L MgCl$_2$	0.1	0.1	0.1	0.1	5
1000 mmol/L NaCl	0.1	0.1	0	0.1	100
150 mmol/L KCl	0.1	0.1	0	0.1	15
10 mmol/L 毒毛花苷	0	0	0	0.1	1
酶制备	0	0.1	0.1	0.1	
H$_2$O	0.4	0.3	0.5	0.2	
预温 10 min（37℃）					
40 mmol/L Na$_2$ATP	0.1	0.1	0.1	0.1	4
温育 10 min（37℃）					
15% TCA	1.0	1.0	1.0	1.0	
冰浴 10 min，3000 g 离心 10 min，取 1 mL 上清液测 P$_i$					

样品 OD 值 - 空白 OD = 样品净 OD 值。

从磷的标准曲线上查出各样品管的 P$_i$ 值。

P$_i$ 值×稀释倍数（4）×时间倍数（6）×（1/mg Pr/mL）=酶活性单位 [（μmol/L）/mg Pr/h]。

酶活性单位以每毫克酶蛋白每小时分解 ATP 产生的无机磷量（μmol）表示。

Na$^+$-K$^+$-ATPase 活性 = Na$^+$-K$^+$-Mg^{2+}-ATPase 活性 - Mg^{2+}-ATPase 活性（加毒毛花苷抑制组）。

3. 结果 D-半乳糖使小鼠心、脑组织 Na$^+$-K$^+$-ATPase 活性降低，而 PSP 可显著对抗 D-半乳糖的这一作用。与 D-半乳糖组相比，PSP 高剂量组使小鼠心、脑 Na$^+$-K$^+$-ATPase 活性分别升高 38.32% 和 27.68%，PSP 低剂量组使其分别升高 19.39% 和 13.06%。

第五节 核酸蛋白质测定

核酸和蛋白质是生命活动的物质基础。研究表明，核酸、蛋白质代谢变化可能是机体衰老的分子生物学基础。随着生物体年龄的增长，核酸、蛋白质的合成、分解、代谢、转化速度都发生了改变，因此，在进行衰老和抗衰老研究时，核酸、蛋白质的生化测定有着非常重要的意义。

一、DNA、RNA 含量测定

（一）紫外吸收法

核苷、核苷酸和核酸的组成成分中均含有嘌呤、嘧啶碱基，这些碱基都具有共轭双键，因而，它们都有吸收紫外线的特性，能强烈吸收 250～290 nm 波段的紫外线，最大吸收峰在 260 nm 波长处。因此，可以比较方便地利用紫外分光光度法定量测定被测样品中的核酸浓度。

1. 材料 核酸沉淀剂（下列试剂任选一种）：

（1）0.25% 钼酸铵 – 2.5% 高氯酸试剂：取 70% 高氯酸（AR）3.5 mL 加入盛有 96.5 mL 蒸馏水的容器中，混匀，再加入钼酸铵 0.25g，使其全部溶解。

（2）0.25% 醋酸氧铀 – 2.5% 高氯酸试剂：称取 0.25g 醋酸氧铀溶于 2.5% 高氯酸溶液 100 mL，充分混匀。此试剂略有放射性，注意切不可用口吸取该试剂。

（3）5%～6% 氨水：将 25%～30% 浓氨水加蒸馏水稀释 5 倍。

2. 方法

（1）样品制备：取实验性衰老小鼠，取肝脏或其他组织 0.8 g，用滤纸吸干液体，剪碎，于匀浆器中加预冷蒸馏水 5 mL 研磨成匀浆。加入预冷 20% 三氯醋酸（TCA）5 mL 搅匀后，3000 g 离心 20 min，弃去上清液，沉淀中加入预冷 10% TCA 10 mL，搅匀，3000 g 离心 20 min，如此重复 2 次。弃去上清液，沉淀中加入冰水 1 mL，搅匀，缓慢加入 8 mL 预冷无水乙醇洗涤沉淀，3000 g 离心 10 min（以上操作均需在 0～4℃下进行）。沉淀物中加入 8 mL 氯仿甲醇混合液，混匀后以 3000 g 离心 10 min，重复一次。于沉淀物中缓慢加入 8 mL 乙醚，混匀，3000 g 离心 10 min，再重复一次。置 30～40℃ 水浴将沉淀物中的乙醚充分挥发，得淡黄色粉末状沉淀物。

（2）RNA 的分离：向粉末状沉淀中加入 0.3 mol/L 氢氧化钾 10 mL，于匀浆器中磨匀后，37℃ 水解 1.5 h。然后加入 6 mol/L 盐酸 1.65 mL 充分搅匀后，冷却使沉淀完全，3000 g 离心 10 min。上清液即为已降解成核苷酸的 RNA 部分，再于沉淀中加入 0.1 mol/L 盐酸 8.35 mL，同上离心。合并两次上清液，每克湿组织中加 0.1 mol/L 盐酸，定容至 20 mL，用于 RNA 含量测定。

（3）DNA 的分离：将抽提 RNA 后的沉淀物悬浮于 5% 的 TCA 中，于 95℃ 水解 15 min，冷却后 3000 g 离心 10 min，取上清液，用于 DNA 含量测定。

称取 RNA 粗制品 0.50 g，加少量灭菌蒸馏水先调成糊状，再加入 30～40 mL 灭菌蒸馏水，用 5% 氨水调 pH 至 6.0～7.0，使 RNA 全部溶解。加氨水助溶时要逐滴加入，随时混匀，避免局部过碱而引起 RNA 降解。然后加水定容至 50 mL，置 4℃ 冰箱保存备用。

（4）RNA 样品的稀释处理：取两支离心管，一支加入 2 mL 样品分离液和 2 mL 蒸馏水（Ta），另一支加入 2 mL 样品分离液和 2 mL 核酸沉淀剂（Tb），以沉淀除去大分子 RNA。混匀后在冰箱放置 30 min，3500 g 离心 10 min。从两管中分别吸取 0.5 mL 上清液、移入相同编号的 50 mL 容量瓶中，加蒸馏水定容至 50 mL，充分混匀，准备进行测定。

（5）RNA 样品含量的测定：取石英比色皿（光径 1 cm）3 个，以蒸馏水作空白对照，于紫外分光光度计 260 nm 波长处测定上述两管样品液的 OD_{260} 值。

如果已知待测的核酸样品不含酸溶性核苷酸或可透析的低聚多核苷酸，即可将样品配制成一定浓度的溶液（20～50 μg/mL）在紫外分光光度计上直接测定。

接下式计算待测样品中 RNA（或 DNA）含量：

RNA（或 DNA）含量（μg）＝（$TaOD_{260}$－$TbOD_{260}$）/（0.022 或 0.020）×$V_总$×D。

式中：$TaOD_{260}$ 为待测样品在 260 nm 处的 OD 值，$TbOD_{260}$ 为待测样品加核酸沉淀剂除去大分子核酸后在 260 nm 处的 OD 值，二者差即为待测样品中核酸的 OD 值；$V_总$ 为待测样品未被稀释时的体积（mL），D 为稀释倍数；0.022 或 0.020 为比消光系数，是指浓度为 1 μg/mL 的变性 RNA 或 DNA 溶液，在 260 nm 处通过 1 cm 光径时的 OD 经验值（近似值）。

RNA 粗制品含量的计算：

RNA ＝ 待测样品液中测得的 RNA μg 数/待测样品液中 RNA 粗制品的 μg 数 × 100%。

本方法简便、快速、灵敏度高（可达 3 μg/mL 水平），广泛应用于生化及核酸领域的研究中，是一种有效的分析技术和重要的基本工具。

（二）放射性核素掺入法

核酸蛋白质的合成能力随增龄而下降，^{3}H 标记的胸腺嘧啶核苷（^{3}H-TdR）、尿嘧啶核苷（^{3}H-UR）及亮氨酸（^{3}H-Leu），分别是 DNA、RNA 和蛋白质合成的前体物质，它们的掺入率可以反映细胞内 DNA、RNA 和蛋白质的生物合成速率与细胞的增殖能力。试验时，给动物适量 ^{3}H 标记的上述前体物质，一定时间后提取待测组织的核酸、蛋白质，经适当处理，将未被合成的游离标记物清除掉，测定样品的放射性强度，可分别代表 DNA、RNA 和蛋白质的合成速率。

1. 材料

（1）^{3}H-TdR：放射强度 8.51×10^{11} Bq/mmol。

（2）^{3}H-UR：放射强度 8.51×10^{11} Bq/mmol。

（3）^{3}H-Leu：放射强度 9.37×10^8 Bq/mmol。

（4）闪烁液体系：2，5-二苯基噁唑（POP）8.25 g，1，4-（5-苯基噁唑）-二苯基噁唑（对苯撑苯噁唑，POPOP）0.15 g，加二甲苯至 1000 mL。置棕色瓶内，4 ℃

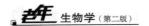

储存备用。

2. 方法

（1）体内给药、体外掺入法：取 ICR 或其他纯系小鼠随机分为空白组、阳性对照组及实验组。分别给蒸馏水、阳性对照药及待试药 2～4 周（或按需要自定给药时间）后处死，立即在无菌条件下取双侧股骨骨髓，用 Eagle 液冲洗骨髓腔，经过多次来回抽吸，使细胞均匀分散成悬液。取制得的细胞悬液 1 滴，在血细胞计数板上计数，最终配成 1×10^6/mL 细胞悬液，做 DNA、RNA 及蛋白质掺入实验。即分别取 0.8 mL Eagle 液，各加入 0.1 mL 骨髓细胞液，分别加入 0.1 mL 3.7×10^4 Bq 3 种 ^{3}H-标记物，混匀、置 37℃ 孵育箱中培养 4 h 后，置 49 型玻璃纤维滤膜上抽滤，用生理盐水 2.5 mL、5% 三氯醋酸 5 mL 及无水乙醇 5 mL 抽滤后，置烘箱中 70℃ 烘干 1 h，冷却后将滤膜放入盛有 5 mL 闪烁液的液闪瓶中，置液闪仪测定其每分钟脉冲数（cpm）。结果换算后分别以 nmol/L × 10^5 细胞（^{3}H-TdR into DNA、^{3}H-UR into RNA、^{3}H-Leu into protein）表示。

（2）体内给药、体内掺入法：取 ICR 小鼠随机分组，给药组给予不同浓度、一定剂量受试药，对照组给予等容积生理盐水，给药时间自定。末次给药后 1 h，分别腹腔或皮下注射 ^{3}H-TdR、^{3}H-UR 或 ^{3}H-Leu（3.7×10^7 Bq/10 g 体重），注射后 4 h，将小鼠处死，迅速取出待测组织，用滤线吸去组织所有的液体，称取一定量加 10 倍体积重蒸馏水制成匀浆。每个动物取平行样品两份，分别加入三氯醋酸（TCA）使匀浆含 TCA 10%，沉淀蛋白质，2000 g 离心 5 min（4℃）。沉淀用 5% TCA 洗两次，重新悬浮在原体积的 5% TCA 中，在水浴中煮沸 20 min，冷却至室温后，2000 g 离心 5 min（4℃）；分别取上清液测定 DNA、RNA 含量和 ^{3}H-TdR、^{3}H-UR 掺入 DNA、RNA 的放射性；沉淀再分别用 5% TCA 和乙醚各洗两次，然后溶解在 0.1 mol/L NaOH 热溶液中，测定蛋白质含量和 ^{3}H-Leu 掺入蛋白的放射性。结果以 cpm/100 mg 湿组织表示。

（3）体外给药、体外掺入法：按体内给药体外掺入法制备细胞悬液并分为空白组、阳性对照组与给药组，阳性对照和给药组在 Eagle 液中加入一定浓度的药物（灭菌）（对照组加同体积培养液）混匀，一起置 CO_2 孵箱中（37℃ 培养时间自定），取出后分别加入 3.7×10^4 Bq ^{3}H-标记物 0.1 mL，继续培育 4 h，用 49 型玻璃纤维滤膜抽滤，余下操作、测定同体内给药体外掺入法。结果以 cpm/100 mg 组织表示，并经统计学处理，比较给药组与对照组之间有无差异，评价药物对 DNA、RNA 和蛋白质合成速率的影响。

3. 注意事项 本法准确性高，能较好地反映机体不同状态下的核酸与蛋白质代谢。是评价抗衰老药物的常用方法。

（1）细胞培养特别是培养时间较长时，应注意无菌操作，避免污染，培养液分装前可按比例加入适量抗生素（青霉素、链霉素）。

（2）DNA、RNA 和蛋白质的合成随着细胞培养时间的延长而增长。在测定结果时，取每一个时相 3 个样品的平均 cpm 值，然后以放射性强度为纵坐标，以取样的时间为横坐标作图，即得到 DNA、RNA 和蛋白质合成的动态曲线图。结果亦可以用 cpm/100 mg 组织表示之。

（3）放射性核素作为示踪原子是研究物质代谢的有力工具。^{3}H 是生物化学研究中最常用的放射性核素之一，放射低能 β 射线。

（三）UDS 检测法

以羟基脲抑制细胞半保留复制，紫外线照射损伤 DNA，再加入 ^{3}H-TdR 掺入到 UV 照射过的 DNA 分子中，掺入量与修复量成正比，于是反映了 DNA 修复功能的高低。

1. 材料 ^{3}H-胸腺嘧啶核苷（^{3}H-TdR），羟基脲；RPMI-1640 培养基；2，5-二苯基噁唑（POP），1，4-（5-苯基噁唑）-二苯基噁唑（POPOP）均为闪烁纯。

2. 方法 全血细胞 UDS 的测定：取直径 35 mm 的小培养皿，加入待测动物的新鲜外周血 0.3 mL（肝素抗凝），放入 RPMI-1640 培养基 0.7 mL，用 30 W 紫外灯距离 20 cm 垂直照射 20 s，设不照射作为对照管，立即加入羟基脲使终浓度为 3 mmol/L，再加入 ^{3}H-TdR，使终浓度为 1.85×10^5 Bq/mL，混匀，放入恒温培养箱培养 3.5 h，终止培养时加入等体积 4 ℃ 双蒸水，用真空抽气泵将血细胞收集于 49 型玻璃纤维滤纸上，依次滴加生理盐水 20 mL，双蒸水 40 mL 洗涤，5% 三氯醋酸固定，无水乙醇脱水，50 ℃ 烤箱烘干后移入装有 10 mL 闪烁液（POP 0.4%，POPOP 0.04%）的闪烁杯内，用液体闪烁计数器测量，每个样品测量 1 min，结果以两个平行管的平均 cpm 值为该样品的数值，然后计数 UDS：

$$UDS = 处理样品 cpm / 对照样品 cpm。$$

3. 注意事项 本方法可靠，有明确的生物学意义，可用于抗衰老药物的研究，是检测 DNA 修复功能的一种方法，本法采用全血测定 UDS，在血液中有 DNA 修复能力的细胞主要是淋巴细胞和单核细胞，故全血 UDS 与淋巴细胞 UDS 数值相近，青年动物 UDS 明显高于老年动物。

（四）二苯胺法检测

脱氧核糖核酸中的 α-脱氧核糖在酸性环境中变成 ω-羟基-γ 酮基戊醛与二苯胺试剂一起加热产生蓝色化合物，在 595 nm 处有最大的吸收，在每毫升含 DNA 20~400 μg 范围内，光密度与 DNA 的浓度成正比，在反应液中加入少量乙醛，可以提高反应的灵敏度。除 DNA 外，脱氧木糖、阿拉伯糖也有同样的反应。

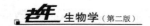

1. 材料

（1）试剂 DNA 标准溶液：取小牛胸腺 DNA 用 0.1 mol/L 氢氧化钠溶液配制成 200 μg/mL 的溶液。DNA 样品液：（自己提取）控制其 DNA 含量在 50 ~ 100 μg/mL。二苯胺试剂：称取 1 g 结果的二苯胺试剂溶于 100 mL 分析纯的冰醋酸中，再加入 10 mL 过氯酸（60% 以上）或浓硫酸 2.75 mL，混匀备用。临用前加入 1 mL 1.6% 乙醛溶液（乙醛溶液应保存于冰箱，一周内可使用），所配得的溶液应为无色。

（2）器具试管；移液管（1 mL，2 mL，5 mL）；恒温水浴；可见光分光光度计。

2. 方法

（1）DNA 标准曲线的制作：取 8 支试管，编号，按表 12 - 10 加入试剂。

表 12 - 10　二苯胺法检测的操作程序

试剂	管号							
	0	1	2	3	4	5	6	7
DNA 标准液（μg/mL）	0	0.2	0.4	0.8	1.0	1.2	1.6	2.0
蒸馏水（mL）	2	1.8	1.6	1.2	1.0	0.8	0.4	0
二苯胺试剂（mL）	4	4	4	4	4	4	4	4

加毕，摇匀，于 60 ℃ 恒温水浴中保温 1 h（或于沸水中煮沸 15 min，冷却，以 0 号管调零点，测 595 nm 值）。以光密度为纵坐标，DNA 含量（μg/mL）为横坐标，绘制标准曲线。

（2）样品的测定：取两支试管，各加 0.2 ~ 0.5 mL 的待测液（内含 DNA 应在标准曲线可测范围之内）加蒸馏水稀释至 2 mL，再加 4 mL 二苯胺试剂，摇匀，其操作步骤与标准曲线的制作相同。根据测得的光密度值，从标准曲线上查出相当于该光密度 DNA 的含量，按下式计算出样品中 DNA 的百分含量。

$$DNA\ 含量/毫升待测液 = 标准曲线查得值 × 稀释倍数;$$

$$DNA\ 产率（\%）= \frac{含量/毫升 × 总体积}{新鲜鲜肝（g）× 10^6} × 100。$$

3. 注意事项

（1）二苯胺法测定 DNA 含量灵敏度不高，待测样品中 DNA 含量低于 50 mg/L 即难以测定。乙醛可增加二苯胺法测定 DNA 的发色量，又可减少脱氧木糖和阿拉伯糖的干扰，能显著提高测定的灵敏度。

（2）样品中含有少量 RNA 并不影响测定，但因蛋白质、多种糖类及其衍生物、芳香醛、羟基醛等能与二苯胺反应形成有色化合物，故能干扰 DNA 定理。

二、蛋白质含量测定

检测方法主要有 Folin-酚试剂法、紫外分光光度法、双缩脲法、考马斯亮蓝法、

BCA（bicinchonininc acid）法等，此处主要介绍主要有 Folin-酚试剂法、考马斯亮蓝法、BCA 法。

（一）Folin-酚试剂法

Folin-酚试剂法（Loury 法）是双缩脲反应的发展，它结合了双缩脲法中铜盐反应和 Folin 试剂反应的特点。试剂甲相当于双缩脲试剂，可与蛋白质中的肽键起显色反应；试剂乙在碱性条件下极不稳定，易被酚类化合物还原呈蓝色反应。所以，此法是通过肽链或极性侧链的铜络合物较慢反应及芳香族氨基酸的残基、酪氨酸、色氨酸的迅速反应，把磷钼酸、磷钨酸发色团还原成暗蓝色（磷钼蓝），颜色反应和蛋白质含量在一定范围内呈线性关系，以此计算出蛋白质含量。

1. 材料

（1）4% 碳酸钠；0.2 mol/L NaOH；1% 硫酸铜；2% 酒石酸钠。

（2）试剂甲：使用前，将 4% Na_2CO_3，0.2 mol/L NaOH、1% $CuSO_4$、2% 酒石酸钠按 50:50:1:1 的比例混合均匀，当天使用。

（3）试剂乙（酚试剂）：钨酸钠（$Na_2WO_4 \cdot 2H_2O$）100 g、钼酸钠（$Na_2MuO_4 \cdot 2H_2O$）0.25 g，700 mL 蒸馏水，85% 的磷酸（H_3PO_4）50 mL 及浓盐酸 50 mL。充分混匀后，小火回流 10 h，稍冷加入硫酸锂（Li_2SO_4）150 g，蒸馏水 50 mL 及数滴液体溴。开口继续沸腾 15 min，驱尽剩余的溴。冷却后，定容至 1000 mL，过滤。置棕色瓶中 4℃ 保存。使用前稀释至 1 mol/L。

2. 方法

（1）标准曲线：在 6 个试管中分别加入标准蛋白溶液，其中分别含 0 μg、20 μg、40 μg、60 μg、80 μg、100 μg 蛋白质，用水或缓冲液补足至 0.4 mL，加入试剂甲 2 mL，混匀，室温放置 10 min，再加入试剂乙 0.2 mL，立即混匀，置室温或 37℃ 水浴中，保温 30 min。在分光光度计 750 nm 波长处比色测定，绘制标准曲线。

（2）样品测定：将实验动物处死，取出所需组织制备组织匀浆供测定用。取适量的组织匀浆提取液适当稀释（蛋白质含量 20 ~ 250 μg），从中取出 0.4 mL，同绘制标准曲线的操作程序，测定 A_{750}，从标准曲线上查出相应的蛋白质的含量。

3. 注意事项 Folin 试剂在碱性条件下不稳定，所以以将 Folin 试剂加入碱性的铜和蛋白质溶液中后必须立即混匀，此反应只在极短的时间内有效进行。试剂破坏后，还原性的生成物质可再次反应，后者的变化于 30 min 后达到最大值。本法较双缩脲法反应灵敏，仅于 0.1 mg/mL 浓度的蛋白质样品亦可得到很好的显色反应，使用很广泛，但花费的时间长，对其干扰因素了解得最多。

（二）考马斯亮蓝法

Bradford 建立的考马斯亮蓝法（Bradford 法），是根据蛋白质与染料相结合的原理设计的。这种蛋白质测定法具有超过其他几种方法的突出优点，因而正在得到广泛的应用。这一方法是目前灵敏度最高的蛋白质测定法。考马斯亮蓝 G-250 染料，在酸性溶液中与蛋白质结合，使染料的最大吸收峰的位置（λ_{max}），由 465 nm 变为 595 nm，溶液的颜色也由棕黑色变为蓝色。经研究认为，染料主要是与蛋白质中的碱性氨基酸（特别是精氨酸）和芳香族氨基酸残基相结合。在 595 nm 下测定的吸光度值 A_{595}，与蛋白质浓度成正比。Bradford 法的突出优点是灵敏度高，测定快速、简便，只需加一种试剂，干扰物质少。但此法的缺点是：Bradford 法用于不同蛋白质测定时有较大的偏差，且有一些物质干扰此法的测定，主要的干扰物质有：去污剂、Triton X-100、十二烷基硫酸钠（SDS）和 0.1 mol/L 的 NaOH 等。

1. 试剂 标准蛋白质溶液，用 γ-球蛋白或牛血清清蛋白（BSA），配制成 1.0 mg/mL 和 0.1 mg/mL 的标准蛋白质溶液；考马斯亮蓝 G-250 染料试剂：称 100 mg 考马斯亮蓝 G-250，溶于 50 mL 95% 的乙醇后，再加入 120 mL 85% 的磷酸，用水稀释至 1 L。

2. 器材 可见光分光光度计，旋涡混合器，试管。

3. 方法

（1）取 16 支试管，1 支作空白，3 支留作未知样品，其余试管分为两组按表 12-11 中顺序，分别加入样品、水和试剂，即用 1.0 mg/mL 的标准蛋白质溶液给各试管分别加入：0 mL、0.01 mL、0.02 mL、0.04 mL、0.06 mL、0.08 mL、0.1 mL，然后用无离子水补充到 0.1 mL。最后各试管中分别加入 5.0 mL 考马斯亮蓝 G-250 试剂，每加完一管，立即在旋涡混合器上混合（注意不要太剧烈，以免产生大量气泡而难以消除）。未知样品的加样量见表 12-11 中的第 9 管。

表 12-11　考马斯亮兰法实验程序

管号	1	2	3	4	5	6	7	8	9
标准蛋白溶液（μL）	0	0.1	0.2	0.3	0.4	0.6	0.8	1.0	0
蒸馏水（μL）	1.0	0.9	0.8	0.7	0.6	0.4	0.2	0	1
考马斯亮染液	5	5	5	5	5	5	5	5	5
蛋白质含量（μg）	0	10	20	30	40	60	80	100	0

（2）加完试剂 2~5 min 后，即可开始用比色皿，在分光光度计上测定各样品在 595 nm 处的光吸收值 A_{595}，空白对照为第 1 号试管，即 0.1 mL H_2O 加 5.0 mL G-250 试剂。

（3）用标准蛋白质量（μg）为横坐标，用吸光度值 A_{595} 为纵坐标作图，即得到一条标准曲线。由此标准曲线，根据测出的未知样品的 A_{595} 值，即可查出未知样品的蛋白质含量。0.5 mg 牛血清清蛋白/mL 溶液的 A_{595} 约为 0.50。

4. 注意事项 不可使用石英比色皿（因不易洗去染色），可用塑料或玻璃比色皿，使用后立即用少量95%的乙醇荡洗，以洗去染色。塑料比色皿决不可用乙醇或丙酮长时间浸泡。

（三）BCA 法

二价铜离子在碱性的条件下，可以被蛋白质还原成一价铜离子，一价铜离子和独特的 BCA Solution A（含有 BCA）相互作用产生敏感的颜色反应。两分子的 BCA 螯合一个铜离子，形成紫色的反应复合物。该水溶性的复合物在 562 nm 处显示强烈的吸光性，吸光度和蛋白浓度在广泛范围内有良好的线性关系，因此根据吸光值可以推算出蛋白浓度。

1. 试剂

（1）试剂 A，1 L：分别称取 10 g BCA（1%），20g $Na_2CO_3 \cdot H_2O$（2%），1.6 g $Na_2C_4H_4O_6 \cdot 2H_2O$（0.16%），4g NaOH（0.4%），9.5g $NaHCO_3$（0.95%），加水至 1 L，用 NaOH 或固体 $NaHCO_3$ 调节 pH 至 11.25。

（2）试剂 B，50 mL：取 2g $CuSO_4 \cdot 5H_2O$（4%），加蒸馏水至 50 mL。

（3）BCA 试剂：取 50 份试剂 A 与 1 份试剂 B 混合均匀。此试剂可稳定一周。

（4）标准蛋白质溶液：称取 0.5g 牛血清清蛋白，溶于蒸馏水中并定容至 100 mL，制成 5 mg/mL 的溶液。用时稀释 10 倍。

2. 方法：取 96 孔酶标板，按表 12 - 12 加入试剂。

表 12 - 12 BCA 法实验程序

管号	1	2	3	4	5	6	7	8
标准蛋白溶液（μL）	0	1	2	4	8	12	16	20
蒸馏水（μL）	20	19	18	16	12	8	4	0
BCA 试剂（μL）	200	200	200	200	200	200	200	200
蛋白质浓度（mg/mL）	0	0.025	0.05	0.1	0.2	0.3	0.4	0.5

上述试剂加完后，准确吸取 20 μL 样品溶液于酶标孔中，加入 BCA 试剂 200 μL，轻摇，于 37℃保温 30~60 min，冷却至室温后，以空白为对照，在酶标仪上 590 nm 处比色，以牛血清清蛋白含量为横坐标，以吸光值为纵坐标，绘制标准曲线。以标准曲线空白为对照，根据样品的吸光值从标准曲线上查出样品的蛋白质含量。

3. 注意事项 BCA 试剂的蛋白质测定范围是 20~200 μg/mL。测定可在微板孔中就进行，大大节约样品和试剂用量；抗试剂干扰能力比较强，如去垢剂、尿素等均无影响。

三、胶原蛋白测定方法

胶原蛋白是细胞外间质的四大组分之一，它们几乎分布在所有的组织中，胶原的异常改变涉及与衰老有关的生理、病理过程。羟脯氨酸是胶原蛋白特有的氨基酸

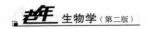

之一，血或尿中羟脯氨酸含量同衰老程度呈正相关，测定组织中羟脯氨酸含量亦可检测动物的年龄，评价抗衰老药物的作用。

检测方法主要有氨胺-T 法、改良氨胺-T 法、天狼星红比色法、高效液相色谱法、小鼠尾腱和尾皮热收缩测定法、大鼠尾腱胶原纤维抗张实验等，此处主要介绍改良氨胺-T 法、小鼠尾腱和尾皮热收缩测定法。

（一）改良氨胺-T 法

胶原蛋白的氨基酸组成与一般蛋白质不同，羟脯氨酸占其总氨基酸的 13.4%，而一般蛋白质不含或含极小量的羟脯氨酸。根据这一特点，可将组织用盐酸水解为氨基酸，分析其中羟脯氨酸的含量，然后换算为胶原蛋白含量。羟脯氨酸测定的原理是用氧化剂氯胺-T（N-氯-对甲苯磺酰胺钠）将羟脯氨酸氧化，再用过氯酸破坏多余的氯胺-T，并终止其氧化，最后使氧化物与对二甲氨基苯甲醛反应，生成紫红色进行比色。

把血和尿中含羟脯氨酸的多肽用酸水解成游离的羟脯氨酸，游离的羟脯氨酸被氧化成吡咯，再与对二甲氨基苯甲醛在一定温度下反应，生成一种红色化合物，在 560 nm 波长处有最大吸收率。本法与氯胺-T 法比较，操作方便，步骤简化，实验时间短，便于一般实验室应用。

1. 材料

羟脯氨酸标准储存液（1 mg/mL）；羟脯氨酸标准应用液 ［取羟脯氨酸标准储存液 1 mL，用蒸馏水稀释至 100 mL（每含羟脯氨酸 10 μg/mL）］；柠檬酸缓冲液，pH 为 6.0；0.05 mol/L 氯胺-T 溶液；3.15 mol/L 过氯酸溶液；10% 对二甲氨基苯甲醛（P-DMAB）溶液。

2. 方法

实验动物末次给药 1 h 后，取血分离血清。取血清样品 0.5 mL，置 10 mL 磨口刻度比色管中，加入 6 mol/L 盐酸 1.5 mL，混匀，塞紧塞子，在 124～126 ℃烤箱中水解 2 h 后，加入 10 mol/L 氢氧化钠 0.9 mL，然后用 1 mol/L 盐酸或 1 mol/L 氢氧化钠调 pH 至 5～7，用蒸馏水稀释至 5 mL，过滤。操作步骤按表 12-13 进行。

血清羟脯氨酸含量（mg/100 mL）=（被测管光密度 T/标准管光密度 S）×10。

表 12-13　血清（尿）羟脯氨酸测定操作步骤

加入物	空白管	标准管	样品管
血清（尿）水解滤液（mL）			1.0
羟脯氨酸标准溶液（mL）		1.0	
双蒸水（mL）	1.0		
柠檬酸缓冲液（mL）	0.5	0.5	0.5

加入物	空白管	标准管	样品管
0.05 mol/L 氯胺-T（mL）	1.0	1.0	1.0
		混混匀，充分氧化 6 min	
3.15 mol/L 过氯酸溶液（mL）	1.0	1.0	1.0
		混匀，终止氧化 5 min	
10% P-DMAB（mL）	1.0	1.0	1.0
		混匀，100℃水浴 2 min	
		冰水冷却，空白调零，562 nm 比色	

（二）小鼠尾腱和尾皮热收缩测定法

小鼠或大鼠尾腱富含胶原蛋白，由于衰老过程中胶原结构的变化使其弹性减低，热收缩能力下降，故可将尾腱胶原蛋白对热收缩的变化作为评价衰老的指标。

自小鼠尾根部剪下鼠尾并剥去皮肤，仔细分离出背侧较粗的一条尾腱（鼠尾有4 根尾腱），剪取 3.5～4.0 cm 悬挂于一定直径的玻管中，并放入恒温水浴中，测定连续升温及一定时间内的收缩变化情况。也可用鼠尾根部未脱毛的皮肤，剪取3.5～4.0 cm，纵行剖开 1/2 或 1/3，套入玻璃管测试，观察并记录尾腱或尾皮在60～65℃受热 1 min 时最大收缩长度变化，并与最初剪下时尾腱或尾皮的长度相比较，以百分率表示。

标本受热后，收缩长度变化以毫米计算。一般尾腱从4℃开始，至5℃时收缩达70%～80%，6℃时达 100%。而尾皮自 60℃才开始收缩，至 65℃时达 95% 左右，75℃时达 100%。尾腱和尾皮收缩长度集中在 60～65℃，在此温度范围内变化最明显。恒温 60℃时受热 1 min，收缩均为 100%。

本方法简单、直观、便于操作。可用于抗衰老药物初筛。

（王 伟 张 睿 顾增忠）

第十三章 抗衰老免疫学研究

机体的衰老程度与免疫功能降低程度呈正相关，老年人免疫功能的衰退导致其心、脑、肾等重要器官易发生病变，并且易患感染、癌症及各系统相关疾病。实验表明，机体衰老时免疫功能的降低主要表现为免疫活性细胞功能的减退，包括免疫活性细胞数目的减少、细胞功能的降低或各类细胞亚群比例的变化等。本章介绍几类重要的免疫效应细胞及一些细胞因子活性的检测方法，旨在为研究用于抗衰老的免疫调节机制提供部分实验方法及研究思路。

第一节 NK 细胞活性检测

自然杀伤细胞（natural killer cells，NKCs，NK 细胞），是 20 世纪 70 年代早期，研究淋巴细胞特异性抗肿瘤细胞的细胞毒效应中发现的一群细胞。主要分布在外周血和脾里，占单个核细胞的 5% ~20%，在其他淋巴器官中很少。"自然杀伤"是指 NK 细胞在杀伤靶细胞时不需预先激活就能杀伤某些病毒感染和肿瘤细胞。如针对某些胞内病原微生物，NK 细胞可以直接识别，并杀伤靶细胞，是固有免疫中重要的效应细胞。NK 细胞也参与适应性免疫应答的细胞免疫，在抗感染、抗肿瘤免疫中发挥重要作用。NK 细胞的胞质中含有大量苯胺等嗜天青颗粒，从形态上被称为"大颗粒淋巴细胞"（large granules lymphocytes，LGL）。能直接杀死 MHC-I 类分子缺失或低表达的靶细胞，分泌 INF-γ 等细胞因子。从细胞谱系和表面标志看，NK 细胞来源于骨髓前体细胞，无 B 细胞的免疫球蛋白重排，不表达 BCR，也不表达 T 细胞的 TCR，CD3、CD4、CD8 等的表面分子，因此，被称为"裸细胞"（null cells）。但 NK 细胞表达众多具有相对特异性的表面分子。现在通常将膜表面 CD56$^+$、CD16$^+$、CD3$^-$、TCR$^-$、BCR$^-$ 的淋巴样细胞定义为 NK 细胞。

NK 细胞具有细胞介导的细胞毒作用，能直接杀伤肿瘤细胞，因此可用传代培养的肿瘤细胞作为靶细胞，将单个核细胞与肿瘤细胞共同培养，肿瘤细胞的存活情况可以反映 NK 细胞的活性，肿瘤细胞存活率低，NK 细胞的活性则高。测定人 NK 细胞活性的靶细胞多用 K562 细胞株，而测定小鼠 NK 细胞活性则常采用 YAC-1 细胞株。

一、NK 细胞的表面标志及其鉴定

（一）NK 细胞表达部分 T 细胞分化抗原、细胞因子受体、黏附分子等

1. CD 分子 目前较公认具有相对特异性的 NK 细胞表面标志有：CD56、CD16、CD161、CD94/NKG2A、KIR 等。

2. 细胞因子受体 c-kit/CD117，高亲和力的 IL-2Rα（CD25），中等亲和力的 IL-2Rβγ（CD122，不含有 α 链），IL-15Rβγ 等。

3. 黏附分子 PEN5、CD62L（L 选择素）、CD2、CCR7、CXCR1、FasL、TRAIL、CD11b/CD18、CD11c/CD18、CD45R（B220）、CD244 等。

（二）抑制性受体和激活性受体

NK 细胞表达抑制性受体和激活性受体，调节 NK 细胞的活性。NK 细胞抑制性受体识别自身 MHC-Ⅰ类分子，MHC-Ⅰ类分子组成性表达在机体大多数细胞上，而病毒感染细胞和肿瘤细胞常不表达或低表达。NK 细胞激活性受体所识别的分子还不十分明确。当激活性受体和抑制性受体同时存在时，抑制性受体信号途径占优势，NK 细胞不活化。当细胞在压力或损伤情况下，表达 MHC-Ⅰ样分子，某些激活性受体能够识别。

NK 细胞迄今已发现有数 10 种受体家族。

1. 抑制性受体 多数人 NK 抑制性受体的鉴定都是通过检测其胞浆内共有的特殊结构"免疫受体酪氨酸抑制基序"（immunoreceptor tyrosine inhibitory motifs，ITIMs）。ITIMs 募集胞质内蛋白酪氨酸磷酸酶 SHP-1 和 SHP-2，能抑制在同一细胞上激活性受体介导的信号。人 NK 抑制性受体主要有 3 个受体家族。

（1）杀伤免疫球蛋白样受体（killer Ig-like receptor，KIR）家族：结构上，KIR 的胞外段有 2~3 个 Ig 样结构域，是识别不同的 HLA-A、HLA-B、HLA-C 类分子的重要结构。某些 KIR 家族成员的胞内段很短，没有 ITIMs，有激活性受体功能。小鼠的 Ly49 家族，有类似 MHC-Ⅰ特异性，胞内段有 ITIMs 结构。

（2）免疫球蛋白样转录体（Ig-like transcripts，ILTs）家族：结构上也含有 Ig 样结构域。ILT-2 是 ILTs 家族成员之一，胞内含有 4 个 ITIMs 结构，对 MHC-Ⅰ类分子具有泛特异性。ILT-2 可以识别巨细胞病毒编码的一种分子 UL18，UL18 与人 MHC-Ⅰ类分子同源，能与 ILT-2 结合。这也是病毒逃避 NK 细胞介导杀伤的"诱骗"机制。

（3）杀伤凝集素样受体（killer lectin-like receptor，KLR）家族：由一个 C 型凝集素 NKG2A 或 NKG2B 与 CD94 共价结合构成的异源二聚体，在 NKG2A 和 NKG2B 胞质段有两个 ITIMs。CD94/NKG2 抑制性受体的配体是非经典 MHC-Ⅰ类分子 HLA-E 及源于 HLA-A、HLA-B、HLA-C 或 HLA-G 信号肽。在 KLR 家族中，部分 CD94/NKG2

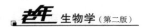

受体胞内段没有 ITIMs 结构，具有激活性受体功能。

2. 激活性受体 NK 细胞上的激活性受体目前分类尚不明确，其配体也多数不详。但激活性受体都是由配体结合链和信号链组成。共同特点是：与激活性受体相连的信号分子均有免疫受体酪氨酸活化基序（immunoreceptor tyrosine-based activation motifs，ITAMs）结构域，包括 FcεRIγ、ζ、DAP12 蛋白。NK 激活性受体使蛋白酪氨酸激酶 SyK 和 ZAP-70、适应体（adaptor）分子等激活，基因转录和细胞骨架重排等。CD16 是第一个被确认的 NK 细胞激活性受体，是一个低亲和力 IgG Fc 受体，与 FcεRIγ、ζ 蛋白连接发挥 NK 细胞介导的 ADCC 作用。新近发现的一类人 NK 激活受体，称为自然细胞毒受体（natural cytotoxicity receptor，NCR），包括 NKp46、NKp30、NKp44，均为 Ig 超家族，与 FcεRIγ、ζ 蛋白连接，特异性表达在 NK 细胞表面。NCR 的配体目前还不清楚。NK 细胞激活性受体与其配体结合，使 NK 细胞分泌细胞因子，促进向炎性部位迁移，杀伤配体靶细胞等作用。

NK 激活性受体中另一类是 MHC 特异性受体，不含 ITIMs 结构，而与有 ITAMs 结构的辅助分子连接（如 DAP12），传递活化信号给 NK 细胞。这类受体有前面提到的 KIR 家族中的 KIR2DS、KLR 家族中 CD94/NKG2C、CD94/NKG2E、CD94/NKG2H，能够识别正常的 MHC-Ⅰ类分子，但与 MHC-Ⅰ类分子结合的亲和力比结构上相交联的抑制性受体低，可能是由于激活性受体与 MHC-提呈肽的结合均在病理条件下的缘故。

需注意的是，KLR 家族中的 NKG2D 不仅存在于 NK 细胞上，T 细胞上也有，与其他 NKG2 蛋白关系很远。NKG2D 的连接分子是 DAP10，DAP10 与 DAP12 同源，在胞内段含有一个 PI-3 激酶结合基序，相应配体有 MICA、MICB、ULBP 分子，小鼠相应配体为 RAE-1 和 H-60，所有的 NKG2D 配体与 MHC-Ⅰ类分子同源。这些配体在正常细胞上数量不多，在损伤细胞或者肿瘤细胞上表达增多，NK 细胞正是应用这些受体来清除损伤的宿主细胞和肿瘤细胞。

（三）NK 细胞表面标志的鉴定

目前，检测 NK 细胞常用的表面标志见表 13-1。鉴定这些表面标志常用的技术有特异性免疫荧光技术、免疫微粒技术及流式细胞术。

表 13-1 检测人 NK 细胞常用标志及单克隆抗体

NK 细胞常用标志	相应单抗	NK 细胞常用标志	相应单抗
CD16	HUNK2，Leu11	CD59	NEM-43
CD56	NKH1，Leu19	CD11b	Mol，OKM1
CD57	HUNK1，Leu7	CD94	HP3Bi

1. 特异性免疫荧光技术　鉴定 NK 细胞表面标志常用荧光抗体染色直接法、间接法和双标记法。直接法是用荧光素标记 NK 细胞表面标志的特异性单抗，与活 NK 细胞反应、结合后涂片，在荧光显微镜下观察可见有荧光的抗原抗体复合物。间接法是用荧光素标记抗抗体，先让 NK 细胞与未标记的特异性单抗反应，再与荧光素标记的抗抗体结合。双标记法是用两种荧光素标记 NK 细胞所需鉴定的不同表面标志特异性抗体，镜下可见两种颜色的荧光，可以检测 NK 细胞两种表面分子。直接法操作简单、快速、特异，但敏感性比间接法低；间接法虽然操作步骤多一些，但敏感性较高；前者只能检测一种表面分子，而后者可以检测多种表面分子，但易引起非特异性荧光。

2. 免疫微粒技术　用于检测 NK 细胞表面标志常使用乳胶微粒或磁珠微粒（即免疫磁珠，immunomagnetic beads，IMB）两种。将针对 NK 细胞特定细胞表面标志的单抗与微粒载体进行化学交联，形成免疫微粒，用于检测 NK 细胞表面标志。乳胶微粒法需要先分离出淋巴细胞，再进行鉴定。而磁珠微粒法可以直接用全血标本进行检测，大大简化操作过程，快速特异，已经商品化，不仅可鉴定细胞表面标志，还可同时用于分离 NK 细胞。现在多数使用磁珠微粒方法。

3. 流式细胞术　利用免疫荧光技术，使用流式细胞仪分析 NK 细胞表面标志，不仅可以鉴定 NK 细胞表面标志，还可对表面分子进行定量定位分析及细胞周期变化，灵敏度很高，也可以用于分离纯化 NK 细胞及功能测定。

磁珠微粒法和流式细胞术所需设备材料价格较昂贵，操作复杂；流式细胞术中，细胞数量过多或过少都会影响结果。

二、NK 细胞的表面标志及其鉴定

（一）NK 细胞功能

正常情况下 NK 细胞的抑制性受体占优，使 NK 细胞不活化，避免杀伤正常的宿主细胞。当宿主细胞受到感染，特别是某些病毒感染，常常导致 MHC-Ⅰ类分子表达抑制，导致 NK 细胞抑制性受体配体丢失，NK 细胞失去正常的抑制状态。激活性受体信号途径通过胞质内的 ITAMs 结构域，与 T、B 细胞抗原识别过程相似，从而杀伤感染细胞。

NK 细胞胞浆中有大量溶细胞颗粒，与 CTL 颗粒一样，颗粒中含有穿孔素（perforin）和多种颗粒酶。穿孔素可以在靶细胞膜打孔，颗粒酶通过此孔进入靶细胞，介导靶细胞凋亡。还有 NK 细胞毒因子（NK cytotoxic factor，NKCF）、TNF、FasL、TNF 相关的凋亡诱导配体（TNF-related apoptosis-inducing ligand，TRAIL）等，通过非穿孔素依赖方式杀伤靶细胞。

NK 细胞也能够识别企图逃避 CTL 介导的免疫攻击，低表达 MHC-Ⅰ类分子的感

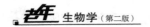

染细胞，发挥自然杀伤作用。NK 细胞的功能还包括 ADCC，通过分泌细胞因子和趋化因子起调节作用，以及接触 – 依赖的共刺激作用（NK 细胞也表达几种共刺激配体，包括 CD40L 和 OX40L 等；可以直接提供共刺激信号给 T、B 细胞）等。

（二）NK 细胞的功能检测

目前多采用检测 NK 细胞活性来研究不同疾病状态下 NK 细胞的杀伤功能。检测人 NK 细胞活性常用的靶细胞为 K562，小鼠常用的靶细胞为 YAC-1；效应细胞为 PBMC 或小鼠脾细胞。体外测定 NK 细胞活性，一般常用形态学法、放射性核素释放法、酶释放法、MTT 比色法及流式细胞术等。

1. 形态学法 当 NK 细胞杀伤靶细胞后，死亡靶细胞的细胞膜通透性改变，台盼蓝染料可以透过膜进入胞内，使死细胞着蓝色，无折光性，细胞形态改变。台盼蓝不能使活细胞着色，活细胞折光性强，形态正常。由此可以区分活细胞和死细胞，计数死细胞数量，计算出靶细胞死亡率，即为 NK 细胞的活性。细胞计数用血细胞计数板的白细胞计数池，计数 100 个细胞中的死细胞数和活细胞数，计算 NK 细胞活性。

NK 细胞活性（%）＝（实验组死亡靶细胞数 – 对照组自然死亡靶细胞数）×100%。

2. 放射性核素释放法

（1）^{51}Cr 释放法：$Na_2{}^{51}CrO_4$ 能进入增殖细胞内，与胞质内蛋白紧密结合。用含放射性核素的 $Na_2{}^{51}CrO_4$ 标记靶细胞，当靶细胞受到 NK 细胞攻击损伤或死亡，可释放放射性核素 ^{51}Cr 到上清液中，^{51}Cr 辐射的 γ 射线，可通过 γ-计数仪测定 ^{51}Cr 的放射脉冲数（cpm），^{51}Cr 放射性强度与 NK 细胞活性成正比，可计算 NK 细胞的活性。

$$NK 细胞活性（\%）＝\frac{实验孔\ cpm\ 均值 - 自然释放对照孔\ cpm\ 均值}{最大释放对照孔\ cpm\ 均值 - 自然释放孔\ cpm\ 均值}×100\%。$$

$$^{51}Cr\ 自然释放率（\%）＝\frac{自然释放对照孔\ cpm\ 均值}{最大释放对照孔\ cpm\ 均值}×100\%。$$

此法需计算 ^{51}Cr 的自然释放率，一般要求小于 10%。

（2）^{125}I-UdR 释放法：^{125}I-UdR（^{125}I-2-脱氧尿嘧啶核苷）是胸腺嘧啶核苷酸的类似物，可特异性取代胸腺嘧啶掺入细胞核 DNA 链上。用 ^{125}I-UdR 标记靶细胞，当靶细胞被杀伤溶解后，释放 ^{125}I，用 γ-计数仪测定 ^{125}I 放射性强度，以 ^{125}I 释放率表示 NK 细胞活性。此法同样要计算 ^{125}I 自然释放率，要求小于 10%。该法计算 NK 细胞活性，需测定每份样本的上清液和细胞两部分的放射性强度（cpm），计算出 ^{125}I-UdR的释放率，再计算 NK 细胞活性。即：

$$^{125}\text{I-UdR 释放率（\%）} = \frac{0.5 \text{ mL 上清液 cpm 值} \times 2}{0.5 \text{ mL 上清液 cpm 值} + 0.5 \text{ mL 细胞悬液 cpm 值}} \times 100\%。$$

NK 细胞活性（%）＝（实验组^{125}I－UdR 释放率均值－对照组^{125}I－UdR 释放率均值）×100%。

这两种方法操作简便、快速、客观、敏感，可以定量测定。但自然释放率高，所需要靶细胞数量多，实验设备要求较高，存在放射性污染等。

近年有学者认为，虽然某些疾病或血浆中可能存在抑制 NK 细胞活性的物质，红细胞也可能对效－靶细胞结合有机械阻碍作用，但从外周血分离的 PBMC 或小鼠脾细胞都不能真实反映体内 NK 细胞的功能。而使用全血代替 PBMC 或小鼠脾细胞检测 NK 细胞活性，原理和步骤同上述两种方法，但方法尚未被大量临床实验证实。

3. 乳酸脱氢酶酶释放法　乳酸脱氢酶（lactatedehydrogenase，LDH）是活细胞胞浆内的酶之一，正常情况下不能透过细胞膜。当靶细胞受效应细胞攻击而损伤时，LDH 可以释放到介质中，在催化乳酸生成丙酮酸过程中，使氧化型辅酶 1（NAD＋）变成还原型辅酶 1（NADH$_2$），后者再通过递氢体－吩嗪二甲酯硫酸盐（PMS）还原碘硝基氯化氮唑蓝（iodoini trotetrazolium chloride，INT）或硝基氯化四氮唑蓝（nitrobluetetrazolium，NBT）形成有色的甲䐶类化合物，在 490 nm 或 570 nm 波长处有一吸收高峰，用酶标仪在 570 nm 波长测定光密度值（A 值），计算 NK 细胞活性。

$$\text{NK 细胞活性（\%）} = \frac{\text{实验释放孔 A 值} - \text{自然释放对照孔 A 值}}{\text{最大释放对照孔 A 值} - \text{自然释放对照孔 A 值}} \times 100\%。$$

LDH 释放法简单、快速、经济，可定量检测，无放射性污染。但由于 LDH 分子过大，靶细胞膜要损伤严重才能透过。不能较早反映 NK 细胞的杀伤功能。

4. MTT 比色法

四甲基偶氮唑盐 ［3-（4，5-dimethylthiazol-2-yl）-2，5-diphenyltetrazo lium bromide，MTT］比色法属于非标记方法。由于活细胞中琥珀酸脱氢酶等能够还原 MTT，形成深蓝色化合物甲䐶（formazan），甲䐶的形成与细胞活性、数量成比例关系，在 570 nm 波长、630 nm 波长处有吸收峰，计算杀伤率作为 NK 细胞活性。

测定 NK 细胞活性时，与传统检测方法（靶细胞 1×10^5/mL，效/靶作用时间为 28 h）不同，靶细胞和效应细胞的比例（简称为效/靶比）及数量必须是最适比例，效－靶作用时间也必须是细胞最敏感时间，否则不能作为检测 NK 细胞的细胞毒活性的方法。有实验证明，靶细胞数量不低于 5×10^4/mL，效－靶细胞总数每孔不超过 1×10^6 个，效/靶比例 10:1，效/靶作用时间为 8 h，测定 NK 细胞毒活性结果最理想。实验时可设计不同效/靶比及不同细胞数量，找到最佳比例和细胞数，再在此条件下作用不同的时间测值，在最佳作用时间的结果即为 NK 细胞的活性。

$$\text{NK 细胞杀伤率（\%）} = \frac{1 - \text{杀伤孔（A}_{570} - \text{A}_{630}） - \text{效应孔（A}_{570} - \text{A}_{630}）}{\text{靶细胞孔（A}_{570} - \text{A}_{630}）} \times 100\%。$$

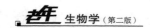
5. 流式细胞术 流式细胞术中利用碘化丙啶（propidium iodide，PI）染料排斥法，不仅可检测 NK 细胞单个细胞毒实验，还可以检测总细胞毒实验。碘化丙啶染料只能渗透到死细胞内，当 NK 细胞作用于靶细胞后，碘化丙啶染料进入损伤或死亡靶细胞，而活细胞排斥碘化丙啶染料。加之 NK 细胞体积和光散射特性与靶细胞（K562）不同，利用 FCM 分选出靶细胞群，并测量靶细胞群，用 PI 染死靶细胞核酸物质。则靶细胞死亡率即为 NK 细胞活性。

NK 细胞活性（％）＝实验组靶细胞死亡率（％）－对照组靶细胞自然死亡率（％）。

用流式细胞术测定 NK 细胞活性时，同样，效/靶比和效/靶作用时间非常重要，Stephan 等实验证明，FCM 使用 5 个波长的光，靶细胞为非 K562 具有聚集性的神经母细胞瘤细胞，还有多种肿瘤细胞等，在效/靶比为 20∶1 或 10∶1，作用时间为2 h的条件下结果最理想。也有实验证实，靶细胞为 K562 时结果相同。

还可以利用荧光染料（二醋酸荧光素）易滞留在细胞内的特点，细胞内受酯酶作用而产生荧光，当细胞杀伤、染料排除时，也可测定 NK 细胞的杀伤效应。还可用细胞光扫描法、双标记细胞毒法等测定 NK 细胞的细胞毒作用。

上述方法中，放射性核素释放法敏感、客观、快速，是经典方法，常作为其他方法的对照；但 ^{51}Cr 半衰期短，有放射性核素污染等问题。LDH 释放法和 MTT 比色法为非放射性核素标记方法，简单、快速；但其敏感度较低，可能因非特异性酶和某些因素引起甲腙形成，影响结果的准确性。流式细胞术方法灵敏，测定 NK 细胞活性可以直接看到整个细胞死亡的过程，结果更直观，数据更全面，但对靶细胞的预处理操作复杂。

总之，无论用何种方法检测 NK 细胞功能，效/靶比和细胞作用时间的选择都至关重要，靶细胞质量也是影响实验的重要因素，且均需严密设计好对照体系，这是实验成功与否的关键。此外，在放射性核素释放法中，要注意实验的放射防护和放射性核素的存放和废弃物的处理，防止环境污染。

第二节 巨噬细胞吞噬功能检测

吞噬是巨噬细胞固有的主要功能，通过巨噬细胞上相应的受体（Fc 受体、C3b 受体和凝集素受体）与相应抗原物质结合构成吞噬活动的附着期，受体介导的调理作用使巨噬细胞能增强对有机物（如微生物及其产物）的吞食。在吞食期巨噬细胞伪足从四周向被吞物体伸出，待浆膜合拢后即进入胞质，形成吞噬小体，胞质内的溶酶体向吞食部位靠近、接触，并向吞噬小体内释放各种酸性蛋白水解酶，对被吞物体进行消化、分解，称为吞噬的消化期。

（一）单核巨噬细胞的生物学特性

1. 单核巨噬细胞的起源与分化　单核巨噬细胞系统（mononuclear phagocyte system）是免疫系统第二个主要细胞群体，由骨髓中髓性多能干细胞发育形成。最初由胚胎卵黄囊血岛和胚胎肝脾内的髓性多能干细胞移入骨髓，发育成前单核细胞，再由前单核细胞增殖分化成为单核细胞，扩增后不断地进入血液循环，在血液中仅存留数小时至数日，移行到全身组织器官内，发育为巨噬细胞（亦称为组织细胞）。不同器官组织中的巨噬细胞名称各异，如肝中的 Kupffer 细胞、肺中的尘细胞、结缔组织中的组织细胞、神经组织中的小胶质细胞、骨组织中的破骨细胞、脾和淋巴结中固定和游走的巨噬细胞等。巨噬细胞形态较大，表面皱褶多，内涵溶酶体，具有黏附能力及强大的吞噬功能，并可发挥抗原提呈作用，其寿命长达数月以上。

2. 单核巨噬细胞表面抗原和受体　巨噬细胞有多种受体，在捕捉异物、加速内吞作用、识别和提呈抗原、连接抗体及补体以发挥 ADCC 方面均有重要作用。也参与调理吞噬、免疫粘连吞噬和启动 T/B 细胞的免疫应答等。单核巨噬细胞的多种表面标志与其功能相关。

（1）MHC Ⅱ类分子：所有单核巨噬细胞表面都构成性表达 MHC Ⅱ类分子，参与抗原提呈作用，并在吞噬功能活跃时表达旺盛。

（2）FcR 和 CR：单核巨细胞表面表达 3 种不同的 IgG 的 Fc 受体-FcγR Ⅰ、FcγR Ⅱ和 FcγR Ⅲ。这些受体在启动细胞外杀伤、调理和吞噬中发挥作用。在吞噬微生物过程中，巨噬细胞表面的 Ⅰ型补体受体亦起重要作用。另外，补体受体 C3R（C3bi 受体，CD11b）存在于已激活的巨噬细胞表面，与 CD11a 和 CD11c 一同在细胞的黏附中发挥作用。CD11b 和 CD11c 可见于巨噬细胞囊泡内，并在其活化后于胞膜上表达。某些巨噬细胞表面也可表达 IgE Fc 段的低亲和力受体 FcεR Ⅱ。

（3）趋化因子受体：能促进单核巨噬细胞向炎症区移动。

（4）其他受体：人类和小鼠的单核吞噬细胞表面有甘露糖苷 - 盐藻糖苷受体，存在于成熟的巨噬细胞上，能与含有甘露糖 - 盐藻糖残基的糖蛋白结合，促进吞噬。单核吞噬细胞还表达 CD14，该分子是脂多糖结合蛋白的受体。纤维蛋白受体可使巨噬细胞黏附于组织损失部位的纤维蛋白上，促进内吞和销毁病原体。人类巨噬细胞表面也可表达 CD13，CD15，CD68 和 VLA-4 等分子。尽管 FcγR Ⅰ是一个尤其有用的巨噬细胞标志，但在上述讨论的膜标志中尚无一个具有系谱特异性。

3. 酶和分泌产物　单核巨噬细胞有多种胞内酶，能杀灭、消化、销毁已被吞入细胞内的异物。如溶酶体水解酶（组织蛋白酶 B、透明质酸酶、糖苷酶、DNA 酶、RNA 酶等）、溶酶体中性蛋白酶（胶原蛋白酶、弹性蛋白酶、血纤维蛋白酶原激活剂、血管紧张素转化酶等）、溶酶体酯酶（脂蛋白酶、磷脂酶）、溶菌酶和髓过氧化物酶等。巨噬细胞有多种胞外酶、精氨酸酶、脱氢酶等，可在细胞外进行物质代谢，

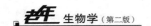

供给营养及能量。

4. 黏附性 单核巨噬细胞在细胞培养中的一个最明显特征是黏附性，即能黏附于塑料或玻璃表面。可据此与非黏附性细胞（如淋巴细胞）分离，获得富含巨噬细胞的细胞悬液。当单核巨噬细胞在表面黏附时，细胞立即扩散，在细胞边缘出现细胞膜褶边皱纹及马蹄形或肾形的细胞核，光镜下观察时呈现特殊的"油煎蛋"形状。巨噬细胞在体内亦可通过多种不同的方式黏附于其他细胞或细胞外基质成分。

（二）单核巨噬细胞的功能

体内巨噬细胞一般处于静止状态。抗原和细胞因子等综合调控可激活巨噬细胞，并明显增强其吞噬与杀伤、提呈抗原、免疫调节及抗肿瘤作用。

1. 吞噬与杀伤作用 单核巨噬细胞在体内发挥"清道夫细胞"功能，可吞噬微生物、包括抗原在内的大分子和自身损伤或死亡的组织碎片或细胞。

2. 抗原提呈作用 巨噬细胞是重要的专职抗原提呈细胞。

3. 免疫调节 巨噬细胞可产生和分泌多种细胞因子，如 IL、干扰素、补体、凝血因子或组织修复因子等；生成溶菌酶和胶原酶等一些胞内酶类；产生某些神经肽及激素等参与免疫应答和免疫调节。

4. 抗肿瘤作用 巨噬细胞能对肿瘤细胞起胞外杀伤作用，是机体非特异肿瘤免疫反应的重要组成部分。

单核巨噬细胞是天然免疫的重要组成部分，在特异性细胞免疫应答中，以辅助细胞和效应细胞的形式发挥作用：效应期，受抗原刺激的 T 细胞分泌细胞因子激活巨噬细胞，更有效地破坏所吞噬的抗原或微生物；在体液免疫的效应期，通过抗体和（或）补体的调理作用增强吞噬功能，参与对外源抗原的清除作用。

（三）单核巨噬细胞的功能检测

1. 单核巨噬细胞趋化功能实验 其结果为细胞个数/10 HPF（高倍视野），每个样品至少重复计数 3 次。如用缓冲液代替趋化因子，细胞数超过 100/10 HPF 时，应重新调整单核细胞数再检测。

注意事项：实验中一般用人或动物外周血分离的单核细胞；如用聚碳酸酯滤膜时，必须将无光泽的一面吸引物面；多孔趋化小室装置不能浸入有机溶剂或洗涤剂中，否则造成丙烯树脂溶解或洗涤剂在孔内沉着。只能用大量流水冲洗干净，再用双蒸水冲洗后自然干燥；单核细胞数和培养时间随滤膜孔径而改变，应事先选择最适条件。

单核-巨噬细胞趋化功能实验有助于探讨多种药物对免疫功能的影响或用于以易感染倾向为主要表现患者的单核-巨噬细胞移动功能的检测。

2. MTT 法检测人脾脏巨噬细胞毒效应　取人淋巴结制成单细胞悬液，加适量 PHA，培养后取上清液即为巨噬细胞激活因子；从手术切除的脾脏中分离单核细胞，采用黏附法获得人脾巨噬细胞；MTT 法测定巨噬细胞毒效应：将脾巨噬细胞加入 96 孔板，分别加 LPS 或巨噬细胞激活因子培养，加入靶细胞（L929，K562 或 LL937），用 MTT 法检测结果。该方法亦可用于小鼠腹腔巨噬细胞毒效应的测定。

3. 吞噬功能测定　单核巨噬细胞具有较强的吞噬功能，检测巨噬细胞的吞噬功能有许多方法，各有特色。从简便、直观又能同时观察吞噬活动的 3 个阶段，仍然推荐人巨噬细胞吞噬鸡红细胞的方法。

（1）皮泡法：获取人巨噬细胞：取药用斑蝥以 95% 乙醇制成 10% 酊剂，室温下浸泡两周后使用；取滤纸片 2 张，蘸满斑蝥酊，置于前臂皮肤上，在滤纸片上压一块稍大的塑料片，上面再敷以清洁纱布，固定；取下塑料片和滤纸，用一拱形塑料盖将局部罩好，固定包扎；局部皮肤即形成一个完整的水泡后，消毒，用无菌注射器小心抽取皮泡内渗出液，盛于无菌试管中；局部用消毒纱布敷盖。此法患者无疼痛及任何不良反应。

斑蝥酊诱发的皮肤炎性渗出液有多有少，大多在 1~2 mL。皮泡液中含巨噬细胞数平均为 30%~40%，最多可达 80%。

制备鸡红细胞悬液（CRBC）：取鸡血，阿氏液抗凝。实验前用无菌生理盐水洗，配成 5% CRBC。

吞噬实验：取皮泡渗出液，加上述 CRBC 悬液混匀，置 37℃ 水浴中。低速离心，弃上清，留少许液体将细胞充分混匀，涂片，甲醇固定，Giemsa 染色，油镜下观察并计数 100~200 个巨噬细胞。

结果表示：①吞噬细胞（%）：即 100 个巨噬细胞中吞噬有 CRBC 的细胞数；②吞噬指数：将 100 个巨噬细胞所吞噬 CRBC 的总和除以 100，所得每个巨噬细胞吞噬 CRBC 的平均数，即吞噬指数。

此外，计数时应同时注意 CRBC 被消化的程度，分为 4 级。Ⅰ级：未消化——胞质浅红或浅黄带绿色，胞核浅紫红色；Ⅱ级：轻度消化——胞质浅黄绿色；核固缩，染成紫蓝色；Ⅲ级：重度消化——胞质淡染，胞核呈浅灰黄色；Ⅳ级：完全消化——巨噬细胞内只见形状似 RBC 大小的空泡，边缘整齐，胞核隐约可见。

实验室常用比细菌大的鸡红细胞性抗原作为被吞噬颗粒。检测原理是将受检细胞与适量的颗粒抗原混合后，置 37℃ 保温，其间多次振摇，最后离心取测定细胞制成涂片，染色、光镜下检查，分别计算出吞噬百分比和吞噬指数。

（2）炭粒廓清实验：正常小鼠肝脏巨噬细胞可吞噬清除 90% 炭粒，脾巨噬细胞约吞噬清除 10% 炭粒，据此给小鼠定量静脉注射印度墨汁（即炭粒悬液），间隔一定时间反复取静脉血，测定血中炭粒的浓度，根据血流中炭粒被廓清的速度，判断单核巨噬细胞的功能。

以上两项传统检测方法结果的准确度在较大程度上受人为和主观操作因素的影响；显微镜下人工读片，结果判定标准常因人而异，结果变异较大；在油镜下观察和计数结果，工作量较大、效率较低；实际计数 100~200 个巨噬细胞，方法的敏感性和准确度降低。

（3）流式细胞术法：主要检测巨噬细胞吞噬荧光微球功能；吞噬荧光标记细菌的功能和吞噬凋亡细胞的功能。方法灵敏、准确，且其高通量大大提高了检验效率，减少了检验过程中的人为主观因素的影响。目前商品化的各种大小、携带不同表面功能基团的荧光微球不下 50 种，其中表面含羧酸盐基团的微球由于具有低非特异性，最适合于吞噬功能的检测。

取吞噬细胞与荧光素标记的大肠杆菌避光温育 1.5 h，与荧光微球于 4℃、25℃及 37℃避光孵育 1.5 h 或于 37℃避光孵育 0.5 h、1.0 h、1.5 h 和 2 h 后，用流式细胞仪观察和分析巨噬细胞吞噬荧光微球或荧光标记大肠杆菌的能力。

吞噬百分率（PP,%）=吞噬一个或多个荧光微球的巨噬细胞数/巨噬细胞总数×100%。

吞噬指数（PI）=被吞噬的荧光微球的总数/巨噬细胞总数。

其中，

被吞噬的荧光微球的总数=吞噬 1 个荧光微球的巨噬细胞总数×1＋吞噬 2 个荧光微球的巨噬细胞总数×2＋吞噬 3 个荧光微球的巨噬细胞总数×3＋吞噬 4 个荧光微球的巨噬细胞总数×4＋吞噬 5 个荧光微球的巨噬细胞总数×5＋吞噬 6 个荧光微球的巨噬细胞总数×6。

4. 杀伤活性测定

（1）放射性核素释放法检测单核细胞的杀伤活性

1）^{125}I-UdR 释放法：取肿瘤细胞（常用 DBA/Z 小鼠肥大细胞瘤 P815），混悬于含 10% 小牛血清的 RPMI-1640 培养液中。加入 3~5 mol/L Ci（0.11~0.19 mol/L Bq）^{125}I-UdR，孵箱中温育，轻摇几次。然后用 PBS 洗涤细胞去除未掺入的放射性核素。再用含 5% 小牛血清的 RPMI-1640 混悬至所需浓度。

收集巯基乙醇酸盐刺激的小鼠腹腔渗出巨噬细胞（即应答性巨噬细胞），洗涤后用 RPMI-1640 混悬，接种于塑料平皿，温育。弃培养液，用 PBS 洗涤，去除非黏附细胞。再加入含 IFNγ 的 RPMI-1640-10% 小牛血清，孵育，活化巨噬细胞。用滴管吸取 0.02% EDTA 的 PBS 充分吹打，使巨噬细胞泛起，洗涤，再用 RPMI-1640-10% 小牛血清混悬巨噬细胞，以台盼蓝拒染法计数活细胞数。

将放射性核素标记的 P815 细胞接种于 96 孔板，加入不同数目的巨噬细胞，使效/靶比例达到 10:1 至 40:1。置于孵箱培养。从各孔吸取上清液，用 γ 记数仪测定每分钟脉冲数（cpm）。按下式求得：

细胞溶解率（%）=（cpmA－cpmB）/（cpmC－cpmD）×100%。

其中，A 为瘤细胞＋巨噬细胞培养上清液的 cpm，B 为瘤细胞单独培养条件下的放射性核素自发释放量，C 为瘤细胞的放射性核素最大释放量（1×10^4 个瘤细胞经 1% SDS 处理后测出的 cpm）。

2）^{51}Cr 释放法检测单核细胞的杀伤活性（见本章 NK 细胞杀伤活性检测）。

（2）H33342 释放法检测单核细胞的杀伤活性：原理为 H33342（Hoechst 33342）是 DNA 的特异性荧光染料，可用其标记肿瘤细胞以检测单核细胞对肿瘤细胞的杀伤效应。被损伤的靶细胞 DNA 断裂后，H33342 释放到上清液中，采用微量荧光仪可定量测定上清液中的荧光强度。效应细胞的杀伤活性与靶细胞释放的荧光强度呈正相关。

单核细胞杀伤活性（%）=（实验组 OD 值 - 自然释放组 OD 值）/（最大释放组 OD 值 - 自然释放组 OD 值）×100%。

（3）比色法：放射性核素释放法检测效应细胞对靶细胞杀伤作用已应用多年，方法已经标准化，并为多数实验室采用。但该方法对放射性核素质量要求高，有的放射性核素（如 ^{51}Cr）因半衰期较短，使用很不方便；放射性核素可能危害实验者的健康及污染环境，应用受到限制。10 余年前建立了 MTT 比色法，测定残存活靶细胞数，以计算效应细胞的杀伤作用。现已广泛采用。

1）MTT 比色法：见本章 NK 细胞杀伤活性检测。

2）XTT 比色法：有的效应细胞（如淋巴细胞）也有代谢 MTT 的能力。在进行 MTT 测定之前需去除效应细胞。这不仅增加了实验步骤，且可能导致靶细胞丢失（特别是在靶细胞贴壁不牢或不贴壁的情况下），从而影响结果的可靠性。以 XTT {2，3-bis（2-methoxy-4-nitro-5-sulphonyl）-5〔（phenyl-amino）carbonyl〕-2H-tetrazo-lium hydroxide} 代替 MTT，可以克服这一缺点，因为，淋巴细胞在 IL-2 活化条件下还原 XTT 的能力仅及靶细胞的 1/50。这样，便无须在染色之前去除效应细胞。XTT 比色法与 MTT 法基本相同，加入维生素 K_3 作为电子偶联剂以增加还原反应的灵敏度。比色时采用 450 nm 波长。

5. 受体测定（EA 花环法检测 Fc 受体）

成熟的巨噬细胞表面表达 Fc 受体和 C3b 受体，因此能识别经 IgG 和 C3b 调理的颗粒，促使细胞对相应颗粒的吞噬，为此检测这些受体可间接判断巨噬细胞的功能。常用抗羊红细胞致敏的羊红细胞悬液作指示物进行 EA 玫瑰花结实验，也可用抗原（E）抗体（A）补体（C）复合物做 EAC 玫瑰花结实验。

意义：巨噬细胞表面 Fc 受体的检测可为判断细胞表面受体活性提供半定量的实验根据，借此可观察生理或病理状况下不同部位的巨噬细胞群体的膜受体变化，对巨噬细胞免疫功能研究有一定的参考价值。

6. 溶酶体酶的测定

巨噬细胞富含溶酶体酶，如酸性磷酸酶、非特异性酯酶和溶菌酶等，测定这些酶的活性也是衡量巨噬细胞功能的使用指标之一。

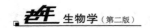

（1）巨噬细胞酸性磷酸酶测定

1）硝酸铅法：在适当酸性条件下，巨噬细胞内的酸性磷酸酶能水解底物 β-甘油磷酸钠形成磷酸盐，后者与硝酸铅反应产生磷酸铅，而磷酸铅再与硫酸铵反应则形成黑色硫化铅，沉积在酸性磷酸酶所在处，显示棕黑色颗粒。酶活性强弱可根据颗粒的数量和粗细不同而分级判断，颗粒数量少而细的为（＋），颗粒多而粗的为（＋＋），颗粒很多且很粗的为（＋＋＋）。

结果观察：巨噬细胞胞质内酸性磷酸酶所在处呈黑棕色颗粒。可根据颗粒的数量和粗细而分级判断酶活性的强弱。

意义：可用于检查肿瘤等患者的巨噬细胞功能。病情好转，巨噬细胞活性增强，酶的含量增多，酶活性增强。因此可用以监测病情，推测预后。也可用来评价某种药物的疗效，指导治疗。

注意事项：①酸性磷酸酶主要位于巨噬细胞胞质的溶酶体内，而未经固定的溶酶体脆弱，温育时容易发生破裂，因此，固定后再进行反应，效果较好、定位清晰；②酸性磷酸酶不稳定，容易失活，因此，固定液应冰冷，固定时间宜短；③需事先进行预实验，找出最适宜的反应时间。如反应时间过长，易发生扩散。

总的来说，本法的优点是：所用试剂普遍，价格便宜；封片后可较长时间保存，并可用电子显微镜研究观察细胞的超微结构。缺点是：细胞必须固定，且固定条件要求严格，如处理不当酶活性将消失；操作烦琐。

2）偶氮法：反应液中的底物 α-萘磷酸钠被酸性磷酸酶分解后，形成萘酚和磷酸盐，而萘酚结构中的羟基（—OH）邻近的活泼碳原子，立即与偶氮染料起反应，而产生鲜艳的棕红色沉积在酶所在处。优点是操作简便，缺点是封片后保存时间短。

（2）非特异性酯酶的测定：该酶比较稳定，酶活性丧失较慢，细胞经涂片干燥，置室温至少可保存 12～24 h，因此，特别有利于临床检验室采用。常用 α-萘醋酸法，该酶可将 α-萘醋酸分解成萘酚和醋酸，萘酚迅速与偶氮染料结合，形成有色反应物而沉积。

（四）单核巨噬细胞功能检测的意义

正常人巨噬细胞的吞噬率和吞噬指数分别为 62.8%±1.4% 和 1.06%±0.05%，某些免疫缺陷症及多种肿瘤患者的巨噬细胞的吞噬功能低下。有报道发现，有些癌症患者的吞噬率和吞噬指数分别低至 38.7%±1.9% 和 0.62%±0.03%。由于吞噬细胞的功能可作为判断机体抗肿瘤能力的指标，因此对患者做定期随访检测，可作为判定肿瘤复发转移的简易指标，也可作为考核肿瘤化疗、放射和免疫治疗疗效的参考指标。

第三节　B 淋巴细胞检测

一、B 细胞增殖实验

测定 B 细胞体外增殖反应是检测体液免疫功能的常用方法。其原理与 T 细胞增殖实验基本相同。刺激 B 细胞增殖的物质可分为两大类：①非特异性刺激物，如美洲商陆（PWM）、LPS 等有丝分裂原或能产生 A 蛋白的葡萄球菌（SAC）及 EB 病毒等微生物及其代谢产物；②特异性刺激物，主要是各种可溶性抗原和细胞表面抗原。

体外测定 B 细胞增殖反应的方法与 T 细胞增殖实验基本相同，差别在于用于刺激 B 细胞的物质与刺激 T 细胞的物质不同，也可采用形态法、放射性核素掺入法和 MTT 比色法。实验操作过程及各方法的优缺点比较可见本章第四节中 T 细胞增殖实验部分。

二、抗体形成细胞测定

B 细胞在抗原或多克隆刺激剂的诱导下分化成为浆细胞，产生抗体。检测抗体形成细胞的数量，测定 B 细胞产生和分泌抗体的能力，是检测机体体液免疫的重要方法，也可用于研究其他细胞（如 T 细胞或单核细胞）、细胞因子及其他物质对 B 细胞分泌抗体功能的调节作用。可在临床上应用于一些免疫缺陷病、自身免疫病的诊断及发病机制的研究。

检测抗体形成细胞的方法常用的有反向空斑形成实验、酶联免疫斑点法。

（一）反向空斑形成实验

反向空斑形成实验（reversed hemolytic plaque assay，RHPA）是一种体外检测人类 Ig 分泌细胞的方法。可将待检测的人外周血单个核细胞（PBMC）或其他组织来源的淋巴细胞如扁桃体、脾细胞等与 SPA 致敏的羊红细胞（SPA-SRBC）、抗人 Ig 抗体及补体 4 种成分混合在 0.5% 的琼脂糖中。将混合物注入由两张玻片制成的小室中，然后密封小室，37℃温育 3~5 h。当混合物中的抗人 Ig 与抗体形成细胞分泌的抗体结合后，因为 SPA 可以和人 Ig Fc 段结合，结合后的 SPA-Ig 可以固定补体，激活补体的经典途径，导致羊红细胞溶解，在抗体形成细胞周围形成溶血区，称为溶血空斑。每个溶血空斑代表一个 Ig 分泌形成细胞。操作过程如下。

1. 抗体分泌细胞的诱导　将分离的 PBMC 或淋巴组织细胞与适当浓度的 PWN

混合，37 ℃，5% CO_2 温箱培养 10 d 后待测。

2. SPA 致敏 SRBC　将适当比例的生理盐水、$CrCl_3$（新配）、SPA、SRBC 混合 37 ℃温育 1 h。SPA-SRBC 保存时间不超过 1 周。

3. 补体的处理　将抗凝 SRBC 与豚鼠补体按 1∶4 比例混合，离心后收集上清液，−20 ℃保存备用。

4. 加入玻璃小室　将致敏的 SPA-SRBC、补体、抗人 Ig 抗体等体积混合，取适当体积的混合液与 PBMC 混合，用微量进样器加入玻璃小室中。

5. 记数　密封后将玻璃小室置 37 ℃温育 3 ~ 5 h，肉眼或低倍显微镜下观察和记数空斑形成细胞。

（二）酶联免疫斑点法

酶联免疫斑点法（enzyme-linked immunospot，ELISOT）既可检测抗体分泌细胞，又可检测抗体分泌量。该方法与 ELISA 相似，其原理是用抗原包被固相载体，再加入抗体生成细胞，分泌的抗体与包被抗原结合，在抗体分泌细胞周围形成抗原抗体复合物，再加入酶标二抗，通过检测底物显色反应的深浅，测出抗体量，并可通过光镜观察抗体形成细胞。操作过程如下。

1. 包被抗原　常规包被抗原后封板，弃封闭液洗涤后加入 5% NCSRPMI-1640 稀释的抗体分泌细胞。37 ℃，5% CO_2 温箱温育 3 ~ 4 h 或过夜。

2. 加入酶标二抗　每孔加入酶标二抗，室温孵育 2 ~ 3 h 或 4 ℃过夜，洗涤后加入凝胶底物（将底物与凝胶混合制备）到聚苯乙烯板中作单染色分析或应用可溶性底物作硝酸纤维膜单染色（或双染色）分析。

3. 抗体形成细胞记数　酶反应 2 ~ 24 h 后，可在低倍镜下观察显色斑点，记数抗体形成细胞数。

（三）两种方法的比较

1. 反向空斑形成实验　不需要特殊仪器设备，费用较低，操作相对简单。但操作及结果观察都需要实验人员有一定的经验。结果判断有一定的主观性。实验结果受实验人员的操作经验影响较大，很难严格定量。

2. ELISPOT　从 ELISA 发展而来，精度高，敏感性强，操作规程化，结果判断客观。不仅能观测抗体形成细胞，而且能定量检测抗体分泌量的多少。但该方法操作比较复杂，费用比反向空斑形成实验高，需要一些特定的仪器设备。

第四节　T淋巴细胞检测

本实验又称T细胞转化实验。T细胞在体外经某种物质刺激，细胞代谢和形态相继变化，主要表现为短时间内细胞表面电荷起变化，数小时后细胞内酶活化，在24~48 h细胞内蛋白质和核酸合成增加，从而产生一系列增殖变化，细胞变大、细胞质扩大、出现空泡、核仁明显、染色质疏松、淋巴细胞转变成母细胞。因此，淋巴细胞增殖又称淋巴母细胞转化（lymphoblast transformation）。淋巴细胞增殖反应既可通过形态学观察计数，也可用 ^{3}H-TdR 掺入法检测细胞内 DNA 合成量的增加，据此判断出淋巴细胞对有关刺激的反应性与功能状态。体外引起淋巴细胞转化的刺激物种类很多，可分为非抗原性刺激物和抗原性刺激物两类。

非抗原性刺激物：如植物凝集系（phytoagglutinin，PHA）、刀豆素A（Concanavalin A，ConA）、美洲商陆（pokeweedmitogen，PWM）和脂多糖（lipopolysaccharides，LPS）等，通称促有丝分裂原（mitogen）。其中 LPS 刺激 B 细胞，PWM 可刺激 T、B 两类细胞，PHA 和 ConA 刺激 T 细胞增殖。

抗原性刺激物：破伤风类毒素、链球菌激酶、纯化蛋白衍生物（purified protein deriva tive，PPD）和白色念珠菌等。同种异型组织抗原也可作为刺激物，如 HLA，用混合淋巴细胞培养法观察器官移植中受者细胞对供者细胞的反应性实质上也是一种淋巴细胞转化实验。

非抗原性刺激物可使正常人外周血中的淋巴细胞转化，与机体是否对某种抗原致敏无关，属非特异淋巴细胞转化。抗原刺激物只能使相应致敏的淋巴细胞发生转化，因此，转化率大大低于非特异性转化。通常应用最多的刺激物是 PHA，特异性抗原仅使已经抗原致敏的 T 细胞发生转化，转化率一般为 5%~30%，且需培养 4~5 d。虽然 T 细胞对特异和非特异性抗原的识别过程不同，但被激活后，诱发的分裂和增殖过程却相同。因此，根据非特异性促有丝分裂原激活 T 细胞增殖反应的程度，同样可推测 T 细胞识别特异性抗原增殖反应。T 细胞在特异性抗原或非特异性有丝分裂原刺激下，细胞代谢和形态发生变化，主要表现为胞内蛋白质和核酸合成增加，发生一系列增殖反应，并转化为淋巴母细胞。目前，淋巴细胞转化实验是判断 T 细胞功能一项常用的非特异性体外免疫学检测指标。

该实验有形态计数法和放射性核素计数法两种。

（一）形态法

依据淋巴母细胞转化的形态学特征，借助光学显微镜进行检测。通过淋巴细胞转化率，可以了解机体的细胞免疫状态。

其原理是将外周血液或分离的单个核细胞与适量 PHA 混合，使 T 细胞母细胞化。计数 200 个淋巴细胞，根据细胞大小、核与胞质比例、胞质染色性和核结构及有无核仁等特征，分别计数淋巴细胞、过渡型母细胞和核有丝分裂相细胞及成熟的小淋巴细胞，以前三者为转化细胞，记录转化和未转化的淋巴细胞数，按下式计算淋巴细胞转化率：

转化率 = 转化的淋巴细胞数／（转化的淋巴细胞数 + 未转化的淋巴细胞数）×100%。

正常情况下健康人外周血经 PHA 刺激的淋巴细胞转化率为 60% ~ 80%，小于 50% 可视为降低。

（二）放射性核素法

1. ^{3}H-TdR 掺入法　绝大多数外周血中 T 细胞通常处于细胞周期的 G_0 期，受特异性抗原或促有丝分裂原激活后，从 G_0 期进入 G_1 期，并合成蛋白质、RNA 和 DNA 前体物质等，为 DNA 复制准备物质基础。之后进入 S 期，细胞合成 DNA 量倍增，此时若在培养液中加 ^{3}H 标记的 DNA 前体（^{3}H 胸腺嘧啶苷，^{3}H-TdR），后者即掺入新合成的 DNA 中，测定淋巴细胞内掺入的 ^{3}H-TdR 的放射量，就能判断淋巴细胞的转化程度。检测原理是将全血或分离的单个核细胞悬液加入含培养液的试管中，每份样品分实验管和对照管，实验管加最适量和亚适量 PHA 后，加适量 ^{3}H-TdR，结束后将细胞收集在玻璃纤维膜上记录每分钟脉冲数（cpm），算出 3 个复管的均数 $\pm S$。通常以刺激指数（stimulation index，SI）表示转化能力。

SI = PHA 刺激管 cpm 均值／对照管 cpm 均值。

由于对照管组和刺激组实验条件一致，故用 SI 表示淋巴细胞增殖能力可以减少可变因素的干扰，但对照组放射性核素掺入量的增加或减少，能使 SI 发生明显变动，以致有时不能反映真实的增殖情况，最好同时参照对照组和实验组的 cpm 加以判断。值得强调的是目前配制的 PHA 多为最适浓度，该条件下功能略逊的细胞仍有应答能力。如同时采用最适和亚适浓度，一些细胞免疫功能较低的 T 细胞对亚适浓度的 PHA 则缺乏或仅呈极弱应答，可在一定程度上识别出应答功能较差的 T 细胞群。^{3}H-TdR 掺入法敏感性高，客观性强，克服了形态学法易受主观因素影响的缺点，可自动操作。但该法有放射性核素污染并受放射性核素半衰期影响，且需昂贵仪器。

2. MTT 比色法　四甲基偶氮唑盐 [3- (4, 5-dimethylthiazol-2-yl) -2, 5-diphenyltetrazolium bromide，MTT] 在活细胞线粒体的琥珀酸脱氢酶作用下，被还原成蓝黑色的 MTT-甲臜，形成 MTT-甲臜的量与细胞增殖程度呈正相关。测定细胞内形成 MTT-甲臜量可间接定量分析细胞内的增殖情况。

配制一定浓度的 MTT 溶液，过滤，除菌和杂质。将淋巴细胞和有丝分裂原共同培养，加入 MTT，混匀后继续培养。加酸化异丙醇溶解底物，置分光光度计测定 A_{570} nm 的值。以刺激指数（SI）判断淋巴细胞的转化程度。

$$SI = 实验孔\ A_{570}\ nm\ 均值/对照孔\ A_{570}\ nm\ 均值。$$

本法的敏感性与 ^{3}H-TdR 掺入法大致相同，且经济、简便，无放射性污染。

上述检测 T 细胞增殖活性的方法中，形态学方法简便易行；普通光学显微镜便能观察结果，便于基层实验室推广采用。缺点是依靠肉眼观察形态学变化，有些细胞形态难以确认，判断结果易受主观因素影响，重复性和准确性较差。已很少在实验室应用。放射性核素释放法敏感、客观、快速，是经典方法，常作为其他方法的对照，但有放射性核素的污染、需要较贵重仪器等。MTT 比色法为非放射性核素标记方法，简单、快速，但其敏感度较低，可能因非特异性酶和某些因素引起的甲臜的形成，影响结果的准确性。两种方法的比较见表 13-2。

表 13-2　细胞增殖实验方法比较

比较指标	灵敏度	重复性	准确性
形态及书法	较低	较差	较低
^{3}H-TdR 掺入法	高	较强	高
MTT 比色法	较低	较强	较低

第五节　T 淋巴细胞亚群检测

外周成熟 T 细胞按不同方式可分为不同亚群：如按其表面 CD 分子的不同可分为 CD4$^+$T 细胞和 CD8$^+$T 细胞两大亚群；按其功能的不同可分为辅助性 T 细胞（helper T cell，Th）、细胞毒性 T 细胞（cytotoxic T cell，CTL）；还可按其表面分子不同或对抗原应答不同等方式分群。应用较多的是按表型分群和按功能分群，二者有一定相关性。

（一）CD4$^+$T 细胞亚群

CD4$^+$T 细胞主要是 Th。其功能是辅助其他免疫细胞增殖、分化、成熟；促进 B 细胞增殖、成熟和生成抗体，增强抗体介导的免疫应答；活化巨噬细胞、杀伤细胞（NK 细胞），增强其吞噬、杀伤能力；在接触抗原后释放大量细胞因子，引起炎症。也有部分 CD4$^+$T 细胞行使 CTL 的功能。

近年根据建立的小鼠 Th 细胞克隆分析其产生的细胞因子种类，发现根据其不同的调节功能，可将 Th 细胞分为 Th1、Th2、Th3 和 CD4$^+$CD25$^+$Treg（调节性 T 细胞）。Th1 细胞能合成 IL-2、IFN-γ、LT、IL-3、TNF-α 和 GM-CSF，但不能合成IL-4、

IL-5、IL-6、IL-10 和 IL-13；Th2 能合成 TNF-α、IL-3、GM-CSF、IL-4、IL-5、IL-6、IL-10（细胞因子合成抑制因子，CSIF）和 IL-13，不能合成 IL-2、IFN-γ 和 LT。Th1 和 Th2 都能分泌巨噬细胞炎症蛋白和前脑啡肽原。Th1 与细胞免疫及迟发型超敏性炎症形成有关，亦称炎症性 T 细胞，相当于 TDTH 细胞。Th1 和 Th2 都能辅助 B 细胞合成抗体，但辅助强度和性质不同。Th3 与 Th2 不同仅在于 Th3 能合成分泌 TGFβ。Th1、Th2、Th3 均无独特细胞表面标志，迄今尚不能根据其表面标志进行分选和检测，主要是通过其分泌的细胞因子来检测，详见本章第六节中细胞因子的检测部分。

$CD4^+CD25^+$Treg 结构性表达与活化/记忆 T 细胞相关的表面分子，包括 CD25、$CD45RB^{low}$、CD62L、CD103、CTLA-4 及糖皮质激素诱导的 TNF 受体超家族（GITR）等。上述标志没有一个是 $CD4^+CD25^+$Treg 细胞特有的。$CD4^+CD25^+$Treg 最显著的标志是 CD25，但任何活化的 T 细胞都能表达此分子，特别在人免疫系统具有较大量活化的 T 细胞，因而区分它们有一定困难。目前，分离选择 $CD4^+CD25^+$Treg 的最佳办法是分选高表达 CD25 的细胞。此外 $CD4^+$ T 细胞在胸腺分化成 $CD4^+CD25^+$Treg 需要接受中介信号，此信号为诱导表达或持续表达的 FoxP3（人 FoxP3）基因，此基因编码一种叉头状/翼状螺旋家族的转录因子阻抑蛋白-Scurfin。因此，分离选择 $CD4^+CD25^+$Treg 目前常用流式细胞仪分选 $CD4^+CD25^{high}$〔CD25 平均荧光强度（mean fluorecence intensity，MFI）≥120〕细胞，或分选 $CD4^+CD25^{high}FoxP3^+$ 细胞。$CD4^+CD25^+$Treg 抑制功能主要通过与自身 $CD4^+CD25^-$ T 细胞或 $CD8^+$ T 细胞混合淋巴细胞培养〔$CD4^+CD25^-$ T 细胞、$CD8^+$ T 细胞需经射线照射（31 Gy）或丝裂霉素处理〕来检测。

（二）$CD8^+$T 细胞亚群

$CD8^+$T 细胞主要是 CTL。$CD8^+$CTL 中含有穿孔素和颗粒酶，可引起细胞裂解及介导靶细胞凋亡，从而特异性地直接杀伤靶细胞。$CD8^+$CTL 的检测详见 T 细胞介导的细胞毒实验部分。

第六节　细胞因子活性检测

检测细胞因子有助于了解其在免疫调节中的作用，鉴定分离的淋巴细胞，监测某些疾病状态的细胞免疫功能。细胞因子的检测尚未在临床诊断上广泛开展，目前采用的细胞因子检测方法均不完善，且不同检测方法所得结果差异较大，给临床诊断治疗带来一定困难。有必要了解各种检测方法的特性及影响细胞因子浓度的因素。

细胞因子的发现依赖于其生物学活性，据此建立了生物分析法用于检测细胞因子。随后建立用于检测实验溶液（如组织培养上清液）中细胞因子的免疫分析法，并不断用于实验研究。但准确、可重复地测定细胞因子有一定困难，主要原因是细胞因子含量极低（大部分都是以 pmol/L 计），同时其存在源于异嗜性抗体。类风湿因子及特异和非特异细胞因子结合蛋白等的显著干扰。

（一）ELISA 法

利用抗原机体反应原理，制备出抗细胞因子的单抗或多抗，可进行细胞因子的免疫检测，包括放免实验（RIA）和酶联免疫吸附实验（ELISA）等。优点是高特异性、高灵敏度、操作简便。缺点是不能证明被测细胞因子是否为具有完整生物活性结构的蛋白质而非变性蛋白质。细胞因子夹心 ELISA 特异性较高，所以其抗体可有针对性地抗两个（或多个）相区别的表位。即使细胞因子可能具有相重叠的生物学功能，也可鉴别出来。这是其他生物学实验手段无法做到的。

但应注意该法对 ELISA 数据的解释和分析仍有局限性。如实验标本常来源于组织培养上清液或生物体液，含混合细胞群体产生的细胞因子。ELISA 数据不能显示出单个细胞产生细胞因子的同一性和频率性的直接信息。细胞内细胞因子的免疫荧光检测、ELISPOT、原位杂交及单一细胞 PCR 等技术可分析单个细胞产生的细胞因子。因此，有时可能需要其他技术作补充，如细胞内细胞因子的免疫荧光染色和流式细胞术等，可测量有各种实验细胞表达的细胞因子水平。通过 ELISA 实验只能检测到的免疫反应性细胞因子的蛋白含量，不能完全代表细胞因子的生物活性水平。例如，使用抗细胞因子抗体的一种 ELISA 不能区别如 TGF-β1 的细胞因子蛋白是无活性的前体形式还是有活性的成熟蛋白。此外，一种 ELISA 可以检测部分降解的细胞因子蛋白，即使它们仍有免疫反应性（如至少可识别两个表位）却可能丧失其生物学活性。根据这些特点，可判断被检测的细胞因子蛋白是否存在及其总量，由此可以了解细胞在执行其功能时确切的影响因素及潜在的机制。检测细胞因子和细胞因子受体的夹心 ELISA 可为临床和基础科学研究提供更加丰富的信息，它作为诊断工具和监控治疗的一种手段越来越重要，如可利用重组细胞因子调整修复一些生物学应答。

（二）生物活性测定法

此法方便，敏感性高，但所有细胞系有可能受几种细胞因子的影响，特异性较差。又因可溶性细胞因子受体等抑制剂的存在，使生物分析法可能低估细胞因子的活性。常用方法有两种。

1. 增敏实验 一些肿瘤细胞株依赖于细胞因子方能在体外增殖，如 TF-1 细胞株依赖于GM-CSF 和 IL-3，DTLL 细胞株依赖于 IL-2，TTD-1 细胞株依赖于 IL-6 等。可利用这些依赖株检测相应的细胞因子。但并非所有细胞因子均有相应的依赖株，

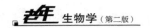

因此限制了此法的应用。

2. 功能检测实验　利用一些细胞因子的功能特性建立相应的活性测定方法。如IFN 抗病毒实验和 TNF 对 L929 细胞的杀伤作用等。此外还有骨髓集落形成实验、细胞毒或细胞抑制实验、次级分子分泌诱导、化学趋化和细胞因子分泌性抑制实验等。

（三）细胞因子 mRNA 的测定

1. 分子杂交实验　首先制备出细胞因子的基因探针，通过分子杂交检测细胞内细胞因子 mRNA 的表达。

2. 反转录 PCR（RT-PCR）技术　可快速、灵敏地检测表达很低的细胞因子mRNA，并可同时测定同一样本中多种细胞因子 mRNA，操作过程包括细胞因子产生细胞的 RNA 提取，mRNA 经反转录合成 cDNA，以 cDNA 为模板，在细胞因子引物的引导下进行 PCR 扩增。根据定量细胞因子 mRNA 方法和原理的不同，可分为半定量 PCR 法，竞争性定量 PCR 法，内参标定量 PCR 法，HPLC-PCR 法和酶联免疫定量 PCR 法。目前，市售商品试剂盒已能用于大多数细胞因子检测，但由于价格昂贵而阻碍了其广泛使用。人细胞因子的测定仍存在许多问题，检测方法选择不当可能得到不一致的结果，有时有必要选择一个以上的检测方法测定细胞因子。

细胞因子免疫分析法的精确度比生物分析法有较大提高。在要求的浓度范围内，免疫分析法的批内变异通常为 20% ~25%，有必要进行 2 次或 3 次检测。批间变异甚至可能高于批内变异。许多商品试剂盒适用于测定在相对高浓度范围的细胞因子，也有文献报道了很低、位于标准曲线上精确度极差处的浓度。

目前，重组细胞因子是仅有的标准品。但这些由细菌产生的非糖基化细胞因子，不包括细胞因子可能存在于血浆中的多种形式。由于样品本身的问题，在检测中，标准品与样品可能得不到一致的结果。美国国家生物标准及控制局（NIBSC）提供的一系列标准在一定程度上有助于解决细胞因子检测结果不一致的问题。但因前述原因，即便使用相同标准品时，不同方法测定相同样品仍可能得出极不相同的结果。

综上，应认识到检测细胞因子时必须考虑到细胞因子的作用具有网络性的特点和上述问题。需明确检测方法所测定的细胞因子成分，并考虑其抑制剂和可溶性受体水平，综合运用生物分析法和免疫分析法，有可能得到较可靠的结果。当然，准确、灵敏的检测方法是进行细胞因子研究的首要条件，临床诊断需要相对容易的操作。随着细胞因子逐步增加在治疗中的应用，必将刺激其检测技术的不断发展。

（徐颖婕　翟　丽）

第十四章　抗衰老分子生物学研究

老化（senescence or aging）又称衰老，是生物体自成熟期开始，随增龄发生的、受遗传因素影响的、渐进的、全身复杂形态结构与生理功能不可逆的退行性变化，具有普遍性、内因性、进行性、累积性及有害性的特点。衰老的过程是随龄发生的普遍现象，主要是由于内在因素而不是单纯由于外部环境因素造成的结果，同时它是一个逐渐进展发生的不可逆的过程，并且能够造成机体功能的减退和器官形态结构的改变，乃至死亡。现代医学研究认为，老化是随机发生的，表现为细胞 DNA、RNA 或蛋白质分子中出现错误，并随着年龄增长成比例地增多；老化是不可修复的 DNA 分子损伤，未得修复或错误修复积累的直接后果。因此，通过分子生物学方法从基因水平进行研究，有望揭示生命衰老之谜。

第一节　DNA 修复能力测定

DNA 是生命活动中最重要的遗传物质，易受各种物理的、化学的及细胞自发产生的基因毒素（genetoxin）的作用而出现损伤，导致 DNA 完整性的改变，引起细胞核机体损害。DNA 损伤如果不被修复将会对细胞产生严重的细胞学后果。因为一个细胞一般只有 1~2 套基因 DNA，而不像蛋白质和 RNA 分子的损伤，能利用 DNA 中的遗传信息迅速再产生一套新的来代替。由于 DNA 分子本身是无法代替的，因此维护 DNA 遗传信息的稳定性是细胞中一个重要事件。在漫长的生命进化过程中，生物体已获得一种保护功能，在细胞中已形成一套复杂的 DNA 修复系统，能对各种损伤的 DNA 进行修复，恢复 DNA 正常的超螺旋结构，保持每个世代遗传信息的稳定性。

"DNA 修复"这一概念，从狭义上讲，一般是指 DNA 受到损伤后细胞使 DNA 的化学组成和核苷酸序列重新恢复的一种反应；从广义上讲，泛指细胞对 DNA 损伤所做出的一切补救方式，除了使 DNA 复原外，还包括一些提高受损细胞存活率的其他反应。在这些反应中，存在于 DNA 中的损伤并未去除，而使细胞对 DNA 损伤产生"耐受"。

随着科学技术的发展，科学家对衰老提出了许多学说，如免疫学说、遗传学说、蛋白变性学说、自由基学说、神经内分泌学说、DNA 分子突变与修复学说等。Tice则将现代各家老化学说归纳为两种：①遗传程序学说，认为老化是由遗传决定，是生长、发育的继续，到生命末期，细胞 DNA 修复能力迅速下降；②错误积累学说，认为老化是随机发生，表现为 DNA、RNA 或蛋白质分子中出现错误，且随着增龄而成比例地增多。最近对两种早老综合征——Werner 综合征及 Hutchinson-Gilford 综合征的研究表明，人类衰老机制可能主要有两种，即端粒（te-lomere）的缩短和 DNA 损伤。在端粒依赖性的衰老机制中，端粒缩短和功能障碍都会导致 DNA 损伤，从而引发细胞老化。在 DNA 损伤引起的衰老中，DNA 损伤积累、DNA 修复能力的缺失会引起 DNA 不稳定的增加而加速衰老过程。而这两种机制都与 P53 基因的表达状态有关。这些学说的共同点认为老化是不可修复的 DNA 分子损伤未得以修复或错误修复积累的直接后果。

Hart 及 Setow 研究了动物的最高寿限与其细胞的 DNA 修复能力相关性，对 7 种哺乳类动物（象、牛、大鼠、小鼠、人等）的研究表明，其皮肤的成纤维细胞对紫外线诱导的 DNA 修复合成率与动物最高寿限有着良好的线性关系。为了排除 DNA 修复合成能力的类间、族间差异，Hart 研究了两种寿命相差 25 倍小鼠的 DNA 修复合成能力，发现长寿小鼠（peromy-scues leucopus）的 DNA 修复合成能力较短寿家鼠（mus musculus）的高 22 倍。Nete 及 Kempf 分别测定了人上皮角化细胞及小鼠成纤维细胞的 DNA 修复合成能力，发现其修复能力随细胞供者年龄的增长而降低。目前人们对 DNA 损伤修复能力重要性的认识已与日俱增，现已发现人类细胞形成了一套完善的 DNA 修复机制，约有 130 个基因参与了这个修复过程。人体的免疫功能负责对机体实行整体水平的监管，而 DNA 修复功能则负责基因 DNA 水平的监管，因而促进或调节 DNA 修复能力与延缓衰老密切相关。

一、聚蔗糖密度梯度离心法

不同颗粒之间存在沉降系数差时，在一定离心力作用下，颗粒各自以一定速度沉降，在密度梯度不同区域上能够形成区带。聚蔗糖密度梯度离心法（ficoll density gradient centrifugation，FDGC）是检测 DNA 链断裂的经典方法，FDGC 能够准确反映 DNA 的损伤和修复情况，但操作烦琐。本法分为碱性和中性蔗糖密度梯度离心法，前者适于检测单链断裂，后者适于检测双链断裂。现以碱性蔗糖密度梯度离心法为例进行介绍。

1. 实验方法

（1）细胞的分离：取人外周血淋巴细胞或动物组织细胞，常规制备单细胞悬液。

（2）细胞培养和 ^{3}H 胸腺嘧啶核苷（^{3}H-TdR）标记：在适宜条件下培养细胞，结束培养前 18 h 加入一定量的 ^{3}H-TdR，收集细胞，洗去未掺入的核素，重新制成细胞悬液。

（3）照射和照射后孵育：先制成细胞悬液，每管 1 mL，浸于冰水中冰浴

40 min，在 0℃温度条件下用 ^{60}Co γ 射线照射。照射后分为两组，一组放在 0℃ 保存直到分析，另一组细胞照射后转移到适当的培养基，37℃ 孵育一定时间后进行分析。另制备一管细胞悬液，体积同为 1 mL，不予照射进行分析，作为正常对照组。

（4）碱性蔗糖梯度离心：利用梯度仪制备含 0.1 mol/L NaOH 及 0.1 mol/L NaCl 的 5%～20% 碱性蔗糖梯度液，每管 4 mL，在每管碱性蔗糖梯度液上轻轻加入 0.1 mL 细胞裂解液（0.5 mol/L NaOH，0.1 mol/L EDTA-Na$_2$，pH=12），再轻轻铺上 0.1 mL 待测细胞悬液，30℃ 暗室静置 3 h，35 000 g 离心 180 min。从管底分步取样，每级分为 0.1 mL。

（5）放射强度测量：每级样品加入 0.5 mL 5% 三氯醋酸（AcCl$_3$），0.1 mL 的 1% 牛血清清蛋白（BSA），置于 4℃ 过夜。然后转移到 49 型玻璃纤维滤膜上抽滤，依次用 5% AcCl$_3$ 及无水乙醇洗涤。洗涤后烘干，加入 5 mL 闪烁液，用液闪仪计数。

2. 结果处理　细胞经碱性蔗糖梯度离心后，沉降的 DNA 通常出现一个非对称性的峰，峰的位置随实验条件而变。为了相对地定量评价，常使用 $M_{1/2}$ 值，即以离心管上端液面至管底的距离为 1，从离心管的上部开始，将各部级分的放射性依次累积，当累积数达到总放射性一半时所在的位置即为 $M_{1/2}$ 值。正常细胞 $M_{1/2}$ 值最高，γ 射线照射后 DNA 链断裂，$M_{1/2}$ 值降低。

二、羟基磷灰石法

羟基磷灰石法（hydroxyapatite，HAP）是一种简便快速检测 DNA 单链断裂的方法，其以 DNA 解螺旋理论为基础。基本原理是将 DNA 吸附在羟基磷灰石上，用不同离子强度的磷酸缓冲液使单链和双链 DNA 分别洗脱下来。如果 DNA 受损，则解螺旋和洗脱速度加快，由此可以检测出 DNA 单链断裂的相对含量。

1. 实验方法

（1）细胞的分离：同碱性蔗糖密度梯度离心法。

（2）细胞培养和 ^{3}H-TdR 标记：同碱性蔗糖密度梯度离心法。

（3）照射和照射后孵育：同碱性蔗糖密度梯度离心法。

（4）羟基磷灰石层析：离心照射孵育后的细胞悬液，分离出淋巴细胞，弃去上清液，然后加入 1 mL 碱性细胞裂解液（0.03 mol/L NaOH，0.9 mol/L NaCl，pH=12），置于暗处静置 30 min，使 DNA 解螺旋。然后将样品管放入冰浴，迅速加入 1 mL 0.02 mol/L NaH$_2$PO$_4$（含酚红）指示剂进行中和。用超声波粉碎机处理 1 min，使 DNA 被粉碎成小片段，再加入 0.5 mL 2% 十二烷基硫酸钠（SDS），使 DNA 和蛋白质解离，混匀后储存于冰箱备用。在 60℃ 条件下用 HAP 进行层析，用 pH=6.8 的 0.125 mol/L 磷酸钾盐缓冲液［简称 KPB，(60±1)℃］洗脱并收集单链 DNA，用 0.25 mol/L KPB［(60±1)℃］洗脱并收集双链 DNA，将所收集的洗脱液置于冰箱保存。

（5）放射性强度测量：从经 HAP 分离后的每份洗脱液中分别取 0.5 mL 样品，并加入 0.2 mL 1 mol/L HCl，0.2 mL 1% 牛血清清蛋白，4℃ 冰箱过夜。过夜后转移到 49 型玻璃纤维滤膜上抽滤，依次分别用 5% 三氯醋酸及无水乙醇洗涤。烘干后加 5 mL 闪烁液用液闪仪计数每分钟脉冲数（cpm）。

2. 结果分析 DNA 单链断裂的相对百分率（SSB）用下式表示：

SSB = ［（0.125 mol/L KPB 洗脱液 cpm）/（0.125 mol/L KPB + 0.25 mol/L KPB）洗脱液 cpm］×100% 。

三、非程序 DNA 合成法

非程序 DNA 合成（unscheduled DNA synthesis，UDS）法是制备细胞悬液后，在待测的细胞培养液中加羟基脲，羟基脲不抑制 UDS，而抑制 S 期的 DNA 半保留复制。利用这种差异，掺入 ^{3}H-TdR，^{3}H-TdR 能够随 DNA 合成标记靶细胞。采用液闪仪计量其 cpm 值，即可检测 UDS。UDS 法不仅取材方便、灵敏度高，而且能准确地反映 DNA 的修复功能。

1. 实验方法

（1）细胞的分离：同碱性蔗糖密度梯度离心法。

（2）损伤处理及细胞培养：在合适的条件下进行细胞培养，为了观察 DNA 的修复合成能力，先向细胞悬液中加入 10 nmol/L 羟基脲，37℃ 孵育 30 min，以抑制 DNA 的复制，之后置于冰浴中紫外线照射（强度视实验情况而定），照射一定时间后向细胞悬液内加入一定量 ^{3}H-TdR，37℃ 继续培养。

（3）放射强度测量：细胞培养一定时间后，收集转移至 49 型玻璃纤维滤膜上进行抽滤，依次用磷酸缓冲液（PBS），5% 三氯醋酸及无水乙醇洗涤。烘干后进行液闪测定。

2. 结果分析 DNA 修复能力（UDS）常以下列两种形式表示：

UDS = 实验组平均值（cpm）– 对照组平均值（cpm）；

UDS = ［实验组平均值（cpm）– 对照组平均值（cpm）］/对照组平均值（cpm）。

四、类核沉淀法

类核沉淀法（nucleoid prelipitation）是聚蔗糖梯度离心法发展而来的一种新方法。通过电离辐射细胞使 DNA 断裂，然后用无离子去污剂和高浓度盐溶液在温和条件下，使细胞质膜和核膜裂解，释放出缺少核膜成分的类核。由于 DNA 断裂、类核结构松散，则密度降低、沉降缓慢。DNA 修复后，类核恢复原来的结构，沉降速度随之加快。据此原理可测定 DNA 损伤修复的动态变化。该方法实验周期短、灵敏度高。

1. 实验方法

（1）细胞的分离：同碱性蔗糖密度梯度离心法。

（2）细胞 DNA 损伤处理及 DNA 修复：细胞计数后置 96 孔细胞培养板（5×10^5/0.15 mL/孔）进行紫外线照射，然后每孔加入等体积培养液，5% CO_2，37℃培养，使细胞 DNA 修复，培养一定时间后保存于 0℃。另用未经过紫外照射的细胞，加入等体积培养液后培养一段时间，0℃保存作为对照。

（3）类核的制备与蔗糖梯度离心：在 5 mL 离心管中制备 15%～30% 的蔗糖梯度液各 4.6 mL（含 30 μg/mL 溴化乙啶，2 mol/L NaCl，10 mmol/L Tris，pH=8.0），将细胞浓缩液 50 μL 沿管壁加入，室温静止 20 min，使质膜和核膜列解，类核缓缓地释放在梯度液面上，40 000 g 离心 35 min。

（4）类核 DNA 的沉降距离测定：离心后用 350 nm 紫外线照射，蔗糖梯度液中的溴化乙啶与类核上的 DNA 结合，呈现一条水平的荧光带。此带到离心管液面的垂直距离即为该类核 DNA 的沉降距离。

2. 结果分析 实验管与对照管类核沉降距离的比值为该类核 DNA 的沉降比。当比值达到 1 时，表明 DNA 完全修复，此时所经历的培养时间为 DNA 完全修复所需要的时间。如果以沉降比为纵坐标，细胞照射紫外线后的培养时间（DNA 修复时间）为横坐标作图，可以得到 DNA 修复过程的动态曲线。

五、荧光测定法

当双链 DNA 接触到适中浓度的碱性溶液后，氢键断裂，螺旋解链。大分子 DNA（如哺乳动物细胞中的 DNA）解螺旋的过程需要几小时，但在接受离子照射或接触某些 DNA 损伤剂后，解螺旋速度则大大加快。DNA 解螺旋与 DNA 分子损伤程度成正比关系，因而 DNA 解螺旋率的增加可以作为 DNA 损伤测定的灵敏指标。

在碱性溶液中，荧光燃料溴化乙啶（ethidum bromide，EB）能与双链 DNA 选择性地牢固结合，而与单链 DNA 的结合不稳定，因而可以由样本中荧光强度的变化来估计单、双链 DNA 的比率改变，评价 DNA 解螺旋情况，进而推断 DNA 损伤的程度。此方法简单快速。

1. 实验方法

（1）细胞的分离：同碱性蔗糖密度梯度离心法。

（2）细胞 DNA 损伤处理：将细胞悬液（10^6～10^7/mL）分为总荧光强度（T）组、本底（B）组和样品（P）组，样品经一定的 DNA 损伤处理（如 γ 射线照射）。

（3）荧光测定 DNA 解螺旋：各组细胞经培养液洗涤后离心去上清，并加入一定量（0.6～1 mL）B 液（0.25 mol/L 肌醇、10 mmol/L 磷酸铵、1 mmol/L $MgCl_2$，pH=7.2）悬浮细胞制成细胞悬液。各管加入 200 μL 细胞悬液，每组做 3 管平行管，按表 14-1 进行操作。室温静置 30 min 后检测各管相对荧光强度（激发光

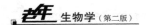

520 nm，荧光测定 590 nm）。

表 14 – 1　荧光测定 DNA 解螺旋的操作过程

步骤	T 组	B 组	P 组
溶液 C（mL）	0.2	0.2	0.2
0 ℃放置时间（min）	10	10	10
溶液 F（mL）	0.4	—	—
溶液 D（mL）	0.1	0.1	0.1
溶液 E（mL）	0.1	0.1	0.1
0 ℃避光保存时间（min）	30	30	30
超声处理时间（s）	—	5	—
15 ℃水浴时间（min）	60	60	60
	各组 0 ℃冷却		
溶液 F（mL）	—	0.4	0.4
超声处理时间（s）	5	—	5
溶液 G（mL）	1.5	1.5	1.5

注：溶液 C：9 mol/L 尿素 – 10 mmol/L NaOH – 2.5 mmol/L SDS（sodium dodecyl sulfate）；

溶液 D：0.45 体积的 C 液溶于 0.2 mol/L NaOH 中；

溶液 E：0.40 体积的 C 液溶于 0.2 mol/L NaOH 中；

溶液 F：1 mol/L 葡萄糖 – 14 mmol/L 巯基乙醇；

溶液 G：6.7 μg/mL 溴化乙啶 – 3 mol/L NaOH。

2. 结果处理　实验细胞分为 T、B、P 三部分：T 组的荧光强度代表体系的总荧光量，即双链 DNA 加其他物质的荧光。B 组主要代表体系中双链 DNA 以外的物质及单链 DNA 的荧光。T – B 代表体系双链 DNA 的荧光。P 组代表 DNA 的解螺旋率。P – B 为剩余双链 DNA 的量，依下式计算剩余双链 DNA 占总双链 DNA 之百分比（D）：

$$D = (P – B) / (T – B) \times 100\%。$$

3. 注意事项　溴化乙啶具有一定毒性，实验过程中应注意。目前已有替代品。

第二节　特定 mRNA 水平检测

衰老是一种由遗传因素和内外环境多种复杂因素相互作用而引起的一个复杂进行性不可逆过程，是生命周期中按照一定的规律发生在整体、器官、组织、细胞的形态功能的演变过程，表现为一系列随着增龄而显示的全身性、渐进性、衰退性的变化或紊乱。衰老的机制很复杂，一般来说，衰老是生物生长发育达到成熟后，随着年龄的增长，机体的结构和功能逐渐呈现各种衰退的变化。目前，人们普遍认为遗传因素在生物衰老过程中起主导作用，即衰老的原发变化是发生在基因组水平上，因此，转录及其调控作为基因表达的一个重要方面，对探索衰老的机制有重要的意义。而 RNA 的制备和 mRNA 水平测定对于了解基因转录及其调节是必不可缺的。本节将介绍 RNA 制备及 mRNA 水平测定的一些常用方法。

一、Northern Blot 杂交

真核细胞 mRNA 的传统分析方法有 Northern Blot，RNA dot/slot，RNase 保护分析和原位杂交等方法，以 Northern Blot 应用最广，能检测到 μg 级纯化的 Poly（A）$^+$ RNA。Northern Blot 杂交是 RNA 混合物首先按照其大小通过变性琼脂糖凝胶电泳加以分离，分离出的 RNA 被转印至硝酸纤维膜或尼龙膜上，用一个放射性核素或酶标记的 DNA 探针（probe）与固定的 RNA 进行杂交。探针通过碱基配对原则仅与配对 RNA 序列特异性结合。杂交 RNA 的大小和密度可通过放射自显影或酶促反应显色测定。

电泳方法有 RNA 甲醛变性电泳，RNA 乙二醛/DMSO 变性电泳等。甲醛变性电泳所需时间比乙二醛变性电泳短，而且不需要循环缓冲液。乙二醛/DMSO 变性电泳，虽然电泳时间比甲醛变性电泳长，但分辨效果好。

二、逆转录 PCR

逆转录聚合酶链反应（inverse PCR，RT-PCR）是由 mRNA 逆转录合成 cDNA 链作为 PCR 反应模板链进行扩增的技术，逆转录 PCR 比 Northern Blot 更为灵敏，可检测到 −1 ng 的总 RNA、10^4 个细胞乃至单个细胞。因此，特别适用于检测低丰度表达的基因或来源有限的基因，不但快速省时，而且避免了放射性核素污染。

RT-PCR 是近年来应用日益增多的一种 mRNA 的分析方法，灵敏度比 Northern 分析法大大提高，可检测 <1 ng 的总 RNA、10^4 个细胞乃至单个细胞，因此特别适于检测低丰度表达的基因或来源有限的基因，该法比较快速省时，并且避免放射线核素污染。RT-PCR 实际上是在模板 DNA 链、引物（膜板片段两端的已知序列）和 4 种脱氧核苷酸等存在的情况下，依赖 DNA 聚合酶的酶促合成反应，扩增的特异性取决于引物与模板 DNA 结合的特异性，整个过程分为变性、退火和延伸三步。变性：加热使模板 DNA 双链间的氢键断裂形成两条单链。退火：突然降温后使模板 DNA 与引物按碱基配对原则互补结合，也存在两条模板链之间的再结合，但由于引物的主浓度、结构简单等特点，以引物与模板结合为主。延伸：在 DNA 聚合酶及 Mg^{2+} 等存在的条件下，从引物的 3′端开始，结合单核苷酸，形成与模板链（母链）

互补的新 DNA 链（子链）。上述三步为一个循环，理论上讲，每经一个循环，样本中的 DNA 应增加一倍，子链又可成为下一循环的模板，经过 25 ~ 30 个循环后，DNA 可扩增 10^6 ~ 10^9 倍。RT-PCR 是由 mRNA 逆转录合成 cDNA 链用作 PCR 反应模板进行扩增的技术。

PCR 产物验证的方法有部分或全部核苷酸序列测定，限制性定位图和序列特异性杂交，其中核苷酸测序最有说服力。PCR 产物的分析方法有凝胶电泳法、Southern Blot 及其他杂交发等，其中应用最广的为凝胶电泳法。

1. 试剂

（1）10 × 逆转录酶缓冲液：0.5mol/L Tris-HCl（pH 8.3）、0.4mol/L KCl、70 mmol/L $MgCl_2$、10 mmol/L DTT、1mg/mL BSA。

（2）dNTPs：4 种各 10 mmol/L。

（3）AMV 逆转录酶。

（4）Rnasein。

（5）Taq 酶。

2. 方法

（1）cDNA 第 1 链的合成：反应体积为 20 μL，成分如下：样品总 RNA 或 mRNA 1 ~ 10 μg、10 × 逆转录酶缓冲液 2 μL、AMV 逆转录酶 20 U、Rnasin 20 U、dNTPs 2 μL、下游引物 10 ~ 50 pmol/L，去离子水补至 20 μL；42℃反应 30 ~ 60 min。

（2）95℃灭活逆转录酶 5 ~ 10 min。

（3）PCR 扩增：上述逆转录产物×1 μL、10 × PCR 反应缓冲液 10 μL、上游引物 10 ~ 50 pmol/L、Taq 酶 2.5 μL，去离子水补至 100 μL。

（4）上述诸溶液混匀后，离心 15 s，使液体沉至管底。加液状石蜡 30 ~ 100 μL 于反应表面，以防止加温过程中液体蒸发影响反应体积。置 PCR 仪上 95℃变性 5 min，按如下程序循环 26 ~ 35 个循环；变性 94 ~ 97℃ 30 ~ 60 s→退火 25 ~ 65℃ 60 ~ 90 s→延伸 70 ~ 74℃ 60 ~ 120 s。末次循环后，在延伸温度再延时 5 ~ 7 min。反应结束后，短暂离心，吸取少量分析，余置 4℃保存备用。

3. 注意事项

（1）cDNA 合成时，可以选择下游区的 PCR 引物、随机六聚体引物。

（2）变性温度和时间：保证模板 DNA 解链完全是保证整个 PCR 扩增成功的关键。典型的变性是 95℃、30 s 或 97℃、15 s，足以使任何复杂的 DNA 双链解开，更高温度需时更短，但对 Taq 酶不利，考虑到反应管的传温过程，实际应用中一般应用 94℃或 95℃变性 30 ~ 60 s，且最初在加 Taq 酶之前先于 97℃充分变性 5 ~ 10 min。

（3）复性温度和时间：PCR 反应的特异性取决于复性过程中引物与模板的结合，最适复性温度为 G + C 含量较低引物的 Tm 值减去 5℃，用有效起始温度（Tp）计算时方法如下：Tp = 22 + 146 Ln，Ln（引物的有效长度）= 2（G + C）+（A +

T），最适复性温度为 Tp 值 ±（2 ~ 5）℃。一般为 40 ~ 60℃，也有更低温度的报道。复性温度越高，产物特异性也越高，反之亦然。复性时间一般为 30 ~ 60 s。

（4）延伸温度和时间：一般位于 Taq 酶最适作用温度 70 ~ 75℃。引物小于 16 个核苷酸时，温度太高不利于引物与模板的结合，可以缓慢升温。72℃时，Taq 酶的延伸速度为 35 ~ 100 个核苷酸/s。小于 1 kb 的片段一般 1 ~ 2 min 就足够了，而 10 kb 的片段也许需要 15 min 或更长时间。延伸时间过长也是出现非特异扩增的一个因素。

（5）循环数：在 25 ~ 30 个循环内，扩增 DNA 增加明显，需要进一步增加产量时，可将第 1 次 PCR 产物稀释后再扩增，而不要盲目增加循环数，以免增加非特异扩增。

第三节　活性基因及核转录活性测定

真核生物的遗传信息按 DNA→mRNA→蛋白质模式进行传递，转录和翻译分别在细胞核和细胞质中进行。真核生物的基因转录并不是完全按照 DNA 顺序一一转录，由于几乎所有的 DNA 都与组蛋白结合，从而限制了大部分的基因活性，有转录活性并产生基因效应的基因仅占 10% ~ 20%，称为活性基因。基因表达调控按其发生顺序可人为地分为：转录前、转录、转录后（翻译前）、翻译及翻译后等几个部分，其中以转录调控最具实质和效率。

研究表明，老年鼠肝、脑细胞核内活性基因数减少，肝细胞核的转录起始能力比断乳鼠及青年鼠分别下降 68% 和 56%，染色质体外转录活性则分别下降 52% 和 35%。使用 6 ~ 26 月龄 Fischer 344 禁食雄性大鼠肝脏研究发现，26 月龄大鼠肝脏磷酸烯醇式丙酮酸激酶（PEPCK，EC. 4. 11. 32）基因的核转录作用比 6 月龄大鼠减少了 40%。可见活性基因的改变及核转录活性的变化在衰老过程中起着重要的作用。

一、活性基因的测定

DNase Ⅰ是一种核酸内切酶，能够水解单链或双链 DNA 使之成为具有 5'-磷酸末端的单核苷酸或寡核苷酸的混合物。真核生物细胞基因组中的转录活性区域对 DNase Ⅰ消化非常敏感，能辨认染色质中转录活性基因周围的某些特征性结构，优先水解活性基因。DNase Ⅱ作用的特点是降解组成染色质的基本单位即核小体。在核小体内，DNase Ⅱ可水解双链 DNA，其酶解作用对核苷酸顺序无特异性。因此，可用 DNaseⅠ为活性基因探针酶解 DNA，以 DNase Ⅱ酶解 DNA 为对照，对活性基因进行测定。

DNase Ⅰ优先水解活性基因，DNase Ⅱ则无特异性，因此，在 DNase Ⅰ的相同时

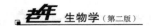 生物学（第二版）

间作用下，细胞核内活性基因数越多，所产生的 DNA 片段就越小，细胞核内活性基因数越少，则所产生的 DNA 片段也就越大。而在 DNase Ⅱ 的相同时间作用下，无论细胞核内活性基因数多少，所产生的 DNA 片段大小应是基本相同的。

二、核转录的测定

用分离得到的细胞核可以完成体外转录，转录后核 RNA 被纯化并与固定在滤膜上的 DNA 探针杂交，转录过程中添加放射性核素标记的 UTP，然后经放射自显影可以测定特异性杂交的 RNA 的总量。由于这样测定的 RNA 是体外新的转录产物，因此，与对照基因进行比较，可估测转录速率。

1. 方法

（1）DNA 探针的固定：25 μg cDNA 探针或 50 μg 线性质粒（在 100 μL 中）中加 10% 体积的 1 mol/L NaOH 变性，温育 15 min 后用 10 倍体积的 6×SSC（0.9 mol/L NaCl，0.09 mol/L 枸橼酸钠·2H_2O，pH = 7.0）中和。将 1～5 μg DNA 或断裂片段加至硝酸纤维素或尼龙滤膜上，80℃ 真空状态下烘烤 2 h 即可。

（2）细胞核的制备：$1×10^7$～$5×10^7$ 细胞用预冷的 PBS 缓冲液洗 2 次，加入 4 mL NP40 裂解缓冲液 ［（0.5% NP40、3 mmol/L $MgCl_2$、10 mmol/L NaCl、10 mmol/L Tris-HCl，pH 7.4）］并温和地涡旋振荡。置于冰上 10 min。400 g 离心 10 min，沉淀用 NP40 裂解缓冲液洗涤一次，再用 200 μL 甘油储存缓冲液（40% 甘油、5 mmol/L $MgCl_2$、0.1 mmol/L EDTA、50 mmol/L Tris-HCl，pH 8.3）重新悬浮沉淀，在显微镜下检查核并冻存于液氮中。

（3）细胞核转录：反应体系 200 μL 中，含一定量的细胞核，35% 甘油，20 μL 转录缓冲液（一般为 100 mmol/L Tris，50 mmol/L $MgCl_2$，800 mmol/L KCI，1 mmol/L EDTA，5 mmol/L DTT，pH = 7.5），4 mmol/L ATP、GTP、CTP 和 $7.5×10^6$ Bq ［α-^{32}P］ UTP，将混合液置于一定温度下温育一定的时间。

（4）向混合液中加入 10 μL DNase I（无 RNase，10 mg/mL）和 10 μL $CaCl_2$（20 mmol/L），26℃ 作用 10 min，进行酶切。然后加入 2 μL 蛋白酶 K（10 mg/mL），25 μL 的 10×SET（5% SDS，50 mmol/L EDTA，100 mmol/L Tris-HC1，pH = 7.4）和 5 μL 酵母 tRNA（10 mg/mL），37℃ 温育 30 min。

（5）分离核 RNA：采用异硫氰酸胍法。

（6）杂交：将分离的核 RNA 与固定化探针进行杂交。将 1 mL 采用放射活性为 $1×10^7$ cpm 的 ［α-^{32}P］ UTP 标记的 RNA 与一个固定有 DNA 探针的膜于 65℃ 杂交 24～48 h，其间不断摇动以使反应充分。用 25 mL 2×SSC（0.3 mol/L NaCl，0.03 mol/L 枸橼酸钠·2H_2O，pH = 7.0）洗膜 2 次，每次 1 h，65℃。然后将膜在 5 mL 含 10 μg/mL Rnase A 的 2×SCC 中 37℃ 温育 30 min。用 2×SCC 在 65℃ 洗涤 1 h，将滤膜晾干。

2. 结果 用 X 线片进行放射自显影观察。

第四节 特定生长因子测定

由组织细胞分泌，通过与特异、高亲和的细胞膜受体结合，调节细胞生长与其他细胞功能等多效用的多肽类物质为生长因子，如神经生长因子（NGF）、白介素 1 ~ 12（IL-1 ~ IL-12）、干扰素（IFN）、红细胞生成素（EPO）、肿瘤坏死因子（TNF）、集落刺激因子（CSF）等。

一、生长因子的定量测定

生长因子的定量测定普遍采用免疫学方法，即利用生长因子与其抗体的特异结合反应，以放射性核素或酶标记的抗体检测生长因子的量。目前使用较多的为酶联免疫吸附法（enzyme-linked immuno-sorbent assay，ELISA）。在经典的 ELISA 反应中，抗原或抗体与某种酶连接形成酶标抗原或酶标抗体。将抗原或抗体结合到某种载体表面，并保持其免疫活性。然后加入酶标抗体或酶标抗原，抗原与抗体反应一定时间后，洗去未结合的酶标抗体或酶标抗原。加入底物后，底物被酶催化，变为有色产物，因此可在分光光度计上测出。用不同的已知浓度的抗体或抗原，用同法测出吸收值作标准曲线，与未知样品的抗体或抗原的吸收值相比，便可计算出未知抗体或抗原的浓度。

ELISA 作为一项基本的免疫测定方法，近年来得到了迅速发展。通过改用荧光标记，化学发光物标记抗体代替传统 ELISA 中的酶标记抗体，以及采用多种放大系统使其灵敏度有了大大的提高。但其原理和基本方法是一致的。

（一）双抗体夹心法

1. 试剂

（1）包被缓冲液：0.015 mol/L 碳酸缓冲液（pH = 9.6），内含 0.02% 叠氮钠（NaN_3）。

（2）洗涤缓冲液：0.02 mol/L 磷酸缓冲液（PBS，pH = 7.4），内含 0.5% 吐温-20 和 0.02% NaN_3。

（3）封闭液：0.01 mol/L PBS，pH = 7.4，其中含 1% 牛血清清蛋白（BSA）。

（4）底物溶液：0.05% 二氨基联苯胺（DAB），pH = 5.0，以 0.05 mol/L Tris-HCl 溶液稀释，其中含 0.02% H_2O_2。

（5）终止液：2 mol/L H_2SO_4（先加水 150 mL，然后缓慢加入 22.4 mL 浓 H_2SO_4，边加边搅拌，定容至 200 mL）。

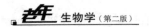

2. 方法

（1）抗体的标记

1）称取 4 mg 辣根过氧化物酶（HPR）溶于 0.8 mL 三蒸水中，加入 0.2 mL 新鲜配制的 0.1 mol/L 过氧碘酸钠（NaIO$_4$），轻轻混匀 20 min，使 HRP 充分氧化，肉眼可见液体由棕黄色变成深绿色。

2）加入 2.5% 乙二醇 0.5 mL 终止氧化，在 4℃ 冰箱中，液体对 0.01 mol/L 的乙酸钠缓冲液 pH = 4.4 透析 20 h，6 ~ 8 h 更换透析液一次，透析样品与缓冲液之比为 1 : 500。

3）加入 0.2 mol/L 的碳酸钠缓冲液（pH = 9.6）20 μL，调整 HRP 溶液 pH = 9.5，立即加入含 8.0 μg 待测生长因子抗体的水溶液（0.01 mol/L 碳酸钠缓冲液 pH = 7.4 溶解）1 mL，轻轻混匀后，置室温 2 h。

4）加入 0.1 mL 新鲜配制的 4 mg/mL 硼氢化钠（NaBH$_4$）溶液，稳定酶标抗体复合物，置 4℃ 2 h。

5）将上述混合液加入至 2 mL 饱和硫酸铵，4℃ 静置 30 min 后 5000 g 离心 10 min，所得沉淀物溶于 0.02 mol/L PBS（pH = 7.4）1.0 mL 中，并对之透析过夜。

6）次日 300 g 离心 10 min，去除不溶物沉淀，即得酶 – 抗体结合物。

7）用 0.02 mol/L 的 PBS（pH = 7.4）将溶液体积加至 5.0 mL，4℃ 冰箱保存。

（2）夹心 ELISA

1）包被：用包被缓冲液稀释包被单抗至 5 μg/mL，加入聚苯乙烯酶标板中，每孔加入 100 μL，4℃ 过夜孵育。

2）洗涤：弃去包被液，每孔加入 200 μL 封闭液，置 37℃ 2 h，弃之，以 PBS 洗涤液洗 2 次，甩干。

3）加样：各孔加入 100 μL 待测标本，并另设空白对照和生长因子标准品对照的加样孔，同样加入相应的空白对照培养液和不同浓度的标准品稀释液，轻轻振动混匀，置 37℃ 孵育 2 h，弃上清液，PBS 洗 3 次。

4）加酶标抗体：加入 HRP 标记的生长因子单抗，每孔 100 μL，37℃ 2 h，甩干溶液，PBS 洗 3 次。

5）显色：每孔加入 DAB-H$_2$O$_2$ 100 μL，室温避光反应 10 min，加入 50 μL 终止液，采用酶联免疫检测仪测定 490 nm 处吸光度（OD）值。

3. 结果处理　以生长因子标准品为横坐标，OD 值为纵坐标，绘制曲线。以样品 OD 值在曲线上查找相应的含量。

（二）竞争法

1. 抗原的标记　抗原的标记方法与抗体标记方法基本相同。

2. 竞争法

（1）抗体包被：在聚苯乙烯酶96孔标板中，除空白对照孔（仅加包被缓冲液100 μL）外，其他各孔加5 μg/mL的特异性抗体100 μL，4℃过夜孵育。

（2）洗涤：弃去包被液，用PBS洗涤2次。

（3）加样和酶标抗原：各孔分别加待检样品50 μL，加酶标抗原50 μL，共100 μL。轻敲板使之混匀，37℃孵育2 h，甩干溶液，洗2次。

（4）加底物显色：各孔均加入底物溶液，每孔100 μL，置37℃反应15 min。每孔加入终止液100 μL，显色后测定OD值。

（5）绘制标准曲线与计算样品的含量，方法同上。

二、生长因子活性检测

生长因子是微量的高活性物质，其定量测定常使用放射免疫测定或酶免疫测定，但其活性和细胞生物学作用机制方面的研究仍采用细胞培养测定活性。检测生长因子的方法有多种，常用的有^{3}H-TdR掺入法和四甲基偶氮唑盐（MTT）比色分析法。

（一）^{3}H-TdR掺入法

当细胞进入对数生长期时，在培养液中加入核素标记的DNA前体^{3}H-TdR，核素随即会掺入新合成的DNA中。根据掺入细胞内的核素的含量，可推测细胞增殖的相对活动状态和程度。生长因子依赖细胞株对其特定的生长因子有依赖的特性，如小鼠细胞毒T细胞（CTLL）对IL-2有依赖性，而IL-6的依赖细胞有B9等细胞株。^{3}H-TdR掺入法测定生子因子依赖细胞株的增殖生长情况与其对应的生长因子的剂量具有相关性，可作为检测及评估生长因子活性的指标。

1. 方法

（1）细胞种板

1）细胞用0.25%台盼蓝（Trypsin）、0.02% EDTA消化液消化，制成单细胞悬液。

2）200 g离心5 min，细胞沉淀，用含2%小牛血清的DMEM培养基洗2遍，重新用此培养液悬浮并调整细胞浓度为1×10^5/mL。

3）接种细胞于96孔培养板中，每孔50~100 mol/L，37℃、5% CO_2培养箱饱和湿度下培养3 h左右，待加生长因子。

（2）生长因子样品稀释液的制备

1）用含2%小牛血清的DMEM培养液稀释生长因子标准品和样品培养液（2倍等比稀释）。

2）向接种细胞的上述96孔培养板每孔中加50~100 μL稀释工作液，至37℃、5% CO_2饱和湿度下继续孵育18~20 h。

（3）^{3}H-TdR 掺入，测量放射性强度

1）每孔加 20 μL^{3}H-TdR（$0.25 \times 10^4 \sim 3.7 \times 10^4$ Bq），37℃、5% CO_2 饱和湿度下孵育 4~6 h。

2）收集细胞于滤膜上，烘干，液闪仪测 cpm 值。

2. 结果分析　以生长因子标准品的稀释度为横坐标，cpm 值作相应的转换后为纵坐标绘制标准曲线，根据样品所测数据，通过与标准曲线比较求得其生长因子的活性。

（二）MTT 比色法

MTT 是一种噻唑盐，化学名 3-（4，5-二甲基-2-噻唑）-2，5-二苯基溴化四唑。MTT 比色法的主要原理是活细胞内线粒体琥珀酸脱氢酶能催化 MTT 形成紫蓝色甲臜，其形成的量与活细胞数和功能状态呈正相关。紫蓝色甲臜经酸化异丙醇溶解后为蓝色溶液，可通过测定细胞培养物的 OD 值来反映细胞相对数和相对活力。MTT 比色法与^{3}H-TdR 掺入法操作方法及计算方法基本相同。

1. 方法

（1）细胞种板：与^{3}H-TdR 法相同，接种细胞时，每孔加 50 μL。

（2）样品稀释液的制备：与^{3}H-TdR 法相同，每孔加入样品 50 μL，37℃、5% CO_2 饱和湿度下培养 48 h。

（3）显色反应及测定

1）每孔加 15 μL 染料溶液 MTT（有毒，切勿接触皮肤），37℃、5% CO_2 饱和湿度孵育 4 h。加 100 μL 异丙醇终止液终止反应，室温静止 30 min 或湿盒内过夜（此步骤以后无须保持无菌）。

2）在 570 nm 波长处测定 OD 值。

2. 结果分析　以生长因子标准品的稀释度为横坐标，OD 值作相应的转换后为纵坐标绘制标准曲线，根据所测数据通过与标准曲线比较求得其生长因子的活性。

第五节　端粒长度分析

端粒是在半个多世纪以前由遗传学家 Mc. Clintock 和 Muller 首次发现的。端粒是真核生物线性染色体的天然末端，由重复 DNA 序列和蛋白质结合形成的复合结构。大多数真核细胞的端粒 DNA 由简单且数目精确的串联重复 DNA 排列而成，富含鸟嘌呤（G）。端粒具有维持染色体稳定性和完整性的功能，防止染色体发生降解、融合、重组和丢失，抵御细胞内的外切核酸酶、内切核酸酶、连接酶、拓扑异构酶及蛋白酶等对染色体末端的损伤，保持遗传系统的稳定性。大多数长时间生存物种的

体细胞在其生存的过程中，端粒都会不断地缩短。短的端粒会触发组织细胞活力的丧失，从而引发与衰老或衰老相关疾病的组织功能改变和再生能力丧失。此外端粒的长度也可作为预测老年疾病的一个重要生物指标。

现有的用于端粒长度检测的方法是端粒限制性片段（telomere restriction fragment，TRF）分析或称端粒 DNA 印迹法（southern blot，SB）。但是这个方法有很多的缺点，因而发展出利用荧光原位杂交（fluorescence in situ hybridization，FISH）的方法来检测端粒的长度。最近还新开发了一些方法，如杂交保护分析法（hybridization protection assay）、杂交分析（hybridization assay）、寡核苷酸印迹原位 DNA 合成法（PRINS）及定量 PCR 等。

TRF 分析法，又称 DNA 印迹法，是第 1 种测定端粒长度的方法，现已广泛应用于分析 DNA 和端粒结构。利用限制性核酸内切酶 Hin FI 或 Rsa I 消化 DNA，然后用琼脂糖电泳分离大小不同的片段，再将片段转移至硝酸纤维素膜或尼龙膜上。用 ^{32}P 同位素或生物素、碱性磷酸酯酶标记的端粒特异探针（CCCATT）n 与其杂交。通过光密度法对端粒限制性片段（TRF）进行测量。用于 TRF 分析的 DNA 应该保持完整且纯度较高。TRF 分析的结果不仅表示所有染色体端粒的长度，还表示部分亚端粒区长度。因此，TRF 法无法提供端粒的实际长度。

除此之外，Q-FISH 分析和 Flow-FISH 分析也是分析端粒长度的常用方法。

在 Q-FISH 分析中，至少需要两个载玻片的样品（每个样品含有 20～50 个中期分裂细胞），利用 TFL-TELO 软件的"染色体/端粒"功能对样品进行分析。在输出文件中，分别包括了染色体对和染色体臂的端粒长度值，可以利用统计分析软件对其进行汇总和分析，从而得到端粒长度的分布图。Q-FISH 还能够对分裂间期细胞和石蜡切片的细胞核进行分析。同时，Q-FISH 还能够与免疫染色及细胞遗传学等方法联用分析。例如，在遗传学研究中，因为染色体对和染色体臂中，端粒长度的分布是不均匀的。端粒功能的缺失可能只发生在染色体的一个亚单位上。所以需要对特定染色体的端粒进行定量分析。在这种特殊情况下，将分裂中期的细胞定位于载玻片上并记录 x-y 坐标，然后进行 Q-FISH 分析。可对样品进行染色体染色或者是光谱核型分析（SKY），再根据染色的结果回到先前捕获的每个处于分裂中期的细胞，对其单个染色体末端的指定端粒长度进行分析。

Flow-FISH 分析可以用任何一种流式细胞仪进行。例如，可以用 FACSCalibur 系统和 Cel Quests 软件或 Coulter Flow Epics 系统进行分析，实验方法如下：

（1）根据流式细胞仪检测的结果，排除死亡细胞和细胞碎片，选择合适大小和复杂度的细胞进行分析。在代表性的区域和 PI 通道（FL2）宽度范围内选择单个分离的细胞。

（2）通过适当的门控筛选，筛选出 PI 通道直方图上处于 G_0/G_1（2NDNA content）期细胞。

（3）在 FL1（FITC 通道）直方图上的 G_0/G_1 期细胞，可以产生整个细胞的端粒荧光强度值分布，同时具有描述统计学参数。为了抵消细胞产生的自体荧光，因此所得结果要减去阴性对照细胞（未与 FITC-端粒 PNA 探针杂交）的荧光值。

（4）与 Q-FISH 分析过程类似，L5178Y-R 和 L5178Y-S 细胞也要与其他样品平行操作。这些细胞可以作为内部标准物，补偿系统差异并且将荧光强度转化为相应的端粒长度。

第六节　探针的制备和标记

核酸探针（probe）是指能与特定核酸序列发生特异性互补的已知核苷酸片段，因而可检测待测样品中特定的基因顺序，应用极为广泛，如序列分析、Southern Blot 和 Northern Biot 杂交等。核酸探针一般可分为两种类型：克隆探针和寡核苷酸探针。克隆探针一般是通过分子克隆获得，包括基因组 DNA 探针、cDNA 探针、RNA 探针 3 种；寡核苷酸探针是人工合成的碱基数较少的 DNA 片段，属于短链探针。克隆探针一般较长，可标记的位点比寡核苷酸探针多，可获得较强的杂交信号，因此，灵敏度较高；但是当靶序列存在个别碱基与探针错配时杂交仍可以发生，因此，存在个别碱基差异的核苷酸序列不易被区分开。寡核苷酸探针的优点是对靶序列变异的识别能力较强，杂交时间短、可一次大量合成和成本低廉等；但是，由于寡核苷酸探针序列较短，随机遇到互补序列的可能性大，所以，特异性不如克隆探针。根据目的不同可以选择不同类型的核酸探针。一般来说，核酸探针带有示踪物（即标记物），标记物可分为放射性核素标记类和非放射性核素标记类。放射性核素是目前应用最多的一类核酸探针标记物，其灵敏度和特异性极高，可检测出样品中少 1000 个分子的核酸含量。常用的放射性核素有 ^{32}P、^3H 和 ^{35}S 等。

（一）DNA 探针的制备和标记

1. 切口平移法　双链 DNA 分子的一条链有切口时，大肠杆菌 DNA 聚合酶 I 可把核苷酸残基加到切口处的 3′羟基端。且由于此酶具有 5′→3′外切核酸酶活性，它还可以从切口的 5′端除去核苷酸。5′端核苷酸的去除与 3′端核苷酸的加入同时进行。导致切口沿着 DNA 链移切（切口平移）。由于高放射性活度的核苷酸置换了原来的核苷酸，可合成较高放射活性的 DNA 探针。

2. 随机引物法　DNA 聚合酶可利用寡核苷酸作引物（primer），沿单链模板起始 DNA 的合成。将待标记的 DNA 探针片段变性后与随机引物杂交，以此杂交的寡核苷酸为引物，在大肠杆菌 DNA 聚合酶 I 大片段（Klenow large fragment，此酶不具有 5′→3′外切核酸酶活性）的催化下，合成与探针 DNA 互补的 DNA 链，使用

［α-³²P］dATP 前体，可用此法合成比活度非常高的标记 DNA 探针。随机引物可来自以下几个方面：①DNA 酶消化小牛胸腺 DNA 或鲑精 DNA，产物大多长为 6～12 个核苷酸的单链 DNA；②从厂家购买用小牛胸腺 DNA 制备的随机引物；③也可用人工合成方法制备。

3. 单链 DNA 探针的制备和标记　单链探针仅由特定核酸序列的互补双链之一组成。与传统的双链探针相比，单链探针具有很大的优越性。由于不存在互补链，因此，可以消除由探针的两条链重退火形成无效杂交体的可能性。制备单链 DNA 探针常用的方法是用 M13 噬菌体载体合成单链 DNA 探针。在这个方法中，人工合成的寡核苷酸与重组克隆了特异基因片段的 M13 噬菌体 DNA 杂交，以此寡核苷酸为引物，用大肠杆菌 DNA 聚合酶 I 的 Klenow 片段，在 ［α-³²P］ dATP 和其他 3 种未标记的 dNTP 存在下，合成放射活性单链探针。引物一般采用与 M13 噬菌体载体上紧靠多克隆位点 3′端的 lacZ 基因的一个区域相互补的通用引物（正链引物：5′-CACAATTCACACAAC-3′，负链引物：5′-TCCAGTCACGACGT-3′）。也可以人工合成一段与插入序列的寡核苷酸片段互补的引物。

（二）RNA 探针的制备和标记

SP6/T7 RNA 聚合酶体外转录的原理：

用于合成 cRNA 探针的质粒带有来自鼠伤寒杆菌 SP6 噬菌体或来自大肠杆菌 T7 及 T3 噬菌体的强启动子。将靶 DNA 的序列插入这种强启动子下游的多克隆位点，组建重组质粒。噬菌体聚合酶对启动子有很高的特异性。用限制性内切酶在外源 DNA 下游使质粒线性化后，以此为模板，在 SP6、T7 或 T3 噬菌体依赖于 DNA 聚合酶的催化下，体外转录一条与模板 DNA 互补的单链 RNA。因此，RNA 探针的合成都起始于噬菌体启动子。终止于线状 DNA 分子末端的转录物只与模板双链中的一条链互补。

（三）非核素法标记核酸探针

核酸探针经典的标记方法是用 ³²P 放射性核素，虽然具有许多优点，但不可避免具有同位素的缺点，如效期短、需要特殊的防护设备和污物处理等。为此，人们使用非核素标记物制备效期长的非核素探针。非核素标记物包括生物素（biotin）、地高辛（digoxin）、荧光素（fluorescein）及其他免疫半抗原（如 AAF 半抗原）、标记金属等。目前使用较广泛的有生物素和地高辛标记方法。按标记方法不同，非核素核酸探针标记法可分为两大类：①预先将非核素标记物连接于 NTP 或 dNTP 上，可以采用上述的核素标记的酶促反应使标记物掺入核酸探针中；②直接与核酸进行化学反应将标记物连接于核酸上，形成标记核酸探针。

1. 地高辛标记法　地高辛是一种半抗原类固醇化合物，来源于植物（digitalis

purpurea 和 digitalis lanata）的花和叶中。因此，其他生物体中不含有抗地高辛抗体。地高辛可通过间臂与 UTP 或 dUTP 相连成为地高辛标记物后，可用酶促反应如切口平移法、随机引物法等将其掺入 DNA 或 RNA 中合成地高辛标记的探针。然后地高辛可用带有碱性磷酸酶、过氧化物酶或荧光素的抗地高辛抗体进行免疫反应进行检测。地高辛标记法与前述核素核酸探针酶促标记法基本相同。目前已有商品化的地高辛标记和检测试剂盒。

2. 光敏生物素法　光敏生物素（photobiotin），其醋酸盐是一种化学合成的生物素衍生物，生物素分子通过一种带电荷的连接手臂与光敏的芳基叠氮基团相连。当核酸与光敏生物素混合后，置于强的可见光下短暂地照射 15～20 min，芳基叠氮基团即转化为反应活性极高的芳基氮烯，能与核酸碱基反应生成光敏生物素标记的核酸探针。一般在规定条件下，核酸中每 100～150 个碱基可结合一个生物素。这种生物素标记不会影响生物化探针和新的靶序列之间的杂交。

（徐颖婕　孙建安　窦怀乾）

参考文献

［1］ 姜宗岳. 临床老年病学. 天津：天津科技翻译出版公司，1992.

［2］ 许士凯. 抗衰老药物学. 北京：中国医药科技出版社，1994.

［3］ 童坦君，张宗玉. 医学老年学·衰老与长寿. 北京：人民卫生出版社，1995.

［4］ 王永雁，田清涞，马谨瑜. 人类衰老学. 上海：上海医科大学出版社，1995.

［5］ 牟善初，陶国枢. 现代老年急症学. 北京：人民军医出版社，1997.

［6］ 王士雯，钱方毅. 老年心脏病学. 2 版. 北京：人民卫生出版社，1998.

［7］ 潘天鹏，石津生. 现代系统老年医学. 北京：科学出版社，1998.

［8］ Deursen J M V. The role of senescent cells in aging. Nature, 2014, 509(7501): 439 – 446.

［9］ Qingdong Ke, Max Costa. Hypoxia-Inducible Factor-1 (HIF-1). Molecular Pharmacology, 2006, 70(5): 1469 – 1480.

［10］ Jeremy S T, Cheryl L C, Laura J N, et al. NF-κB in Aging and Disease. Aging and Disease, 2011, 2(6): 449 – 465.

［11］ Todd M M, Theodore D K, Eva C. Targeted Therapy for Advanced Prostate Cancer: Inhibition of the PI3K/Akt/mTOR Pathway. Curr Cancer Drug Targets, 2009, 9(2): 237 – 249.

［12］ Mitchell T J, John S. Signal transducer and activator of transcription(STAT) signalling and T-cell lymphomas. Immunology, 2005, 114(3): 301 – 312.

［13］ Hochachka P W, Lutz P L. Mechanism, origin, and evolution of anoxia tolerance in animals. Comp Biochem Physiol B Biochem Mol Biol, 2001, 130(4): 435 – 459.

［14］ Majmundar A J, Wong W J, Simon M C. Hypoxia-inducible factors and the response to hypoxic stress. Mol Cell, 2010, 40(2): 294 – 309.

［15］ Nizet V, Johnson R S. Interdependence of hypoxic and innate immune responses. Nat Rev Immunol, 2009, 9(9): 609 – 617.

［16］ Kaelin W G, JR. The von Hippel-lindau tumour suppressor protein: O_2 sensing and cancer. Nat Rev Cancer, 2008, 8(11): 865 – 873.

［17］ Hayden M S, Ghosh S. Shared principles in NF-κB signaling. Cell, 2008, 132: 344 – 362.

［18］ Tilstra J S, Clauson C L, Niedernhofer L J, et al. NF-κB in aging and disease. Aging Dis, 2011, 2: 449 – 465.

［19］ Niedernhofer L J, Robbins P D. Signaling mechanisms involved in the response to genotoxic stress and regulating lifespan. Int J Biochem Cell Biol, 2008, 40: 176 – 180.

［20］ Theodore C G. An introduction to biological aging theory. 2nded. Azinet Press, 2014.

［21］ Theodore C G. The Evolution of Aging How New Theories Will Change the Future of Medicine. 3rd ed. Azinet Press, 2014.

［22］ Matt K, George M. Handbook of the Biology of Aging. 8th ed. Elsevier Inc, 2016.

[23] 中华医学会老年医学分会，中华老年医学杂志编辑部．中国健康老年人标准（2013）．中华老年医学杂志，2013，32（8）：801.

[24] 王苹苹，孔繁平，陈学群，等．低氧细胞应激的 HIF-1 信号通路．浙江大学学报（医学版），2011，40（5）：559-566.

[25] 邓韵婷，熊兴东，孙雪荣，等．NF-κB 信号通路与细胞衰老．生命的化学，2013，33（4）：401-406.

[26] 程春雷，高天勤，李电东．胰岛素/胰岛素样生长因子-1 信号通路与衰老．国外医学·老年医学分册，2004，25（4）：145-148.

[27] 唐爱国，杨锡兰，王继贵，等．血清（浆）谷胱甘肽过氧化物酶荧光测定法．临床检验杂志，1991，9（2）：75-76.

[28] 倪逸声，丁力．单胺氧化酶的荧光测定法．中国老年学，1985（2）：15-17.

[29] 王世中．免疫化学技术．北京：科学出版社，1980.

[30] 余贺，谢少文，杨贵贞，等．临床免疫技术．上海：上海科学技术出版社，1982.

[31] 上海市医学化验所．临床免疫学检验．上海：上海科学技术出版社，1983.

[32] 陶义训．免疫学和免疫学检验．北京：人民卫生出版社，1989.

[33] 沈关心，周汝麟．现代免疫学实验技术．武汉：湖北科学技术出版社，1998.

[34] 朱立平，陈学清．免疫学常用实验方法．北京：人民军医出版社，2000.

[35] 朱正美，刘辉．简明免疫学技术．北京：科学出版社，2002.

[36] 王兰兰．临床免疫学和免疫学检验．北京：人民卫生出版社，2003.

[37] 王洁，王芙艳．医学免疫学实验教程．长沙：东南大学出版社，2005.

[38] 柳钟辉．医学免疫学实验技术．北京：人民卫生出版社，2007.

[39] 张卓然．实用细胞培养技术．北京：人民卫生出版社，2013.

[40] [德] Werner Luttmann, Kai Bratke, Michael Küpper, etc. 免疫学：生命科学（导读版）．北京：科学出版社，2007.

[41] [英] Peter M Lydyard, Alex Whelan, Michael W Fanger. 免疫学．2 版．林慰慈，魏雪涛，薛彬，等，译．北京：科学出版社，2010.

[42] 蔡美英．医学免疫学．北京：科学出版社，2002.

[43] 吴雄文．实用免疫学实验技术．武汉：湖北科学技术出版社，2002.

[44] 李幼平．医学实验技术的原理与选择．北京：人民卫生出版社，2008.

[45] 肖正儒，李爱光．229 例地高辛血药浓度监测结果分析．广东药学，2003，13（6）：251-252.

[46] 宋朝锦．体液中吗啡类放射免疫分析方法研究．中国药物滥用防治杂志，2003，9（3）：521-522.

[47] Warty V, Zuckermans, Venkataramanan R, et al. Tacro limus analysis: A comparison of differentmethods and matrices. Ther Drug Monit, 1995, 17(2): 1591.

[48] 贠克明．法医毒物动力学．北京：人民卫生出版社，2014.